Emotionsfokussierte Therapie

Lars Auszra
Imke R. Herrmann
Leslie S. Greenberg

Emotions-fokussierte Therapie

Ein Praxismanual

hogrefe

Wichtiger Hinweis: Der Verlag hat gemeinsam mit den Autoren bzw. den Herausgebern große Mühe darauf verwandt, dass alle in diesem Buch enthaltenen Informationen (Programme, Verfahren, Mengen, Dosierungen, Applikationen, Internetlinks etc.) entsprechend dem Wissensstand bei Fertigstellung des Werkes abgedruckt oder in digitaler Form wiedergegeben wurden. Trotz sorgfältiger Manuskriptherstellung und Korrektur des Satzes und der digitalen Produkte können Fehler nicht ganz ausgeschlossen werden. Autoren bzw. Herausgeber und Verlag übernehmen infolgedessen keine Verantwortung und keine daraus folgende oder sonstige Haftung, die auf irgendeine Art aus der Benutzung der in dem Werk enthaltenen Informationen oder Teilen davon entsteht. Geschützte Warennamen (Warenzeichen) werden nicht besonders kenntlich gemacht. Aus dem Fehlen eines solchen Hinweises kann also nicht geschlossen werden, dass es sich um einen freien Warennamen handelt.

Bibliografische Information der Deutschen Nationalbibliothek
Die Deutsche Nationalbibliothek verzeichnet diese Publikation in der Deutschen Nationalbibliografie; detaillierte bibliografische Daten sind im Internet über http://dnb.dnb.de abrufbar.

Hogrefe Verlag GmbH & Co. KG
Merkelstraße 3
37085 Göttingen
Deutschland
Tel. +49 551 999 50 0
Fax +49 551 999 50 111
verlag@hogrefe.de
www.hogrefe.de

Umschlagabbildung: ajari © Getty Images
Satz: Matthias Lenke, Weimar
Druck: Media-Print Informationstechnologie, Paderborn
Printed in Germany
Auf säurefreiem Papier gedruckt

1. Auflage 2017

(E-Book-ISBN [PDF] 978-3-8409-2425-5; E-Book-ISBN [EPUB] 978-3-8444-2425-6)
ISBN 978-3-8017-2425-2
http://doi.org/10.1026/02425-000

“There is a crack in everything, that’s how the light gets in”

Leonard Cohen

Inhaltsverzeichnis

Danksagungen ... 15

Einleitung ... 16

1 Theoretische Grundlagen ... 23

1.1 Emotionen ... 23
1.1.1 Emotionen als Informationsverarbeitungs- und Problemlösesystem ... 23
1.1.2 Emotionen als grundlegender Modus der Verarbeitung ... 24
1.2 Emotionale Schemata ... 25
1.2.1 Zwei Formen emotionaler Reaktionen ... 25
1.2.2 Die Entstehung emotionaler Schemata ... 26
1.2.3 Die Funktionsweise emotionaler Schemata ... 27
1.2.4 Die Entstehung dysfunktionaler emotionaler Schemata ... 29
1.2.5 Emotionale Schemata und der psychotherapeutische Prozess ... 30
1.3 Dialektischer Konstruktivismus ... 31
1.3.1 Eine dialektisch-konstruktivistische Sicht der menschlichen Funktionsweise ... 31
1.3.2 Eine dialektisch-konstruktivistische Sicht des Prozesses therapeutischer Veränderung ... 33
1.3.3 Die dialektisch-konstruktivistische Sicht auf kognitive vs. emotionale Veränderung ... 35
1.3.4 Schlussfolgerung ... 36

2 Theorie therapeutischer Veränderung ... 37

2.1 Klinische Emotionstheorie ... 38
2.1.1 Primär adaptive Emotionen ... 38
2.1.2 Primär maladaptive Emotionen ... 40
2.1.3 Sekundär reaktive Emotionen ... 41
2.1.4 Instrumentelle Emotionen ... 42
2.2 Theorie der Entstehung emotionaler Schwierigkeiten ... 43
2.2.1 Implizite Verarbeitungsprozesse ... 44
2.2.1.1 Primär maladaptive emotionale Schemata ... 44
2.2.1.2 Defizite in der impliziten Emotionsregulation ... 45
2.2.2 Explizite Verarbeitungsprozesse ... 46
2.3 Theorie emotionaler Verarbeitung bzw. Veränderung ... 48
2.3.1 Das Konstrukt der emotionalen Verarbeitung ... 48
2.3.2 Prinzipien emotionaler Verarbeitung bzw. Veränderung ... 48

2.3.2.1 Bewusstheit/Gewahrsein ... 49
2.3.2.2 Ausdruck ... 49
2.3.2.3 Regulation ... 49
2.3.2.4 Reflexion ... 50
2.3.2.5 Transformation ... 51
2.3.2.6 Korrigierende interpersonelle Erfahrung ... 52
2.4 Der Prozess therapeutischer Veränderung ... 52

3 Therapeutisches Vorgehen ... 58
3.1 Die Haltung des Therapeuten und die Gestaltung der therapeutischen Beziehung ... 58
3.1.1 Emotionscoach ... 58
3.1.2 Prinzipien der Beziehungsgestaltung ... 59
3.1.2.1 Präsenz ... 59
3.1.2.2 Empathie ... 60
3.1.2.3 Wertschätzung und Kongruenz ... 62
3.1.2.4 Umgang mit Schwierigkeiten und Konflikten in der Beziehung ... 65
3.1.2.5 Einverständnis über Ziele und Methoden und gemeinsame Arbeit an therapeutischen Aufgaben ... 67
3.1.3 Die Prinzipien therapeutischen Handelns ... 68
3.1.3.1 Stellvertretender Informationsverarbeiter ... 68
3.1.3.2 Folgen und Leiten ... 69
3.1.3.3 Leiten in der Zone der nächsten Entwicklung ... 71
3.1.3.4 Therapeutische Aufgaben vorschlagen ... 71
3.1.3.5 Aufgaben zu Ende führen – den Fokus halten ... 72
3.1.3.6 Selbstentwicklung und Selbststärkung fördern ... 72
3.2 Wahrnehmungsfertigkeiten ... 73
3.2.1 Anzeichen für emotionale Aktivierung ... 73
3.2.2 Der Typus emotionalen Erlebens ... 75
3.2.3 Art der emotionalen Verarbeitung ... 81
3.2.3.1 Stimmqualität ... 81
3.2.3.2 Erlebenstiefe ... 82
3.2.3.3 Eindringlichkeit/Schmerzkompass ... 84
3.2.3.4 Emotionale Produktivität ... 86
3.2.4 Marker für spezifische emotionale Verarbeitungsprobleme ... 90
3.3 Interventionsfertigkeiten ... 95
3.3.1 Aktivieren ... 97
3.3.2 Vertiefen ... 100
3.3.2.1 Von sekundären Emotionen zu primären Emotionen hinleiten ... 100
3.3.2.2 Therapeutischer Umgang mit primär maladaptivem emotionalem Erleben ... 102

3.3.2.3 Therapeutischer Umgang mit primär adaptivem emotionalem Erleben ... 102
3.3.2.4 Therapeutischer Umgang mit instrumentellen Emotionen ... 103
3.3.3 Verarbeiten ... 104
3.3.3.1 Bewusstheit/Wahrnehmung ... 104
3.3.3.2 Ausdruck ... 106
3.3.3.3 Regulation ... 108
3.3.3.4 Reflexion ... 112
3.3.3.5 Transformation ... 114
3.3.3.6 Korrigierende interpersonelle Erfahrung ... 117
3.3.4 Einleiten und Begleiten von therapeutischen Aufgaben ... 118
3.4 Fallformulierung ... 118
3.5 Die Phasen der Therapie ... 128

4 Marker und Aufgaben ... 130
4.1 Empathie ... 130
4.1.1 Funktionen von Empathie ... 130
4.1.2 Komponenten von Empathie ... 131
4.1.2.1 Empathische Einstimmung ... 131
4.1.2.2 Empathische Kommunikation ... 133
4.1.2.2.1 Empathisches Verstehen ... 134
4.1.2.2.2 Empathisches Bestätigen ... 135
4.1.2.2.3 Empathische Exploration ... 135
4.1.2.2.4 Empathisches Evozieren ... 139
4.1.2.2.5 Empathisches Vermuten ... 139
4.1.2.2.6 Empathisches Zurückfokussieren ... 140
4.1.3 Prozessleitende Reaktionen ... 141
4.1.3.1 Prozessvorschläge ... 142
4.1.3.2 Erlebensbezogene Formulierungen ... 142
4.1.3.3 Erlebensorientiertes Unterweisen ... 142
4.1.4 Einsatz der Stimme ... 143
4.1.5 Die Aufgabe der empathischen Exploration ... 144
4.1.5.1 Der Marker ... 144
4.1.5.2 Die therapeutische Aufgabe ... 144
4.1.5.3 Ein Fallbeispiel ... 145
4.2 Empathisches Bestätigen bei Verletzlichkeit des Patienten ... 148
4.2.1 Das Phänomen ... 148
4.2.2 Der Marker ... 149
4.2.3 Das zugrunde liegende emotionale Verarbeitungsproblem ... 150
4.2.4 Die therapeutische Aufgabe ... 150
4.2.5 Der Veränderungsprozess ... 152

4.2.5.1 Der Marker . . . 152
4.2.5.2 Erstes Vertiefen . . . 153
4.2.5.3 Intensives Vertiefen – am tiefsten Punkt ankommen . . . 154
4.2.5.4 Aufkommen von Resilienz . . . 155
4.2.5.5 Erleichterung . . . 156
4.2.5.6 Resiliente Neuorganisation, Selbstakzeptanz . . . 157
4.2.6 Ein Fallbeispiel . . . 157
4.2.7 Anwendung der Aufgabe . . . 160
4.2.8 Häufige Schwierigkeiten . . . 160
4.3 Focusing bei einem unklaren oder abwesenden felt sense . . . 160
4.3.1 Das Phänomen . . . 160
4.3.2 Der Marker . . . 161
4.3.3 Das zugrunde liegende emotionale Verarbeitungsproblem . . 163
4.3.4 Die therapeutische Aufgabe . . . 163
4.3.5 Der Veränderungsprozess . . . 166
4.3.5.1 Der Marker . . . 166
4.3.5.2 Den Patienten einladen, sich dem felt sense zuzuwenden bzw. unterstützen, einen felt sense entstehen zu lassen . . . 168
4.3.5.3 Beschreibe den felt sense . . . 170
4.3.5.4 Vergleiche die Beschreibung mit dem felt sense . . . 172
4.3.5.5 Stelle dem felt sense Fragen . . . 172
4.3.5.6 Nimm das Erlebte an und schütze es . . . 174
4.3.5.7 Weiterführen (carrying forward) . . . 174
4.3.6 Ein Fallbeispiel . . . 175
4.3.7 Anwendung der Aufgabe . . . 178
4.3.8 Häufige Schwierigkeiten . . . 179
4.4 Systematisches evokatives Erschließen bei problematischen Reaktionen . . . 179
4.4.1 Das Phänomen . . . 179
4.4.2 Der Marker . . . 180
4.4.3 Das zugrunde liegende emotionale Verarbeitungsproblem . . . 181
4.4.4 Die therapeutische Aufgabe . . . 181
4.4.5 Der Veränderungsprozess . . . 183
4.4.5.1 Der Marker . . . 184
4.4.5.2 Reaktivieren des Erlebens . . . 185
4.4.5.3 Wechselweise Exploration der Stimulussituation und des emotionalen Erlebens . . . 185
4.4.5.4 Identifikation des Zusammenhanges zwischen Stimulussituation und problematischer Reaktion (Bedeutungsbrücke) . . . 186

4.4.5.5 Exploration zugrunde liegender emotionaler Schemata . . . 187
4.4.5.6 Abwägen neuer Optionen im Umgang mit dem emotionalen Schema . . . 188
4.4.6 Ein Fallbeispiel . . . 188
4.4.7 Anwendung der Aufgabe . . . 191
4.4.8 Häufige Schwierigkeiten . . . 191
4.5 Zwei-Stuhl-Dialog bei Konflikten zwischen Selbstanteilen . . . 192
4.5.1 Das Phänomen . . . 192
4.5.2 Der Marker . . . 192
4.5.3 Das zugrunde liegende Verarbeitungsproblem . . . 194
4.5.4 Die therapeutische Aufgabe . . . 195
4.5.5 Der Veränderungsprozess . . . 196
4.5.5.1 Der Marker . . . 197
4.5.5.2 Die Oppositionsphase . . . 198
4.5.5.3 Kontaktphase . . . 200
4.5.5.4 Integrationsphase . . . 210
4.5.5.5 Abschluss . . . 215
4.5.6 Ein Fallbeispiel . . . 216
4.5.7 Anwendung der Aufgabe . . . 221
4.5.8 Häufige Schwierigkeiten . . . 222
4.6 Leerer-Stuhl-Dialog bei unabgeschlossenen Prozessen . . . 222
4.6.1 Das Phänomen . . . 222
4.6.2 Der Marker . . . 223
4.6.3 Das zugrunde liegende emotionale Verarbeitungsproblem . . . 224
4.6.4 Die therapeutische Aufgabe . . . 225
4.6.5 Der Veränderungsprozess . . . 227
4.6.5.1 Der Marker . . . 227
4.6.5.2 Einstieg in den Leeren-Stuhl-Dialog . . . 229
4.6.5.3 Differenzieren und Vertiefen . . . 236
4.6.5.4 Ausdruck und Validierung unbefriedigter Bedürfnisse . . . 243
4.6.5.5 Auflösung . . . 244
4.6.6 Ein Fallbeispiel . . . 250
4.6.7 Häufige Schwierigkeiten . . . 259
4.6.8 Anwendung der Aufgabe . . . 259
4.7 Zwei-Stuhl-Inszenierung bei selbstunterbrechenden Prozessen . . . 259
4.7.1 Das Phänomen . . . 259
4.7.2 Der Marker . . . 260
4.7.3 Das zugrunde liegende emotionale Verarbeitungsproblem . . . 262
4.7.4 Die therapeutische Aufgabe . . . 263

4.7.5 Der Veränderungsprozess . . . 264
4.7.5.1 Der Marker . . . 265
4.7.5.2 Explorieren und Ausführen der selbstunterbrechenden Handlung . . . 266
4.7.5.3 Exploration der Wirkung der selbstunterbrechenden Handlung . . . 271
4.7.5.4 Aufkommende Gefühle und Bedürfnisse mit der Umwelt in Kontakt bringen . . . 273
4.7.6 Ein Fallbeispiel . . . 275
4.7.7 Anwendung der Aufgabe . . . 279
4.7.8 Häufige Schwierigkeiten . . . 279
4.8 Selbstberuhigungs- bzw. Selbsttröstungsdialog bei emotionalem Leiden . . . 280
4.8.1 Das Phänomen . . . 280
4.8.2 Der Marker . . . 281
4.8.3 Das zugrunde liegende emotionale Verarbeitungsproblem . . . 283
4.8.4 Die therapeutische Aufgabe . . . 284
4.8.5 Der Veränderungsprozess . . . 285
4.8.5.1 Marker . . . 285
4.8.5.2 Aktivierung des leidenden Selbstanteils . . . 286
4.8.5.3 Aktivieren des mitfühlenden Selbstanteils . . . 289
4.8.5.4 Resilienz/Erleichterung . . . 294
4.8.5.5 Übertragung auf den Alltag . . . 295
4.8.6 Ein Fallbeispiel . . . 296
4.8.7 Anwendung der Aufgabe . . . 300
4.8.8 Häufige Schwierigkeiten . . . 300
4.9 Schlussbemerkung . . . 300

5 Anwendung der Emotionsfokussierten Therapie . . . 302
5.1 Häufige Fragen . . . 302
5.1.1 Indikationen – Wer ist geeignet? . . . 302
5.1.2 Kontraindikationen – Wer ist nicht geeignet? . . . 302
5.1.3 Therapiedauer – Wie viele Sitzungen? . . . 303
5.1.4 Wie viele Informationen brauche ich vorab? . . . 303
5.1.5 Integration mit symptomorientierten Vorgehensweisen? . . . 304
5.2 Rationale . . . 305
5.2.1 Warum beschäftigen wir uns mit Emotionen? . . . 306
5.2.2 Inwiefern kann mir das Erleben von schmerzhaften Emotionen helfen? . . . 307
5.2.3 Was ist der Sinn, in die Vergangenheit zurückzugehen? . . . 308
5.2.4 Wie kann mir die Beschäftigung mit meinen Gefühlen bei meinen Symptomen/Verhaltensproblemen helfen? . . . 309

5.3 Anwendung der EFT auf unterschiedliche Störungsbilder 310
5.3.1 EFT bei sozialer Phobie 311
5.3.2 EFT bei generalisierter Angst 313
5.3.3 EFT bei Depressionen 314
5.3.4 EFT bei posttraumatischen Schwierigkeiten 315
5.3.5 EFT bei Essstörungen 316
5.4 Hausaufgaben 317
5.4.1 Allgemeine Prinzipien 317
5.4.2 Hausaufgaben zur Förderung der emotionalen Verarbeitung 318
5.4.3 Hausaufgaben zur Unterstützung der Arbeit an spezifischen Schwierigkeiten der emotionalen Verarbeitung 319
5.5 Umgang mit typischen Schwierigkeiten 321
5.5.1 Herstellen eines emotionsfokussierten Fokus 322
5.5.2 Patienten unterstützen, die Schwierigkeiten haben, mit ihren Emotionen in Berührung zu kommen 324
5.5.2.1 Umgang mit motivational bedingten Schwierigkeiten 324
5.5.2.2 Umgang mit Skilldefiziten 327

6 Forschung 328

Literatur 334

Anhang 347
EFT-Fallformulierung 349
Emotionstagebuch 350
Die Autoren des Bandes 351
Sachregister 352

Danksagungen

Lars Auszra und Imke Herrmann möchten zunächst Leslie Greenberg danken, für alles!

Ebenso möchten wir Robert Elliott, Jeanne Watson, Rhonda Goldman und Sandra Paivio danken für die wunderbare Arbeit, die sie über die letzten Jahrzehnte geleistet haben. Ohne sie würde es EFT in dieser Form nicht geben!

Dann möchten wir uns bei all jenen bedanken, die uns auf unserem beruflichen Weg unterstützt haben. Dies sind in chronologischer Reihenfolge: Willi Butollo, Serge Sulz, Christoph Kröger, Martin Grosse Holforth, Martina Belz und Franz Caspar.

Ferner möchten wir all unseren Workshopteilnehmern und Supervisanden danken, insbesondere jenen der zweijährigen Weiterbildungen (es sind zu viele, um sie einzeln aufzuführen) sowie allen angehenden EFT-Supervisoren und Dozenten. Ihr Interesse, ihre Begeisterung und ihr Engagement macht unsere Arbeit zum Vergnügen und EFT zu einem immer bekannterem Therapieansatz.

Ein besonderer Dank gilt unseren Patienten, durch die wir am meisten gelernt haben. Wir empfinden es als großes Privileg, Menschen in Ihrem schmerzhaften, emotionalen Erleben begleiten zu dürfen.

Schließlich danken wir Frau Susanne Weidinger für ihre Geduld und Isolde Busch für ihre hervorragende Unterstützung bei der Manuskripterstellung.

Einleitung

Nicht, was wir erleben, sondern wie wir empfinden, was wir erleben,
macht unser Schicksal aus.
Marie Freifrau von Ebner-Eschenbach

Emotions make things matter.
Nico Frijda

Ohne Emotionen wäre uns alles gleich. Ihre unterschiedlichen Schattierungen vermitteln uns, was uns Ereignisse bedeuten und was für uns wichtig ist. An ihnen merken wir, wie es um unsere Wünsche, Ziele und Bedürfnisse bestellt ist. Angenehme Emotionen wie Freude oder Stolz zeigen uns, dass wichtige Bedürfnisse erfüllt sind, unangenehme Emotionen wie Traurigkeit, Angst oder Scham weisen uns darauf hin, dass wichtige Bedürfnisse unerfüllt sind. Ärger informiert uns darüber, dass wir daran gehindert werden, unsere Vorhaben zu erreichen. Emotionen bewegen uns. Sie veranlassen uns zu Handlungen, auf die unser Verstand nicht kommen würde, und zwar sowohl im Guten wie im Schlechten. Denken Sie daran, was Eltern aus Angst oder Mitgefühl für ihre Kinder tun würden, wenn diese in Gefahr wären. Oder daran, was Menschen tun, wenn sie sich gekränkt fühlen und ärgerlich werden. Oder daran, was Menschen aus Scham oder Angst alles *nicht* tun. Wenn Menschen sich entschließen, eine Psychotherapie zu beginnen, dann meist, weil sie *zu viel* – in Häufigkeit und Intensität – von solchen Emotionen verspüren, die sie nicht wollen und *zu wenig* von jenen, die sie sich wünschen. Es liegt also nahe, Emotionen in der Psychotherapie einen zentralen Platz einzuräumen. Im Gegensatz zu vielen Psychotherapieverfahren, in denen dies überraschenderweise nicht der Fall ist, stellt die Emotionsfokussierte Therapie (EFT) ein Verfahren dar, das genau dies verwirklicht. Sie stellt Emotionen in zweifacher Hinsicht in den Mittelpunkt: Als Wegweiser *und* als Motor im Therapieprozess. Emotionen helfen Therapeuten, aus der Fülle dessen, was Patienten sagen oder zeigen, auszuwählen, was besonders bedeutsam ist. Sie sind wie rote Flaggen, die zeigen: Hier geht es um zentrale Anliegen und Bedürfnisse des Patienten. Sie sind wie ein Königsweg zum Kern dessen, um was es einem Patienten geht. Darüber hinaus sehen wir in ihnen eine wichtige Quelle von Veränderung. Aus ihrem bewussten Erleben heraus kann neues Erleben, Fühlen und Denken entspringen; und neues Verhalten, weil eine neue Art zu fühlen, Menschen zu neuen Verhaltensweisen bewegt. Sie sind das zentrale Agens unserer therapeutischen Veränderungsbemühungen.

Mit dem Fokus auf Emotionen spiegelt die EFT wider, was in den Neurowissenschaften (z. B. Damasio, 1995; Damasio, 2003; LeDoux, 2001) in den letzten beiden Jahrzehnten deutlich zu Tage getreten ist: Menschen sind im Kern emotional organisiert. In gewisser Weise kann die EFT als Umsetzung dieses Wissens in die psychotherapeutische Praxis verstanden werden (Greenberg, 2011).

Heute präsentiert sich die EFT als eigenständiges psychotherapeutisches Verfahren. Dies war nicht die Absicht ihrer Begründer, der Forschungsgruppe um Leslie S. Greenberg, der viele Jahre an der York University in Toronto forschte und lehrte. Im Gegenteil, ihr ursprüngliches Anliegen war es, die Begrenzungen, die therapeutische Schulen mit sich bringen, zu überwinden und zu erforschen, was *wirklich* in der Psychotherapie passiert. So rief Leslie Greenberg Ende der 1970er Jahre an der York University ein Programm zur Erforschung therapeutischer Veränderung ins Leben, welches die Psychotherapieforschung nachhaltig prägen sollte. Zusammen mit seiner Mentorin, Laura Rice, begann er, *change events* in der Therapie zu untersuchen (Greenberg, 2011; Rice & Greenberg, 1984), d.h. Momente, in denen Veränderung geschieht. Dabei fiel ihnen auf, dass Patienten in Therapiesitzungen in verschiedene, voneinander abgrenzbare Zustände (*problem states* bzw. *Marker*) eintreten, in denen sie für bestimmte Interventionen besonders zugänglich sind. Jeder dieser Zustände ist durch eine charakteristische Weise des Fühlens und Denkens gekennzeichnet. Darunter fielen beispielsweise Zustände, in denen Patienten sich selbstkritisch zeigen oder Zustände, in denen sie intensive Gefühle in Bezug auf wichtige Bezugspersonen, wie z.B. ihre Eltern, verspüren. Heute werden diese Zustände als *Probleme der emotionalen Verarbeitung (emotional processing difficulties)* verstanden. Das Zusammenwirken von Patient und Therapeut bei der Lösung dieser emotionalen Verarbeitungsprobleme nannten Rice und Greenberg (1984) *therapeutische Aufgabe (therapeutic tasks)*. In der Folge untersuchten Greenberg und Kollegen einige dieser Aufgaben systematisch, wie z.B. die *Zwei-Stuhl-Arbeit* bei selbstkritischen Prozessen oder die *Leere-Stuhl-Arbeit* bei unabgeschlossenen Prozessen. Dabei gingen sie der Frage nach, wie Menschen aus einem Zustand der Selbstkritik und Selbstablehnung zu einem Zustand der Selbstbehauptung und Selbstakzeptanz gelangen oder aus einem Zustand, in dem sie unter überdauernden schmerzhaften Gefühlen gegenüber wichtigen Bezugspersonen leiden, in die Lage kommen, unbefriedigte Bedürfnisse loszulassen oder erlittene emotionale Verletzungen zu vergeben. Hieraus entwickelte sich das Marker geleitete, prozessorientierte Vorgehen, das eines der wesentlichen Charakteristika der EFT ist. Nicht zuletzt aufgrund der systematischen Analyse dieser Prozesse erkannten Greenberg und Kollegen, welch tragende Rolle Emotionen im therapeutischen Geschehen spielen. Daher wurde die wissenschaftliche Untersuchung der Bedeutung von Emotionen in der Psychotherapie zum zweiten Schwerpunkt ihrer Forschung. Hierbei standen Untersuchungen von spezifischen Veränderungsprozessen, vor allem von emotionalen Prozessen im Patienten im Vordergrund. Greenberg und seine Mitstreiter wollten herausfinden, welche Rolle Emotionen im Veränderungsprozess spielen und welche Prozesse im Patienten zu fördern sind, um positiven Wandel zu bahnen (Greenberg & Paivio, 1997; Greenberg & Safran, 1987). Hierzu zählen Studien zur *Erlebenstiefe* (depth of experiencing; Goldman, Greenberg & Pos, 2005; Pos, Greenberg, Goldman & Korman, 2003), zur *emotionalen Erregung* (emotional arousal; Carryer & Greenberg, 2010; Greenberg, Auszra & Herrmann, 2007; Missirlian, Toukmanian, Warwar & Greenberg, 2005) zur *emotionalen Produktivität* (emotional productivity; Auszra, Greenberg & Herrmann, 2013), zu *Veränderungsmodellen* (models of change; Malin & Pos, 2014; Pos, Greenberg & Warwar, 2009) oder zu *emotionalen Veränderungssequenzen* (emotion sequences; Herrmann, Greenberg & Auszra, 2014; Pascual-Leone, 2009; Pascual-Leone & Greenberg, 2007). Dies ist ein kleiner Ausschnitt aus der letzten Dekade, welcher der Fülle an Forschung aus den letzten 35 Jahren nicht gerecht werden kann, wurde doch der Prozess der Veränderung in wohl keinem anderen Ansatz so intensiv beforscht wie in der EFT (Greenberg, 2011).

Mit dem Aufkommen der Bewegung der sogenannten *evidenzbasierten Praxis* in der Psychotherapie in den 1990er Jahren (Task Force on Promotion and Dissemination of Psychological Procedures, 1995) musste, wer Gehör finden wollte, die Wirksamkeit seines Ansatzes anhand bestimmter Kriterien belegen. In der Folge entwickelten Greenberg und Kollegen (1993; 2003) ein Manual für ihr therapeutisches Vorgehen, das zunächst *Prozess-Erlebensorientierte Therapie (PET; Process Experiental Therapy),* später *Emotionsfokussierte Therapie (EFT)* genannt wurde (Elliott, Watson, Goldman & Greenberg, 2003; Elliott, Watson, Goldman & Greenberg, 2007; Greenberg, 2002, 2006) und führten kontrollierte Ergebnisstudien durch (z. B. die York I und II Depressionsstudien; Goldman, Greenberg & Angus, 2006; Greenberg & Watson, 1998). Auf diese Weise entwickelte sich ein vollständiges Verfahren, das aufgrund seiner Verankerung in der Psychotherapieforschung bald als wissenschaftlich fundiert galt (z. B. Grawe, 1998; Lambert, 2004). 2008 wurde die EFT schließlich in die Liste der empirisch fundierten Verfahren der Depressionsbehandlung der *American Psychological Association* (Division 12 American Psychological Association, 2015) aufgenommen. Gleichwohl ist sie ein transdiagnostisches Verfahren, das allgemeine Strategien und Prinzipien der Förderung emotionaler Veränderungsprozesse formuliert, die auf ein breites Spektrum von psychischen Schwierigkeiten und Anliegen angewandt werden können. Mittlerweile liegen Studien vor, die die Wirksamkeit der EFT bei Traumafolgestörungen (Paivio, Jarry, Chagigiorgis, Hall & Ralston, 2010; Paivio & Nieuwenhuis, 2001) belegen. Zudem gibt es erste vielversprechende Hinweise für die Effektivität der EFT bei sozialen Phobien (Elliott, 2013a; Shahar, 2014), generalisierter Angst (Timulak & McElvaney, 2016) und Essstörungen (Wnuk, Greenberg & Dolhanty, 2015). Darüber hinaus liegen Vorschläge für die Adaption des Verfahrens für die Therapie der Borderline-Persönlichkeitsstörung (Pos & Greenberg, 2012; Warwar, Links, Greenberg & Bergmans, 2008) und der Selbstunsicher-vermeidenden Persönlichkeitsstörung (Pos, 2014) vor.

Die Wurzeln der Theorie und Praxis der EFT liegen in der humanistisch-erlebensorientierten Tradition der Psychotherapie. Leslie Greenberg war zunächst ein personzentrierter Therapeut, Laura Rice, seine Mentorin, eine Schülerin von Carl Rogers, die unter anderem auch mit Eugen Gendlin zusammenarbeitete. Später kam Greenberg mit der Gestalttherapie in Berührung. Die Verknüpfung unterschiedlicher erlebensorientierter Traditionen spiegelte sich auch im Namen des Ansatzes wider. Ursprünglich nannten Greenberg und Kollegen (Greenberg et al., 2003) ihren Ansatz *Prozess-Erlebensorientierte Therapie (Process-Experiential Therapy).* Um der besonderen Bedeutung von Emotionen Rechnung zu tragen, wurde der Name später in Emotionsfokussierte Therapie geändert (Greenberg, 2006; Greenberg & Paivio, 1997). Ab 2002, mit der Veröffentlichung von Leslie Greenbergs bislang bekanntestem Buch „Emotionsfokussierte Therapie. Patienten helfen mit ihren Gefühlen umzugehen" (Greenberg, 2002, 2006, 2015), begann sich der Begriff Emotionsfokussierte Therapie durchzusetzen.

In der Theorie der EFT verknüpften Greenberg und Kollegen die klassischen humanistischen, erlebensorientierten Theorien mit Einflüssen aus der psychologischen Emotionsforschung, der Kognitionsforschung und den affektiven Neurowissenschaften. Daraus ist eine neohumanistische, dialektisch-konstruktivistische Metatheorie menschlichen Erlebens und Verhaltens sowie psychotherapeutischer Veränderung entstanden, die Emotionen in den Mittelpunkt stellt.

Die Bezeichnung Emotionsfokussierte Therapie mag provozieren, da sie den Eindruck wecken könnte, die EFT halte sich für den einzigen Ansatz, der mit Emotionen arbeite. Dies ist natürlich nicht der Fall. Es gibt viele Ansätze, die mit Emotionen arbeiten, in denen ähnliche Prozesse wirksam sind, wie sie in der EFT postuliert werden; wenngleich nicht alle Ansätze diese Prozesse explizit herausgearbeitet haben und verfechten. Auf der anderen Seite gibt es jedoch auch Verfahren, die erklären, mit Emotionen zu arbeiten, damit aber nicht das körperlich basierte Erleben von Emotionen im Hier und Jetzt der Therapiestunde meinen, wie es die EFT tut. Andere Verfahren wiederum thematisieren Emotionen in der Therapie, ohne *mit* ihnen zu arbeiten und ihr *Erleben* in der Therapiestunde selbst als Motor der Veränderung zu betrachten.

Emotionsfokussierte Therapie ist auf zwei Arten zu verstehen: Zum einen als integrative Rahmentheorie, die allgemeine Prinzipien der Arbeit mit Emotionen und ihrer Rolle im therapeutischen Veränderungsprozess beschreibt, die über unterschiedliche Schulen hinweg gültig sein sollen, zum anderen als ein spezifisches, integratives, neohumanistisches, erlebens- und prozessorientiertes Psychotherapieverfahren. Da die Wurzeln der EFT vor allem in der Personzentrierten Therapie und der Gestalttherapie liegen, verdankt die EFT beiden Ansätzen viel. Es gibt gute Argumente, EFT sowohl als eine direktive Form der *Personzentrierten Therapie* (z. B. Stumm & Keil, 2014), als auch als eine empathische (dialogische), manualisierte Variante der *Gestalttherapie* (z. B. Hartmann-Kottek, 2014) zu sehen. Auch der Einfluss der *Erlebensorientierten Therapie* in der Tradition von Gendlin (Greenberg & Feuerstein, 2007) soll hier nicht unerwähnt bleiben. Verschiedene Vertreter dieser Ansätze haben sich eingehend mit der EFT auseinandergesetzt und sich um ihre Verbreitung im deutschsprachigen Raum verdient gemacht (z. B. Bischkopf, 2013; Eckert, 2006; Gegenfurtner & Fresser-Kuby, 2006; Stumm & Keil, 2014).

Mit Blick auf ihre Wurzeln wird oft eingewandt, die EFT sei „alter Wein in neuen Schläuchen". Auch wenn dies zum Teil stimmen mag, bleibt doch die Frage, ob nicht die Qualität der Schläuche die Qualität des Weines im Glas bestimmt? Kennzeichnend für die EFT ist die sorgfältige Erforschung und Weiterentwicklung der Interventionen, die erlebensorientierte Therapeuten anwenden. Um zu wissen, in welcher Weise diese Interventionen wirksam sind und welche Prozesse sie anstoßen, hilft, sie in der Therapie gezielt und wirkungsvoll einzusetzen. Dies war von jeher das Anliegen der EFT. Basierend auf dem intensiven Studium des therapeutischen Veränderungsprozesses und der Rolle von Emotionen in diesem Prozess, einschließlich der Interventionen, die diesen Prozess fördern, erlaubt sie, systematisch und wirkungsvoll *mit* Emotionen zu arbeiten.

Wie dies geschehen kann, ist Gegenstand des vorliegenden Buchs. Hier sei in aller Kürze zusammengefasst, was die EFT ausmacht: Patienten soll geholfen werden, ihre tiefen, mitunter schmerzhaften Gefühle in der Therapiesitzung bewusst wahrzunehmen, zu akzeptieren, in Worten zu symbolisieren, zu regulieren, während sie erlebt werden, sie auszudrücken, zu nutzen und zu transformieren, wenn sie nicht hilfreich sind. Die therapeutische Arbeit wird eingebettet in eine empathische Beziehung mit dem Therapeuten, die korrigierende zwischenmenschliche Erfahrungen erlaubt und Veränderung überhaupt erst möglich macht. Das Ziel der Therapie ist, das Selbst des Patienten zu stärken und ihm zu helfen, zu einer neuen Erzählung von sich und der Welt zu gelangen und eine bessere Anpassung an seine Lebensumwelt zu erreichen (Greenberg, McWilliams & Wenzel, 2013).

Gerade im Bereich der *Kognitiven Verhaltenstherapie (KVT)* – vor allem im deutschsprachigen Raum (z. B. Grawe, 1998; Greenberg, 2006; Grosse Holforth et al., 2012; Lammers, 2006; Sulz & Lenz, 2000) – erfreut sich EFT wachsender Beliebtheit. In einer laufenden Therapiestudie (IMPROVE; Caspar, Berger & Grosse Holtforth) werden Psychotherapien zur Behandlung emotionaler Störungen nach dem Berner Ansatz (Grawe, 2000) mit Therapien verglichen, in denen emotionsfokussierte Interventionen nach einer individuellen Fallkonzeption (Caspar, 2007) integriert werden. Das wachsende Interesse aus der KVT hat verschiedene Gründe: Hierzu zählen das tiefere Verständnis der Bedeutung von Emotionen in der Organisation des menschlichen Erlebens und Verhaltens (z. B. Damasio, 1995; Damasio, 2003; LeDoux, 2001), sowie ihre Rolle in der Genese von psychischen Störungen auf der einen (z. B. Berking & Wupperman, 2012) und der Überwindung von psychischen Störungen in der Psychotherapie auf der anderen Seite (z. B. Greenberg & Pascual-Leone, 2006; Mennin & Farach, 2007;

Samoilov & Goldfried, 2000; Whelton & Greenberg, 2005). Heute ist (nahezu) unbestritten, wie wichtig die Arbeit mit Emotionen für eine erfolgreiche Psychotherapie ist. Gerade hier verspüren viele Kognitive Verhaltenstherapeuten ein Bedürfnis nach Orientierung. Da die EFT einen systematischen Umgang mit Emotionen in der Therapie anbietet, theoretisch auf der aktuellen psychologischen Emotionsforschung und den affektiven Neurowissenschaften basiert sowie empirisch fundiert ist, sind offenbar viele Kollegen der Ansicht, dass die EFT diese Orientierung geben kann.

Wir freuen uns über das Interesse aus der Kognitiven Verhaltenstherapie und über die Übernahme von Elementen aus der EFT. Dies ist eine begrüßenswerte Entwicklung, die dennoch mit der Gefahr verbunden ist, die EFT auf ein Repertoire an Techniken zu reduzieren. Die Anwendung einzelner Interventionen, wie z. B. bestimmter Formen von Stuhldialogen, reicht nicht aus, um die Prozesse zu fördern, welche die EFT-Theorie der therapeutischen Veränderung beschreibt. Unserem Verständnis nach bedeutet die EFT mehr: Auf der Ebene der Theorie ist sie eine bestimmte Form, den Menschen in seinem Erleben und Verhalten sowie den Prozess der Psychotherapie *zu denken*. Auf der Ebene der therapeutischen Praxis ist sie dreierlei: Eine bestimmte Art und Weise, *mit Patienten zu sein*, eine bestimmte Art und Weise, den *Patienten wahrzunehmen* und schließlich eine bestimmte Art und Weise, *therapeutisch* zu *handeln*.

Dieses Buch basiert auf fast 15 Jahren Forschung, praktischer Anwendung und Vermittlung[1] der EFT an Kollegen in Form von Seminaren, Selbsterfahrung und Supervision. Unsere Absicht ist es, die Praxis der EFT so darzustellen, dass Anfänger und Fortgeschrittene eine konkrete Anleitung für ihre tägliche Arbeit mit Patienten erhalten. Um zu verdeutlichen, dass die EFT mehr ist als ein Repertoire an Techniken, betten wir das Praxismanual in die Theorie der EFT ein. Dabei beschränken wir uns auf das Wesentliche und laufen so Gefahr, die Theorie an manchen Stellen zu verkürzt darzustellen. Wir möchten unsere Leser bitten, uns dies nachzusehen und bei Interesse an einer vertieften Auseinandersetzung mit den theoretischen Grundlagen der EFT insbesondere das Buch von Greenberg (2011) oder die Neuauflage seines bekannten Buches „Emotionsfokussierte Therapie. Patienten helfen mit ihren Gefühlen umzugehen" (Greenberg, 2015) zu Rate zu ziehen. Wer einen Überblick über die Wurzeln der EFT und über ihre Abgrenzung zu anderen Therapieverfahren gewinnen möchte, dem ist Bischkopf (2013) zu empfehlen. Für eine ausführlichere Darstellung der Forschung verweisen wir auch hier auf das Buch von Greenberg (2011).

In Kapitel 1 stellen wir die theoretischen Grundlagen der EFT dar. Dabei legen wir den Schwerpunkt auf die emotionstheoretische und neurowissenschaftliche Fundierung der EFT und ihre Theorie der menschlichen Funktionsweise. In

1 Im Fall des dritten Autors, Leslie Greenberg, sind es 40 Jahre.

Kapitel 2 führen wir in die EFT-Theorie des therapeutischen Veränderungsprozesses ein. In Kapitel 3 stellen wir vor, wie die EFT diese Veränderungsprozesse fördern möchte. Hierbei gehen wir darauf ein, wie in der EFT die therapeutische Beziehung gestaltet wird, auf was Therapeuten im Erleben und Verhalten ihrer Patienten achten und was sie tun. In Kapitel 4 stellen wir die wichtigsten therapeutischen Aufgaben in der EFT in dar. In diesen Teil fließen alle Aspekte ein, die wir in Kapitel 3 als allgemeine Prinzipien darstellen. In Kapitel 5 diskutieren wir spezifische Fragen der Anwendung von EFT und in Kapitel 6 geben wir schließlich einen Überblick über die wichtigsten Forschungsergebnisse zur EFT. Um das Buch möglichst praxisnah zu gestalten, flechten wir häufig exemplarische Transkripte in den Text ein. Zum Schutz der Patienten haben wir wichtige biografische Daten und Details der Geschichten geändert. Die Originaltranskripte haben wir teilweise gekürzt und zur besseren Lesbarkeit sprachlich angepasst. Noch eine Bemerkung zur Sprache: Bei allgemeinen Beschreibungen verwenden wir die männliche Form, d. h. Therapeut und Patient, meinen aber stets auch Therapeutinnen und Patientinnen. Wenn wir konkrete Beispiele geben, die auf Transkripten basieren, wechseln die Geschlechter natürlich.

Wir wünschen Ihnen viel Freude beim Lesen!

München und Toronto, März 2016

Lars Auszra, *Imke Herrmann* und *Leslie Greenberg*

1 Theoretische Grundlagen

Wenn du es nicht fühlst, du wirst es nicht erjagen!
Johann Wolfgang von Goethe, Faust. Der Tragödie erster Teil.

Die Theorie der Emotionsfokussierten Therapie (EFT) hat ihre Wurzeln in der psychologischen Emotionsforschung (z. B. Frijda, 1986), den affektiven Neurowissenschaften (Damasio, 1995, 2002) und der Kognitionstheorie (Pascual-Leone, 1987; 1988). Sie verbindet die Erkenntnisse aus diesen Bereichen zu einer dialektisch-konstruktivistischen Metatheorie, die Emotionen in den Mittelpunkt stellt (Greenberg & Pascual-Leone, 1995, 2001). Mit ihr erklärt sie die Bedeutung von Emotionen für die Organisation des menschlichen Erlebens und Verhaltens sowie der Ausformung des Selbst und der persönlichen Identität. Die *Theorie des dialektischen Konstruktivismus* liefert zudem einen theoretischen Rahmen für das Verständnis der Rolle von Emotionen bei der Entstehung psychischer Schwierigkeiten und deren Bewältigung im psychotherapeutischen Prozess. In diesem Kapitel geben wir einen Überblick über drei wichtige Pfeiler der Theorie der EFT: Emotionen, Emotionale Schemata und dialektischer Konstruktivismus.

1.1 Emotionen

1.1.1 Emotionen als Informationsverarbeitungs- und Problemlösesystem

Dank der psychologischen Emotionsforschung und den affektiven Neurowissenschaften wissen wir heute: Emotionen[1] sind ein evolutionär basiertes Informationsverarbeitungs- und Problemlösesystem, das uns hilft, Probleme, die in der Interaktion mit der Umwelt auftreten, schnell und flexibel zu lösen (Damasio, 1995; Frijda, 1986; LeDoux, 1995). Sie entspringen der automatischen Bewertung eingehender Sinnesreize vor dem Hintergrund unserer Bedürfnisse, Wünsche und Ziele in einer Situation (Frijda, 1986). Dabei organisieren sie uns zu raschem Handeln in der Form gerichteter Handlungsbereitschaften, um unsere wichtigsten Bedürfnisse und Ziele zu befriedigen (Frijda, 1986). Hierzu passen sie wichtige physiologische Parameter (Muskel-Skelettsystem, Hormonsystem, vegetatives

1 Wir verwenden die Begriffe Affekt, Emotionen und Gefühle in diesem Buch größtenteils synonym, obgleich manche Autoren sie voneinander unterscheiden (Damasio, 2003). In der klinisch-psychologischen Praxis der EFT hat sich diese Unterscheidung als nicht notwendig erwiesen.

Nervensystem, Körperhaltung, Gesichtsausdruck) an die Herausforderungen der auslösenden Situation an (Levenson, 2003). Diese physiologischen Veränderungen als Reaktion auf innere oder äußere Reize werden an das Gehirn weitergeleitet, wo sie uns über den Stimulus bzw. die aktuelle Stimulussituation informieren (Damasio & Carvalho, 2013). Aus der Wahrnehmung dieser emotionsbezogenen körperlichen Veränderungen entspringen unsere subjektiven Gefühle. Die bewusste Wahrnehmung unserer Gefühle hilft uns, Feinabstimmungen in unserem Verhalten vorzunehmen, um wirkungsvoll im Sinne unserer Bedürfnisse handeln zu können (Damasio, 1996).

Beispiel:

Wenn wir im Dunklen spazieren gehen und schnelle Schritte hinter uns hören, werden wir automatisch darauf vorbereitet sein, zu fliehen, und zwar ohne, dass wir uns umgedreht haben und wissen, wer hinter uns ist. Unser Körper bereitet sich darauf vor, zu handeln: Unser Blutdruck steigt an, unsere Herzfrequenz nimmt zu, unsere Muskeln spannen sich an und erhalten mehr Energie, unsere Atmung wird schneller, wir fangen an zu schwitzen. Nehmen wir diese Veränderungen wahr, wissen wir: Wir haben Angst, unser Bedürfnis nach Sicherheit ist nicht erfüllt. Dann haben wir die Möglichkeit, zu prüfen, ob es tatsächlich einer Flucht bedarf. Wir drehen uns um und schauen nach, wer oder was tatsächlich hinter uns ist und entscheiden im Falle einer Bedrohung, was am besten zu tun ist.

Emotionen beinhalten stets eine implizite Form der Bewertung wahrgenommener Reize, physiologische Aktivierung, Ausdrucksverhalten, zielgerichtete Handlungsimpulse und subjektive Gefühle.

1.1.2 Emotionen als grundlegender Modus der Verarbeitung

Einmal aktiviert, beeinflussen Emotionen nachfolgende, höhere kognitive Verarbeitungsprozesse wie Aufmerksamkeit (z. B. Ohman, Lundquist & Esteves, 2001; Phelps, Ling & Carrasco, 2006), Gedächtnis (z. B. Tucker, Hartry-Speiser, McDougal, Phan & deGrandpre, 1999), Entscheidungsprozesse (z. B. Bechara, Damasio, Damasio & Anderson, 1994) oder moralisches Urteilen (z. B. Koenigs et al., 2007). Sie setzen einen impliziten Modus der Verarbeitung in Gang, der kognitive Prozesse *inhaltlich* (das *Was*) und *qualitativ* (das *Wie*) beeinflusst; d. h. auf *was* wir unsere *Aufmerksamkeit* richten, an *was* wir uns *erinnern* oder *wie* unser *Denken* ist, ob beispielsweise eingeschränkt (wie bei unangenehmen Emotionen wie Angst oder Scham) oder flexibel und assoziativ (wie bei angenehmen Emotionen wie Freude und Interesse; vgl. Fredrickson & Losada, 2005). So lässt uns Angst nach Gefahren Ausschau halten und nach Möglichkeiten, unser unerfülltes Bedürfnis nach Sicherheit zu erfüllen, z. B. durch Flucht. Ärger dagegen sensibilisiert uns für die Wahrnehmung von Grenzverletzungen oder Autonomieeinschränkungen und organisiert uns dafür, *zu kämpfen* (physisch oder verbal), um Angriffe abzuwehren oder Hindernisse zu beseitigen.

Beispiel:

Wenn wir Angst haben, während wir einen Vortrag halten, werden wir unsere Zuhörer anders wahrnehmen, als wenn wir interessiert sind, uns ruhig oder wütend fühlen. Wir werden sensibel für mögliche Hinweise der Bedrohung sein und das Gähnen oder Stirnrunzeln einer Zuhörerin auf uns beziehen; wir werden uns an vergangene Präsentationen erinnern, die nicht gut gelaufen sind und weniger flexibel auf überraschende Fragen antworten können. Unser oberstes Ziel wird es sein, den Vortrag so schnell wie möglich hinter uns zu bringen und die Situation zu verlassen.

1.2 Emotionale Schemata

1.2.1 Zwei Formen emotionaler Reaktionen

In der Theorie der EFT werden zwei Kategorien von emotionalen Reaktionen unterschieden (Greenberg et al., 2003):

a. Reflexartige, angeborene psychomotorische Programme, die durch einfache implizite Bewertungen eingehender Sinneswahrnehmungen ausgelöst werden.
b. Komplexere emotionale Reaktionen, die durch emotionale Schemata hervorgerufen werden. Diese Schemata, in denen kognitive und sprachliche Prozesse kodiert sind, beruhen auf vergangenen emotionalen Erfahrungen und werden durch Sinneswahrnehmungen ausgelöst, die zu den Elementen des jeweiligen Schemas passen.

Bei den angeborenen psychomotorischen Programmen (a) handelt es sich um einfache Programme, beispielsweise für Kampf (Ärger) oder Flucht (Angst), die durch evolutionär basierte Reize wie schnelle Bewegungen oder Einschränkungen der Bewegungsfreiheit evoziert werden. Sie erzeugen basale emotionale Reaktionen.

Beispiel:

Wenn wir Fahrrad fahren und plötzlich kommt ein bewegtes Objekt (z. B. ein Auto) von der Seite auf uns zu, wird uns ein Gefühl der Angst durchströmen. Wir werden es im Oberkörper einschließlich unseres Kopfes und vermutlich am meisten in der Brust spüren und irgendetwas tun, z. B. bremsen oder zur Seite lenken, um uns in Sicherheit zu bringen. Ist dies gelungen, wird die Angst ebenso schnell wieder gehen, wie sie gekommen ist. Diese Angst müssen wir nicht lernen. Sie ist angeboren und sichert unser Überleben. Jeder kennt sie.

Im Laufe unserer Entwicklung werden diese angeborenen psychomotorischen Programme mit unseren emotionalen Erfahrungen sowie den Situationen, die sie ausgelöst haben, zu emotionalen Schemata verknüpft (b). Auf diese Weise entstehen komplexere emotionale Reaktionen, die uns helfen, in einer vielschichtigen Welt zurechtzukommen.

Beispiel:

Wenn wir beim Einkaufen unerwartet jemanden treffen, mit dem wir im Streit auseinander gegangen sind und den wir seither nicht mehr gesehen haben, werden wir vermutlich ein intensives körperliches Gefühl verspüren; ebenso, wenn wir unvermittelt zu unserem Chef gerufen werden oder nach vielen Jahren der Abwesenheit an unseren Heimatort zurückkehren. Dieses körperliche Gefühl beinhaltet *all das*, was uns diese Situationen bedeuten. Dies ist stets mehr, als wir in Worte fassen können.

Mit diesen „Bauchgefühlen" kommen wir nicht auf die Welt, wir erwerben sie im Laufe unserer Geschichte. Sie sind idiosynkratrisch.

1.2.2 Die Entstehung emotionaler Schemata

Im Einklang mit Erkenntnissen aus den affektiven Neurowissenschaften beschreibt die Theorie der EFT die Entstehung emotionaler Schemata folgendermaßen: Emotionen, die wir erleben, werden mit den körperlichen Zuständen, mit denen sie einhergehen sowie den Situationen, in denen sie ausgelöst werden, und deren Auswirkungen auf unser Wohlbefinden verknüpft (Damasio, 1995; Damasio, 2003). Wenn ein Kind von seiner Mutter im Arm gehalten wird, wird es von warmen Empfindungen in Brust und Bauch durchflutet. In seinem Gehirn werden diese körperlichen Empfindungen mit der Situation, in der es sich befindet, verknüpf und bewusst z. B. als Sicherheit oder Zufriedenheit erlebt. Macht es wiederholt diese Erfahrung, erhalten die körperlichen Veränderungen eine affektive Bedeutung und werden als Marker für ein spezifisches subjektives Erleben – in diesem Falle Sicherheit oder Zufriedenheit – im Gedächtnis gespeichert (Damasio, 1995; Greenberg, 2015; Greenberg et al., 2013)[2]. Auf diese Weise ist ein neues Bauchgefühl entstanden. Mit der Entwicklung sprachlicher und kognitiver Fähigkeiten werden diese präverbalen, viszeralen affektiven Prozesse mit kognitiven und sprachlichen Prozessen verknüpft. So werden sie zu einem Kernprozess eines komplexen Netzwerkes aus affektiven, motivationalen, kognitiven sowie Verhaltenselementen, das durch relevante Hinweisreize (z. B. das Gesicht der Mutter, die Vorstellungen ihrer Anwesenheit, Menschen, die ihr ähnlich sehen,

2 Eine kürzlich publizierte Studie von Nummenmaa und Kollegen (Nummenmaa, Glerean, Hari & Hietanen, 2014) zeigt, dass unterschiedliche Emotionen (z. B. Angst, Ärger, Scham oder Neid) mit charakteristischen, kulturunabhängigen Körperempfindungen einhergehen.

gleiche Eigenschaften haben etc.) ausgelöst werden kann und das zukünftige Erleben und Verhalten des Kindes prägt (Greenberg et al., 2013; Greenberg & Pascual-Leone, 2001). Netzwerke, die idiosynkratrische Bauchgefühle hervorbringen, werden als emotionale Schemata bezeichnet.

1.2.3 Die Funktionsweise emotionaler Schemata

Emotionale Schemata ermöglichen automatisches, hochkomplexes emotionales Reagieren, da sie auf der Basis vergangener emotionaler Erfahrungen dabei helfen, zukünftige Ereignisse zu antizipieren (Greenberg, 2011; Greenberg & Safran, 1987). Menschen müssen nicht lernen, Angst zu haben oder ärgerlich zu sein. Sie werden jedoch lernen, in welchen Situationen sie Angst haben oder ärgerlich sind. In der Folge reagieren sie nicht mehr nur auf Reize, die im Laufe der Evolution mit Gefahr assoziiert wurden, wie z. B. schnelle Bewegungen (siehe oben), sondern auch auf Reize, die in ihrer persönlichen Vergangenheit Angst ausgelöst haben, wie z. B. die hochgezogenen Mundwinkel des Vaters oder die polternden Schritte der zum „Donnerwetter" heruntereilenden Mutter auf der Treppe. Einmal aktiviert, setzen emotionale Schemata einen impliziten Verarbeitungsmodus im Dienste der affektiven Ziele und Bedürfnisse in Gang, die jeweils in die emotionalen Schemata eingebettet sind, z. B. Sicherheit bei Angst, oder intakte Grenzen und Autonomie bei Ärger. Sie organisieren uns zu Handlungen, die unser Überleben sichern und unser Wohlbefinden fördern sollen.

An dieser Stelle sei erwähnt, dass emotionale Schemata bereits Organisationen höherer Ordnung sind und basale neurochemische, hormonelle und andere physiologische Prozesse miteinfließen. Auf diese Weise beeinflussen z. B. genetische Prädispositionen, wie leicht oder schwer bestimmte Emotionen ausgelöst werden können, indem sie z. B. Erregungsschwellen herauf- oder herabsetzen.

Im Unterschied zu kognitiven Schemata bestehen emotionale Schemata zu weiten Teilen aus nonverbalen, affektiven Elementen *(Input)*, wie Körperempfindungen, Handlungsimpulsen, Bildern oder Gerüchen (Greenberg, 2011). Im Kern sind sie wortlose Geschichten unserer gelebten emotionalen Erfahrung (Greenberg, 2011). Beispielsweise wird die emotionale Erinnerung, vom Vater für ein bestimmtes Verhalten mit Verachtung bedacht zu werden, als prozeduraler Gedächtnisinhalt kodiert, als bildhaftes Skript, in dem sich Erleben auf bestimmte Weise entfaltet: Vom auslösenden Stimulus (der verächtliche Gesichtsausdruck des Vaters) zu verschiedenen körperlichen (z. B. Erröten, erhöhter Puls) und sensorischen Aspekten (z. B. Hitze im Gesicht) des Erlebens, zur Handlungstendenz (z. B. sich klein machen, den Blickkontakt unterbrechen) und sprachlich symbolisierten Annahmen (z. B. „Ich bin nicht okay"). Dabei sind Letztere nicht der konstituierende Teil des Schemas, sondern gleichsam die Spitze des Eisbergs. Organisiert werden die einzelnen Elemente des Schemas durch den emotionalen Kernprozess der Scham (siehe Abbildung 1).

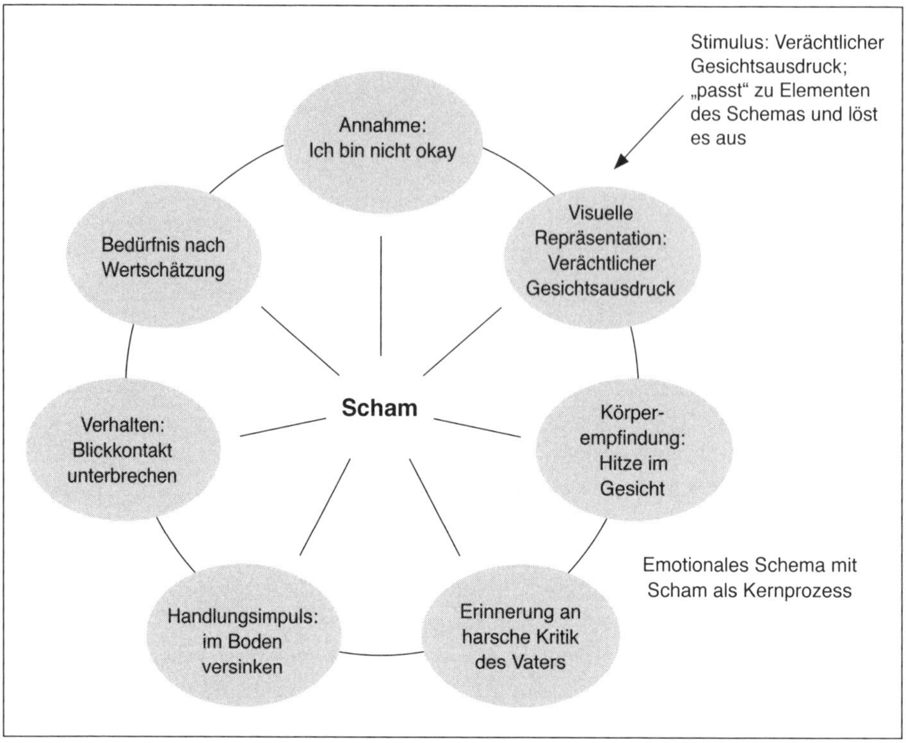

Abbildung 1: Emotionales Schema (adaptiert von Greenberg, 2011)

Dieses Schema kann in der Zukunft durch passende Reize, die den Elementen des Schemas entsprechen, wie ein verächtlicher Gesichtsausdruck, Erröten oder die Empfindung aufsteigender Hitze im Gesicht, ausgelöst werden. Als *Output* erzeugen emotionale Schemata Erleben (z. B. das subjektive Erleben von Scham) und Handlungen (z. B. sich zurückziehen). Somit repräsentieren emotionale Schemata eine innere Bereitschaft, auf bestimmte Reize mit einem bestimmten Erleben zu reagieren, in diesem Falle mit Scham.

Beispiel:

Wenn der oben beschriebene Junge sich später an der Universität in einem Seminar an einer Diskussion beteiligt und der Professor spannt, während er seinen Ausführungen lauscht, einen Mundwinkel an und zieht ihn leicht nach oben (schaut ihn also spöttisch bzw. verächtlich an), könnte im jungen Mann das emotionale Schema der Scham ausgelöst werden. Er würde erröten, sein Puls würde ansteigen, vielleicht würde er den verächtlichen Gesichtsausdruck seines Vaters vor sich sehen, er würde den Kopf senken und das Bedürfnis verspüren, sich zu Hause unter der Bettdecke zu verkriechen und eventuell für sich selber formulieren: „Ich bin nicht gut genug. Ich bin nicht okay."

Ein emotionales Schema beinhaltet immer Affekt (Kernprozess), Handlungsimpuls, motivationale Aspekte und Kognitionen. Es wird ausgelöst, weil innere oder äußere Reize in der Situation wie ein Schlüssel zum Schloss zu den abgespeicherten Erfahrungen *passen* und nicht, weil wir die Gegebenheiten vor dem Hintergrund unseres Schemas auf eine bestimmte Art und Weise *interpretieren*. Der Junge bzw. der junge Mann aus dem Beispiel interpretiert den Professor nicht bewusst als abwertend oder sich selbst als wertlos, vielmehr passt der Gesichtsausdruck des Professors – wie ein Schlüssel ins Schloss – in das abgespeicherte Schema und löst es dadurch aus. Daraufhin läuft gleichsam ein Programm ab, eine wortlose Geschichte der Bloßstellung und Demütigung: Hitze steigt ihm ins Gesicht, er senkt den Blick, er möchte sich klein machen, und es werden Annahmen über sich selbst als schlecht oder defekt und über andere als Quelle von Beschämung gebahnt. Wenn er diesen Prozess wahrnimmt und ihn sprachlich symbolisiert, erlebt er bewusst Gefühle (z. B. Scham), Bedürfnisse (z. B. nach Wertschätzung), Handlungstendenzen (z. B. „im Boden zu versinken") und Gedanken (z. B. „Ich habe es nicht drauf, und er lässt es mich spüren"). Diese wirken zusammen und beeinflussen sein Verhalten (z. B. „aus der Situation gehen") und seine bewusste Beurteilung der Situation (z. B. „Mein Professor hat mir gezeigt, dass ich es einfach nicht so drauf habe wie die anderen und in Zukunft besser meinen Mund halten sollte").

1.2.4 Die Entstehung dysfunktionaler emotionaler Schemata

Wie das obige Beispiel zeigt, können emotionale Schemata, da sie auf Erfahrung basieren, auch dysfunktional werden (Greenberg & Safran, 1987). Sie schaffen einen Nährboden für die Erfahrungen, durch die sie entstanden sind. Erlebt jemand als Kind wie der Junge aus dem Beispiel immer wieder Scham in der Beziehung zu einem abwertendem Vater, wird er später in ähnlichen zwischenmenschlichen Konstellationen (z. B. wenn er mit dem skeptischen Gesichtsausdruck einer Partnerin konfrontiert wird) mit Scham reagieren. So wird sich der junge Mann beschämt wiederfinden, auch wenn die Umstände andere sind als in den Situationen, in denen das Schema ursprünglich geformt wurde und andere emotionale Reaktionen ihn besser an die veränderten Umstände anpassen würden (z. B. eine neutrale Reaktion, wenn keine, oder selbstbehauptender Ärger, wenn tatsächlich eine Grenzverletzung vorliegt). Stellte die Scham in der Ausgangssituation eine hilfreiche Anpassung an eine schädliche Umwelt dar, die das emotionale Überleben sicherte (z. B. durch Rückzug keine Angriffsfläche für weitere Angriffe auf das Selbstwertgefühl bieten), bietet sie diese Hilfe in der Gegenwart nicht mehr.

1.2.5 Emotionale Schemata und der psychotherapeutische Prozess

Wenn wir in der EFT von der *Arbeit mit Emotionen* sprechen, ist die *Arbeit mit emotionalen Schemata* gemeint. Sie sind das Ziel des therapeutischen Handelns in der EFT.

Ziele des therapeutischen Handelns in der EFT:

Wir wollen Menschen dabei helfen,

a. ihre (schemagesteuerten) emotionalen Reaktionen bewusst wahrzunehmen, um sie flexibel nutzen zu können *(Utilisation)* und
b. Schemata, die nicht länger hilfreich sind, mithilfe von alternativen, adaptiveren emotionalen Reaktionen zu verändern *(Transformation)*.

Wie erhält man in der Therapie nun Zugang zu emotionalen Schemata? Da sie überwiegend aus präverbalen Elementen bestehen, ist rein abstraktes Nachdenken nicht hilfreich. Emotionale Schemata sind nur indirekt über das emotionale Erleben, das sie erzeugen, zugänglich und können durch kognitive Einsicht alleine weder genutzt noch verändert werden (Greenberg & Safran, 1987). Zugang zu einem Schema, wie z. B. *Angst vor Nähe*, erhält man, wenn man Angst vor Nähe empfindet. Erst wenn ein Patient im Hier und Jetzt der Therapiestunde körperlich durch ein Schema organisiert wird, d. h. das entsprechende Programm abläuft, erhält er verlässlich Zugang zu den kognitiven Elementen des Schemas wie z. B. idiosynkratrischen Bedeutungen („Ich werde aufgesogen werden und mich verlieren“) oder assoziierten Erinnerungen (z. B. wie ein Elternteil nach der Diagnose einer schweren Krankheit zum Heranwachsenden ins Zimmer kommt und sagt: „Ich brauche dich jetzt, mit deiner Hilfe schaffe ich es“, und der Heranwachsende sich völlig überfordert fühlt). In der EFT arbeiten wir daran, emotionale Schemata in der Therapiestunde zu aktivieren, das Erleben und Verhalten, das sie erzeugen, in Sprache zu symbolisieren, sie zu explorieren und über sie nachzudenken, um uns ihre Bedeutung zu erschließen. Es geht darum, ihre wichtigsten Elemente bewusst sprachlich zu repräsentieren. Das entspricht in etwa dem, was Sachse und Langens (Sachse & Langens, 2014) *Klären* nennen. Hilfreiche Schemata wollen wir nutzen und diejenige, die nicht hilfreich sind, verändern, indem wir mit dem Patienten daran arbeiten, neue, hilfreichere emotionale Schemata zu bahnen.

Aus Sicht der EFT sind emotionale Schemata die zentralen Einheiten, die unser Erleben und Verhalten organisieren. Sie bilden die Basis unserer jeweiligen Selbstorganisation in einem gegebenen Moment. Dies gilt gleichermaßen für gesunde, selbststärkende, als auch für nicht resiliente, dysfunktionale Selbstorganisationen.

1.3 Dialektischer Konstruktivismus

1.3.1 Eine dialektisch-konstruktivistische Sicht der menschlichen Funktionsweise

Die EFT basiert auf einer *dialektisch-konstruktivistischen Theorie des Selbst* (Greenberg, 2011; Greenberg & Pascual-Leone, 2001). Sie beschreibt, wie Menschen auf der Basis ihrer emotionalen Schemata zum Erleben ihrer Selbst und ihrer persönlicher Identität gelangen. Nach Vorstellung der EFT ist unser Selbst keine Struktur, sondern ein Prozess. Das Selbst formt sich in einem dialektischen Prozess aus implizitem, körperlich basiertem Erleben und sprachlich vermittelten, kognitiven Prozessen, die das Erleben erklären, von einem Augenblick zum nächsten neu (Greenberg, 2011; Greenberg & Pascual-Leone, 1995, 2001). Aus dialektisch-konstruktivistischer Sicht geschieht dies folgendermaßen: In jedem Moment werden durch innere und äußere Ereignisse verschiedene emotionale Schemata aktiviert. Aus der dynamischen, impliziten Synthese der Elemente (Affekt, Handlungsimpuls, motivationale Aspekte und Kognitionen) dieser verschiedenen emotionalen Schemata ergibt sich unsere grundlegende Selbstorganisation in einem Moment, d. h. das körperlich vermittelte Gefühl dessen, wer wir sind und wie wir in der Welt sind. Damasio (1995) bezeichnet es als *somatischen Marker*, Gendlin (1981) nennt es *bodily felt sense* (siehe Kapitel 4.3). Es entspringt stets mehr als nur einem emotionalen Schema und bildet den körperlich gespürten Bezugspunkt unseres Erlebens. Wenn wir uns selbst wahrnehmen und verstehen wollen, müssen wir uns ihm zuwenden (Greenberg, 2011). Aus Sicht der EFT sind wir ständig im Begriff, uns den Sinn unseres körperlich vermittelten Erlebens, unseres So-Seins in einem Moment zu erklären. Dies geschieht, indem wir unsere Aufmerksamkeit auf dieses Empfinden richten, es in Worten symbolisieren, seine Bedeutung reflektieren und es narrativ erklären. Aus dieser Verbindung aus körperlich basiertem, implizitem Erleben und bewussten kognitiven Prozessen entwickeln bzw. konstruieren wir Augenblick für Augenblick unser Selbst. Wir befinden uns fortwährend im Prozess, gleichzeitig zu entdecken und zu konstruieren, wer wir sind (Greenberg & Pascual-Leone, 2001). Der konstruktivistische Aspekt kommt zum Tragen, da das körperlich basierte Empfinden unsere Erklärungen nicht determiniert. Vielmehr beeinflusst die Art und Weise, in der wir es erklären, welche Bedeutung es für uns erhält. Dabei gibt es selbstverständlich gewisse Realitätsbeschränkungen und nicht alle Erklärungen passen gleich gut.

Dies illustriert ein Beispiel aus dem klinischen Alltag: Eine Patientin, die darüber spricht, wie sie sich angesichts der Trennung von ihrem Partner fühlt, könnte ihre körperlich basierte Selbstorganisation als *einsam*, *traurig*, *verloren* oder *orientierungslos* symbolisieren. Jede dieser unterschiedlichen Beschreibungen würde dem gleichen körperlich basierten Empfinden eine jeweils unterschiedliche Bedeutung geben und die Patientin im nächsten Augenblick auf andere Weise organisieren. Gleichwohl würde jede dieser symbolisierten Bedeutungen „besser“ zu ihrer aktuellen Selbstorganisation passen als *wütend*, *zufrieden*, *angewidert* oder *aufgeregt*. Es gibt also eine affektiv basierte Bedeutung, die unabhängig davon existiert, ob und wie wir sie wahrnehmen, in Worte fassen und sprachlich erklären. Nichtsdestotrotz hat unser kognitiver Umgang mit unserem körperlich basierten Empfinden einen Einfluss darauf, welche bewusste Bedeutung es für uns erhält. Wir integrieren die sich ständig verändernden Selbstorganisationen in eine zusammenhängende Geschichte *(fortlaufende Selbsterzählung, Selbst-Narrativ)*, die grundlegende Annahmen über uns und die Welt beinhaltet (Angus & Greenberg, 2011; Greenberg & Pascual-Leone, 2001). In gewisser Weise sind wir die Geschichte, die wir uns erzählen, um uns unser emotionales Erleben zu erklären (Narrative Identität; Angus & Greenberg, 2011; Greenberg & Angus, 2004). Die Fähigkeit, unser Erleben zu erfassen, es durch Narrative zu erklären und in unsere Lebensgeschichte zu integrieren, trägt entscheidend zu einem kohärenten Selbsterleben und einem gelungenen Leben bei. Das Schaffen persönlicher Lebensbedeutung, ein Gefühl von Kohärenz und Sinnhaftigkeit ist ein zentrales menschliches Motiv (Frankl, 1976; Greenberg, 2011, 2015). Kontinuität im Selbsterleben ergibt sich neben der narrativen Einbettung unseres Erlebens in eine stimmige Geschichte daraus, dass aus gleichen Elementen immer wieder ähnliche Selbstorganisationen hervorgehen. Beispielsweise formen manche emotionalen Schemata durch wiederholte oder besonders intensive Aktivierung in der Vergangenheit starke Attraktoren innerhalb des dynamischen Systems unseres Selbstorganisationsprozesses aus. In anderen Worten: Sie werden immer wieder zur bestimmenden Selbstorganisation.

Beispiel:

Jemand mit wiederholten Erfahrungen der Schutzlosigkeit und ausbleibender Unterstützung in Kindheit und Jugend wird immer wieder ein körperlich basiertes Gefühl seiner selbst als schutzlos und wirkungslos erleben. Entsprechend wird er sich eine Geschichte von sich als ausgeliefert und schwach erzählen, als nicht stark genug, um mit den Anforderungen der Welt umzugehen, als abhängig und auf andere angewiesen; und die Welt wird er sich als unkontrollierbar und gefährlich erzählen.

Abbildung 2 fasst die wichtigsten Aspekte des dialektischen Konstruktivismus zusammen.

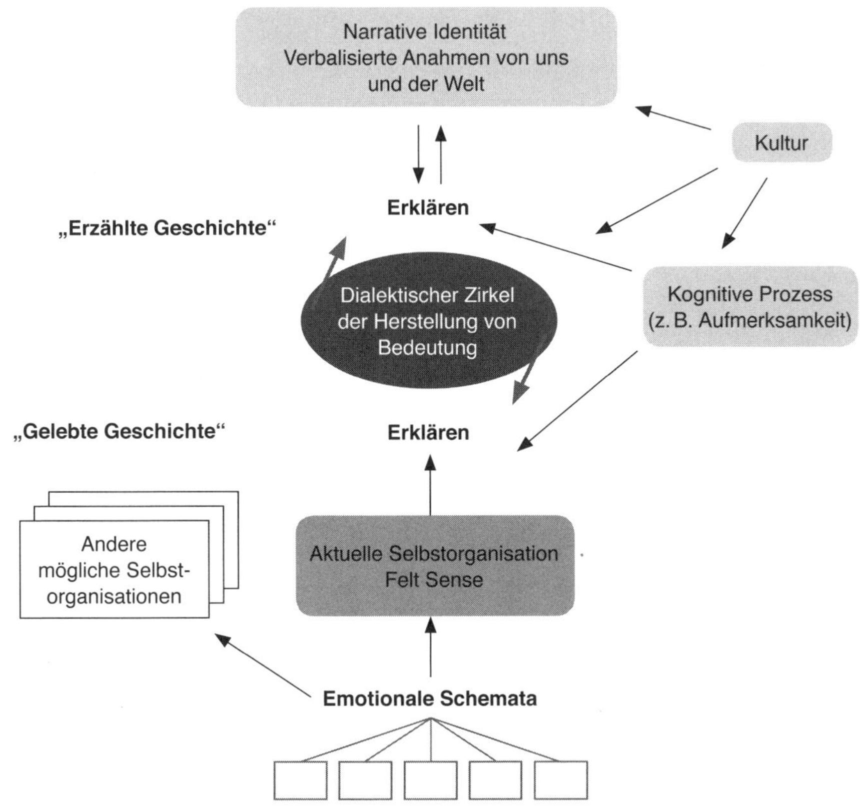

Anmerkung: In jedem Augenblick sind viele unterschiedliche emotionale Schemata gleichzeitig aktiviert. Aus ihrer dynamischen Synthese entsteht unsere aktuelle Selbstorganisation. Sie bestimmt unseren grundlegenden Verarbeitungsmodus in einem gegebenen Moment und hinterlässt uns mit einem körperlich vermittelten Gefühl (felt sense) dessen, wie wir in der Welt sind (gelebte Geschichte). Wir sind ständig im Begriff, uns den Sinn dieses körperlich vermittelten Gefühls zu erschließen. Durch kognitive Prozesse wie (selektive) Aufmerksamkeit, bewusstes Erleben, sprachliches Benennen und Erklären erwächst subjektive Bedeutung. Über die Zeit hinweg gelangen wir so zu grundlegenden Annahmen über uns und die Welt und zu einer persönlichen Identität. Dabei sind die kognitiven Prozesse stets durch den kulturellen Kontext, in dem wir leben, beeinflusst (erzählte Geschichte).

Abbildung 2: Theorie des dialektischen Konstruktivismus (adaptiert von Greenberg, 2011)

1.3.2 Eine dialektisch-konstruktivistische Sicht des Prozesses therapeutischer Veränderung

EFT-Therapeuten arbeiten mit der eben beschriebenen Dialektik aus kontinuierlichem *implizitem Erleben* von einem Moment zum nächsten und *bewussten bedeutungsbildenden Prozessen*, die dieses Erleben explorieren, einordnen und erklären. Therapeutische Veränderungsbemühungen zielen hier auf beide Aspekte:

Ziele therapeutischer Veränderungsbemühungen:
a. Die impliziten emotionalen Selbstorganisationsprozesse (die gelebte Geschichte, emotionale Schemata; Greenberg, 2011): Wir wollen Menschen helfen, sich *anders* vorzufinden, also z. B. *sicher* in Situationen, in denen sie sich *unsicher*, und *berechtigt* in Situationen, in denen sie sich *unberechtigt* fühlen etc. Das heißt, wir möchten Veränderung auf Ebene der emotionalen Schemata bahnen.
b. Die explizite narrative Einbettung des Erlebens (erzählte Geschichte; Greenberg, 2011): Wir wollen darauf hinwirken, dass Selbsterzählung und emotionales Erleben von Menschen kongruenter werden und sich Veränderungen in ihren Selbstorganisationsprozessen in ihren bewussten Annahmen über sich und die Welt widerspiegeln.

Neue emotionale Reaktionen entstehen dabei aus zwei Quellen: Entweder waren bereits in der Ausgangssituation alternative emotionale Reaktionen subdominant im Hintergrund angelegt (z. B. Ärger bei einem Übergriff, der durch Angst überlagert wurde) oder aber sie entstehen im Hier und Jetzt des Wiedererinnerns als *neue emotionale Antworten auf alte Probleme*. Auf diese Weise können sie die Basis neuer, resilienterer Selbstorganisationen und neuer, selbststärkenderer Erzählungen von sich und der Welt bilden.

Beispiel:

Eine junge Frau kommt nach einem Überfall in therapeutische Behandlung. Sie erlebt sich als unsicher und ausgeliefert *(angstbasierte dysfunktionale Selbstorganisation)*, jeder Gang vor die Tür sei „eine Qual". Die Welt sei „unsicher und gefährlich". Jederzeit könne etwas passieren und sie wäre nicht in der Lage, sich zu wehren *(dysfunktionale Erzählung der Welt und ihrer Selbst)*. In der vierten Stunde fährt die Patientin mit dem Aufzug in den vierten Stock in die Praxis, unterwegs steigen zwei unbekannte Männer zu. Sie erzählt dem Therapeuten hinterher, sie wäre eingefroren und hätte sich ausgeliefert gefühlt. Die Fahrt nach oben sei „die Hölle" gewesen. In dieser Stunde führt sie unter Anleitung des Therapeuten einen Dialog mit dem Täter im Leeren Stuhl (siehe Kapitel 4.6). Dabei wird ihre dysfunktionale, angstbasierte Selbstorganisation im Hier und Jetzt aktiviert. Sie friert ein und fühlt sich ausgeliefert. Therapeut und Patientin arbeiten daran, die wortlose Geschichte ihres *Einfrierens*, d. h. die einzelnen Elemente des zugrunde liegenden emotionalen Schemas bewusst sprachlich zu repräsentieren. Die bewusste Wahrnehmung der unbefriedigten Bedürfnisse nach Unversehrtheit und Wahrung ihrer Grenzen sowie deren Validierung durch den Therapeuten bahnen selbstbehauptenden Ärger auf den Täter mit dem Impuls, ihn wegzuschubsen und zu treten. Der körperliche Ausdruck des Ärgers verleiht ihr ein Gefühl der Berechtigung und Stärke. Gleichzeitig öffnet er „eine Tür" zur Trauer über das eigene Leiden nach dem Überfall und die Unsicherheit, die sie seither durchlebte, verbunden mit Selbstmitgefühl. Am Ende der Stunde erlebt sich die Patientin wehrhafter und sicherer. In der darauffolgenden Stunde erzählt sie, dass auf dem Weg aus der Praxis erneut ein fremder Mann mit ihr in den Aufzug eingestiegen sei. Diesmal sei sie jedoch nicht eingefroren, sondern habe sich sicherer gefühlt. Die Fahrt nach unten sei „vollkommen okay" gewesen. Sie habe seit der letzten Sitzung zudem einiges unternommen, sei bis spät in der Nacht auf einer Party gewesen und habe am nächsten Tag eine Disco besucht. Die Patientin hat demnach begonnen, sich anders vorzufinden und sich eine neue Geschichte ihrer selbst („Ich kann auf mich aufpassen") und der Welt („Wenn ich gewisse Vorkehrungen treffe, kann ich Sicherheit herstellen") zu erzählen.

1.3.3 Die dialektisch-konstruktivistische Sicht auf kognitive vs. emotionale Veränderung

Aus Sicht der EFT-Theorie bestimmen implizite, vorbewusste emotionale Organisationen, wie wir uns fühlen. Daher postuliert die Theorie der EFT, dass Gedanken alleine unsere grundlegenden emotionalen Organisationen nicht verändern können. Eine Debatte über die Wahrscheinlichkeit, erneut überfallen zu werden und sich nicht wehren zu können – also über die Bedeutung, die bestimmte Situationen für die junge Frau aus dem Beispiel haben –würde ihr Grundgefühl des Bedroht- und Ausgeliefertseins bei der Konfrontation mit traumaassoziierten Stimuli nicht maßgeblich verändern. Subjektive Bedeutung spielt in der EFT eine wichtige Rolle. Hiermit sind jedoch nicht bewusste Gedankenprozesse, sondern das Erleben körperlich gefühlter Bedeutung und dessen sprachliche Symbolisierung gemeint. Durch die sprachliche Benennung wird körperlich gespürte Bedeutung bewussten Gedankenprozessen zugänglich. Dann erst wissen wir, was wir brauchen, um im Sinne unser Bedürfnisse handeln zu können. Im obigen Beispiel spürt die junge Frau, wenn sie unbekannten Männern begegnet, aufsteigende Hitze in Brust und Bauch und friert ein. Dieses körperlich basierte Erleben trägt Bedeutung in sich, die sie bewusst in Worten symbolisieren muss, um sie sich zu erschließen. In diesem Falle: „Ich bin in Gefahr, und ich kann mich nicht wehren." Diese implizite Bedeutung existiert unabhängig davon, wie sie artikuliert wird. Nur bestimmte Wörter werden das körperliche Erleben, das mit ihr einhergeht, kongruent repräsentieren. Daraus folgt, dass dieses körperlich basierte Erleben in sich trägt, was in der Situation, in der es aktiviert wird, gebraucht wird; in diesem Falle Schutz. Wollen wir diese implizite Bedeutung verändern – was indiziert scheint, da das Erleben der Frau vergangenes Erleben widerspiegelt und keine resiliente Anpassung an die aktuellen Umstände darstellt – müssen wir das emotionale Schema, das sie hervorbringt, verändern. Neue Bedeutung, in der Form alternativer Gedanken alleine, würde nicht dauerhaft verändern, wie sich die junge Frau in einer Situation körperlich basiert vorfindet. Dies vermag nur eine neu zugänglich gemachte emotionale Organisation in Reaktion auf ähnliche Stimuli, wie z. B. ein körperlich basiertes Gefühl der Sicherheit und Wehrhaftigkeit.

1.3.4 Schlussfolgerung

Emotionen informieren uns über das, was für uns wichtig ist und sagen uns, was wir tun sollen und wer wir sind. In der Form von emotionalen Schemata spielen sie eine zentrale Rolle in der Organisation unseres Erlebens und Verhaltens (funktional wie dysfunktional) sowie der Ausformung unseres Selbst und unserer persönlichen Identität. Hierbei wirken körperlich basierte, affektive und höhere kognitive, sprachlich basierte Prozesse in einem dialektischen Prozess zusammen. Emotionen sind eine Quelle von Wachstum und Weiterentwicklung, indem sie uns im Sinne unserer wichtigsten Bedürfnisse organisieren. Daher können Sie in der Therapie als Ressource für Veränderung genutzt werden, um gewissermaßen Emotionen mit Emotionen zu verändern. Da in emotionalen Schemata affektive, kognitive, motivationale und Verhaltensprozesse untrennbar miteinander verbunden sind, führen Veränderungen auf der emotionalen Ebene auch zu Veränderungen im Denken und Verhalten sowie zu neuen Bedeutungen und Annahmen über uns und die Welt. Hierfür müssen emotionale Schemata in der Sitzung aktiviert werden; und zwar sowohl diejenigen, die es zu verändern gilt, als auch diejenigen, die Veränderungen herbeiführen sollen. Rein konzeptuell von ihnen zu wissen oder über sie zu sprechen, führt nicht zu bleibender Veränderung. Welche Rolle emotionale Schemata im Therapieprozess spielen und auf welche Weise sie in der Therapie erlebt und ausgedrückt werden müssen, um therapeutisch hilfreich zu sein, beschreiben wir im nächsten Kapitel, in dem wir zudem den typischen Verlauf des therapeutischen Veränderungsprozesses in der EFT skizzieren.

2 Theorie therapeutischer Veränderung

Ohne Emotionen kann man Dunkelheit nicht in Licht
und Apathie nicht in Bewegung verwandeln.
Carl Gustav Jung

Die Menschen neigen immer mehr dazu,
über ihre Gefühle nachzudenken, anstatt zu fühlen.
Erich Fromm

In diesem Kapitel beschreiben wir die emotionsfokussierte Theorie therapeutischer Veränderung, die auf den klassischen Theorien der erlebensorientierten, humanistischen Therapietraditionen, insbesondere der Personzentrierten Therapie (Rogers, 1957, 2009), der Gestalttherapie (Perls, 2006; Perls, Hefferline & Goodman, 2015) und der Erlebensorientierten Therapie (Gendlin, 1962) basiert. Durch die Berücksichtigung von Befunden aus der psychologischen Emotionstheorie (z. B. Frijda, 1986), den affektiven Neurowissenschaften (Damasio, 1995, 2002), der Psychotherapieprozessforschung zur Rolle von Emotionen im therapeutischen Veränderungsprozess (Greenberg & Pascual-Leone, 2006; Whelton & Greenberg, 2004) sowie der Theorie des dialektischen Konstruktivismus (Greenberg & Pascual-Leone, 1995, 2001) wurde sie in eine integrative neo-humanistische erlebensorientierte Theorie (Elliott et al., 2007) weiterentwickelt.

Ein zentraler Aspekt der Veränderungstheorie der EFT, der die Brücke zu den klassischen, humanistischen Therapieverfahren schlägt und sie gleichzeitig fortentwickelt, ist die Annahme, dass die von Rogers (1959, 2009) postulierte Aktualisierungstendenz auf unseren Emotionen basiert (Greenberg, 2011). Wie im vorangegangen Kapitel beschrieben, können Emotionen, je nachdem, welche Erfahrungen ein Mensch gemacht hat, sowohl eine Quelle für psychische Schwierigkeiten als auch für deren Bewältigung sein. In der EFT sind Emotionen nicht nur das Ziel therapeutischer Veränderungsbemühungen, sondern auch deren Motor und Ressource im Therapieprozess. Wie das geschehen kann und welche Prozesse dabei wirksam sind, hat die Arbeitsgruppe um Greenberg in den letzten Jahrzehnten intensiv beforscht. In diesem Kapitel beschreiben wir die Theorien, die aus dieser Forschung hervorgegangen sind: Eine *klinische Emotionstheorie*, eine *Theorie der Entstehung psychischer Schwierigkeiten*, eine *Theorie der emotionalen Verarbeitung* sowie eine *Theorie des emotionalen Veränderungsprozesses*.

2.1 Klinische Emotionstheorie

Ein wichtiger Bestandteil der Theorie des therapeutischen Veränderungsprozesses in der EFT ist die klinische Unterscheidung verschiedener Typen emotionalen Erlebens. Damit überwindet die EFT den Uniformitätsmythos emotionalen Erlebens wie er in vielen traditionellen humanistischen („Jedes emotionale Erleben in der Therapie ist gut und hilfreich"), kognitiv-verhaltenstherapeutischen Ansätzen („Schmerzhaftes emotionales Erleben bedarf der Reduktion oder der Kontrolle") oder traditionellen psychoanalytischen Therapien („Emotionen entspringen Trieben, deren Funktion es in der Therapie zu verstehen gilt")[1], zu finden ist. Aus Sicht der EFT müssen unterschiedliche Emotionen zu unterschiedlichen Zeiten unterschiedlich behandelt werden, je nachdem, wie sie beschaffen sind und welche Bedeutung sie für den Therapieprozess haben. In der EFT werden vier Typen emotionalen Erlebens unterschieden (Greenberg, 2006; Greenberg & Safran, 1987; Herrmann & Greenberg, 2007; Herrmann et al., 2014), wobei jeder Typus eine andere Funktion hat und eines anderen therapeutischen Umgangs bedarf. Im Einzelnen sind dies *primär adaptive*, *primär maladaptive*, *sekundäre* und *instrumentelle* Emotionen (vgl. Abbildung 3).

2.1.1 Primär adaptive Emotionen

Primäre Emotionen sind unsere erste unmittelbare Reaktion auf eine Situation (Greenberg, 2006; Greenberg & Safran, 1987; Herrmann & Greenberg, 2007), wie z. B. Angst bei einer Bedrohung oder Ärger bei einem Angriff. Primär bezieht sich auf zwei Aspekte:

Primäre Emotionen sind unsere *erste* und *tiefste* Reaktion auf ein Geschehen, gleichsam der Kern dessen, was wir fühlen. Wenn sie unseren Zielen und Bedürfnissen dienen, unser Selbst stärken und uns zu angemessenem Handeln in der Welt organisieren, nennen wir sie adaptiv. Beispiele sind Ärger über eine Grenzverletzung (z. B. einen körperlichen Angriff oder Entwertungen), der uns ermöglicht, unsere inneren und äußeren Grenzen zu behaupten oder Traurigkeit über einen Verlust (z. B. eines Menschen, eines Lebensziels, einer Vorstellung von uns selbst), die uns hilft, das Verlorene loszulassen und uns neu zu orientieren.

Primär adaptive Gefühle wollen wir in unseren Patienten in der Therapiesitzung fördern. Wir unterstützen sie, primär adaptive Emotionen als Ressource zu nutzen und die wertvollen Informationen und Handlungsimpulse, die sie bereithalten, zur Lösung ihrer Probleme in der Welt heranzuziehen. Nehmen wir beispiels-

[1] In ihrer Zuspitzung werden diese Aussagen der Fülle an differenzierten Zugängen zur Rolle von Emotionen im therapeutischen Veränderungsprozess einzelner oder neuerer Ansätze dieser Schulen natürlich nicht gerecht.

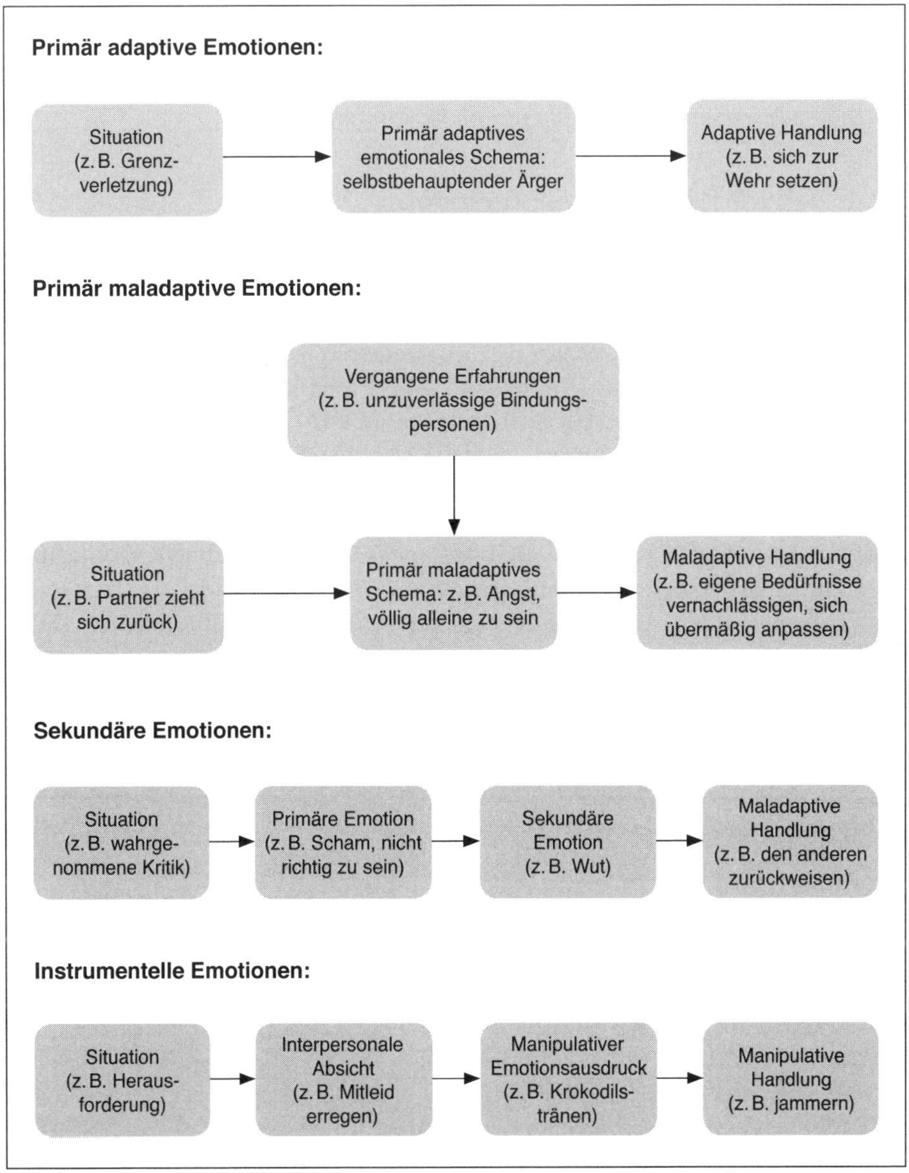

Abbildung 3: Unterschiedliche Emotionstypen (adaptiert von Elliott et al., 2007)

weise die Trauer über den Verlust eines geliebten Partners durch eine Trennung, die hilft, das unwiederbringlich Verlorene loszulassen und sich für neue Bindungen zu öffnen. Ein weiteres Beispiel ist der Ärger über erlebte Entwertungen durch wichtige Bezugspersonen wie die Eltern, die den Patienten in seiner Integrität verletzt und sein Selbstwertgefühl beeinträchtigt haben. Dieser Ärger erlaubt es ihm, sich berechtigt zu fühlen, Wertschätzung und Anerkennung durch andere zu erfahren. Auf diese Weise wird er zugänglicher für korrigierende zwischenmenschliche Erfahrungen, sowohl in der Therapie mit dem Therapeuten, als auch außerhalb der Therapie mit anderen Menschen.

2.1.2 Primär maladaptive Emotionen

Primär maladaptive Emotionen sind ebenfalls unsere erste unmittelbare Reaktion auf eine Situation. Man kann sie jedoch eher als Reaktionen auf vergangene Erfahrungen als auf die Gegenwart verstehen. Deshalb bereiten sie uns *nicht* darauf vor, im Sinne unserer Bedürfnisse zu handeln (Greenberg, 2006; Greenberg & Safran, 1987; Herrmann & Greenberg, 2007). Sie basieren auf vorangegangenen, häufig traumatischen Lernerfahrungen. In der Regel handelt es sich um wiederholte Bedürfnisfrustrationen (small t-traumas; Shapiro, 1995) im Umgang mit primären Bezugspersonen in der Bindungsgeschichte, die wenig feinfühlig, vernachlässigend, invalidierend, abwertend oder grenzüberschreitend mit dem Heranwachsenden umgegangen sind. Infolgedessen wird sich das Kind immer wieder in intensiven, schmerzhaften emotionalen Zuständen wiederfinden, die je nach Umständen z. B. durch Angst (Fehlen von Schutz), Scham (fehlende Wertschätzung), Einsamkeit (fehlende Verbindung) oder Hilflosigkeit (keine Handlungsmöglichkeit) geprägt sein können. Die wiederholte Erfahrung derartiger negativer Emotionen führt zur Ausbildung maladaptiver emotionaler Schemata, d. h. innerer Bereitschaften, auch in zukünftigen Situationen mit diesen Gefühlen zu reagieren (siehe Kapitel 1.2.4). Erlebt ein Kind wiederholt intensive Scham durch entwertende und erniedrigende Kritik, wird es einen inneren Nährboden für das Erleben von Scham ausbilden und auch später selbst auf milde Kritik oder Zurückweisung mit einem Gefühl intensiver Scham und Demütigung reagieren. Ebenso wird ein Kind, das sich immer wieder in Situationen wiederfindet, in denen keine Kontrolle oder Handlungsmöglichkeit bestehen, später auf herausfordernde Situationen mit einem überwältigenden Gefühl der Ohnmacht reagieren. Zentrale maladaptive Schemata werden oft Teil der Identität. Häufig sind dies ein angstbasiertes Grundgefühl des Selbst als *unsicher und schwach (weak me)*, ein schambasiertes Grundgefühl des Selbst als *schlecht* oder *defekt (bad me)* (Blatt & Zuroff, 1992; Goldman & Greenberg, 2015; Greenberg & Watson, 2006) oder ein Grundgefühl des Selbst als *einsam und unverbunden (lonely abandoned me*; Goldman & Greenberg, 2015; Greenberg, 2011; Timulak, 2015). Sie bilden den Kern vieler psychischer Schwierigkeiten (siehe Kapitel 2.2.1.1). Im weiteren Verlauf werden wir von ihnen auch als *zentraler Schmerz* sprechen. Es spricht vieles dafür, dass psychologischer und physischer Schmerz das gleiche neuronale Netzwerk aktivieren (Eisenberger, 2010), d. h. emotionaler Schmerz tut ähnlich weh wie körperlicher Schmerz. In der EFT wollen wir Patienten helfen, diese Gefühle bewusst zu erleben, um sie verarbeiten und verändern zu können. Einer

Patientin, die nach der Beendigung einer langjährigen Partnerschaft depressiv wurde, wollen wir beispielsweise helfen, ein tiefgreifendes Gefühl der Verlassenheit in der Therapiestunde zugänglich zu machen und es bewusst zu erleben. Auf diese Weise soll das zugrunde liegende primär maladaptive Schema, das sie als Kind nach der Trennung ihrer Eltern entwickelte, das nach ihrer eigenen Trennung wachgerufen wurde und zu depressiven Symptomen führte, dauerhaft verändert werden.

2.1.3 Sekundär reaktive Emotionen

Sekundäre Emotionen sind eine Reaktion auf primäre Emotionen und unterbrechen oder verdecken diese (Greenberg, 2006; Greenberg & Safran, 1987; Herrmann & Greenberg, 2007). Dadurch verhindern sie funktionales Verhalten im Dienste primärer Bedürfnisse und Ziele in einer Situation. Sie sind ein implizit ablaufender, dysfunktionaler Versuch, ein als unerträglich und/oder bedrohlich erlebtes primäres emotionales Erleben zu regulieren. Ärger in Reaktion auf eine flüchtige Unaufmerksamkeit des Partners, dem man etwas erzählt, was einem wichtig ist, kann beispielsweise ein als bedrohlich erlebtes Gefühl der Zurückweisung überdecken. In der Folge des Erlebens und des Ausdrucks von Ärger fühlt man sich stärker, jedoch nur scheinbar stärker, da das Gefühl der Stärke nicht von innen heraus kommt und das resultierende Verhalten (z. B. den Partner kritisieren oder seinerseits zurückweisen) nicht wirklich den eigenen Bedürfnissen (z. B. nach Gesehen-Werden oder zwischenmenschlicher Nähe) dient. Im Gegenteil, es schadet ihnen und der Beziehung. Sekundäre emotionale Prozesse sind stets dysfunktional. In der Therapie verstellen sekundäre Emotionen den Zugang zur Bearbeitung der zugrunde liegenden primären Emotionen. So kann Ärger als Reaktion auf maladaptive Scham, wertlos zu sein, die Bearbeitung und Transformation der Scham verhindern und Angst vor adaptiver Traurigkeit deren Nutzbarmachung als Ressource entgegenstehen. Wenn sich ein Patient stets jammernd oder anklagend organisiert (also in einer Mischung aus schmerzhaften und ärgerlichen Gefühlen), wenn er mit dem Schmerz über erlebte Zurückweisungen in Berührung kommt, ist es nicht möglich, das Schema zu bearbeiten, das ihn auf Zurückweisungen so sensibel reagieren lässt. Ebenso wird es schwer sein, einem Patienten zu helfen, sich selbstbehauptend zu organisieren, wenn er sich automatisch schuldig oder ängstlich organisiert, sobald er ärgerlich wird. Sekundäre Emotionen werden operant erlernt, indem sie unangenehme Gefühle innerpsychisch regulieren; nicht selten sind sie mit verinnerlichten Geboten (z. B. „als Frau keinen Ärger ausdrücken" oder „als Mann keine Angst haben dürfen") verbunden.

In der Therapie arbeiten wir daran, Patienten zu helfen, zu ihren primären Emotionen unter ihren sekundären Reaktionen zu gelangen. Einem Patienten, der sich durch sekundären Ärger vor einem schmerzhaften Gefühl der Scham und Wertlosigkeit schützt, müssen wir helfen, die Scham im geschützten Rahmen der Therapiesitzung auf therapeutisch hilfreiche Weise zu erleben, um sie transformieren zu können. Dies kann gelingen, indem wir ihm helfen, dort, wo zunächst nur Scham ist, Zugang zu einem Gefühl der Stärke und Berechtigung zu finden, das von Innen kommt und nicht nur einen Schutz gegen die Scham darstellt.

Drei Formen sekundärer emotionaler Prozesse

In der EFT werden drei Formen sekundärer emotionaler Prozesse unterschieden (Herrmann & Greenberg, 2007; Herrmann et al., 2014):

a. eine *direkte Reaktion* auf primäre Emotionen, z. B. wenn Traurigkeit auf Ärger oder Ärger auf Scham folgt bzw. sich „darüber legt“,
b. eine *Emotion über eine andere Emotion*, z. B. wenn sich jemand schuldig fühlt, weil er ärgerlich ist, oder sich für seine Traurigkeit schämt,
c. eine *Reaktion auf Gedankenprozesse* (z. B. sich Sorgen machen, Katastrophisieren oder Grübeln), z. B. wenn sich jemand ausmalt, wie es wäre, kritisiert oder ausgelacht zu werden, und Angst bekommt. Hier wird davon ausgegangen, dass den katastrophisierenden Erwartungen ein primäres, häufig ein primär maladaptives Gefühl (z. B. die Scham, defekt oder die Angst, schwach zu sein) zugrunde liegt und deren Nährboden bildet.

2.1.4 Instrumentelle Emotionen

Instrumentelle emotionale Prozesse dienen dazu, andere zu beeinflussen oder zu kontrollieren (Greenberg, 2006; Greenberg & Safran, 1987; Herrmann & Greenberg, 2007). So kann jemand Trauer ausdrücken, um Mitgefühl zu wecken oder Wut, um einzuschüchtern. Sie werden sowohl operant als auch über Modelle gelernt und werden nicht selten Teil der Persönlichkeit. Instrumentelle Emotionen ähneln dem, was Rainer Sachse (1999) in seiner Theorie der doppelten Handlungsregulation bei Persönlichkeitsstörungen die Spielebene nennt. Im therapeutischen Prozess geht es darum, Patienten zu helfen, ihre zugrunde liegenden Motive zu verstehen und die manipulative interpersonelle Wirkung ihres Verhaltens zu erkennen. Ähnlich wie sekundäre emotionale Prozesse stehen instrumentelle Emotionen der therapeutischen Utilisation und Transformation primären emotionalen Erlebens entgegen. Einem Patienten, der sein Bedürfnis nach Unterstützung indirekt ausdrückt, indem er dem Therapeuten Vorwürfe macht, dass es ihm noch nicht besser gehe, müssen wir helfen, Verantwortung für sein Gefühl der Hilflosigkeit und sein Bedürfnis nach Unterstützung zu übernehmen und es offen und nicht manipulativ auszudrücken.

Fazit:

Grundsätzlich kann jede Emotion jedem Emotionstyp entsprechen. So kann Ärger beispielsweise primär adaptiv (wenn er ermöglicht, selbstbehauptend auf Grenzverletzung zu reagieren), primär maladaptiv (wenn er zur automatischen Reaktion auf erlebte Grenzverletzungen wird und so z. B. Bindungen gefährdet oder zerstört), sekundär (wenn er ein primäres Gefühl, wie z. B. Traurigkeit verdeckt) oder instrumentell (wenn er gezielt eingesetzt wird, um z. B. jemanden einzuschüchtern) sein. In Kapitel 3.2.2 geben wir Hinweise darauf, woran man die unterschiedlichen Typen emotionaler Prozesse in der Therapie erkennen und wie man therapeutisch mit ihnen umgehen kann.

2.2 Theorie der Entstehung emotionaler Schwierigkeiten

Die Theorie der Entstehung psychischer Schwierigkeiten nimmt innerhalb der Theorie der Emotionsfokussierten Therapie (EFT) eine Nebenrolle ein. Aufgrund ihrer Wurzeln in der Psychotherapieprozessforschung liegt der Schwerpunkt der EFT-Theorie auf der Theorie therapeutischer Veränderung. Sie beschäftigt sich damit, *wie* sich Veränderung vollzieht, welche Rolle emotionale Prozesse dabei spielen und wie diese gefördert werden können. Beim Verständnis der Entwicklung psychischer Schwierigkeiten liegt der Fokus ebenfalls auf emotionalen Prozessen. Dabei konzentriert sich die EFT auf diejenigen, mit denen sie auch in der Therapie arbeitet. Die Theorie der Entstehung emotionaler Schwierigkeiten ist somit eng mit der Veränderungstheorie und dem therapeutischen Vorgehen verknüpft.

Aus dem Model des dialektischen Konstruktivismus (siehe Kapitel 1.3) lassen sich zwei wesentliche Quellen psychischer Schwierigkeiten ableiten, die in der Regel zusammenwirken:
1. *Implizite*, automatische emotionale *Verarbeitungsprozesse*,
2. *Explizite*, absichtsvolle emotionale *Verarbeitungsprozesse*.

Begriffsklärung:

Unter den *impliziten Verarbeitungsprozessen* (1) verstehen wir die schemabasierten, emotionalen Selbstorganisationsprozesse, die wir in Kapitel 1 vorgestellt haben. Diese beeinflussen, mit welchen Emotionen und mit welcher Intensität Menschen auf Ereignisse reagieren.

Unter den *expliziten Verarbeitungsprozessen* (2) verstehen wir die Art und Weise, wie Menschen mit ihren Emotionen umgehen. Nehmen sie diese wahr, wenden sie sich ihnen zu, haben sie Worte für sie, können sie sie einordnen, und falls nötig, bewusst regulieren etc.?

Trotz der Betonung emotionaler Prozessen erkennt die EFT die wichtige Rolle von genetischen, neurochemischen, kognitiven, behavioralen, systemischen und kulturellen Prozessen sowie deren vielfältiges Zusammenwirken in der Genese psychischer Störungen an. Sie fließen sowohl in die impliziten als auch expliziten Verarbeitungsprozesse mit ein und beeinflussen diese.

2.2.1 Implizite Verarbeitungsprozesse

2.2.1.1 Primär maladaptive emotionale Schemata

Eine wesentliche Quelle psychischer Schwierigkeiten sind maladaptive emotionale Schemata. Wie im vorhergehenden Abschnitt beschrieben, entwickeln sich maladaptive emotionale Schemata vorwiegend durch (traumatische) Lernerfahrungen in zwischenmenschlichen Beziehungen in Kindheit und Jugend. Sie entspringen wiederholten *(small t-trauma)* oder besonders intensiven *(big T-trauma)*, schmerzhaften emotionalen Erfahrungen im Zusammenhang mit der Frustration wichtiger identitätsbezogener und/oder bindungsbezogener Bedürfnisse. Das Verhalten der primären Bezugspersonen ist dabei häufig durch mangelnde Feinfühligkeit (Ainsworth, 1968), fehlende emotionale Verfügbarkeit (Biringen, 2004) oder Grenzüberschreitungen gekennzeichnet. In der Folge entwickeln betroffene Individuen innere Bereitschaften, auf bestimmte Situationen mit bestimmten Emotionen zu reagieren. Auf aktuelle Situationen reagieren sie dann so wie in der Vergangenheit, als keine hilfreichere Anpassung möglich war. Wie wir im vorangegangen Abschnitt gesehen haben, kommen drei Typen maladaptiver emotionaler Schemata besonders häufig vor:

- *Scham*, defekt oder schlecht zu sein,
- *Angst*, schwach und unsicher sein und alleine nicht bestehen zu können sowie
- ein Gefühl der *Einsamkeit und Verlassenheit,* gefärbt von Traurigkeit.

Diese maladaptiven Schemata finden sich als zentrales emotionales Schema in allen klinischen Störungsbildern, in denen emotionale Prozesse bedeutsam sind. Die einzelnen Störungsbilder unterscheiden sich zum Teil dadurch, welche der drei oben genannten Schemata die Basis für die jeweils zentrale Selbstorganisation bilden. Aber auch hier gilt: Alle Schemata können in allen Störungsbildern eine zentrale Rolle spielen. Bei sozialphobischen Patienten findet sich häufig Scham als zentrales maladaptives Schema (z. B. Elliott, 2013a; Shahar, 2014), bei einer generalisierten Angststörung hingegen entweder Angst (Elliott, 2013a) oder Verlassenheit (z. B. Timulak, 2015). Bei Depressionen können alle drei (Blatt, 2004; Greenberg & Watson, 2006) zentral sein, wobei bei abhängigkeitsbasierten Depressionen eher Angst und Verlassenheit und bei selbstkritisch basierten Depressionen eher Scham im Vordergrund steht.

Maladaptive emotionale Schemata werden zur Quelle psychischer Störungen, wenn aktuelle Ereignisse wie Verluste von Beziehungen oder Misserfolge maladaptive emotionale Schemata auslösen, die zu dysfunktionalen Selbstorganisationen führen und adaptive Reaktionen überlagern. Eine Person mit einem zentralen Schema von Einsamkeit/Verlassenheit wird sich nach der Trennung von seiner Ehefrau vor allem verloren und sehr allein fühlen. Trauer oder Ärger, die ihm helfen würden, die vergangene Beziehung loszulassen und sich neu zu orientieren, würden nicht zur bestimmenden Selbstorganisation werden. Jemand mit einem ausgeprägten Schema der Scham wird sich nach einem beruflichen Misserfolg, wenn beispielsweise eine ersehnte Beförderung nicht gelingt, als *defekt* und *minderwertig* erleben. Andere potenzielle Selbstorganisationen, z. B. geprägt von Traurigkeit über den Verlust eines wichtigen Zieles verbunden mit Selbstmitgefühl für das eigene Leiden oder selbstbehauptendem Ärger über eine unfaire Behandlung, würden überlagert und nicht realisiert werden. In beiden Fällen könnte sich im Zusammenspiel mit Defiziten in der expliziten Verarbeitung dieser Gefühle z. B. eine Depression oder eine Angststörung entwickeln.

2.2.1.2 Defizite in der impliziten Emotionsregulation

Die Theorie der EFT geht davon aus, dass Emotionsregulation zu großen Teilen auf impliziten, automatischen, unbewussten, rechtshemisphärischen Prozessen basiert (Greenberg, 2011). Die Genese und die Regulation von Emotionen werden dabei als untrennbar miteinander verbunden gesehen (z. B. Campos, Frankel & Camras, 2004). Implizite Emotionsregulation entwickelt sich aus der dyadischen Erfahrung der Regulation von Affekt (Schore, 1994; Stern, 1995). Schore (2003) konnte zeigen, wie der Umgang primärer Bezugspersonen mit ihren Kindern deren Hirnreifung und Fähigkeit der Selbstberuhigung beeinflusst. Ein Versagen der dyadischen Emotionsregulation führt zu erheblichen Defiziten in der Fähigkeit der Regulation schmerzhafter emotionaler Reaktionen. Ein Kind mit feinfühligen Eltern, die emotional erreichbar sind, das beim Erleben von Traurigkeit oder Angst angemessen getröstet und/oder beruhigt wird, speichert diese Erfahrungen samt der damit einhergehenden Empfindungen als emotionale Schemata ab. Wenn es in Zukunft traurig oder ängstlich ist, werden diese Schemata, etwa Selbstmitgefühl oder Ruhe/Geborgenheit zusammen aktiviert. Trauer oder Angst werden so mit ihrem Aufkommen automatisch reguliert. Jemand ohne diese Tröstungs- und Beruhigungserfahrung, der mit schmerzhaften Gefühlen allein gelassen oder für sie invalidiert wurde, wird sich von den gleichen Emotionen wahrscheinlich überflutet fühlen und das Gefühl bekommen, sich aufzulösen oder auseinanderzufallen. Mögen manche dieser emotionalen Reaktionen im Kern auch adaptiv sein, durch ihre Intensität organisieren sie nicht mehr zu funktionalem Handeln und werden maladaptiv.

2.2.2 Explizite Verarbeitungsprozesse

Unter expliziter emotionaler Verarbeitung verstehen wir den *Umgang mit dem eigenen emotionalen Erleben*. Hierzu zählen Prozesse wie die Wahrnehmung eigener Emotionen und die Zuwendung zu ihnen, die Unterscheidung zwischen Emotionen und rein körperlichen Empfindungen, das Aushalten der mit ihnen einhergehenden körperlichen Erregung, die verbale Symbolisierung körperlich gespürten emotionales Erlebens, die Akzeptanz und Anerkennung von Emotionen, als die eigenen, die Regulation von Emotionen, wenn sie einen zu überfluten drohen, sowie die Reflexion über sie, um sie zu verstehen. Darunter fallen auch Prozesse wie die Nutzung von Emotionen, um funktional in der Welt zu handeln, die Unterscheidung, welche Emotionen verlässlich über die Welt und die eigenen Bedürfnisse informieren und welche dies eher nicht tun, und die Einordnung des eigenen Erlebens in eine kohärente Erzählung von sich und der Welt.

Diese Prozesse sind in der einen oder anderen Form mit jeweils unterschiedlichen Akzentuierungen zusammenfassend konzeptualisiert und operationalisiert worden, gelingend z. B. als *emotionale Intelligenz* (Salovey & Mayer, 1990), *emotionales Gewahrsein* (Lane & Schwarz, 1987) als *Emotionale Verarbeitung* (z. B. Baker, Thomas, Thomas & Owens, 2007) oder ausbleibend/nicht gelingend als *Alexithymie* (z. B. Taylor & Bagby, 2000). Das Alexithymiekonzept beschreibt ausgeprägte Defizite in der Fähigkeit, Emotionen wahrzunehmen und zu erkennen. Betroffenen fällt es insbesondere schwer, körperliche Empfindungen, die mit Gefühlen einhergehen, einzuordnen und zu verstehen. Alexithymie kann als Vulnerabilitätsfaktor für die Entwicklung psychischer Störungen verstanden werden.

Es folgen einige Beispiele dafür wie Defizite in den expliziten Verarbeitungsprozessen zu psychologischen Schwierigkeiten beitragen können.

Beispiele:

- Jemand, der seine Gefühle nicht von rein körperlichen Prozessen unterscheiden kann, der vermeidet, sie bewusst wahrzunehmen und sie nicht hinreichend symbolisiert, könnte sich von den körperlichen Aspekten seines Erleben bedroht fühlen und beispielsweise eine Panikstörung entwickeln.
- Jemand, der seine Trauer über den Verlust eines wichtigen Menschen nicht bewusst wahrnehmen, symbolisieren und akzeptieren kann, könnte psychisch einfrieren und z. B. depressiv werden.
- Jemand, der gelernt hat, Ärger sei grundsätzlich etwas Schlechtes, könnte Schwierigkeiten bekommen, in sich aufkommenden Ärger als solchen wahrzunehmen, zu symbolisieren und als zu sich gehörig zu akzeptieren. Als Ergebnis könnte er sich hilflos und ausgeliefert fühlen und möglicherweise eine generalisierte Angststörung entwickeln.

- Jemand, der sein Erleben während und nach einem traumatischen Ereignis nicht in ein kohärentes Narrativ seiner Selbst und der Welt fassen kann, könnte eine Traumafolgestörung entwickeln.

Es sind nie einzelne Prozesse, die zur Ausbildung einer psychischen Störung führen, vielmehr wirken viele Faktoren auf vielen verschiedenen Ebenen der Verarbeitung zusammen. Diese Faktoren kristallisieren sich in bestimmten Umgangsweisen mit emotionalem Erleben, die zur Entstehung und Aufrechterhaltung psychischer Störungen beitragen. Die einzelnen Störungsbilder weisen dabei unterschiedliche charakteristische Umgangsweisen mit emotionalem Erleben auf. Zwei Beispiele sollen dies verdeutlichen.

Beispiele:

- Bei Essstörungen regulieren die Betroffenen ihre Gefühle z. B. über restriktive Nahrungsaufnahme. Zugleich haben sie Schwierigkeiten, Gefühle wahrzunehmen, zu akzeptieren, in Worten zu symbolisieren und ihre Bedürfnisse zu identifizieren.
- Eine Person mit einer Zwangsstörung wird bestimmte Rituale entwickeln, um überflutend erlebte Gefühle der Unsicherheit zu regulieren. Zusätzlich wird sie Schwierigkeiten haben, bestimmte Gefühle wahrzunehmen, zu tolerieren, zu benennen und zu akzeptieren, darunter sehr wahrscheinlich Trauer, Ärger oder tiefgreifende, primäre Angst.

In der Regel wirken implizite und explizite Prozesse zusammen: Menschen reagieren auf bestimmte Ereignisse mit intensiven, als überflutend erlebten, primär maladaptiven Reaktionen und haben Schwierigkeiten, diese bewusst wahrzunehmen, zu tolerieren, in Worten zu symbolisieren, zu verstehen und in ein kohärentes, selbststärkendes Narrativ einzuflechten. Aus diesem Zusammenspiel entstehen Symptome, die sich auf emotionaler Ebene in der Form sekundärer Gefühle äußern (bei generalisierter Angst z. B. angstbasierte Sorgenprozesse, bei Depressionen z. B. depressiv gefärbte Niedergeschlagenheit) und auf der Verhaltensebene in der Form dysfunktionaler Regulationsversuche von Emotionen wie Grübeln, sozialer Rückzug, Suchtverhalten oder Selbstverletzung.

Aus Sicht der EFT ist für die Behandlung nicht das Störungsbild an sich ausschlaggebend, sondern welche emotionalen Prozesse bei einem gegebenen Patienten zur Entstehung und Aufrechterhaltung seiner Schwierigkeiten beitragen und wie sich diese in der Therapiestunde zeigen. Wie wir im Kapitel über Fallformulierung sehen werden (siehe Kapitel 3.4) ist das Vorgehen beim Verständnis eines Einzelfalles phänomenologisch. Es geht um Prozessdiagnostik und nicht um Syndromdiagnostik. Wir arbeiten stets an den aktuellen emotionalen Selbstorganisationsprozessen und der aktuellen emotionalen Verarbeitung im jeweiligen Augenblick. Sie sind unser Referenzpunkt.

2.3 Theorie emotionaler Verarbeitung bzw. Veränderung

2.3.1 Das Konstrukt der emotionalen Verarbeitung

Für einen erfolgreichen Therapieprozess ist ausschlaggebend, *wie* Patienten von einem Moment zum nächsten mit ihrem emotionalen Erleben umgehen. Dieser Umgang mit den eigenen Emotionen in der Therapiesitzung wird emotionale Verarbeitung *(emotional processing)* genannt. Emotionale Verarbeitung ist ein theoretisches Konstrukt, das beschreibt, auf welche Weise Menschen in der Therapie Emotionen erleben und ausdrücken sollten, damit sie zur Linderung von Symptomen beitragen. Naturgemäß haben die unterschiedlichen therapeutischen Schulen unterschiedliche Theorien optimaler emotionaler Verarbeitung formuliert (für einen Überblick siehe Auszra & Greenberg, 2007). In der EFT beinhaltet emotionale Verarbeitung, primäre Emotionen wahrzunehmen, sich ihnen zuzuwenden, sie sich zuzugestehen, auszuhalten, körperlich mit ihnen in Berührung zu sein, sie zu akzeptieren, in Worten zu symbolisieren, sie zu explorieren und über sie zu reflektieren, um sich ihren Sinn zu erschließen (Auszra & Greenberg, 2007; Auszra et al., 2013; Greenberg et al., 2007). Auf diese Weise sollen primär adaptive emotionale Prozesse *utilisiert*, d. h. ihre wertvollen Handlungsimpulse und Bedürfnisse nutzbar gemacht werden. Primär maladaptive Prozesse sollen zusätzlich durch die gleichzeitige Aktivierung von adaptiveren emotionalen Reaktionen *transformiert* (Greenberg, 2006) werden. Diese Sequenz entspricht in etwa einer hilfreichen emotionalen Verarbeitung im Leben außerhalb der Therapiestunde (siehe das vorangegangene Kapitel). Menschen, die auf diese Weise mit ihren Gefühlen umgehen, weisen einen wichtigen Schutzfaktor gegen die Entwicklung psychischer Schwierigkeiten auf. Es ist allerdings wichtig, eine Unterscheidung zwischen optimaler emotionaler Verarbeitung im Leben und in der Therapie zu treffen. Während es in der Therapie in der Regel z. B. sehr hilfreich ist, bewusst Ärger auszudrücken, ist dies außerhalb des Therapiesettings oft nicht ratsam. Zudem ist emotionale Transformation – so wie sie in der EFT verstanden wird – etwas, das im Alltagsleben nur bedingt alleine herbeigeführt werden kann. Sie bedarf in der Regel therapeutischer Anleitung und Begleitung.

2.3.2 Prinzipien emotionaler Verarbeitung bzw. Veränderung

Die Theorie der emotionalen Verarbeitung der EFT wird in sechs Prinzipien emotionaler Verarbeitung bzw. Veränderung zusammengefasst. Dies sind *Bewusstheit/Gewahrsein*, *Ausdruck*, *Regulation*, *Reflexion*, *Transformation* und *korrigierende interpersonelle Erfahrung* (Greenberg, 2006, 2011).

2.3.2.1 Bewusstheit/Gewahrsein

Das elementarste Prinzip emotionaler Veränderung ist die Förderung des Gewahrseins emotionalen Erlebens (Greenberg, 2006, 2011). Unter Gewahrsein emotionalen Erlebens versteht man, Gefühle körperlich basiert zu erleben und in Sprache zu symbolisieren. Dies unterscheidet sich fundamental davon, abstrakt über Gefühle nachzudenken oder zu sprechen. Durch die bewusste Wahrnehmung körperlich basierter Gefühle erhalten Menschen Zugang zu ihren zentralen Bedürfnissen und Handlungsimpulsen und werden durch diese organisiert. Im Hinblick auf dysfunktionales emotionales Erleben teilt die EFT mit Gendlin (1996, 1998) folgende Ansicht: Nur was gefühlt wird, kann verändert werden, was abgespalten wird, bleibt immer gleich.

Das Ziel emotionalen Gewahrseins ist die Akzeptanz von Emotionen. Eine der Voraussetzungen, Emotionen bewusst wahrnehmen und akzeptieren zu können, ist, sie zu erlauben und zu tolerieren, sie im Körper zu spüren. Nur so können sie einen von innen heraus organisieren, und nur so weiß ein Mensch wirklich, was er fühlt.

2.3.2.2 Ausdruck

Ausdruck von Emotionen meint, in Worten oder Handlungen auszudrücken, was man fühlt (Greenberg, 2006, 2011). Dabei geht es nicht um kathartisches Abreagieren aufgestauter affektiver Energie (d. h. das intensive, körperlich basierte Erleben und Ausdrücken von zuvor verdrängten Erlebnisinhalten), sondern um die Überwindung der Vermeidung primären Erlebens. Wenn primäre Emotionen sichtbar werden, ist dies ein Hinweis dafür, dass Menschen sie *erlauben* und durch sie organisiert werden. Erst dann können sie genutzt oder verändert werden. Sich in seinem emotionalen Erleben zu zeigen, öffnet zudem die Möglichkeit korrigierender, zwischenmenschlicher Erfahrungen. Nur wenn wir uns in unseren Emotionen sehen lassen, können wir von anderen *gesehen* und bestätigt werden.

2.3.2.3 Regulation

Emotionsregulation ist ein wichtiges Ziel in der EFT (Greenberg, 2006, 2011). Hierbei wird zwischen emotionaler *Über- (Vermeidung)* und *Unterregulation (Überflutung)* unterschieden. Wie wir in Kapitel 2.2 gesehen haben, basieren viele psychische Schwierigkeiten auf Defiziten in der Regulation von Emotionen. Emotionen, die es in der Therapie zu regulieren gilt, sind sekundäre Emotionen wie Ärger, Verzweiflung oder Hoffnungslosigkeit und primär maladaptive Emotionen wie beispielsweise Angst oder Scham. Wie wir in Kapitel 2.2.1.2 erwähnt haben, geht die Theorie der EFT davon aus, dass Emotionsregulation zu großen Teilen auf impliziten, automatischen, unbewussten rechtshemisphärischen Prozessen basiert und dass die Entstehung und die Regulation von Emotionen keine voneinander unabhängigen Prozesse sind. Implizite Emotionsregulationsprozesse sind im hohen Maße beziehungsbezogen und nicht sprachlich vermittelt. Sie werden vor allem durch Aspekte wie die Wahrnehmung des Gesichtsausdrucks, der Stimmqualität und des Sprechtempos eines Gegenübers oder dem Augenkontakt mit einem mitfühlend erlebten anderen beeinflusst. Für die Therapie bedeutet dies, eine Beziehung zum Patienten herzustellen, in der diese Prozesse wirksam werden. Eine solche Beziehung hat nach Vorstellung der EFT bereits an sich eine Affekt regulierende Wirkung (Greenberg, 2014; Greenberg & Watson, 2006). Befunde aus den affektiven Neurowissenschaften lassen vermuten, dass eine warme, sicherheitsspendende, validierende Beziehung eine analgetisierende Wirkung auf Schmerzzentren im Gehirn ausübt (z. B. Panksepp, 2011). Daraus lässt sich schließen, dass Empathie sehr wahrscheinlich einen schmerzlindernden Effekt hat. Porges (2012) *Polyvagal Theorie* liefert zudem eine neurologische theoretische Grundlage für das Gefühl der Sicherheit des Patienten, das durch die Präsenz des Therapeuten und seine empathische Einstimmung gebahnt wird. Nach dieser Theorie stellt das Gehirn des Patienten einen Zustand der *Neuroception* von Sicherheit her, wenn sich Patienten vom Therapeuten gesehen und verstanden fühlen. Neuroception ist ein neues theoretisches Konstrukt, das beschreibt, wie neuronale Schaltkreise außerhalb der bewussten Wahrnehmung registrieren, ob wir sicher sind oder nicht. Mit der Betonung impliziter Emotionsregulationsprozesse grenzt sich die Theorie der EFT von vorherrschenden Theorien der Emotionsregulation ab, welche die volitionale, explizite, bewusste Kontrolle von Emotionen in den Mittelpunkt stellen (z. B. Gross, 1998). Emotionsregulation entwickelt sich aus Sicht der EFT vor allem dadurch, dass schmerzhafte Emotionen im Kontext einer empathischen Beziehung auf neue Weise erlebt werden, anstatt sie durch die Anwendung bestimmter Maßnahmen (explizite Regulation) zu kontrollieren (Greenberg, 2011). Strategien der expliziten Emotionsregulation werden wichtig, wenn Patienten stark unterreguliert sind und leicht von ihren Gefühlen überflutet werden. Sie werden in der EFT aber nur als Zwischenschritt und nicht als Königsweg zur Verbesserung der Emotionsregulation angesehen. Neben der Erfahrung des Gehaltenwerdens durch den Therapeuten sind das *bewusste Wahrnehmen*, *Zulassen*, *Tolerieren* und *sprachliche Benennen* emotionalen Erlebens (Greenberg, 2011) wichtige Elemente einer gesunden Emotionsregulation. Gerade die emotionsregulierende Wirkung des sprachlichen Benennens emotionalen Erlebens wird durch zahlreiche Studien gestützt, die aufzeigen, dass die Benennung von Reaktionen, die in der Amygdala gründen, das Feuern dieses Gehirnareals unterbricht (Lieberman et al., 2007).

2.3.2.4 Reflexion

In der EFT geht es stets um eine Verbindung von körperlich basiertem affektivem Erleben und bedeutungsbildenden kognitiven Prozessen (Kapitel 1.3) (Greenberg, 2006, 2011). Erleben und reflexive Bedeutungsbildung sind wechselseitig miteinander verbunden und bedingen einander. Rein kognitive, nicht auf Erleben gründende Einsichten sind therapeutisch wirkungslos, ebenso reines Erleben ohne kognitive Einordnung (Greenberg & Pascual-Leone, 2006). Bei der Reflexion emotionalen Erlebens geht es darum, implizite emotional basierte Bedeutungen explizit werden zu lassen. Durch sie erfahren wir, welche Bedeutung Erlebnisse, Personen, Dinge etc. für uns haben. Sie erhöht die Flexibilität im Umgang mit Emotionen, indem sie ermöglicht, Auslösesituationen zu ermitteln und die Wirkung unserer Emotionen auf unser Erleben und Verhalten sowie unsere Vorstellungen und Annahmen über uns und die Welt zu verstehen. Zudem hilft sie uns, Aufschluss über unsere Bedürfnisse, Ziele und Werte zu erlangen und Wege zu finden, diese in der Welt zu befriedigen. Im Therapieprozess entstehen aus der Reflexion neu zugänglich gemachten emotionalen Erlebens neue Bedeutungen und Narrative über uns und die Welt.

2.3.2.5 *Transformation*

Das womöglich wichtigste Prinzip emotionaler Veränderung ist das der Transformation. Es beinhaltet, *Emotionen mit Emotionen* zu *verändern* (Greenberg, 2006, 2011). Dabei sollen maladaptive emotionale Prozesse durch die gleichzeitige Aktivierung adaptiverer emotionaler Prozesse gewissermaßen aufgehoben werden. In einem dialektischen Prozess werden aus der Synthese gegenläufiger emotionaler Prozesse neue emotionale Schemata ausgebildet. Greenberg und Pascual-Leone (2001) ziehen als Analogie heran, wie Kinder Laufen lernen. Hier entwickelt sich aus den gegenläufigen Schemata *Stehen* und *Fallen* das qualitativ neue Schema *Laufen*. Dies entspricht der Theorie Piagets (Piaget & Inhelder, 1973; Piaget & Inhelder, 1980), nach der sich Entwicklung durch die Ausbildung Schemata höherer Ordnung vollzieht, die aus der Synthese zweier oder mehrerer bereits vorhandener Schemata entspringen. Auf die Therapie übertragen vermag etwa selbstbehauptender Ärger mit der Tendenz, nach vorne zu schnellen, traumatische Angst mit der Tendenz, „einzufrieren", in ein Gefühl der Sicherheit zu verwandeln. Neuropsychologische Forschung (Davidson, 2000) legt den Schluss nahe, dass hierbei *rückzugsorientierte* emotionale Prozesse aus der rechten Hirnhemisphäre mit *annäherungsorientierten* emotionalen Prozesse aus der linken Hirnhemisphäre zu etwas Neuem verknüpft werden. Ein weiterer wichtiger Prozess, der hier wirksam zu sein scheint, ist derjenige der *Gedächtnisrekonsolidierung*. Während lange Zeit angenommen wurde, dass Erinnerungen im Langzeitgedächtnis weitgehend stabil bleiben, konnte in der letzten Dekade nachgewiesen werden (Nader, Schafe & LeDoux, 2000; Tronson & Taylor, 2007), dass jedes Mal, wenn eine Erinnerung abgerufen wird, die zugrunde liegenden Gedächtnisspuren labil werden und einer erneuten Konsolidierung, einer sogenannten Rekonsolidierung, bedürfen. Wenn in der Therapie eine emotionale Erinnerung aktiviert wird (z. B. die des Einfrierens bei der Vorstellung eines grenzüberschreitenden anderen) und wenn es gelingt, innerhalb von Minuten eine alternative emotionale Reaktion zugänglich zu machen (z. B. nach vorne zu schnellen, um Grenzen zu setzen), gleichsam eine neue emotionale Antwort auf ein altes Problem, wird diese in das Gedächtnis mit eingebaut. Dadurch kann die ursprüngliche emotionale Erinnerung an eine Situation verändert und neues Erleben (z. B. Selbstbehauptung) gebahnt werden. Lane, Ryan, Nadel und Greenberg (2015) haben eine integrative Rahmentheorie vorgelegt, die überdauernde therapeutische Veränderungen über unterschiedliche therapeutische Schulrichtungen hinweg durch den Prozess der Gedächtnisrekonsolidierung erklärt.

2.3.2.6 Korrigierende interpersonelle Erfahrung

Das Prinzip der *korrigierenden interpersonellen Erfahrung* bezieht sich auf das Erleben von Emotionen in einem heilsamen zwischenmenschlichen Umfeld (Greenberg, 2011; Greenberg & Elliott, 2012). Auf diese Weise wird die bleibende negative Wirkung vorangegangener, schädlicher Beziehungserfahrungen abgemildert oder aufgehoben. Dazu zählen die Validierung tabuisierter Emotionen, wie z. B. Ärger, die in der Therapie erstmals erlebt und ausgedrückt werden, die Erfahrung der Beruhigung, des Trostes und des Mitgefühls durch den Therapeuten bei verletzlichen Emotionen, wie z. B. Angst oder Scham, sowie allgemein die Erfahrung aufrichtiger Wertschätzung.

2.4 Der Prozess therapeutischer Veränderung

In diesem Kapitel beschreiben wir die grundlegenden Schritte im therapeutischen Veränderungsprozess in der Emotionsfokussierten Therapie (EFT). Therapeutische Veränderung vollzieht sich in der EFT typischerweise in einer Sequenz von sekundären Emotionen zu primär maladaptiven Emotionen über das Zugänglichmachen der frustrierten Bedürfnisse im maladaptiven Erleben zu primär adaptiven Emotionen (Greenberg & Paivio, 1997; Herrmann & Greenberg, 2007; Herrmann et al., 2014; Pascual-Leone & Greenberg, 2007). Diese bilden die Basis für neue, resilientere Selbstorganisationen und selbststärkendere Narrative (siehe Abbildung 4).

Diese Abfolge lässt sich in erfolgreichen Therapien sowohl innerhalb einzelner Stunden als auch über die Therapie hinweg beobachten. Es zeigte sich, dass in erfolgreichen Therapien sekundäre Emotionen sukzessive abnehmen, während primär adaptive Emotionen allmählich zunehmen (Greenberg & Pascual-Leone, 2006; Herrmann & Greenberg, 2007; Herrmann et al., 2014).

Sekundäre Emotionen

z. B. globale, schlechte Gefühle *(global distress)*, Sorgenprozesse, Hoffnungslosigkeit, jammernder, anklagender Ärger *(rejecting anger)*

Primär maladaptive Emotionen

z. B. Scham *(bad me)*, Angst *(weak me)*, Verlassenheit *(lonely/abandoned me)*

Bedürfnis

Identitäts- (z. B. Anerkennung) und/oder bindungsbezogene (z. B. Schutz, Zugehörigkeit, Liebe) Bedürfnisse

Adaptive Emotionen

z. B. selbstbehauptender Ärger, Trauer, Selbstmitgefühl

Neues Narrativ

resilientere, selbsterklärendere Erzählung von sich und der Welt

Abbildung 4: Der Veränderungsprozess in der EFT

Die therapeutische Arbeit verläuft dabei zweidimensional: Es geht stets um ein *Vertiefen,* von sekundären zu primären Emotionen sowie um ein *Verarbeiten* von emotionalen Reaktionen (siehe Abbildung 5).

Die Verarbeitung von emotionalen Reaktionen zu fördern, beinhaltet wie in Kapitel 3.3.3 ausführlich dargestellt wird, Patienten dabei zu unterstützen, Emotionen wahrzunehmen, sich ihnen zuzuwenden, sie zu erlauben, auszuhalten, körperlich mit ihnen in Berührung zu sein, sie zu akzeptieren, in Worten zu symbolisieren, sie zu explorieren und über sie zu reflektieren, um sich ihren Sinn zu erschließen. Auf diese Weise sollen adaptive Emotionen genutzt und maladaptive Emotionen mithilfe von alternativen, adaptiveren Emotionen transformiert werden. Wenn wir im Folgenden von der Verarbeitung von Emotionen schreiben, beziehen wir uns auf diesen Prozess.

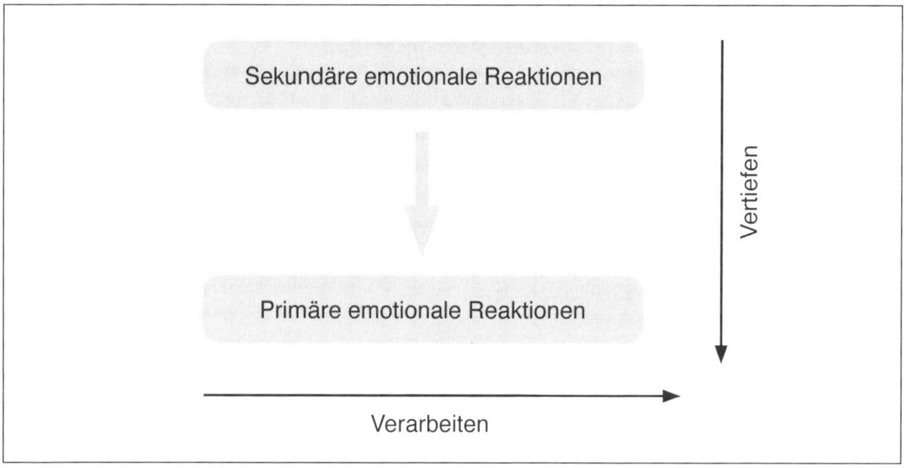

Abbildung 5: Vertiefen und Verarbeiten emotionalen Erlebens

Wir beschreiben nun den klassischen Veränderungsprozess in der EFT anhand der in Abbildung 4 aufgeführten Stadien. Wie Abbildung 4 zeigt, kommen Patienten zu Beginn in der Regel mit symptomatischen, belastenden, sekundären emotionalen Prozessen *(global distress)*, die von Hoffnungslosigkeit, Sorgen, unbestimmten „schlechten" Gefühlen oder jammerndem, anklagendem Ärger *(rejecting anger)* gefärbt sein können, in die Therapie (Pascual-Leone & Greenberg, 2007). So wird eine depressive Patientin am Anfang der Therapie vor allem globale Gefühle der Belastung, der Niedergeschlagenheit oder Hoffnungslosigkeit erleben und ein Patient, der unter einer generalisierten Angststörung leidet, Gefühle der Sorge und Bedrohung.

Durch die Ausdifferenzierung dieser sekundären, symptomatischen emotionalen Prozesse und die Exploration der zugrunde liegenden primären Emotionen gelangen die Patienten im Verlauf der therapeutischen Arbeit zu primär maladaptiven Emotionen wie Scham (Organisation des Selbst als schlecht), Angst (Organisation des Selbst als schwach und ungeschützt) oder Einsamkeit/Verlassenheit (Organisation des Selbst als einsam und unverbunden) an. So könnte die depressive Patientin mit einem tiefgreifenden Gefühl, defekt und wertlos zu sein (Scham) und der Patient, der sich ständig Sorgen macht, mit einem durchdringenden Gefühl des Verlassen- und Unverbundenseins (Einsamkeit/Verlassenheit) in Berührung kommen. Diese schmerzhaften Emotionen gilt es in der oben beschriebenen Weise zu verarbeiten.

In einem nächsten Schritt sollen unbefriedigte Bedürfnisse zugänglich gemacht und elaboriert werden. Dies wiederum beinhaltet, unbefriedigte Bedürfnisse wahrzunehmen, zu akzeptieren und zu verbalisieren. Je nach emotionalem Kernprozess (z. B. Angst, Scham oder Verlassenheit) sind dies bindungs- oder identitätsbezogene Bedürfnisse. Diese Bedürfnisse zurück ins Bewusstsein zu holen und sich als dazu berechtigt zu erleben, sie erfüllt zu bekommen, ist einer der zentralen Veränderungsprozesse in der EFT (Greenberg, 2015). Ein wichtiger Aspekt dabei ist, den Schmerz über die Nichterfüllung dieser Bedürfnisse zugänglich zu machen. Auf diese Weise werden sie gleichsam zurück auf die innerpsychische Landkarte des Patienten geholt.

Nicht selten öffnen sich durch das Zugänglichmachen tief empfundener *(heartfelt)* Bedürfnisse Türen zu primär adaptiven emotionalen Reaktionen. Typischerweise sind dies selbstbehauptender Ärger über das, was man hatte (z. B. Grenzverletzung) und/oder Traurigkeit über das, was man nicht hatte (z. B. Schutz, Wertschätzung/Verbundenheit), verbunden mit Selbstmitgefühl (Greenberg, 2015). Beide tragen ein Empfinden der Berechtigung für die Erfüllung der ungestillten Bedürfnisse in sich: „Ich bin traurig, dass ich nicht bekommen habe, was ich verdient hätte und das, was ich bekomme habe, habe ich nicht verdient, es war nicht okay." Falls nötig, erlauben sie, loszulassen, was unwiederbringlich verloren ist (z. B. Anerkennung durch den Vater, eine behütete Kindheit, wichtige Lebensziele etc.) und sich neu zu orientieren, d. h. sich innerlich für alternative Möglichkeiten zu öffnen, diese Bedürfnisse zu stillen. So könnte die depressive Patientin mit dem Kerngefühl defekt und wertlos zu sein, welches der Erfahrung einer kritischen und als wenig warmherzig erlebten Mutter entspringt, Gefühle des Ärgers über erlebte Entwertungen und Trauer über ausbleibende Liebe und bedingungsloses Angenommensein entwickeln und zu einem Gefühl höherer Selbstakzeptanz gelangen. Die Patientin mit einem Kerngefühl der Verlassenheit könnte mit Ärger über die mangelnde Verantwortungsübernahme der Eltern als auch mit Trauer über die erlebte Einsamkeit in Berührung kommen und so ein Gefühl der Berechtigung, dazuzugehören und Unterstützung zu erfahren, gewinnen.

Das Aufkommen und/oder Zugänglichmachen der adaptiveren emotionalen Reaktionen kann organisch geschehen und den Patienten nachhaltig auf resilientere Weise organisieren. Es kann jedoch auch ein längerer Prozess sein, in welchem die adaptiveren emotionalen Reaktionen immer wieder durch sekundäre emotionale Prozesse oder körperlich basierte Vorgänge wie beispielsweise Atemanhalten oder Muskelkontraktionen (siehe Kapitel 4.7) unterbrochen werden. Gerade bei unerfüllten Bindungsbedürfnissen fließen Ärger und Traurigkeit häufig zu sekundärem Jammern und Anklagen zusammen oder adaptiver Ärger wird durch Schuldgefühle und Tabus unterbrochen. In Kapitel 4 werden diese und andere Herausforderungen ausführlich beschrieben. Zudem werden Möglichkeiten aufgezeigt, therapeutisch wirkungsvoll mit ihnen umzugehen.

Diese primär adaptiven emotionalen Reaktionen stellen resiliente emotionale Antworten auf das eigene Leiden an den Folgen der Frustration wichtiger Bedürfnisse dar (Greenberg, 2011). Meist waren sie in der Ausgangsituation bereits angelegt, wurden jedoch nicht zur bestimmenden Selbstorganisation, weil andere Selbstorganisationen, die durch Angst, Scham oder Einsamkeit geprägt waren, im Vordergrund standen. Diese neuen adaptiven emotionalen Antworten gilt es ebenfalls zu verarbeiten und narrativ einzuordnen. Primär adaptive emotionale Reaktionen bilden die Basis für neue Selbstorganisationen, die von Selbstakzeptanz und einem Gefühl der Stärke *(empowerment)* geprägt sind und eine Annäherung an die Welt und mögliche Quellen der Bedürfnisbefriedigung in Gang setzen. In anderen Worten: Aus rückzugsorientierten werden annäherungsorientierte Selbstorganisationen (Davidson & Begley, 2012). Zudem heben sie die zentralen negativen Bewertungen, die in den maladaptiven Selbstorganisationen (z. B. „Ich bin defekt und unberechtigt", „Ich bin allein und wehrlos" oder „Ich bin allein und unverbunden") eingebettet sind, auf. Auf diese Weise bilden sie den Ausgangspunkt für neue, alternative Annahmen über sich und die Welt und neue, selbststärkendere Narrative, beispielshalber: „Ich bin in Ordnung und verdiene Wertschätzung und die Tatsache, dass ich sie in meiner Kindheit und Jugend nicht bekomme habe, bedeutet nicht, dass ich ein schlechter Mensch bin, sondern, dass ich ungerecht behandelt wurde. Für mich ist es grundsätzlich möglich, Wertschätzung durch andere zu erfahren." So wird eine Patientin, die den Schmerz darüber fühlt, von ihren Eltern alleine und im Stich gelassen worden zu sein, ihr Bedürfnis nach Kontakt und Verbundenensein in ihrem jetzigen Leben spüren. Dadurch wird sie Möglichkeiten, diese Bedürfnisse zu befriedigen, wahrnehmen, die ihr vorher verborgen geblieben sind, weil sie sich z. B. nicht dazu berechtigt fühlte oder es für unrealistisch hielt, diese Bedürfnisse je erfüllt zu bekommen. Ihre grundlegenden Annahmen über sich und die Welt werden sich verändern. Sie wird beginnen, sich als jemanden zu erzählen, der es verdient, von anderen wahrgenommen und wertgeschätzt zu werden, und sie wird anfangen, die Welt als einen Ort zu sehen, an dem Verbundenheit und verlässliche Gemeinschaft zwischen Menschen möglich ist.

Abschließende Bemerkung

An dieser Stelle sei betont: Der eben skizzierte Veränderungsprozess verläuft nicht linear. Es ist ein komplexer Prozess, der durch ein ständiges Vor und Zurück (Pascual-Leone, 2009) gekennzeichnet ist. Zudem zeigen sich gerade in der Dimension Verarbeiten erhebliche Unterschiede zwischen Patienten (siehe Kapitel 2.2.2). Manche Patienten brauchen eine gewisse Zeit, bis sie ihre Emotionen überhaupt wahrnehmen, tolerieren oder sprachlich benennen können. Dann wird die Arbeit an der Verbesserung der emotionalen Verarbeitung zum zentralen Fokus der Therapie. So z. B. bei einem Patienten, der mit wiederkehrenden Panikattacken in die Behandlung kommt, ohne diese einem klaren Auslöser zuordnen zu können und körperliche Aspekte von Gefühlen grundsätzlich mit Gefahr assoziiert. Dieser Patient muss zunächst lernen, rein körperliche Empfindungen von körperlichen Aspekten von Emotionen zu unterscheiden und Emotionen, wenn sie aufkommen, anzunehmen, zu erlauben, zu tolerieren, körperlich mit ihnen in Berührung zu sein, sie zu symbolisieren und zu verstehen. Solche Defizite in der Fähigkeit der emotionalen Verarbeitung finden sich bei nahezu allen Störungsbildern. Die hier dargestellte Veränderungssequenz dient als Wegmarke, an der man sich orientieren kann, um nicht verloren zu gehen. Aus Erfahrung durchlaufen alle Patienten, die von der EFT profitieren, diese Prozesse in der einen oder anderen Form. Dabei kann es vorkommen, dass resilientere, weniger belastete Patienten direkt von sekundären Emotionen zu primär adaptiven Emotionen (Trauer, Ärger) übergehen. In der Regel bedarf es aber einer Bearbeitung der zentralen, maladaptiven, bindungsbezogenen Ängste und Verlassenheitsgefühle sowie identitätsbezogener Schamgefühle (Greenberg, 2006, 2011; Greenberg & Paivio, 1997; Greenberg & Watson, 2006).

In diesem Abschnitt haben wir einen Überblick über die grundlegenden Prozesse emotionaler Veränderung gegeben. Welche Rolle der Therapeut dabei einnimmt, worauf er achtet und welche Schritte er zur Förderung dieser Prozesse unternimmt, beschreiben wir im nächsten Kapitel.

3 Therapeutisches Vorgehen

In diesem Kapitel stellen wir das therapeutische Vorgehen in der Emotionsfokussierten Therapie (EFT) dar. Es ist darauf ausgerichtet, die Schritte des Veränderungsprozesses, die wir im vorangegangen Kapitel beschrieben haben, zu begleiten und zu fördern. Wir betrachten die Rolle des Therapeuten dabei unter drei Aspekten:

1. *Die Haltung des Therapeuten und die Gestaltung der therapeutischen Beziehung:* In welcher Form versuchen EFT-Therapeuten mit ihren Patienten zu sein? Welche Haltung versuchen sie zu verwirklichen und um welche Art von Beziehung bemühen sie sich bei ihren Patienten?
2. *Wahrnehmungsfertigkeiten:* Auf welche Aspekte achten EFT-Therapeuten? Welche Aspekte des Erlebens und Verhaltens ihrer Patienten haben sie im Blick?
3. *Interventionsfertigkeiten:* Was tun EFT-Therapeuten von einem Moment zum nächsten? Welche sind die allgemeinen Prinzipien therapeutischen Handelns in der EFT?

Außerdem werden wir in diesem Kapitel den emotionsfokussierten Ansatz der Fallformulierung (Welches Fallverständnis haben EFT-Therapeuten?) und die allgemeinen Phasen einer EFT-Therapie (Wie verläuft eine EFT-Therapie über die Zeit hinweg?) beschreiben.

3.1 Die Haltung des Therapeuten und die Gestaltung der therapeutischen Beziehung

3.1.1 Emotionscoach

In der Emotionsfokussierten Therapie übernimmt der Therapeut die Rolle eines *Emotionscoachs* (Greenberg, 2006, 2015). Als dieser hat er die Aufgabe, den Prozess der emotionalen Verarbeitung und Veränderung des Patienten (siehe Kapitel 2) zu begleiten und zu fördern. Dabei ist der Patient Experte für den *Inhalt* seines Erlebens und der Therapeut Experte für den *Prozess* der Vertiefung und der Verarbeitung von Erleben. Greenberg (2002) beschreibt das Verhältnis zwischen Therapeut und Patient in der EFT folgendermaßen:

> The coach is like a guide who knows paths through the emotional terrain with which the client is unfamiliar. […] The client, however, is the explorer who sets the goal, decides on the pace, and is in control of the expedition. (S. 80)

Als Emotionscoach ist der EFT-Therapeut Experte darin, den *jeweils nächsten Schritt* im Prozess der emotionalen Verarbeitung und Veränderung im Patienten zu fördern. Die grundsätzliche Richtung und die Inhalte dieses Prozesses gibt der Patient vor. Der EFT-Therapeut erhebt nicht den Anspruch, zu wissen, was der Patient erlebt und welche Bedeutung es für ihn hat. Der größte Teil des Erlebens des Patienten wird dem Therapeuten verborgen bleiben. Er ist darauf angewiesen, dass der Patient es ihm mitteilt. Entscheidend ist also, dass Therapeut und Patient gemeinschaftlich zusammenwirken. Der wichtigste Aspekt bei der Vertiefung und Verarbeitung von emotionalem Erleben sowie dessen Veränderung ist daher die *Beziehung* zwischen Patient und Therapeut. Es gilt: Nicht Techniken, sondern die Art der Beziehung, die wir mit unseren Patienten gestalten, hilft ihnen, bislang vermiedenes schmerzhaftes Erleben zuzulassen und zu explorieren sowie adaptiveres emotionales Erleben zu entwickeln, das sie auf neue, resilientere Weise organisiert (Greenberg, 2011). Eine Leitfrage, die sich jeder EFT-Therapeut bei jedem neuen Patienten stellen muss, ist: „Wie muss ich die Beziehung mit diesem Menschen gestalten, wie müssen wir miteinander sein, damit er Zugang zu seinen Gefühlen erhält und mit ihnen arbeiten kann?" Um die in den vorangegangenen Teilen beschriebenen Veränderungsprozesse wirksam werden zu lassen, bedarf es einer tragfähigen emotionalen Bindung zwischen Patient und Therapeut. Diese Bindung entspringt der Verwirklichung der von Rogers (1957) formulierten, personzentrierten Grundhaltungen (Empathie, Wertschätzung und Kongruenz) und wird an sich als heilend angesehen. Wie in Kapitel 2.3.2.3 dargestellt, hat so eine Beziehung eine affektregulierende Wirkung, die über die Zeit hinweg vom Patienten verinnerlicht wird.

In der EFT geht es immer um die Verbindung dieser beiden Grundprinzipen: Der Aufbau einer *therapeutischen Beziehung* und die Förderung der *therapeutischen Arbeit* an der Verbesserung der emotionalen Verarbeitung (Elliott et al., 2007; Greenberg et al., 2003). In anderen Worten: Der Therapeut bemüht sich in der Therapie mit einem Patienten *Sein* und *Tun* zu integrieren (Greenberg, 2004). Die therapeutische Beziehung ist in der EFT sowohl Ziel an sich als auch Mittel zum Zweck der Förderung wirkungsvoller therapeutischer Arbeit. Damit geht die EFT über die klassische personenzentrierten Sichtweise hinaus (Stumm & Keil, 2014).

Wir stellen zunächst die Beziehungsprinzipen vor, da die therapeutische Beziehung das Fundament der EFT bildet. Danach beschreiben wir die Prinzipien, die das therapeutische Arbeiten leiten. Wer mehr über die Haltung des Therapeuten und die Gestaltung der therapeutischen Beziehung in der EFT wissen möchte, dem empfehlen wir das Buch „Emotionsfokussierte Therapie" von Greenberg (2015) und seinen Beitrag zur therapeutischen Beziehung (Greenberg, 2014).

3.1.2 Prinzipien der Beziehungsgestaltung

3.1.2.1 Präsenz

Das Fundament der Beziehung zum Patienten ist die *Präsenz oder Gegenwärtigkeit* (Geller & Greenberg, 2011) des Therapeuten. Unter therapeutischer Präsenz verstehen wir in der EFT, dass der Therapeut vollständig im Moment ist und sein gesamtes Selbst körperlich, emotional, kognitiv und spirituell in die Begegnung mit dem Patienten einbringt (Geller & Greenberg, 2011).

Im Zustand der Präsenz ist der Therapeut mit seinen gesunden Selbstanteilen in Berührung, in sich selber ruhend, im eigenen Körper verankert, in den Augenblick vertieft, offen für alles, was im Patienten emotional bedeutsam sein mag, mit einer erhöhten Wahrnehmungs- und Empfindungsfähigkeit, in der Absicht, mit und für den Patienten da zu sein, um dessen Genesungsprozess zu fördern (Geller & Greenberg, 2011). Eine anschauliche, praxisnahe Definition von Präsenz gibt der dritte Autor (L. G.) in Workshops: „Wenn ich das Staubkorn im Sonnenlicht sehe, das zwischen mir und dem Patienten durch den Raum schwebt, dann bin ich präsent." Präsenz wurde bereits von Carl Rogers (Baldwin, 2000) als mögliche vierte Beziehungsvariable beschrieben. Rogers nahm an, dass Präsenz noch wichtiger ist als Empathie, Wertschätzung und Kongruenz. Geller und Greenberg (2002) beschreiben therapeutische Präsenz als notwendige Vorausetzung für die Verwirklichung der klassischen Beziehungsvariablen, die Manifestationen von Präsenz darstellen und den Patienten auf unterschiedliche Weise kommuniziert werden können. Die Entwicklung von Präsenz ist ein lebenslanger Prozess, der im Leben verankert sein muss. Hierfür sollte der Therapeut Präsenz einen wichtigen Wert beimessen und sie kultivieren, sei es in der Form einer formalen Achtsamkeits- oder Meditationspraxis oder anderen Formen der persönlichen Weiterentwicklung und Selbstfürsorge. Unmittelbar vor der Therapiestunde muss der Therapeut seine eigenen Sorgen beiseite stellen, Theorien (auch die EFT-Theorie), Vorannahmen (auch Diagnosen), Therapiepläne (selbst eine EFT-Fallformulierung) gedanklich „einklammern" und eine Haltung der Offenheit und des Interesses dem Patienten gegenüber einnehmen (vgl. Geller & Greenberg, 2011). Für eine ausführliche, praxisorientierte Darstellung der Möglichkeiten, im eigenen Leben sowie vor der Therapiesitzung mit dem Patienten Präsenz zu kultivieren, ist das Buch von Geller und Greenberg (2011) empfehlenswert.

3.1.2.2 Empathie

Präsenz ist eine wichtige Voraussetzung für *Empathie*. Es ist diejenige Beziehungsvariable, der in der EFT das größte Gewicht beigemessen wird, ohne allerdings die Bedeutung der anderen beiden Variablen zu schmälern (Greenberg, 2010). Empathie ist sowohl eine *Haltung* als auch eine therapeutische *Methode*. Der methodische Aspekt ergibt sich daraus, dass es in der Therapie um das Kommunizieren des einfühlenden Verstehens des Therapeuten geht. Dies erfolgt durch bestimmte Sprechakte oder Kommunikationsweisen (Elliott, Bohart, Watson & Greenberg, 2011). In Kapitel 4.1 stellen wir den methodischen Aspekt der Empathie ausführlich dar. Hier sei jedoch bereits betont: Empathie als reine Methode ist therapeutisch wertlos. Empathie als *Haltung* ist ein erlebensbezogenes

Verstehen der inneren Welt eines anderen, eine emotionale Kontaktaufnahme mit seinem Erleben, seinen Gefühlen, den Bedeutungen, die er Dingen beimisst, seinen Wünschen, seinen Bedürfnissen (Elliott et al., 2011; Elliott & Greenberg, 1997). Sie beinhaltet, sich in den inneren Bezugsrahmen des anderen zu begeben, einen perspektivischen Eintritt in dessen Erleben zu erlangen, um im Sinne Rogers (1975, 1980) ein Gefühl dafür zu entwickeln, wie es sein mag, der Patient zu sein, ohne jedoch das Gefühl dafür zu verlieren, nicht der Patient zu sein. Empathie ist ein komplexer Vorgang, in welchem kognitive und affektive Prozesse wechselseitig miteinander verknüpft sind (Bohart & Greenberg, 1997). In der EFT wird diese Haltung *empathische Einstimmung (empathic attunement)* genannt (Elliott & Greenberg, 1997; Elliott et al., 2007). Im Prozess der empathischen Einstimmung lassen wir in uns ein körperlich basiertes Verstehen des Erlebens des Patienten entstehen, gleich eines korrespondierenden somatischen Markers bzw. eines korrespondierenden bodily felt sense. Dabei fühlen wir nicht eins zu eins, was der andere fühlt. Das Erleben von Empathie ist eine komplexe Reaktion und beinhaltet neben einem erlebensbezogenen Verstehen, wie es sein mag, der andere zu sein, auch komplementäre Gefühle wie Mitgefühl, Trauer oder Ärger über Unrecht, das dem Patienten widerfahren ist oder eigene emotionale Erfahrungen in ähnlichen Situationen (Elliott et al., 2007). Der korrespondierende somatische Marker oder bodily felt sense ist daher kein getreues Abbild dessen, was der Patient fühlt, sondern ein körperlich basiertes Verstehen des anderen, gewissermaßen *alles über*, was der andere empfindet. Aus diesem Verstehen heraus ist es auch möglich, sich Aspekte des Erlebens des Patienten zu erschließen, denen er sich selbst kaum bewusst ist (vgl. Rogers, 1980, S. 142).

Die empathische Einstimmung ist die Grundlage der *empathischen Kommunikation.* Wir müssen unseren Patienten unser erlebensbezogenes Verstehen ihrer inneren Welt verbal und nonverbal in Stimmklang, Körperhaltung, Sprechtempo und Gesichtsausdruck kommunizieren. Neben der empathischen Einstimmung und der Kommunikation des eigenen Verständnisses des Erlebens des Patienten beinhaltet Empathie schließlich, dass der Patient die Empathie des Therapeuten *empfängt*, also wahrnehmen und aufnehmen kann (Barrett-Lennard, 1993). Der robusteste Befund der Psychotherapieforschung zur Rolle von Empathie ist, dass der Grad des Sich-Verstanden-Fühlens durch den Therapeuten den Therapieausgang vorhersagt (Elliott et al., 2011). Ein wichtiger Aspekt des empathischen Prozesses in der Therapie ist demnach, Empathie in einer Weise zu vermitteln, die der Patient annehmen kann. Dies wird bei einer abhängig organisierten Frau, die sich ungesehen und allein fühlt, anders sein, als bei einem autonomiegesteuerten Mann, der allergisch darauf reagiert, wenn ihn jemand als verletzlich wahrnimmt und wiederum anders bei jemanden, der in der Vergangenheit erlebt hat, dass Freundlichkeit und Fürsorge von körperlichen und emotionalen Übergriffen gefolgt wurden. Ähnlich wie in der *Motivorientierten*

Beziehungsgestaltung (Caspar, 2008; Grawe, 1992, 2000) berücksichtigen EFT-Therapeuten neben Annäherungsmotiven (z. B. Anerkennung) auch Vermeidungsmotive des Patienten (z. B. als schwach erlebt zu werden), wenngleich weniger explizit, sondern als einen natürlichen Bestandteil der empathischen Einstimmung auf die innere Erlebniswelt des Patienten. Ein erfahrener empathischer Therapeut weiß auch, mit welchen Patienten (z. B. misstrauischen, feindseligen oder sehr verletzlichen) er sich in der Kommunikation seiner Empathie zurücknehmen muss.

Einen detaillierteren Einblick in empathische Prozesse in der EFT bieten die Beiträge von Elliott et al. (2007) und Watson (2007).

3.1.2.3 Wertschätzung und Kongruenz

Präsenz und das körperlich basierte Gefühl des Verstehens der inneren Erlebniswelt des Patienten sind die Basis für das, was wir mit den Patienten *sind* und *tun*. Wir wollen mit dem Patienten vor allem *wertschätzend* und *authentisch sein*. Im Sinne der *paradoxen Theorie der Veränderung* nach Beisser (1997) basiert die EFT auf der Annahme, dass sich Veränderung vollzieht, indem wir werden, wer wir sind und nicht, indem wir werden, wer wir nicht sind (Greenberg, 2011). Sie vertritt also einen *transformatorischen* statt eines *modifikatorischen* Ansatzes. Auf den Prozess emotionaler Veränderung übertragen bedeutet dies: Echte Veränderung geschieht in unseren Patienten, wenn wir ihnen helfen, schmerzhaftes Erleben zu erlauben, zuzulassen und zu akzeptieren und nicht, indem wir versuchen, ihre Gedanken umzustrukturieren, ihnen beibringen, ihre Gefühle zu kontrollieren oder sie dazu anleiten, sich anders zu verhalten, um anders zu sein, als sie sind. Neues Erleben entsteht, indem Patienten „altes", schmerzhaftes emotionales Erleben in seiner Gänze erlauben und auf neue Weise (siehe Kapitel 3.2.3.4) erleben. Um Patienten zu ermöglichen, sich mit zuvor vermiedenen, angst- oder schambesetzten Erleben auseinanderzusetzen und dieses zu offenbaren, müssen sie sich bedingungslos angenommen und akzeptiert fühlen. Dabei reicht es nicht aus, wenn Therapeuten für ihre Patienten Wertschätzung *empfinden*, sie müssen ihre Wertschätzung *kommunizieren* und sicherstellen, dass sie beim Patienten ankommt – genau wie bei empathischer Einstimmung. Unbedingte Wertschätzung impliziert nicht, unbedingte Wertschätzung für das zu empfinden, was der Patient *tut* (z. B. in extremen Fällen andere manipulieren, ausnutzen oder drangsalieren), sondern sie impliziert diese dem Menschen entgegenzubringen, der mit dem konfrontiert ist, was er tut oder getan hat. Wir bemühen uns demnach, unseren Patienten unbedingte Wertschätzung für ihr Erleben, jedoch nicht notwendigerweise für ihr Verhalten entgegenzubringen. Dabei ist es die empathische Einstimmung auf den zentralen Schmerz eines Menschen, die uns erlaubt, ihn wertzuschätzen und Mitgefühl zu empfinden. Ein junger Mann berichtete von folgender Episode mit seiner Freundin.

Beispiel:

Pat.: Und dann bin ich absichtlich früher zurückgekommen, weil ich wusste, dass sie rauchen wird ... Sie hat mich angelogen, und dann habe ich ihr das gesagt und sie gezwungen, eine weitere Zigarette zu rauchen und mir bei jedem Zug zu sagen, was schlimm ist am Rauchen.

Th.: Sie waren wütend und wollten sie irgendwie wie „bestrafen" ...

Pat.: Sie hat mich angelogen.

Th.: Und das war irgendwie das, was Sie so wütend hat werden lassen, oder ...

Pat.: Sie hat mich angelogen. / Ich meine, wie würden Sie mit jemandem umgehen, der Sie anlügt, das macht man einfach nicht, und Rauchen ist total ungesund und das weiß sie eigentlich auch.

Th.: Ich höre sie sagen: „Hey, die hat mich so verletzt, und ich wollte ihr das irgendwie zeigen und dann habe ich sie gezwungen, die Zigarette zu rauchen, damit sie merkt, was sie sich, aber auch mir antut."

Pat.: Ja, ich meine / ja / man lügt doch einfach nicht und / Sie war hinterher so traurig (Stimme verändert sich, wird emotional), und ich habe sie im Arm gehalten und ihr gesagt, das ist doch alles nicht so schlimm und ... Ich will das ja eigentlich nicht.

Th.: Sie wollen sie eigentlich nicht so behandeln. Aber irgendwie haben Sie in dem Moment nicht gewusst, wohin mit Ihrer Wut ...? Was fühlen Sie, während Sie das sagen?

Pat.: Sie tut mir leid / und irgendwie ... / Ich weiß nicht.

Th.: Es klingt wie: „Ich wusste nicht, wohin mit dem Gefühl in mir, als ich gesehen habe, dass Sie geraucht hat. Und dann habe ich gemacht, was ich eigentlich nicht machen wollte." Ist es das?

Pat.: Ja ..., ich wusste nicht, was ich tun sollte. / Angelogen werden, das ist so, das ist so gemein, ich habe dann das Gefühl, ich kann mich überhaupt nicht auf sie verlassen, ein Verrat.

Th.: Als könnten Sie sich nicht verlassen, wie verraten beinahe ... und das berührt einen vertrauten, schmerzhaften Platz in Ihnen, oder? Und dann werden Sie wütend und verhalten sich auf eine Art und Weise, die Sie eigentlich nicht okay finden.

Der Therapeut empfand Mitgefühl mit dem „verletzten Jungen" – er kannte seine Geschichte von Demütigungen und Kontrollverlust – hinter dem dominanten, grenzüberschreitenden Verhalten des Erwachsenen und versuchte, mit diesem Kontakt aufzunehmen. Auf dieser Basis bemüht er sich, das Erleben des Patienten zu explorieren, das zu dessen grenzüberschreitendem, drangsalierendem Verhalten geführt hat. Nicht immer ist der verletzliche Anteil so leicht zugänglich wie in diesem Beispiel, und oft verlangt es vom Therapeuten ein hohes Maß an bewusster empathischer Einstimmung in den mutmaßlichen Schmerz des Patienten, um weiterhin Wertschätzung für ihn empfinden zu können.

Nach Rogers (1959) wird Wertschätzung umso glaubhafter, je echter sie ist und umso wahrhaftiger sie kommuniziert wird. Wir wollen keine Rolle spielen oder uns hinter einem Expertenstatus verstecken, sondern unseren Patienten *authentisch* begegnen. Hierfür müssen nach Lietaer (1993) zwei Bedingungen erfüllt sein: Wir müssen uns unserem eigenen Erleben bewusst sein und bereit sein, es unserem Gegenüber zu kommunizieren. Letzteres wird schwierig, wenn wir für den Patienten nicht nur positive Gefühle empfinden und z. B. genervt sind, uns ärgern, Angst haben oder uns sogar abgestoßen fühlen. Wenn diese Gefühle nicht „gehen", wenn wir sie in uns wahrnehmen, erlauben, akzeptieren und benennen und sie beginnen, die therapeutische Beziehung zu belasten, müssen wir sie in irgendeiner Form ansprechen. Hierbei gilt jedoch das Prinzip der *selektiven bzw. therapeutischen* Kongruenz/Transparenz (Greenberg, 2015; Greenberg & Watson, 2006). Dabei sind aus EFT-Sicht vier Aspekte wichtig:

Wichtige Aspekte des Prinzips der selektiven Kongruenz:

1. Kongruenz ist kein Selbstzweck. Selbstoffenbarungen des Therapeuten sollten stets von der Grundhaltung getragen sein, dem Patienten keinen Schaden zufügen zu wollen und sich der Förderung der persönlichen Weiterentwicklung des Patienten verpflichtet zu fühlen. Greenberg (2015) bezeichnet dies als „psychotherapeutic euqivalent of a Hippocratic oath" (S. 113).
2. Wir übernehmen *Verantwortung* für unsere Gefühle und geben nicht dem Patienten die Schuld für sie. Wir sagen nicht: „Ich merke, dass ich anfange, mich über Sie zu ärgern und frage mich, ob Ihnen das in Ihrem Leben öfter passiert", sondern wir sagen etwas wie das Folgende : „Ich merke, dass ich mich ärgere, wenn ich sehe, dass Sie mit Ihren schmutzigen Schuhen über den Teppich laufen, obwohl ich Sie wiederholt darum geben habe, sie vorher abzustreifen, und ich habe Angst, Ihnen dass zu sagen, aber ich merke, dass es beginnt, mich in meiner Arbeit zu behindern, und ich wollte mit Ihnen besprechen, wie es für Sie ist, weil ich nicht möchte, dass unsere Beziehung und unsere gemeinsame Arbeit darunter leidet." Dem Patienten Ärger zu offenbaren, ist immer heikel und sollte aus Sicht der EFT nur allerletztes Mittel sein.
3. Bei der Kommunikation von Gefühlen, die die therapeutische Beziehung potenziell gefährden können, gilt grundsätzlich: Wir wollen sie *offenbaren* und nicht *ausagieren*. In anderen Worten: Wir wollen unseren Patienten *mitteilen*, dass wir uns ärgerlich oder hilflos fühlen und nicht uns ärgerlich oder hilflos *verhalten* (Greenberg & Geller, 2001). Dies beinhaltet, alles darüber zu sagen („Saying all of it"; Greenberg & Watson, 2006). Damit ist auch die Kommunikation derjenigen Gefühle gemeint, die ein Therapeut hinsichtlich

seines Fühlens und Kommunizierens empfindet, also eine Art Metakommunikation. So wie im obigen Beispiel: „... und ich habe Angst, Ihnen das zu sagen, aber ich merke, dass es beginnt, mich in meiner Arbeit zu behindern, und ich wollte mit Ihnen besprechen, wie es für Sie ist, weil ich nicht möchte, dass unsere Beziehung und unsere gemeinsame Arbeit darunter leidet."

4. Schließlich ist es wichtig, von den eigenen *primären Gefühlen zu sprechen*. Dies beinhaltet, mir als Therapeut zunächst darüber klar zu werden, ob ich mich nur ärgere, wenn ein Patient immer wieder die Themen wechselt und keines meiner Angebote aufgreift oder ob ich „unter" dem Ärger noch etwas anderes fühle, wie z. B. Hilflosigkeit oder Angst, dem Patienten nicht helfen zu können, wenn wir auf diese Weise weitermachten. In der Regel liegen dem Ärger des Therapeuten primäre Gefühle wie Hilflosigkeit, Ohnmacht, Angst oder Scham zugrunde. Diese Gefühle sind den Patienten in der Regel leichter und unbedenklicher zu offenbaren als Ärger.

Für eine vertiefte Auseinandersetzung mit diesem Thema empfehlen wir den Aufsatz von Greenberg und Geller (2001) sowie den Artikel von Elliott (2013b) über den Umgang mit negativen emotionalen Reaktionen des Therapeuten auf den Patienten.

3.1.2.4 Umgang mit Schwierigkeiten und Konflikten in der Beziehung

Grundsätzlich versuchen wir, mit unseren Patienten eine *echte Beziehung* (Gelso, 2011; Greenberg, 2011) im Unterschied zu einer *Übertragungsbeziehung* herzustellen; eine Beziehung, in der wir authentisch mit den Patienten und für sie da sind, und die es ihnen erlaubt, sich in ihrem schmerzhaften, zuvor vermiedenen Selbsterleben zu zeigen und es in seiner Gänze zuzulassen. Wir verstecken uns nicht hinter der Rolle des Therapeuten, sondern sind als authentische Mitmenschen in einer existenziellen Begegnung mit dem Patienten spürbar. Diese Haltung umfasst insbesondere unseren Umgang mit Schwierigkeiten im therapeutischen Prozess oder in der therapeutischen Beziehung. Wenn Patienten Schwierigkeiten haben, Zugang zu ihren Gefühlen zu finden oder sich nur widerwillig oder zögerlich auf die therapeutische Arbeit einlassen, sehen wir dies zunächst als Ausdruck von Angst oder Scham. Unsere Aufgabe ist es, uns zu fragen, was wir tun können oder unterlassen müssen, um dem Patienten mehr Sicherheit zu vermitteln. Der beste Weg, Patienten mit schmerzhaften Gefühlen zu konfrontieren, ist empathisch mit ihnen zu sein anstatt konfrontativ oder provokativ. Störungen in der Beziehung haben stets Vorrang. Sollte es zu Konflikten kommen, gilt es diese zu bearbeiten und zu lösen, bevor weitere emotionsfokussierte Arbeit stattfinden kann. Bei der Klärung von Konflikten übernehmen wir Verantwortung für unseren Anteil und sprechen ihn offen an. Dies schafft die Voraussetzung für einen Beziehungsdialog (Elliott, 2013b; Elliott et al., 2007; Safran & Muran, 2003), in welchem Therapeut und Patient ihre jeweiligen Anteile am Konflikt explorieren und den negativen, kommunikativen Kreislauf, in dem sie miteinander verstrickt sind, analysieren.

Beispiel:

Pat.: Ich habe lange darüber nachgedacht, ob ich heute überhaupt kommen soll … ob ich überhaupt noch kommen soll. Ich kann das einfach nicht mit den Stühlen[1] und dann haben Sie das letzte Mal gesagt, ich muss diesen Weg gehen, damit es mir besser geht, und ich merke, ich kann diesen Weg nicht gehen, ich kann es nicht.

Th.: Und das hat in Ihnen das Gefühl ausgelöst: „Ich muss die Therapie beenden", ich verstehe. Es tut mir leid, ich erinnere mich, ich habe das gesagt, aber es war mehr ein – zugegeben verunglückter – Versuch, Ihnen zu helfen … Wir müssen nicht mit den Stühlen arbeiten. Ich war davon ausgegangen, Sie wollten das, weil Sie ja kamen und bewusst mit EFT arbeiten wollten. Und ich habe mich selber unter Druck gesetzt, Ihrem Anliegen gerecht zu werden und dabei war es, wie Sie jetzt sagen, gar nicht so wichtig für Sie.

Pat.: Ja, ich wollte das ja anfangs auch mit den Stühlen, aber dann habe ich gemerkt, ich kann das einfach nicht so und Sie sind enttäuscht/und Sie versuchen alles, und ich bringe es einfach nicht und …

Th.: Sie haben sich total unter Druck gefühlt und irgendwie auch das Gefühl, meine Erwartungen nicht zu erfüllen.

Pat.: Ja, weil Sie sich bestimmt denken: „Jetzt kommt der und will EFT machen und ist auch noch Kollege und bringt es nicht", und Sie haben sich so angestrengt …

Th.: Oh je, und ich habe gedacht, Sie könnten denken: „Jetzt bin ich gekommen, um EFT zu machen und das mit den Stühlen bringt ja gar nichts", und das hat mich irgendwie unter Druck gesetzt und dann – das kenne ich von mir – will ich unbedingt, dass es klappt und habe Sie offenbar zu sehr gedrängt. Das tut mir leid [*Selbstöffnung, Übernahme von Verantwortung für den eigenen Anteil an den Schwierigkeiten*].

Pat.: Nein, das passt. Ich habe das gar nicht so erlebt, dass Sie mich gedrängt haben, eher, dass ich es nicht gut gemacht habe.

[1] Gemeint ist die Arbeit mit Stühlen, die Selbstanteile oder wichtige andere Personen repräsentieren, siehe Kapitel 4.5, 4.6, 4.7 und 4.8.

Th.: Es klingt so, dass Sie sich in dem Maße, in dem ich mich angestrengt habe, dass es mit den Stühlen etwas wird, überfordert gefühlt und Angst bekommen haben, ich könnte Sie ablehnen, und dass hat es Ihnen schwerer gemacht, sich einzulassen – und in dem Maße, in dem Sie sich weniger einlassen konnten, habe ich gedacht, ich muss Ihnen mehr helfen, damit es klappt und habe Sie gedrängt [*Formulierung des negativen interaktionalen Zirkels*]. Eigentlich wollen wir beide es einander recht machen und sind unter Druck geraten, als wir das Gefühl bekommen haben, wir enttäuschen den jeweils anderen. Deckt sich das mit Ihrem Verständnis von dem, was passiert ist?

Eine ausführlichere Darstellung des Allianzdialoges in der EFT finden Sie in Elliott, Watson, Goldman und Greenberg (2007) sowie Elliott (2013b).

3.1.2.5 Einverständnis über Ziele und Methoden und gemeinsame Arbeit an therapeutischen Aufgaben

Aus der empathischen, wertschätzenden, authentischen Beziehung entwickelt sich die *gemeinsame* Arbeit an therapeutischen Aufgaben (Greenberg, 2011; Greenberg et al., 2003) (siehe Kapitel 3.3.4 und Kapitel 4). Diese setzt, ein Einverständnis über *Ziele* und *Methoden*, diese Ziele zu erreichen, voraus. Ein therapeutisches Ziel könnte z. B. sein, stets wiederkehrende Gefühle der Wertlosigkeit in Gefühle der Selbstakzeptanz zu verwandeln. Eine Methode, dieses Ziel zu verwirklichen, wäre beispielsweise ein Dialog mit der Mutter im Leeren Stuhl, mit welcher diese Gefühle im Zusammenhang stehen (siehe Kapitel 4.6). Für ein Einverständnis über Ziele und Methoden ist neben einer tragfähigen emotionalen Bindung zwischen Therapeut und Patient ein Rational für das emotionsfokussierte Arbeiten und die spezifischen Interventionen wichtig. Wie wir in der EFT Rationale geben, beschreiben wir in Kapitel 5.2. Im Kern wollen wir mit dem Patienten eine therapeutische Arbeitsbeziehung etablieren, die man folgendermaßen charakterisieren könnte:

„Wir beide sitzen hier und arbeiten an dem, was in Ihnen passiert, und ich helfe Ihnen und mache Vorschläge und Sie entscheiden, ob es für Sie hilfreich ist oder nicht und welche Bedeutung dies alles für Sie hat."

Die spezifische Form der Beziehungsgestaltung soll die Voraussetzungen dafür schaffen, mithilfe spezifischer Aufgaben (Interventionen), bei denen Patient und Therapeut gemeinschaftlich zusammenwirken, die emotionale Verarbeitung der Patienten zu fördern.

In Kapitel 3.4 in der Darstellung der EFT-Fallformulierung gehen wir noch ausführlicher auf die Bedeutung eines gemeinsamen Fokus ein.

Zusammenfassung: Die Beziehungsprinzipien in der EFT (adaptiert von Elliott et al., 2007)

1. Präsenz: Sei vollständig im Moment und bringe dein gesamtes Selbst körperlich, emotional, kognitiv und spirituell in die Begegnung mit dem Patienten ein.
2. Empathie: Begebe dich in den inneren Bezugsrahmen des Patienten, folge dessen Erleben Moment für Moment und kommuniziere dem Patienten dein Verständnis seines Erlebens.
3. Bringe dem Patienten Wertschätzung für sein Erleben entgegen und sei authentisch.
4. Übernehme bei Schwierigkeiten Verantwortung für deinen Anteil und spreche ihn offen an.
5. Einige dich mit dem Patienten über Ziele der Therapie und Methoden, diese zu erreichen. Fördere seine Mitwirkung an therapeutischen Aufgaben.

3.1.3 Die Prinzipien therapeutischen Handelns

3.1.3.1 Stellvertretender Informationsverarbeiter

EFT-Therapeuten sind – wie schon im Vorigen erwähnt – Emotionscoaches, die die emotionale Verarbeitung ihrer Patienten begleiten und fördern helfen. Dabei fungieren sie als *stellvertretende oder behelfsmäßige Informationsverarbeiter (surrogate information processor)* für den Patienten (Greenberg et al., 2003). Wie in Kapitel 1.3 beschrieben, entwickeln sich bewusstes Erleben, persönliche Bedeutung und persönliche Identität aus Sicht der EFT in einem dialektisch-konstruktivistischen Prozess aus implizitem, körperlich basiertem Erleben und bewusstem, sprachlich vermitteltem Erklären dieses Erlebens. Diesen Prozess begleitet und fördert der Therapeut. Er wird gleichsam ein Co-Konstrukteur persönlicher Bedeutung (Greenberg & Pascual-Leone, 2001). Es geht darum, dem Patienten zu helfen, implizites emotionales Erleben und Bedürfnisse wahrzunehmen, zu erlauben, in Worten zu symbolisieren, zu akzeptieren, zu explorieren und über diese zu reflektieren, um ihre Bedeutung zu verstehen und maladaptives emotionales Erleben zu transformieren, indem neues hilfreiches emotionales Erleben ins Bewusstsein geholt wird. Die Basis hierfür ist die empathische Einstimmung auf die Innenwelt des Patienten. Der Therapeut stellt, wie oben beschrieben, in sich ein körperlich basiertes Gefühl dessen her, wie es sich anfühlen muss, der Patient zu sein. Er erzeugt in sich einen korrespondierenden bodily felt sense bzw. somatischen Marker, der die Basis für sein therapeutisches Handeln bildet. Diesen nimmt er als Ausgangspunkt für weitere therapeutische Schritte: beispielsweise die Wahrnehmung des Patienten auf implizites Erleben lenken, unsymbolisiertes Erleben in Worten symbolisieren, unbefriedigte Bedürfnisse identifizieren und dabei helfen, diese zu elaborieren. EFT basiert auf der Annahme, dass alles, was Therapeuten mit ihren Patienten tun und alles, was im Erleben der Patienten in der Sitzung auftaucht, durch die therapeutische Beziehung geprägt ist und eine gemeinsame Konstruktion von Therapeut und Patient ist. Hierbei beeinflussen sich beide stets gegenseitig. Folglich beeinflusst alles, was der Therapeut Moment für Moment tut, potenziell, wie sich sein Patient im nächsten Moment organisieren wird.

Der Therapeut als stellvertretender Informationsverarbeiter

Der Therapeut übernimmt die Rolle eines stellvertretenden oder behelfsmäßigen Informationsverarbeiters (Greenberg et al., 2003) für den Patienten. Als solcher hilft er dem Patienten, implizite emotional basierte Prozesse explizit zu machen und so deren Utilisation und/oder Transformation zu fördern. Dabei versucht er, folgende Aspekte in seinem therapeutischen Handeln zu verwirklichen:

- Folgen und Leiten des emotionalen Prozesses des Patienten miteinander zu verbinden,
- die emotionale Verarbeitung des Patienten in dessen Zone der nächsten Entwicklung zu fördern,
- Patienten zu helfen, bei spezifischen Problemen der emotionalen Verarbeitung (Marker auf Mikro- und Makroebene) auf spezifische Weise zu arbeiten – therapeutische Aufgaben vorzuschlagen und zu begleiten,
- den Fokus auf den zentralen Schmerz des Patienten zu lenken und zu halten, um dessen Transformation zu fördern – Aufgaben zu Ende zu führen.
- Die Selbstentwicklung und Selbststärkung des Patienten zu fördern.

3.1.3.2 Folgen und Leiten

Das Vorgehen des Therapeuten ist durch eine Dialektik aus *Folgen und Leiten* gekennzeichnet (Greenberg, 2006). Der Therapeut folgt dem emotionalen Erleben des Patienten empathisch Moment für Moment. An bestimmten Stellen leitet er die emotionale Verarbeitung des Patienten, indem er z. B.:

- die Aufmerksamkeit des Patienten auf dessen ärgerlichen Tonfall lenkt, während er darüber spricht, wie sehr er seine Mutter vermisst;
- empathisch vermutet, dass es den Patienten innerlich zerreißen muss, zu fühlen, die Kindheit seiner Kinder verpasst zu haben, während er wortlos Tränen vergießt;
- Prozessvorschläge macht, um emotionales Erleben im Patienten wachzurufen, wie zum Beispiel einen zweiten Stuhl hinzuzuholen, auf dem sich der Patient seine Mutter vorstellen soll.

Diese bestimmten Stellen im Prozess werden *Marker* genannt. Sie sind Hinweise auf bestimmte Verarbeitungsweisen bzw. Verarbeitungsprobleme und darauf, was den jeweils nächsten Schritt im Prozess emotionaler Verarbeitung und Veränderung des Patienten fördern könnte. Dabei werden *Makro-* bzw. *Aufgabenmarker* und *Mikromarker*, die innerhalb der therapeutischen Aufgaben bzw. der empathischen Exploration auftreten, unterschieden. Beide stellen wir in Kapitel 3.2.4 und ausführlich in Kapitel 4 vor.

Das Leiten der emotionalen Verarbeitung folgt in der EFT zumeist der Struktur „Probier mal das!", gefolgt von „Und wie ist das?" (Greenberg, 2011), in der Form von „Miniexperimenten". Hierin zeigt sich deutlich die gestalttherapeutische Prägung der EFT (Gegenfurtner & Fresser-Kuby, 2006; Hartmann-Kottek, 2014). Es folgt ein Beispiel für diesen Prozess.

Beispiel:

Pat.: Und das ist genau wie bei meiner Mutter *[redet über ihren Ehemann]* – immer das Gefühl, schuld zu sein … zu viel, ja das ist eigentlich genau das Gleiche.

Th.: Das heißt, sie stoßen immer wieder auf die gleichen Gefühle und die haben offenbar viel mit Ihrer Mutter und der Beziehung, die Sie mit ihr hatten, zu tun, irgendwie das Gefühl „zu viel" zu sein [*folgen*]. Ist es okay, ihre Mutter herzuholen, um mit all diesen Gefühlen zu arbeiten, die da sind? (Zieht einen dritten Stuhl heran.) Können Sie Ihre Mutter dort sehen, wahrnehmen? [*leiten; Experiment*] Was passiert?

Pat.: (Tränen steigen auf) Ich werde traurig.

Th.: Mhm. Sie werden traurig [*folgen*], können Sie Ihr das sagen? [*leiten, Prozessvorschlag*]

Pat.: Ich werde traurig, ich finde es so traurig, dass wir nicht mehr so eine Beziehung miteinander haben wie früher.

Th.: Ich vermisse, was wir hatten [*folgen*] … Können Sie ihr sagen, was Ihnen fehlt, was Sie vermissen? [*leiten, Exploration des frustrierten Bedürfnisses*]

Pat.: Du … du fehlst mir/einfach zu wissen, dass du da bist, dass du weißt, was in meinem Leben so passiert … dass ich dich anrufen kann, ohne darauf achten zu müssen, was du gerade machst und du mir dann sagst, ich störe. (weint, in der Stimme ist ein schärferer Unterton hörbar)

Th.: Ich vermisse dich, ich vermisse die Selbstverständlichkeit, mit dir zu teilen, was in meinem Leben passiert [*folgen*] und irgendwie auch: „Ich mag nicht, dass du mir sagst, dass ich störe" [*folgen*] … Können Sie ihr sagen, was Sie ihr übel nehmen? [*leiten in Richtung von primär adaptivem Ärger; lenken der Aufmerksamkeit auf den Ärger, der im Unterton der Patientin anklingt; Experiment*]

Pat.: Ich nehme dir übel, dass du jetzt, wo du einen neuen Partner hast/dass du mich einfach so links liegen lässt. (Stimme wird fester)

Th.: Was fühlen sie, während Sie das sagen? [*lenken der Aufmerksamkeit weg vom Inhalt auf den affektiven Prozess*]
Pat.: Wütend. Ich bin wütend.
Th.: Wütend. [*folgen*] Sagen Sie ihr, was Sie von ihr wollen. [*leiten; Elaboration des frustrierten Bedürfnisses; Experiment*]

3.1.3.3 Leiten in der Zone der nächsten Entwicklung

Im günstigsten Falle verschmelzen Folgen und Leiten zu einer gemeinsamen Bewegung wie bei eingespielten Tanzpartnern oder Jazzmusikern, die zusammen improvisieren (Elliott et al., 2007). Eine Vorrausetzung dafür ist, dass der Therapeut nicht zu weit führt, sondern innerhalb der *Zone der nächsten Entwicklung* (Vygotskij, 1932–34/2005) des Patienten, also aufgreift, was implizit bereits vorhanden, aber noch nicht bewusster Bestandteil der aktuellen Selbstorganisation des Patienten ist. Greenberg (2002) schreibt hierzu: „In emotion coaching the coach takes just enough of a step ahead to help but stays within the person's capability to stretch his or her ability to identify, tolerate and understand what is being felt at present" (S. 83).

Wenn eine Patientin etwa sagt: „Ich bin traurig, dass meine Mutter nicht da ist, und irgendwie finde ich es auch nicht fair", kann der Therapeut auf mehrere Arten antworten. Jede wird den Verarbeitungsprozess der Patientin auf andere Weise beeinflussen. Er könnte sagen: „Sie sind so traurig" – dann würde die Patientin wahrscheinlich weiter über ihre Traurigkeit sprechen und der Ärger, der in der Aussage „Es ist auch nicht fair" durchscheint, unsymbolisiert bleiben und ungenutzt vorüberziehen. Der Therapeut könnte auch sagen: „Sie vermissen sie und sind traurig und irgendwie finden Sie es auch nicht fair." Damit wäre der Therapeut genau dort, wo die Patientin ist und würde die Exploration von „nicht fair" anregen. Der Therapeut könnte möglicherweise sagen: „Sie sind traurig und vermissen, dass Ihre Mutter nicht da ist, und Sie finden nicht fair, dass Sie sich entzieht. Was nehmen Sie ihr übel?" Die Patientin würde dann vermutlich den Ärger aufgreifen und die Wahrscheinlichkeit, dass sie sich im nächsten Moment ärgerlicher organisiert, steigt. Dies wäre ein Führen in der Zone der nächsten Entwicklung. Der Therapeut könnte selbstverständlich auch sagen: „Sie sind total wütend auf Ihre Mutter." Dann würde die Patientin aller Voraussicht nach nicht folgen können und so etwas sagen wie: „Ich weiß nicht, ich bin auch traurig, dass sie nicht da ist." Diese Intervention wäre nicht in der Zone ihrer nächsten Entwicklung, sondern deutlich darüber hinaus und die Patientin könnte nichts mit ihr anfangen.

3.1.3.4 Therapeutische Aufgaben vorschlagen

Das Vorgehen in der EFT ist, wie bereits erwähnt, Marker geleitet (Greenberg et al., 2003). Auf Makroebene sind Marker die Grundlage von Prozessdiagnosen und zeigen an, dass ein Patient mit einem spezifischen Problem der emotionalen

Verarbeitung ringt und bereit ist, an diesem zu arbeiten. Für jeden Marker sind therapeutische Aufgaben entwickelt worden, die einen Rahmen schaffen, um das jeweilige emotionale Verarbeitungsproblem zu lösen. Mikromarker zeigen an, was innerhalb der empathischen Exploration oder therapeutischen Aufgaben als nächstes zu tun ist, um den Verarbeitungsprozess des Patienten zu fördern. Marker und Aufgaben beschreiben wir in Kapitel 3.3.4 und ausführlich in Kapitel 4.

3.1.3.5 Aufgaben zu Ende führen – den Fokus halten

Ein zentrales Element des Leitens des Therapeuten ist das Halten eines Fokus. Wie wir im Abschnitt zur EFT-Fallformulierung sehen werden, entwickelt sich der Fokus aus dem *Schmerzkompass* (Greenberg & Watson, 2006) und der Taxonomie von Markern und Aufgaben (siehe Kapitel 3.3.4) und wird mit dem Patienten zusammen erarbeitet. Ein wichtiges Prinzip ist *das Abschließen von Aufgaben (task completion)*. Das heißt, wenn wir mit einer harschen, kritischen Stimme (selbstkritische Prozesse, Kapitel 4.5) oder unverarbeiteten Gefühlen gegenüber einem Vater, der abwesend erlebt wurde (unabgeschlossene Prozesse, Kapitel 4.6), arbeiten, gilt es, an den jeweiligen Prozessen zu bleiben, bis die therapeutische Aufgabe abgeschlossen ist. Das bedeutet selbstverständlich nicht, auf die Fortführung einer Aufgabe zu pochen, wenn innerhalb einer Aufgabe ein Marker für eine andere Aufgabe auftaucht, die im Augenblick wichtiger erscheint (z. B. wenn während eines Dialogs mit der Mutter im Leeren Stuhl ein Marker für einen selbstkritischen Prozess auftaucht), oder ein anderes Thema in den Fokus der Aufmerksamkeit des Patienten rückt. Vielmehr besagt dieses Prinzip, als Therapeut im Blick zu behalten, dass das zugrunde liegende Verarbeitungsproblem bedeutsam ist und die entsprechende Aufgabe eine wertvolle Gelegenheit darstellt, dieses aufzulösen. Im Kern dienen therapeutische Aufgaben dazu, emotionale Schemata zu aktivieren, adaptive Schemata zu utilisieren und maladaptive Schemata zu transformieren. Eine gelöste Aufgabe bedeutet in der Regel die Transformation eines zugrunde liegenden schmerzhaften Gefühls bzw. einen wichtigen Schritt auf dem Weg dahin. Das heißt, wir bleiben bei einer Aufgabe und versuchen, sie zu Ende zu führen, weil wir auf die Transformation des zugrunde liegenden maladaptiven Schemas abzielen. Wenn ein Patient über mehrere Stunden von selbst nicht auf eine Aufgabe zurückkommt, wird der Therapeut ihn behutsam darauf ansprechen. Dies könnte beispielsweise so formuliert sein: „Ich frage mich, wie es Ihnen mit der kritischen Stimme geht und dem Gefühl, nicht so gut wie andere zu sein?"

3.1.3.6 Selbstentwicklung und Selbststärkung fördern

In der EFT werden Patienten als *Handlungsträger (active agents)* gesehen, denen sowohl bei der Entstehung und Aufrechterhaltung ihrer Schwierigkeiten, als auch bei ihrer Bewältigung im therapeutischen Prozess eine aktive Rolle beigemessen wird (Greenberg et al., 2003). Ein wesentliches Ziel ist es, die Selbstverantwortung des Patienten zu stärken. Diese fördert der Therapeut, indem er den Patienten als Experten für den Inhalt seines Erlebens sieht und davon absieht, Ratschläge oder Anweisungen aus der Position des Experten zu geben. Er ist transparent, erklärt sein Vorgehen und lässt dem Patienten, wann immer möglich, Alternativen. Wie wir oben beschrieben haben, ist der Therapeut ein behelfsmäßiger bzw. stellvertretender Informationsverarbeiter *im Dienste* des Selbstentwicklungsprozesses und der Selbststärkung des Patienten. Gerade wenn er den Prozess der emotionalen Verarbeitung des Patienten leitet, achtet er darauf, ihn nicht von sich selbst wegzuführen, sondern innerhalb seiner Zone der nächsten Entwicklung zu bleiben.

3.2 Wahrnehmungsfertigkeiten

Neben einer bestimmten Art und Weise, mit dem Patienten zu sein, ist die EFT auch eine bestimmte Art und Weise, den Patienten und seine Prozesse wahrzunehmen. Während Therapeuten dem emotionalen Erlebensprozess ihrer Patienten Moment für Moment folgen, achten sie vor allem auf vier Aspekte:

1. Anzeichen für emotionale Aktivierung,
2. den Typus emotionalen Erlebens,
3. den Modus der emotionalen Verarbeitung,
4. Marker für spezifische Schwierigkeiten der emotionalen Verarbeitung.

Das Erlernen der EFT beinhaltet, spezifische Wahrnehmungsfertigkeiten in diesen Bereichen zu erwerben.

3.2.1 Anzeichen für emotionale Aktivierung

EFT-Therapeuten achten zunächst auf Anzeichen für emotionale Aktivierung im Patienten, d. h. auf den Ausdruck von Emotionen. Kennedy-Moore und Watson (1999) definieren den Ausdruck von Emotionen als ein beobachtbares verbales und nonverbales Verhalten, das emotionales Erleben kommuniziert und/oder symbolisiert. Gerade der nonverbale Ausdruck von Emotionen, z. B. in der Form eines Seufzers, einer geballten Faust, eines ärgerlichen Tonfalls, aufsteigender Tränen oder eines traurigen Gesichtsausdrucks, ist Patienten nicht immer bewusst. Dann ist es Aufgabe des Therapeuten, ihnen zu helfen, sich ihres emotionalen Erlebens bewusst zu werden. Hierfür achten EFT-Therapeuten im nonverbalen und paraverbalen Ausdruck sowie im Narrativ des Patienten auf Hinweise auf Emotionen. Im Sinne von Weiser Cornell (2013)[2] sind EFT-Therapeuten *present experience detectives*. Gleich einem Detektiv bei der Lösung

[2] Beim Detektivvergleich geht es allerdings nicht darum, den Patienten zu überführen. Wir handeln stets in seinem Dienste und Auftrage und stellen ihm unseren Spürsinn zur Verfügung, um seine emotionale Innenwelt zu erforschen, wenn er dies für sinnvoll hält.

eines Falles, bemühen sich EFT-Therapeuten, jede Spur, jeden noch so subtilen Hinweis auf emotionale Aktivierung zu bemerken. Unsere wichtigste Informationsquelle ist dabei das Gesicht des Patienten. Dank der Forschung von Ekman (2004, 2010) wissen wir, dass sieben Basisemotionen[3] kulturübergreifend in gleicher Weise im Gesicht ausgedrückt werden. Besonders häufig sind in der Therapie der unterschwellige Ausdruck von Wut, erkennbar durch zusammen gezogene Augenbrauen und schmaler werdende Augen oder Anzeichen von Traurigkeit wie hängende Mundwinkel und Oberlider. Bei der Orientierung am Gesichtsausdruck des Patienten ist es wichtig, Tränen nicht automatisch mit Traurigkeit gleichzusetzen, da Tränen Begleiter nahezu jeder Emotion sein können, einschließlich Erleichterung, Freude, Ärger oder Verachtung. Wie wir weiter unten sehen werden, ist aber auch die Stimme bzw. die Stimmqualität eine wichtige Informationsquelle und natürlich das, *was* der Patient sagt, und insbesondere unsere Resonanz darauf. Allgemein achten wir neben dem Inhalt der Geschichte des Patienten stets auf den Prozess, d. h. auf die Art und Weise (vor allem nonverbal und paraverbal), in der Patienten ihre Geschichten erzählen. Diese gibt uns Hinweise auf die implizite emotionale Organisation eines Patienten. Im Zweifel folgen wir dem affektiven Prozess und nicht dem Inhalt. In der Aussage „Mir geht es wieder ganz gut, das mit unserem unerfüllten Kinderwunsch macht mir nicht mehr so viel aus (tiefer Seufzer)“, interessiert uns als EFT-Therapeuten vor allem der Seufzer, der vieles bedeuten kann: Er könnte sowohl ein Ausdruck von Erleichterung als auch von Belastung oder von etwas gänzlich anderem sein. Um herauszufinden, was er für den Patienten bedeutet, müssen wir diesen fragen. Besonders wichtig wird die Unterscheidung zwischen Inhalt und Prozess, wenn der Patient über vergangenes Erleben spricht, was insbesondere in der Arbeit mit unabgeschlossenen Prozessen (siehe Kapitel 4.6) häufig vorkommt.

Beispiel:

Pat.: Du warst nie für mich da und ich habe mich immer so alleine gefühlt … Was habe ich mich danach gesehnt, Zeit mit dir zu verbringen. [*Inhalt*]

Th.: Was fühlen Sie, während Sie das sagen? [*lenkt die Aufmerksamkeit der Patientin auf ihren affektiven Prozess*]

Pat.: Ich bin stocksauer! [*Die Patientin organisiert sich ärgerlich*]

Th.: Erzählen Sie ihm von Ihrem Ärger.

Pat.: Ich bin so wahnsinnig wütend auf dich! Du verdienst eigentlich nicht, dass ich mich heute noch um dich bemühe.

[3] Die sieben Basisemotionen nach Ekman (2004, 2010) sind Freude, Wut, Ekel, Furcht, Verachtung, Traurigkeit und Überraschung. Neuere Forschung der Arbeitsgruppe um Martinez (Du, Tao & Martinez, 2014) konnte sogar den universellen Ausdruck von 21 Emotionen in der westlichen Kultur nachweisen. Darunter sind auch *Kombinationsgefühle* wie *glücklich angeekelt* oder *freudig überrascht.*

So unscheinbar sie auf den ersten Blick erscheinen mögen, die Frage „Was fühlen Sie, *während* Sie das sagen?“ und ihre Variante „Was passiert in Ihnen, *während* Sie das sagen?“ gehören zu den wichtigsten Fragen in der EFT. Sie helfen, zwischen dem Inhalt, d. h. dem Sprechen über Gefühle, und dem tatsächlichen affektiven *Prozess* zu unterscheiden und das Hier- und Jetzt-Erleben des Patienten, seine implizite emotionale Organisation, in den Fokus der therapeutischen Arbeit zu rücken.

3.2.2 Der Typus emotionalen Erlebens

Therapeuten achten also genau darauf, ob Patienten im Hier und Jetzt der Therapiesitzung Emotionen erleben und ausdrücken. Nicht immer spiegeln die Worte, mit denen ein Patient seine Gefühle ausdrückt, in Gänze wider, was dieser im jeweiligen Moment empfindet. Wie wir in Kapitel 2.1 beschrieben haben, werden in der EFT verschiedene Typen emotionalen Erlebens unterschieden. Da jeder Typus einen anderen therapeutischen Umgang erfordert, ist es wichtig, sie in der Sitzung zu erkennen und auseinanderzuhalten. Um auf das Detektiv-Beispiel zurückzukommen: Es reicht nicht, festzustellen, dass es eine Spur gibt. Der Detektiv muss auch einschätzen können, ob es sich lohnt, der Spur zu folgen, oder ob sie ihn und seinen Auftraggeber nicht letztlich in die Irre führen wird. Hat ein Therapeut die nötigen Wahrnehmungsfertigkeiten, um Emotionstypen zu unterscheiden, einmal erlernt, ist dies ein automatischer Vorgang, der ein natürlicher Teil seiner empathischen Einstimmung geworden ist (Greenberg, 2011). Er entwickelt einen inneren Kompass, der ihn intuitiv leitet. Dieser Kompass führt den Therapeuten entlang zweier Fragenkomplexe:

1. Möchte ich dem Patienten helfen, bei dieser Emotion anzukommen?
   a. Wenn die Antwort „Ja“ lautet, ist die Emotion primär.
   b. Wenn die Antwort „Nein, ich möchte ihn an ihr vorbei zu tiefer liegenden Gefühlen leiten“ lautet, ist sie sekundär oder instrumentell.
2. Wenn ich dem Patienten helfen möchte, bei dieser primären Emotion anzukommen, ist dies dann ein guter Platz, wird die Emotion ihm helfen, im Sinne seiner Bedürfnisse zu handeln?
   a. Wenn die Antwort „Ja“ lautet, ist die Emotion adaptiv.
   b. Wenn die Antwort „Nein“ lautet, ist die Emotion maladaptiv.

Um diese Fragen intuitiv beantworten zu können, muss der Therapeut seinen inneren Kompass kalibrieren, d. h. er muss die Merkmale der unterschiedlichen Typen emotionalen Erlebens kennenlernen und verinnerlichen. Zudem muss er seine eigenen Reaktionen auf schmerzhafte Gefühle im Patienten kennen und darf keine Angst davor haben, Patienten zu schmerzhaften Gefühlen hinzuführen. Die Einschätzung, ob ein Gefühl primär oder sekundär, adaptiv oder maladaptiv ist, ist ein Prozess, an dem Therapeut und Patient gemeinschaftlich zusammenwirken. Sie entscheiden in einem gemeinsamen explorativen Prozess, ob Ärger einen

Patienten beispielsweise von innen heraus stärkt und ein Gefühl der Berechtigung verleiht (primär adaptiv), ihn dazu verleitet, habituell zum Angriff überzugehen und seine Beziehungen gefährdet (primär maladaptiv), ihn hilflos zurücklässt (sekundär) oder bewusst eingesetzt wird, um auf jemanden anderen Einfluss zu nehmen (instrumentell). Patient und Therapeut diskutieren nicht auf einer rationalen Ebene über die Gefühle des Patienten und welcher Kategorie sie angehören. Es ist vielmehr ein organisches Zusammenwirken, das durch die empathische Einstimmung des Therapeuten geleitet wird. Hierbei ist zudem zu bedenken: Das emotionale Erleben des Patienten schwebt nicht im luftleeren Raum und seine Bedeutung ist nicht unabhängig von dem Kontext, in dem es erlebt und ausgedrückt wird, in diesem Falle der therapeutischen Beziehung und dem therapeutischen Prozess (Greenberg, 2011). So beeinflusst die Qualität der Beziehung zwischen Therapeut und Patient, ob ein Patient sich sicher genug fühlt, sich in seinem primären Erleben zu zeigen oder ob er sich durch sekundäres Erleben schützen wird. Zum anderen beeinflussen die Reaktionen (siehe Kapitel 3.1.3.1) des Therapeuten, ob ein Patient sich im nächsten Moment eher sekundär oder primär organisieren wird.

Wichtige Quellen für die Entscheidung, welchem Typus emotionalen Erlebens ein Gefühl entspricht, sind die im Folgenden angeführten (vgl. Greenberg, 2006; Greenberg & Paivio, 1997):

- *Linguistische Aspekte.* Diese beinhalten unter anderem, ob der Fokus des Patienten bei anderen oder bei sich selber liegt, ob der Patient in seinem Sprechen weitschweifig oder eindringlich und konkret ist und ob die sprachliche Symbolisierung seines emotionalen Erlebens spezifisch oder unspezifisch ist. Wenn der Fokus des Patienten beim Ausdruck von Ärger beispielsweise auf dem anderen liegt *(zurückweisender Ärger bzw. Du-Ärger)*, in der Form von Vorwürfen oder Beschuldigungen, ist dies ein Hinweis auf einen sekundären Prozess. Liegt die Betonung hingegen auf der Behauptung seines Wertes und der Wahrung seiner Grenzen *(selbstbehauptender Ärger bzw. Ich-Ärger)*, deutet dies auf primär adaptiven Ärger hin (Herrmann & Greenberg, 2007). Ist der Patient in seinen Ausführungen weitschweifig, spricht dies für symptomatisches sekundäres Erleben. Eindringlichkeit und Konkretheit sprechen hingegen für primäres Erleben. Allgemein weist eine globale sprachliche Symbolisierung (z. B. „einfach schlecht", „frustriert", „furchtbar" …) auf ein eher sekundäres emotionales Erleben hin. Anhand linguistischer Aspekten allein ist es jedoch nahezu unmöglich, zu entscheiden, welchem Emotionstyp ein Erleben zuzuordnen ist. Therapeuten greifen in ihrer Einschätzung daher stets auf mehrere Quellen zurück.
- *Nonverbale und paraverbale Aspekte des Ausdrucks.* Dazu zählen z. B. die Stimme oder der Gesichtsausdruck: Eine jammernde oder eine klagend/beschuldigende Stimme legt einen sekundären Prozess nahe, in welchem verletzliche Gefühle und Ärger zusammenfließen, während eine feste, kraftvolle

Stimme auf primären Ärger hinweist. Allgemein gilt: Wenn zwei oder mehrere Emotionen vermischt sind, wie im obigen Fall schmerzliche Gefühle und Ärger, oder beispielsweise, wenn Traurigkeit oder Ärger mit Sarkasmus oder mit Resignation vermischt sind, dann weist diese „Vermischung" auf einen sekundären Prozess hin. Diese „vermischt" erlebten Emotionen bilden quasi eine „feste Masse", die nicht mehr fließen kann, alles, was darunter ist, verdeckt und in der der Patient stecken bleibt. Inkongruenzen im Ausdruck, wenn z. B. der Ausdruck von Ärger in der Stimme von einem Lächeln begleitet wird, oder gemischte Signale, wenn z. B. Verachtung und Traurigkeit gleichzeitig im Gesicht durchscheinen, deuten auf instrumentelle oder sekundäre Prozesse hin.

- *Die emotionale Reaktion des Therapeuten auf den Emotionsausdruck des Patienten.* Wir Menschen sind evolutionär so geprägt, dass wir auf emotionale Signale emotional reagieren (Fischer, Shaver & Carnochan, 1990; Stein & Oatley, 1992). Schmerzhafte primäre Gefühle wie Scham, Angst, Traurigkeit, Schmerz oder Einsamkeit werden in uns Mitgefühl wecken, während uns sekundäres Jammern nerven wird. Primär adaptiver Ärger wird in uns den Impuls auslösen, den Patienten zu ermuntern, seinem Ärger Raum zu geben und ihn in irgendeiner Form auszudrücken, maladaptiver Ärger hingegen wird uns vermutlich Angst machen, und sekundären Ärger werden wir je nach Kontext z. B. ermüdend, amüsant, ärgerlich oder anstrengend finden. Grundsätzlich gilt: Wenn uns ein schmerzhaftes Gefühl des Patienten im Inneren berührt, wenn wir eine Gänsehaut bekommen, wenn uns Tränen der Rührung oder des Mitgefühls in die Augen steigen, ist dies ein untrügliches Zeichen, dass es sich um ein primäres Gefühl handelt. Wenn wir hingegen das Gefühl bekommen, der Patient fordert etwas von uns, das wir nicht geben wollen und wir uns z. B. manipuliert, genervt oder eingeschüchtert fühlen, deutet dies auf instrumentelle Prozesse hin.
- *Wissen über universelle emotionale Reaktionen/Wissen um die eigenen emotionalen Reaktionen auf Situationen.* Jede Emotion hat ein „Thema". Bei Traurigkeit geht es um Verlust, bei Ärger um Grenzverletzung oder Autonomieeinschränkung, bei Einsamkeit um wahrgenommene Isolation oder Bindungslosigkeit. Wenn jemand davon erzählt, wie allein er ist und wie wütend auf die Welt, dann „passt" der Ärger nicht, weil es um fehlenden Kontakt und nicht um Grenzverletzung oder Autonomieeinschränkung geht. Gefühle wie Einsamkeit oder Traurigkeit über die fehlende Verbindung passen mehr zur geschilderten Situation. Wenn jemand erzählt, dass er seiner Kollegin übel nehme, dass sie den Job wechsele und ihn allein zurücklasse, weil sie der einzige Mensch am Arbeitsplatz sei, dem er vertraue, dann ist sein Ärger aller Wahrscheinlichkeit nach sekundär zu primären Gefühlen, wie z. B. Gefühlen der Verlassenheit oder der Trauer.
- Ähnlich verhält es sich mit dem *Wissen um die eigenen emotionalen Reaktionen.* Dies erfordert natürlich, dass sich der Therapeut seiner primären Gefühlen bewusst ist: Wenn ich als Vater weiß, wie es sich anfühlt, nach Hause zu

kommen, sich auf die Kinder zu freuen und zu erleben, dass sie lieber mit ihrer Mutter spielen wollen, werde ich intuitiv „wissen", dass der Ärger des Patienten auf seine Kinder in einer ähnlichen Situation ein Gefühl der Traurigkeit oder der Zurücksetzung, also im weiteren Sinne der Scham, überdeckt. Ich werde auch „wissen", dass sein Gefühl der Scham maladaptiv ist und vergangene Erfahrungen widerspiegelt.

- *Wissen um typische emotionale Reaktionsweisen bei spezifischen Patientengruppen und Wissen um die emotionalen Stile eines Patienten.* Obgleich wir in der EFT keine Diagnosen auf Syndrom- oder Persönlichkeitsebene stellen, sondern Prozessdiagnosen in Hinblick auf die Art der emotionalen Verarbeitung des Patienten, gibt es bestimmte charakteristische emotionale Reaktionsweisen innerhalb einzelner Patientengruppen. Zunächst äußern sich viele Symptome, mit denen Patienten in die Therapie kommen, in der Form von sekundären Emotionen. Zum Beispiel der depressive Affekt in der Depression oder die phobische Angst bei Angststörungen; d.h. sekundäre Emotionen sind oft *symptomatisch.* Darüber hinaus finden sich typische emotionale Muster. So werden narzisstisch organisierte Patienten auf verletzliche Gefühle, insbesondere auf Scham oder Angst, sehr wahrscheinlich mit sekundärem Ärger reagieren. Bei depressiven Patienten verbirgt sich unter einem Gefühl der Hoffnungslosigkeit in den meisten Fällen primär maladaptive Scham oder Angst, sowie primär adaptiver Ärger, der unsymbolisiert bleibt und keinen Ausdruck findet. Bei traumatisierten Patienten findet sich primär maladaptive Angst und bei Menschen mit einer generalisierten Angststörung finden sich sekundäre Ängste, die Sorgenprozessen entspringen. Unter Letzteren liegen häufig primär adaptive Trauer und primär adaptiver Ärger sowie ein durchdringendes tiefes primär maladaptives Gefühl der Unsicherheit/Angst oder der Verlassenheit. Ebenso wird ein Therapeut mit der Zeit wissen, dass sich bei einem bestimmten Patienten unter einem anklagenden Ärger ein primäres Gefühl der Einsamkeit und bei einem anderen unter depressiver Hoffnungslosigkeit primäre Wut befindet.
- *Das Verhältnis zwischen Emotion, Bedürfnis und Handlungstendenz.* Sind Emotion, Handlungstendenz und Bedürfnis kongruent, deutet dies auf eine primäre Emotion hin; wie z.B., wenn jemand Angst verspürt, Schutz bedarf und sich an andere Menschen wendet und um Unterstützung bittet. Wenn sich jemand hingegen vom Gegenüber verlassen fühlt, ein Bedürfnis nach Nähe verspürt und den anderen, wenn er Nähe sucht, ärgerlich von sich weist, ist dies eher ein Zeichen für eine sekundäre emotionale Reaktion.
- *Die Entwicklung über die Zeit.* Ein weiterer wichtiger Indikator für die Einschätzung, ob ein Gefühl primär oder sekundär, adaptiv oder maladaptiv ist, ist die Wirkung seines Erlebens und Ausdrucks: Was passiert, wenn ein Gefühl erlebt und ausgedrückt wird? Wie geht es weiter? Ein sekundäres Gefühl wird bleiben, eventuell sogar an Intensität zunehmen, wie beispielsweise sekundärer Ärger oder Jammern. Sekundäres Schimpfen oder Jammern können mitunter die ganze Therapiestunde hindurch andauern. Sekundäre Gefühle sind

häufig mit Stimmungen vergleichbar, die sich nicht ändern, selbst wenn sich die Umstände ändern. Primär adaptiver Ärger und primär adaptive Traurigkeit indessen sind lebendige Reaktionen im Hier und Jetzt und sie verschwinden, wenn sie erlaubt und ausgedrückt werden, und machen dadurch Platz für Neues. Dies geschieht in typischen Sequenzen, wie wenn z. B. Ärger auf Traurigkeit oder Traurigkeit auf Ärger folgt. Primär maladaptive Gefühle hingehen verschwinden nicht, wenn man sie bloß fühlt: Jedes Mal, wenn man sie erlebt, sind sie genauso schmerzvoll wie beim Mal davor (Greenberg, 2006).

Tabelle 1 fasst die wichtigsten Merkmale der unterschiedlichen Typen emotionalen Erlebens zusammen.

Tabelle 1: Wichtige Merkmale unterschiedlicher Typen emotionalen Erlebens (vgl. Greenberg, 2006)

Merkmale primär adaptiver Emotionen	Primäre adaptive Gefühle treten im Moment in Reaktion auf sich verändernde Umstände auf. Sie gehen, wenn sie erlaubt und ausgedrückt werden. Sie haben eine frische, neue Qualität, und bringen unmittelbar Erleichterung und/oder Veränderung. Als Therapeut hat man den Eindruck, der Patient kommt an einem wichtigen Platz in sich selber an. Adaptive Emotionen fühlen sich vollständig, tief und irgendwie „gut“ an, auch für den Therapeuten. Sie haben eine vitalisierende, mitreißende Wirkung, selbst wenn das Gefühl schmerzhaft ist. Sie stärken das Selbst des Patienten und bringen ihn mit seinen wichtigsten Bedürfnissen in Berührung.
Merkmale primär maladaptiver Emotionen	Primär maladaptive Gefühle sind oft schwierig, tief und belastend; im Therapeuten hinterlassen sie ein Gefühl von Intensität. Gerade wenn der Patient zum ersten Mal mit maladaptiven Emotionen in Berührung kommt, fühlt es sich wie ein „Ankommen“ an; der Therapeut spürt: „Jetzt sind wir an einem wichtigen Platz, am Kern, an dem, worum es eigentlich geht.“ Allerdings reicht das Ankommen an sich nicht aus, um maladaptive Gefühle zu verändern. Im Erleben des Patienten sind primär maladaptive Emotionen alte, vertraute Gefühle, die sich jedes Mal so schlecht anfühlen wie beim letzten Mal. Sie sind wie alte Freunde, die man seit Jahren kennt, die einem längst nicht mehr gut tun und trotzdem weiterhin da sind. Sie werden Teil der eigenen Identität, häufig in der Form von „Ich bin schlecht“, „Ich bin schwach“ oder „Ich bin völlig allein“. Da sie so schmerzhaft sind und als „überflutend“ erlebt werden, versuchen Patienten, sie zu vermeiden. Nicht selten sind es die Folgen der Vermeidung maladaptiver Gefühle, welche die Patienten in die Therapie führen. Patienten finden oft eindrückliche metaphorische

Tabelle 1: Fortsetzung

	Beschreibungen für diese Gefühle, wie z. B. „Ich fühle mich wie eine sich windende Made“ (Scham), „wie eine formlose Masse, kein Mensch“ (Scham), „wie ein kleines Mädchen, das von seiner Mutter an der Bushaltestelle vergessen wird“ (Angst), „wie im Dschungel, ohne Essen und Trinken, und es ist gefährlich“ (Angst), „wie in einer staubigen Kraterlandschaft, mutterseelenallein“ (Verlassenheit/Einsamkeit), „als wäre eine unsichtbare Mauer um mich herum, durch die nichts durchdringt“ (Verlassenheit/Einsamkeit).
Merkmale sekundärer Emotionen	Bei sekundären emotionalen Prozessen vermischen sich vielfach zwei primäre Emotionen, z. B. Traurigkeit oder Schmerz mit Wut, sodass keine für sich den Patienten wirklich informiert und organisiert. Für den Therapeuten wirkt es so, als würden bei einem Musikstück zwei Melodien gleichzeitig gespielt (vgl. Greenberg, 2002, S. 221). Manchmal fühlt es sich an, als würde eine Melodie die andere überlagern, z. B. wenn Ärger Angst oder Angst Ärger überdeckt. Sekundäre Emotionen sind oft wie ein Deckel auf einem Topf, unter dem es brodelt, z. B. bei resignativen, sarkastischen Prozessen. Ein Aspekt bei sekundären Gefühlen ist, dass sekundäre Gefühle oft nicht zur Situation bzw. impliziten Bewertung der Situation passen, z. B. wenn jemand auf eine empfundene Bedrohung mit Ärger oder auf eine Grenzverletzung mit Hoffnungslosigkeit reagiert. Oft bleibt für den Therapeuten unklar, worum es geht, insbesondere, wenn der emotionale Prozess global (z. B. „alles ist schlecht, grau“) und diffus (z. B. unbestimmte Angst, undifferenzierte Wut) ist. Häufig kommt auch vor, dass primäres Erleben des Patienten plötzlich „weg“ ist und der Patient unvermittelt „abbiegt“, d. h. eine ganz andere Emotion auftaucht. Dies geschieht beispielsweise, wenn primärer Ärger von Schuldgefühlen unterbrochen wird oder wenn Angst oder Traurigkeit von Hoffnungslosigkeit unterbrochen werden. Häufig sind sekundäre Emotionen das Symptom, mit dem die Patienten in die Therapie kommen (z. B. die Hoffnungslosigkeit oder Resignation der Depression, die symptomatische Angst bei Angststörungen). Insgesamt ist es hilfreich, sich sekundäre Emotionen wie einen Gullideckel vorzustellen, der primäres Erleben, sei es adaptiv oder maladaptiv, verdeckt. Unsere Aufgabe ist es, dem Patienten zu helfen, diesen Gullideckel zu lüften und mit dem darunter liegenden primären Erleben in Berührung zu gelangen.

Tabelle 1: Fortsetzung

Merkmale instrumenteller Emotionen	Bei instrumentellen Emotionen fühlt der Therapeut einen Appell des Patienten, sich auf eine bestimmte Weise zu verhalten oder zu erleben, z. B. sich fehlerhaft oder schuldig zu fühlen, Zugeständnisse zu machen oder den Patienten zu bewundern. Ähnlich wie bei sekundären Emotionen scheint es, als würden zwei Melodien gleichzeitig gespielt und als sende der Patient eine Doppelbotschaft. Der Unterschied zu den sekundären Emotionen besteht darin, dass sich die Botschaft an den Therapeuten richtet. Der Patient äußert seine Bedürfnisse nicht direkt, sondern indirekt durch den absichtsvollen Ausdruck von Emotionen, mit welchem er den Therapeuten dazu bringen will, sich komplementär zu seinen Bedürfnissen zu verhalten.

3.2.3 Art der emotionalen Verarbeitung

Therapeuten achten demnach auf den Ausdruck von Emotionen im Hier und Jetzt sowie den Typus emotionalen Erlebens. Darüber hinaus haben EFT-Therapeuten den Modus der emotionalen Verarbeitung des Patienten (siehe Kapitel 2.3) von einem Augenblick zum nächsten im Blick. Demzufolge achten sie darauf, *wie* Patienten mit ihren Emotionen umgehen. Dies beinhaltet Fragen wie: Ist der Patient mit seinen Gefühlen in Berührung oder weit von Ihnen entfernt? Ist die emotionale Aktivierung/Erregung des Patienten zu stark oder zu schwach? Setzt sich der Patient aktiv mit seinen Emotionen auseinander oder erleidet er sie passiv und/oder versucht sie wegzuschieben? Ist die Art und Weise, in der er seine Emotionen erlebt, therapeutisch hilfreich?

Es gibt eine Fülle von Hinweisen auf den aktuellen Modus der emotionalen Verarbeitung eines Patienten. Wir greifen fünf Aspekte, die uns als besonders wichtig erscheinen, heraus: *Stimmqualität, Eindringlichkeit/Schmerzkompass, Erlebenstiefe und Emotionale Produktivität.*

3.2.3.1 Stimmqualität

Ein wichtiger Indikator für die Art der emotionalen Verarbeitung eines Patienten ist seine Stimme. Eigenschaften wie Satzmelodie, Stimmklang, Sprechtempo oder Energieverteilung lassen erkennen, ob er seine Aufmerksamkeit nach innen oder nach außen richtet, ob er Emotionen zulässt oder versucht, sie zu unterdrücken und sogar, welche Emotion er erlebt. In der EFT werden vier unterschiedliche Stimmqualitäten unterschieden (Rice & Wagstaff, 1967; Rice & Kerr, 1986).

- *Fokussierte Stimme (focused voice):* Sie ist durch ein langsames, unregelmäßiges Sprechtempo gekennzeichnet. Die Satzmelodie ist unrhythmisch, Wörter werden idiosynkratrisch betont, die Energie ist nach innen gerichtet. Es wirkt so, als würde der Patient sein inneres Erleben explorieren und etwas zum ersten Mal erleben oder erkennen.
- *Externale Stimme (external voice):* Sie klingt gleichmäßig und rhythmisch, meist lauter, ihr Tempo ist höher, die Energie nach außen gerichtet. Es wirkt, als habe der Patient den Inhalt bereits mehrfach erzählt, wie ein Redner, der einen einstudierten Vortrag hält. Der Therapeut bekommt das Gefühl, der Patient rede „an ihn hin" und sei weit von seinem körperlich gespürten Erleben und dessen Exploration entfernt.
- *Limitierte Stimme (limited voice):* Sie klingt etwas leiser und langsamer, nicht frei und natürlich, sondern vorsichtig, zaghaft, gehemmt. Es entsteht der Eindruck, der Patient unterdrücke Gefühle und vertraue nicht darauf, dass es in Ordnung ist, Gefühle zuzulassen und zu zeigen.
- *Emotionale Stimme (emotional voice):* Emotionen wie Ärger, Freude, Angst oder Traurigkeit werden in der Stimme hörbar. Je nach Emotion wird das normale Sprechmuster auf jeweils unterschiedliche Weise unterbrochen.

Jede Stimmqualität ist mit einer bestimmten Form des Umgangs mit dem eigenen emotionalen Erleben verbunden, der Auswirkungen auf den Therapieerfolg hat. Während eine fokussierte und emotionale Stimmqualität des Patienten einen guten Therapieausgang vorhersagt, sind hohe Anteile einer externalen und limitierten Stimmqualität Prädiktoren für ein schlechtes Therapieergebnis (Rice & Kerr, 1986). Dies hat Implikationen für das Therapeutenverhalten. Patienten mit einer limitierten Stimmqualität brauchen mehr Sicherheit und Patienten mit einer externalen Stimmqualität die aktive Unterstützung des Therapeuten, um sich ihrem körperlich gespürten Erleben zuwenden zu können. Aus klinischer Erfahrung begünstigt eine fokussierte Stimmqualität im Therapeuten eine fokussierte Stimmqualität im Patienten. Wenn der Therapeut in seinem empathischen Sprechen einen inneren Suchprozess modelliert und suchend auf seinen korrespondierenden somatischen Marker Bezug nimmt, kann dies den Patienten anregen, nach innen zu schauen und sein Erleben zu erforschen. Je externaler wir als Therapeuten sprechen – z. B. in einer psychoedukativen, unterrichtenden Weise – desto wahrscheinlicher werden unsere Patienten ebenfalls external organisiert sein.

3.2.3.2 Erlebenstiefe

Erlebenstiefe ist eines der meist untersuchten Konstrukte der Psychotherapieprozessforschung (Klein, Mathieu-Coughlan & Kiesler, 1986). Sie wird mithilfe der *Skala der Erlebenstiefe* (Depth of Experiencing Scale; Klein, Mathieu, Gendlin & Kiesler, 1969) operationalisiert und gemessen. Dabei handelt es sich um eine siebenstufige Skala, die beschreibt, in welchem Ausmaß Patienten in der Therapie in der Auseinandersetzung mit ihren Anliegen und Schwierigkeiten ihr inneres Erleben explorieren, und gleichzeitig die Qualität dieser Selbstexploration angibt (siehe Kasten).

Kurzfassung der Skala der Erlebenstiefe (in Anlehnung an Klein, Mathieu-Coughlan & Kiesler, 1986)

1. Stufe. Der Patient spricht abstrakt und intellektualisierend über äußere Ereignisse, ohne erkennen zu lassen, welche subjektive Bedeutung die geschilderten Ereignisse für ihn haben.

2. Stufe. Der Patient spricht persönlich über äußere Ereignisse, gibt aber keine direkten Hinweise auf Gefühle oder innere Zustände.

3. Stufe. Der Patient spricht darüber, wie er gefühlsmäßig auf äußere Ereignisse reagiert hat.

4. Stufe. Der Fokus des Patienten liegt auf der Exploration von Gefühlen und innerem Erleben. Er ist mit seinem inneren Erlebensfluss in Kontakt und spricht *von* seinem Erleben anstatt *über* es.

5. Stufe. Der Patient stellt Fragen an sein Erleben und über sein Selbst und exploriert diese. Er versucht, sich den Sinn seines Erlebens zu erschließen.

6. Stufe. Der Patient integriert und exploriert neu bewusst gewordene Gefühle und Erleben und gelangt somit zu neuen Bedeutungen und zur Lösung von Schwierigkeiten.

7. Stufe. Der Patient überträgt Veränderungen und Einsichten in einem bestimmten Bereich seines Erlebens auf weitere Bereiche seines Erlebens.

Nehmen Patienten beim Sprechen über ihre Anliegen Bezug zu ihrem körperlich basierten Erleben (felt sense), stellen sie Fragen an ihr Erleben (Patient: „Ich weiß nicht genau, ist es so, dass ich mein Gefühl von Sicherheit verliere, wenn sie mich kritisiert oder warum fühle ich mich plötzlich so ängstlich?“), versuchen sie dessen implizite Bedeutung explizit zu machen? Oder sprechen sie abstrakt und allgemein über äußere Aspekte von Situationen, ohne auf ihren Erlebensfluss Bezug zu nehmen? Dabei geht es nicht darum, höchste Grade der Erlebenstiefe (6 oder 7) zu erreichen, die im therapeutischen Prozess eher selten vorkommen. Entscheidend ist ein mittleres Maß an Erlebenstiefe (ab Stufe 4), welches bezeichnet, dass Patienten ihr inneres Erleben zum Referenzpunkt ihres Sprechens und Explorationsprozesses machen. Während Erlebenstiefe ursprünglich nicht explizit das Erleben von Emotionen meinte, geht es in der EFT um das vertiefte Erleben von emotionalen Inhalten. Im Sinne der Theorie des dialektischen Konstruktivismus, die wir in Kapitel 1.3 beschrieben haben, bedeutet eine hohe Erlebenstiefe eine gelungene Integration von körperlich basiertem, emotionalem

Erleben und sprachlich basiertem Erklären dieses Erlebens, wodurch persönliche Bedeutung geschaffen wird. Erlebenstiefe ist intensiv beforscht worden und sagt über verschiedene psychotherapeutische Schulrichtungen, wie humanistische Therapien (Hendricks, 2001), psychodynamische Therapien (Silberschatz, Fretter & Curtis, 1986) und Kognitive Verhaltenstherapie (Castonguay, Goldfried, Wiser, Raue & Hayes, 1996) hinweg ein positives Therapieergebnis voraus. Therapeuten haben vom Beginn der Therapie an die Erlebenstiefe ihrer Patienten im Blick. Sie achten somit darauf, *wie* Patienten über ihre Anliegen sprechen. Hier zeigt sich der große Einfluss der Erlebensorientierten bzw. Focusing-orientierten Therapien. Sagt ein Patient, der gerade von seiner langjährigen Freundin verlassen wurde: „Seit meine Freundin sich getrennt hat, ist nichts mehr so wie vorher, es ist einfach total kompliziert, es muss so viel geregelt werden, wie z. B. die Wohnung auflösen, unsere Sachen auseinanderklamüsern etc …“, oder sagt er: „Ich fühle mich wie amputiert, als würde ein Teil von mir fehlen“? Wir achten darauf, wie Patienten reagieren, wenn wir in unseren empathischen Antworten auf ihren inneren Erlebensfluss hinlenken. So könnte der Therapeut zum Patienten aus dem ersten Beispiel sagen: „Es klingt so, als sei Ihre ganze Welt durcheinander geraten und sie müssten sich äußerlich und auch innerlich neu sortieren.“ Antwortet der Patient, indem er nach innen fokussiert („Ja, ich fühle mich total verunsichert“) oder bleibt er external („Man muss halt plötzlich so viel organisieren“)? Der Therapeut wird konsistent subjektive Bedeutungen und inneres Erleben des Patienten explorieren („Nichts mehr ist so, wie es einmal war, und Sie fühlen sich so …“), spiegeln („Alles ist durcheinander geraten, und Ihr eigenes Leben kommt Ihnen plötzlich so fremd vor“) oder in sie hinein vermuten („Sie müssen sich so entwurzelt fühlen“) (siehe Kapitel 4.1). Eine hohe Erlebenstiefe (≥ 4) geht mit einer fokussierten Stimmqualität und eine niedrige Erlebenstiefe (< 4) mit einer externalen Stimmqualität einher. Der Therapeut kann den Patienten unterstützen, eine höhere Erlebenstiefe zu erlangen[4], indem er in Stimmklang, Wortwahl und Fokus seiner empathischen Reaktionen einen emotionalen Selbstexplorationsprozess anregt. Dies muss jedoch der Präsenz des Therapeuten entspringen und darf nicht bloß eine Technik sein.

3.2.3.3 Eindringlichkeit/Schmerzkompass

Prozessorientierte Therapeuten, EFT-Therapeuten eingeschlossen, sagen oftmals: „Wir gehen mit dem, was kommt“, d. h. mit dem, was im Patienten in der Therapiesitzung auftaucht. Zutreffender ist vielleicht: Wir gehen mit dem, was kommt,

---

[4] Pos, Greenberg, Goldman und Korman (2003) konnten zeigen, dass die Zunahme der Erlebenstiefe über die Therapie hinweg (bei 16 bis 20 Sitzungen) ein Prädiktor für ein positives Therapieergebnis ist. Adams und Greenberg (1996) fanden heraus, dass Therapeutenantworten, die eine hohe Erlebenstiefe aufwiesen, die Wahrscheinlichkeit auf eine hohe Erlebenstiefe beim Patienten erhöhten. Dies wiederum war ein Prädiktor für ein gutes Therapieergebnis.

aber nicht mit allem, was kommt. Manches lassen wir vorbeiziehen, wir treffen eine Auswahl. Die wichtigen Auswahlkriterien sind *Emotionen* – wir greifen aus der Fülle dessen, was ein Patient sagt oder tut, das auf, was am meisten auf emotionales Erleben hindeutet – und *Emotionstypen* – wir folgen dem, was am primärsten anmutet. Nun kommen noch zwei weitere emotionsbezogene Auswahlkriterien hinzu: *Eindringlichkeit* und *Schmerzkompass*. Auch wenn sie eng miteinander verbunden sind, da schmerzhaftes Erleben eindringlich sein kann und umgekehrt, sind sie dennoch nicht das Gleiche. Eindringlichkeit meint das, was in der Erzählung des Patienten mit emotionaler Bedeutung angefüllt ist und uns auf irgendeine Weise berührt oder bewegt. Es ist das, was im Narrativ des Patienten heraussticht, was er mit mehr Beteiligung, Nachdruck, Leidenschaft oder Schmerz sagt. Auf paraverbaler und nonverbaler Ebene ist Eindringlichkeit mit einer fokussierten oder emotionalen Stimme und/oder dem Ausdruck von Emotionen im Gesicht oder im Körper (z. B. in der Form von Tränen) verbunden. Wir als Therapeuten spüren eine deutliche Resonanz in unseren Körpern, einen Stich in der Brust, ein Kribbeln im Bauch, wir bekommen eine Gänsehaut, sind zu Tränen gerührt oder merken, wie sich uns die Nackenhaare aufstellen. Eindringlichkeit hilft uns, aus der Fülle dessen, was Patienten sagen, eine Auswahl zu treffen, um zu dem zu gelangen, was in ihren impliziten Selbstorganisationsprozessen eine wichtige Rolle spielt: zentrale emotionale Schemata (adaptiv und maladaptiv). Darauf richten wir dann unsere empathischen Reaktionen in der Form von verstehenden, bestätigenden, explorativen, evokativen, vermutenden und zurückfokussierenden empathische Reaktionen (siehe Kapitel 4.1).

Beispiel:

Eine Patientin mit unerfülltem Kinderwunsch erzählte von folgender Episode.

Pat.: Ich war beim Gynäkologen (...) und dann hat mich die Helferin auf meine Schwester angesprochen (...) und wie es mir damit gehe, dass Sie schwanger ist. Es ist ja total schwierig, und wir reden kaum und dann hat die Helferin (stockt), dann hat die Helferin gesagt, dass das erste, was meine Schwester gesagt hat, nachdem sie erfahren hat, dass sie schwanger ist, war: „Oh Gott, wie wird das bloß für meine Schwester?“ (hält inne).

Th.: Ihr erster Gedanke war bei Ihnen, hm ... und was bedeutet Ihnen das? [*offene explorative Frage*]

Pat.: Das berührt mich total. (weint)

Ein weiteres wichtiges prozessdiagnostisches Instrument ist der *Schmerzkompass*. Wir orientieren uns an dem, was im Erleben des Patienten am schmerzhaftesten ist, da uns dies ebenfalls zu den zentralen emotionalen Schemata des Patienten führt. Das primäre Ziel unserer therapeutischen Bemühungen ist es, den Patienten zum bewussten Erleben seines *bleibenden chronischen Schmerzes (chronic enduring pain)* hinzuführen. Die gemeinschaftliche Arbeit an seiner

Linderung und Überwindung wird zum zentralen Fokus der Therapie (siehe Kapitel 3.4). Goldman und Greenberg (2015) definieren psychischen oder emotionalen Schmerz in Anlehnung an Greenberg und Bolger (2001) als „the experience of being unable to escape a strongly unpleasant internal sensation that comes from a need not being met“ (S. 90). Demnach entspringt der zentrale oder bleibende chronische Schmerz eines Patienten bedeutenden, unerfüllten Bedürfnissen. In der Regel kristallisiert sich der *zentrale Schmerz*, die Wunde oder die „emotionale Achillesverse“ eines Patienten in maladaptiven emotionalen Schemata wie der Scham, defekt und wertlos zu sein, der Angst, wehrlos und ausgeliefert oder dem Gefühl, einsam und verlassen zu sein. Die Erschütterung oder Verletzung unserer Identität und persönlichen Integrität, der Verlust von Sicherheit und schützenden Bindungen sowie das Fehlen von Nähe, Intimität und Zugehörigkeit erzeugen emotionalen Schmerz (Goldman & Greenberg, 2015). Der zentrale Schmerz könnte jedoch auch ein adaptives Gefühl sein, in dessen Verarbeitung der Patient stecken geblieben ist und alleine nicht weiterkommt, wie Trauer, unterdrückter Ärger oder Schuld. Ein Spezialfall, den wir auch als zentralen Schmerz bezeichnen, ist das Leiden darüber, Gefühle und Bedürfnisse nicht zu spüren („Ich weiß nicht, was ich fühle oder brauche“ oder „Ich habe eigentlich nie tiefe Gefühle, in beide Richtungen nicht, es gibt kaum etwas, was mich wirklich berührt“). Oft verbergen sich darunter einer oder mehrere der eben genannten zentralen emotionalen Schmerzen. Er wird jedoch zum Ausgangspunkt unserer Exploration und zum ersten gemeinsamem Fokus von Patient und Therapeut. Um sich den zentralen Schmerz zu erschließen, orientieren sich EFT-Therapeuten an folgenden Parametern (vgl. Goldman & Greenberg, 2015):

Orientierungspunkte zur Erschließung des zentralen Schmerzes:

- Therapeuten achten (hören, spüren, schauen) auf das, was im Erleben des Patienten am eindringlichsten/schmerzhaftesten im Patienten ist.
- Sie explorieren schmerzhafte lebensgeschichtliche Ereignisse, d. h. Situationen, in denen zentrale Bedürfnisse verletzt wurden bzw. nicht erfüllt waren wie Erfahrungen des Verlassen- oder Im-Stich-Gelassen-Werdens, Gedemütigt-Werdens, ausbleibenden Schutzes und/oder Ohnmacht (small t-traumas).
- Sie explorieren unerfüllte Bedürfnisse, z. B.: „Was hat in Ihrer Kindheit am meisten gefehlt?“, oder: „Was vermissen Sie in Ihrem Leben am meisten?“, oder: „Es klingt so, als gäbe es da ein tiefes Loch in Ihnen, das schmerzt.“

3.2.3.4 Emotionale Produktivität

Kürzlich haben Auszra, Greenberg und Herrmann (Auszra et al., 2013; Greenberg et al., 2007) ein empirisch validiertes Modell therapeutisch hilfreichen emotionalen Erlebens in der Therapiesitzung, Client Emotional Productivity (CEP), vorgelegt. In diesem Modell werden einige der oben erwähnten Aspekte zusammengefasst. CEP wurde ursprünglich für die Psychotherapieprozessforschung entwickelt[5], hat aber eine hohe Praxisrelevanz. Es gibt Therapeuten Orientierung bei Fragen wie den folgenden: Ist dieser emotionale Prozess ein Zeichen dafür, dass der Patient seine Schwierigkeiten bewältigt, oder ist er Ausdruck dieser Schwierigkeiten (Kennedy-Moore & Watson, 1999)? Hilft er, die emotionale Verarbeitung des Patienten zu verbessern? Hilft er dem Patienten, sich am Ende der Therapie besser zu fühlen? CEP gibt Hinweise, an welchen Aspekten des Erlebens des Patienten der Therapeut ansetzen könnte. Im CEP-Modell wird optimale emotionale Verarbeitung durch drei Parameter definiert:

a. Der Patient erlebt eine Emotion, d. h. er redet nicht nur über eine Emotion oder denkt abstrakt über emotionales Erleben nach, sondern es sind emotionale Schemata aktiviert. Der Therapeut erkennt dies daran, dass der Patient entweder eine Emotion nonverbal ausdrückt (siehe emotionale Aktivierung), eine fokussierte oder emotionale Stimmqualität hat (siehe Kapitel 3.2.3.1) oder eine Erlebenstiefe von mindestens 4 aufweist (siehe Kapitel 3.2.3.2), d. h. beim Sprechen über seine Anliegen auf seinen emotionalen Erlebensfluss Bezug nimmt.
b. Die erlebte Emotion ist primär (siehe Kapitel 3.2.2).
c. Die Emotion wird auf eine bewusste, kontaktvolle (achtsame) Weise erlebt.

Diese *bewusste, kontaktvolle Weise* wird anhand von sieben Kriterien operationalisiert (siehe auch Abbildung 6).

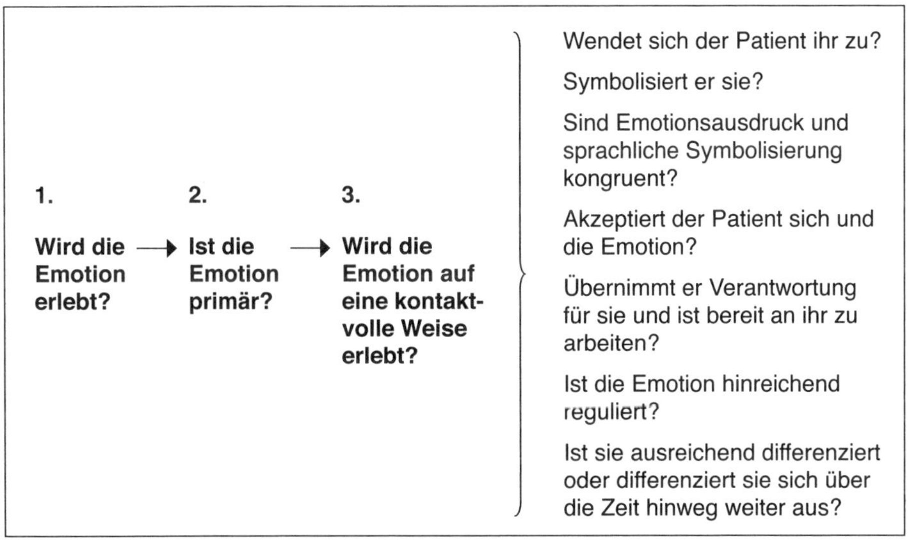

Abbildung 6: Schritte zur Erfassung therapeutisch hilfreichen emotionalen Erlebens

[5] Auszra et al. (2013) konnten zeigen, dass der Anteil *produktiver Emotionen* nach CEP 66 % der Varianz des Therapieergebnisses in erlebensorientierter Therapie der Depression erklären konnte und zwar zusätzlich zu dem, was die therapeutische Beziehung und die Häufigkeit ausgedrückter Emotionen alleine erklärten.

Für die Einschätzung emotionalen Erlebens als therapeutisch produktiv müssen alle diese Kriterien erfüllt sein.

1. *Bewusste Hinwendung:* Der Patient nimmt die Emotion, die er ausdrückt, bewusst wahr und wendet sich ihr zu. Ein Beispiel hierfür ist ein Patient, der Tränen in den Augen hat, während er erzählt, und Bezug auf sie nimmt und das ihnen zugrunde liegende Erleben exploriert. Spricht der Therapeut einen Patienten indessen auf nonverbales Erleben, z. B. einen tiefen Seufzer („Was ist der Seufzer?) oder Tränen an („Ich sehe Tränen in Ihren Augen, worüber sind die Tränen?") und der Patient antwortet: „Keine Ahnung", ist das Kriterium der bewussten Hinwendung nicht erfüllt. Das emotionale Erleben des Patienten bleibt unverarbeitet.
2. *Symbolisierung:* Der Patient symbolisiert sein emotionales Erleben in Worten; d. h. der Patient hat eine innere Repräsentation davon, was er fühlt. Hierfür reicht aus, dass er im Prozess begriffen ist, sein Erleben zu symbolisieren, z. B.: „Ich weiß nicht genau, es ist irgendwie verloren ... oder nein, das ist es nicht ganz, es ist mehr ... orientierungslos." Wenn der Patient selbst nicht in der Lage ist, zu symbolisieren, da er beispielsweise tiefen Schmerz oder starke Angst empfindet und/oder heftig weint, kann der Therapeut dies für ihn übernehmen. Solange es keine Anzeichen dafür gibt, dass der Patient mit der angebotenen Symbolisierung nicht einverstanden ist, geht der Therapeut davon aus, dass die Symbolisierung dem inneren Erleben des Patienten (gut genug) entspricht.
3. *Kongruenz:* Der nonverbale und der verbale emotionale Ausdruck passen zueinander. Wenn eine Patientin z. B. Ärger ausdrückt, aber gleichzeitig lacht, spricht dies dafür, dass sie ihren Ärger nicht vollständig erlaubt und nicht vollends durch ihn organisiert ist.
4. *Akzeptanz:* Der Patient akzeptiert sowohl sein emotionales Erleben als auch sich selbst, d. h. weder vermeidet er sein Erleben, noch schiebt er es von sich weg oder wertet sich dafür ab. Solange ein Patient damit beschäftigt ist, wie „unsinnig" er es finde, sich einsam zu fühlen oder wie „armselig" es sei, Angst zu empfinden, kann er sich nicht wirklich mit seinen Gefühlen der Einsamkeit oder der Angst auseinandersetzen. Dafür bedarf es einer neugierigen, offenen, explorativen Haltung seinem inneren Erleben gegenüber.
5. *Handlungsträgerschaft:* Der Patient übernimmt Verantwortung für sein emotionales Erleben und ist bereit, an ihm zu arbeiten (v. a. bei maladaptivem emotionalem Erleben). Hier geht es darum: Wo siedelt der Patient den Ort der Veränderung an? In sich oder in anderen? Achten Sie bei den beiden folgenden Beispielen auf den Unterschied:
   - Patient: „Und dann sitze ich da und sehe wie mein Freund und meine Freundin sich gut verstehen und sich gegenseitig die Bälle zuwerfen und dann fühle ich mich so uninteressant, wie ein Außenseiter ... Ich meine, meine Freundin könnte mich ruhig ins Gespräch reinholen. Schließlich ist es mein Freund. Die ist dann einfach so energiegeladen und vergisst alles um sich herum."

- Patient: „Wenn ich sehe, wie gut sich die beiden verstehen, dann fühle ich mich so uninteressant und wertlos. Und dieses Gefühl kenne ich so gut. Ich komme dann so schwer aus mir heraus, und ich weiß nicht, was ich tun soll."
- Im zweiten Falle übernimmt der Patient Verantwortung für sein Erleben. Sein Veränderungswunsch liegt auf seinem eigenem Erleben bzw. seinem Umgang mit diesem. Somit können Patient und Therapeut damit beginnen, das zugrunde liegende maladaptive Schema zu explorieren und die frustrierten Bedürfnisse des Patienten zu elaborieren.

6. *Regulation:* Die Emotion ist ausreichend reguliert und der Patient ist in der Lage, eine *Arbeitsdistanz* (Gendlin, 1985) zu seinem affektiven Prozess herzustellen. Wie bereits erwähnt, geht es in der EFT stets um die Integration von affektiven und kognitiven Prozessen. Wenn affektive Prozesse überschießen, kann der Patient nicht wirkungsvoll mit ihnen arbeiten, und sie haben keinen verwertbaren Informationsgehalt. Anders ausgedrückt: Wer hat wen? Hat der Patient die Emotion oder hat die Emotion den Patienten? Wenn die emotionale Erregung zu hoch ist, hat die Emotion den Patienten und packt ihn und reißt ihn mit sich fort, wie beispielsweise bei Panik oder Flashbackerleben. Dann ist der Patient nicht in der Lage, korrigierende Informationen aufzunehmen und eine Transformation des zugrunde liegenden emotionalen Schemas ist nicht möglich.
7. *Differenzierung:* Die emotionale Reaktion sollte ausreichend differenziert sein bzw. sich über die Zeit hinweg ausdifferenzieren. Dieses Kriterium bezieht sich auf den Prozess der Bedeutungsbildung und den Prozess der emotionalen Transformation. Differenzierung kann sich entweder darin zeigen, dass der Patient seine emotionale Reaktion in komplexere Gefühle und Bedeutungen ausdifferenziert (Lane & Schwartz, 1992) oder darin, dass neue Gefühle und Bedeutungen auftauchen. Ein Patient bleibt demzufolge nicht bei einem Gefühl der Verlassenheit stehen, sondern differenziert es mit der Zeit aus, z.B. in ein Gefühl des Fremdseins oder der Traurigkeit über fehlende Verbindung, oder er beschreibt die Auswirkungen dieses Gefühls auf sein Gefühl in der Welt und in Beziehungen zu sein. Ausdifferenzierung kann aber auch bedeuten, Gefühle mehr zu erlauben, sie freier oder intensiver oder auf eine neue Weise auszudrücken. Wenn ein Patient z.B. einem bedrohlich erlebten Aspekt seines Vaters im Leeren Stuhl gegenübersitzt, einfriert und daraufhin zu weinen beginnt, stellt dies eine Form der Bewegung dar, ein Zeichen, dass der Prozess weitergeht. Bliebe der Patient hingegen eingefroren, wäre die weitere Aktivierung dieses Erlebens therapeutisch nicht hilfreich. Gleichermaßen ist es therapeutisch nicht hilfreich, wenn das emotionale Erleben auf einen geringen Differenzierungsgrad beschränkt bleibt und der Patient nicht über eine basale Symbolisierung und Bedeutungsbildung hinausgehen kann.

Beispiel:

Pat.: Ich bin enttäuscht, einfach nur enttäuscht ... mehr kann ich nicht sagen ... schlicht und einfach enttäuscht.

Beispiel:

Pat.: Da ist diese Angst.
Th.: Diese Angst, und die Angst ist ...
Pat.: Keine Ahnung ... keine Ahnung.
Th.: Irgendwie ein Gefühl von Bedrohung?
Pat.: Ich weiß es nicht, keine Ahnung.

etc.

Die Einstufung des emotionalen Erlebens eines Patienten als unproduktiv bedeutet nicht, dass der *therapeutische Prozess* nicht hilfreich ist, es bedeutet lediglich, dass das emotionale Erleben des Patienten, so wie es gerade beschaffen ist, kein Hinweis auf emotionale Utilisation oder Transformation ist. Der Therapeut wendet die Kriterien dieser Skala nicht wie ein Wissenschaftler an oder bewertet das Erleben des Patienten. Das Wissen um diese Kriterien schärft vielmehr die Aufmerksamkeit des Therapeuten für bestimmte Parameter des Erlebens des Patienten und gibt ihm Anhaltspunkte, was im jeweils nächsten Moment zu tun ist. Erlebt ein Patient Emotionen und sind diese unsymbolisiert, hilft er, sie zu symbolisieren, sind sie global und allgemein, hilft er, sie auszudifferenzieren, erkennt er Inkongruenzen im Ausdruck, spiegelt er diese dem Patienten behutsam wider etc.

3.2.4 Marker für spezifische emotionale Verarbeitungsprobleme

EFT-Therapeuten folgen dem Erleben ihrer Patienten in jedem Moment. Dabei richten sie ihre Aufmerksamkeit auf Anzeichen für emotionale Aktivierung, den Typus emotionalen Erlebens und den Verarbeitungsmodus des Patienten. Darüber hinaus achten sie auf Anzeichen für das Vorliegen bestimmter spezifischer emotionaler Verarbeitungsprobleme. Eines der Hauptmerkmale der EFT ist die Differenzierung typischer *dysfunktionaler Selbstorganisationen* oder *kognitiv-affektiver Zustände*, in die Patienten während einer Therapiesitzung eintreten können (Greenberg et al., 2003). Jeder dieser unterschiedlichen kognitiv-affektiven Zustände ist durch ein spezifisches *Problem der emotionalen Verarbeitung* gekennzeichnet. Der Therapeut erkennt diese, wie oben bereits erwähnt, anhand von Markern. Zur Erinnerung: Marker sind verbale und nonverbale Signale des Patienten, die anzeigen, dass dieser mit einem spezifischen Verarbeitungsproblem ringt und bereit ist, an ihm zu arbeiten. Zwei Beispiele sollen dies illustrieren.

Beispiel:

Während der Therapeut mit seinem Patienten exploriert, wie es dem Patienten damit geht, dass seine Freundin unverhofft ein Kind von ihm erwartet, äußert dieser: „Ich weiß nicht genau, was es ist, es ist so ein komisches Gefühl … Ich kann nicht genau beschreiben, was es ist … es ist ungut." Diese Aussage ist Ausdruck eines spezifischen kognitiv-affektiven Zustandes: Der Patient nimmt ein Gefühl wahr, für das er keine Worte hat, dessen Sinn er nicht versteht und das ihm im Hier und Jetzt der Therapiestunde belastet. Das Verarbeitungsproblem besteht in der fehlenden Symbolisierung des zugrunde liegenden emotionalen Schemas sowie in der ausbleibenden Bedeutungsbildung.

Beispiel:

Ein anderer Patient erzählt von einem Vortrag, den er am Vormittag gehalten hat: „Ich bin überhaupt nicht zufrieden mit mir, das war einfach schlecht, ich habe mich wie ein Idiot angestellt. Ich sollte das in Zukunft wirklich bleiben lassen. Das bringt eh nichts, ich werde das nie lernen, ich bin zu blöd dafür." Dies ist ein anderer charakteristischer kognitiv-affektiver Zustand: Der Patient ist selbstkritisch organisiert. In seiner Aussage offenbart er uns zwei Seiten seiner selbst: Auf der einen Seite kritisiert er sich und wertet sich ab. Auf der anderen Seite zeigt sich eine schambasierte Selbstorganisation in Form des Gefühls, nicht gut genug, inadäquat, wertlos oder Ähnliches zu sein. Zudem lassen seine Worte erkennen, dass er diesen Zustand als belastend erlebt, da er sekundäre Resignation und Hoffnungslosigkeit zum Ausdruck bringt. Das zugrunde liegende Verarbeitungsproblem besteht in der Aktivierung einer primär maladaptiven schambasierten Selbstorganisation, in der dem Patienten der Zugang zu adaptiveren Gefühlen wie Mitgefühl mit sich selbst oder Stolz nicht möglich ist. Dies verwehrt ihm eine funktionale Anpassung an die Situation und führt zur Aktivierung sekundärer Gefühle wie beispielsweise Resignation oder Hoffnungslosigkeit.

Jedem Marker ist eine therapeutische Aufgabe (therapeutic task) zugeordnet, eine Intervention, die darauf zugeschnitten ist, das entsprechende emotionale Verarbeitungsproblem zu lösen (im ersten Beispiel *Focusing*, im zweiten Beispiel ein *Zwei-Stuhl-Dialog* mit dem inneren Kritiker). Die therapeutischen Aufgaben sind eingehend beforscht worden. Für die wichtigsten Marker liegen empirisch basierte Modelle vor, die abbilden, wie sich die zugrunde liegenden Verarbeitungsprobleme auflösen (Greenberg, 2011). Diese Modelle spezifizieren Schritte oder Prozesse im Patienten auf dem Weg der Lösung *(resolution models)* und geben Antworten auf Fragen wie die folgenden: Wie kommt ein Patient dahin, sich den Sinn unklarer Gefühle zu erschließen und diese zu nutzen oder zu transformieren? Wie transformiert ein Patient eine selbstkritische Selbstorganisation bzw. die zugrunde liegenden co-aktivierten Schemata der Scham und Verachtung gegenüber dem eigenen Selbst und entwickelt mehr Selbstakzeptanz?

Diese Lösungsmodelle (resolution models) sind mithilfe der *Aufgabenanalyse (task analysis)* entwickelt worden. Sie stammt ursprünglich aus der kognitiven Psychologie und wurde von Greenberg (1975, 1984) auf die Erforschung des therapeutischen Veränderungsprozesses übertragen. Dafür wurden Audio- und Videoaufnahmen von Therapiesitzungen analysiert, in denen Therapeuten mit Patienten an der Lösung einer spezifischen dysfunktionalen Selbstorganisation bzw. des zugrunde liegenden emotionalen Verarbeitungsproblems arbeiten. Dabei wurde betrachtet, welche Schritte bzw. Prozesse Patienten, die das betreffende Verarbeitungsproblem auflösen, im Unterschied zu denjenigen durchlaufen, die es nicht auflösen. Auf diese Weise sind Modelle meist in der Form von Flussdiagrammen – entstanden, die den idealtypischen Verlauf der Lösung eines bestimmten emotionalen Verarbeitungsproblems beschreiben. Die drei wichtigsten Elemente einer therapeutischen Aufgabe sind (siehe auch Tabelle 2):

1. Der Marker als Hinweis auf das Vorliegen eines spezifischen emotionalen Verarbeitungsproblems im Hier und Jetzt der Therapiesitzung.
2. Eine spezifische Intervention zur Auflösung des Verarbeitungsproblems, die einen spezifischen Veränderungsprozess in Gang setzt.
3. Eine spezifische Form der Lösung des Verarbeitungsproblems.

Tabelle 2: Übersicht über Marker und therapeutische Aufgaben

Marker	Intervention	Lösung
Vulnerabilität Ein Patient hat Schwierigkeiten, Gefühle auszuhalten und zu akzeptieren, die mit der Offenbarung eines inakzeptabel empfundenen Selbstaspektes einhergehen.	*Empathisches Bestätigen* Das Erleben des Patienten empathisch validieren.	Annehmen der zuvor als inakzeptabel erlebten Selbstaspekte; Selbststärkung.
Unklarer oder abwesender felt sense Ein Patient verspürt einen *felt sense* oder ein unklares Gefühl und ringt damit, sich seine Bedeutung zu erschließen. Ein Patient ist weit von seinem emotionalen Erleben entfernt.	*Focusing* Den Patienten einladen, sich seinem unklaren Gefühl oder körperlich gespürten Erleben auf eine achtsame, neugierige Weise zuzuwenden und Worte oder Symbolisierungen zu finden, die ausdrücken, was er empfindet.	Körperlich spürbarer Wandel im Erleben *(felt shift)*; neue Bedeutung des Erlebten.

Tabelle 2: Fortsetzung

Marker	Intervention	Lösung
Problematische Reaktion Ein Patient zeigt sich verwirrt oder überrascht über seine Reaktion auf eine spezifische Situation.	*Systematisches evokatives Erschließen* Die vergangene Szene in der Vorstellung wiederaufleben lassen und den Patienten Schritt für Schritt durch sie hindurch führen.	Besseres Verstehen des eigenen Erlebens und Verhaltens, Bereitschaft, Veränderungen vorzunehmen.
Selbstkritische, antreibende oder katastrophisierende Prozesse Ein Patient kritisiert sich, setzt sich unter Druck, übt Zwang auf sich aus oder macht sich Angst.	*Zwei-Stuhl-Dialog* Den kritischen, antreibenden oder Angst machenden Selbstanteil mit einem erlebenden Anteil in Dialog bringen.	Integration von Wünschen und Bedürfnissen auf der erlebenden Seite, mit Werten und Standards auf der kritischen/angstmachenden Seite; Selbstbehauptung des erlebenden Anteils und/oder Weicherwerden des kritischen/Angst machenden Anteils.
Unabgeschlossene Prozesse Ein Patient erlebt immer wieder negative Gefühle gegenüber wichtigen Bindungspersonen.	*Leerer-Stuhl-Dialog* Den Patienten einladen, sich den bedeutsamen anderen in einem leeren Stuhl vorzustellen und aufkommende Gefühle im direkten Kontakt auszudrücken.	Selbstbehauptung/den anderen zur Verantwortung ziehen; das unerfüllte Bedürfnis loslassen; dem anderen vergeben.
Selbstunterbrechende Prozesse Der Patient beginnt ein primäres Gefühl oder Bedürfnis auszudrücken und unterbricht dieses.	*Zwei-Stuhl-Inszenierung* Die selbstunterbrechende Aktivität spezifizieren und bewusst ausführen.	Die zuvor unterbrochenen Gefühle und Bedürfnisse bewusst wahrnehmen und zum Ausdruck bringen.

Tabelle 2: Fortsetzung

Marker	Intervention	Lösung
Emotionales Leiden	*Selbsttröstungs- oder Selbstberuhigungsdialog*	
Der Patient hat Schwierigkeiten, mit intensiven, schmerzhaften, primären emotionalen Reaktionen und unbefriedigten Bedürfnissen umzugehen.	Den leidenden Selbstaspekt mit einem tröstenden und/oder beruhigenden, mitfühlenden Selbstaspekt in Dialog bringen.	Aufkommen von Selbstmitgefühl, Loslassen unerfüllter Bedürfnisse aus der Vergangenheit und Neuorientierung.

Anfangs standen Marker und Aufgaben in der theoretischen Konzeption und Darstellung der EFT im Vordergrund, vor allem als sie noch Prozess-Erlebens-orientierte Therapie genannt wurde (Elliott et al., 2007; Greenberg et al., 2003). In den letzten Jahren sind jedoch die allgemeinen Prinzipien der Förderung emotionaler Verarbeitung und Veränderung in den Vordergrund gerückt (Greenberg, 2011, 2014; Greenberg & Watson, 2006; Timulak, 2015) und damit die Bedeutung primär maladaptiver emotionaler Schemata und deren Transformation in der Fallkonzeption. In der EFT geht es, wie in Kapitel 2 dargestellt, stets um ein Vertiefen (von sekundärem zu primärem Erleben) und Verarbeiten (Utilisieren von adaptiven und Transformieren von maladaptiven emotionalen Prozessen) von aktiviertem emotionalem Erleben. Therapeutische Aufgaben sind Hilfsmittel, um diesen Prozess zu fördern. Sie helfen, maladaptive emotionale Schemata zu aktivieren und neue emotionale Antworten auf alte Probleme zu entwickeln (emotionale Transformation). Das Ziel ist nicht die Lösung einer Aufgabe an sich, z. B. einen Kritiker zu erweichen oder sich gegenüber einem als übermächtig und/oder bedrohlich erlebten Elternteil zu behaupten, sondern das Zugänglichmachen adaptiverer emotionaler Reaktionen, um maladaptive emotionale Schemata zu transformieren und/oder um resilientere Antworten auf Herausforderungen und Schwierigkeiten in der Welt zu entwickeln und zu einer selbststärkenderen Erzählung von sich und der Welt zu gelangen. Eine Aufgabe hat in der Regel die in Abbildung 7 dargestellte Struktur.

Innerhalb einer Aufgabe gibt es Mikromarker, die einem Therapeuten zeigen, welche Schritte als nächstes hilfreich sein könnten. Die Beschreibung dieser Mikromarker erfolgt in Kapitel 4, in der wir Marker und therapeutische Aufgaben in der Form eines Manuals darstellen. Da die therapeutische Arbeit in der EFT zu einem großen Teil innerhalb therapeutischer Aufgaben stattfindet, widmen wir ihrer Darstellung den größten Raum in diesem Buch.

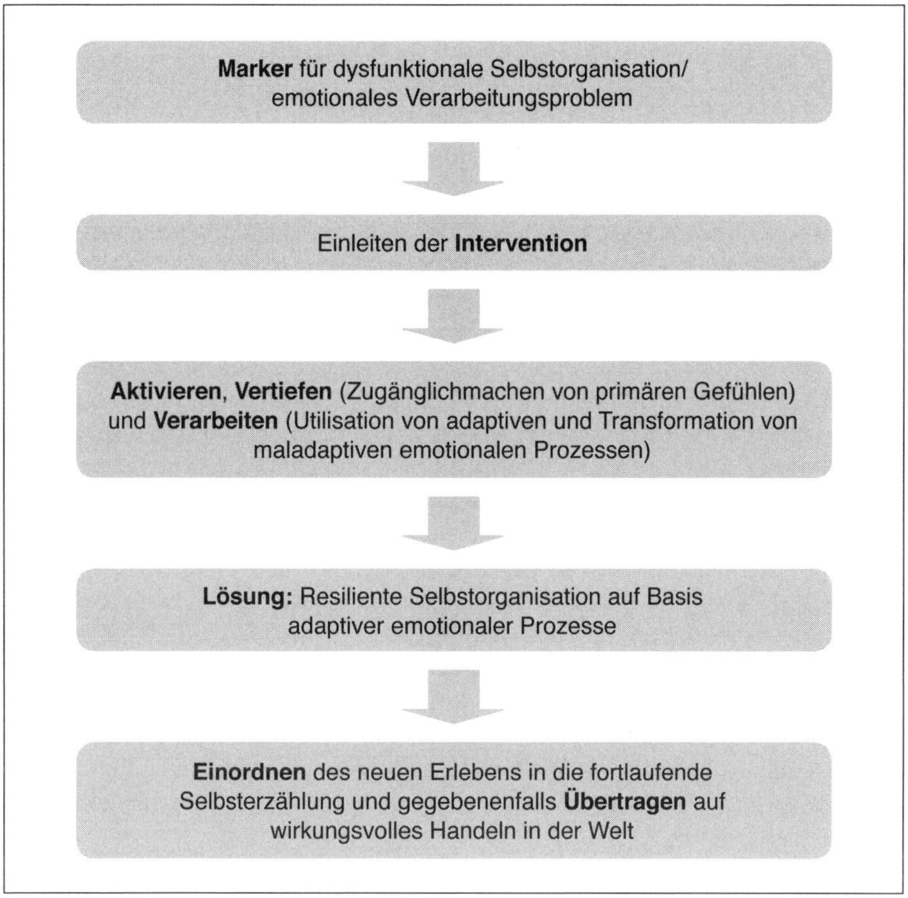

Abbildung 7: Allgemeine Struktur einer therapeutischen Aufgabe

3.3 Interventionsfertigkeiten

Das Hauptaugenmerk von EFT-Therapeuten liegt auf der Förderung des emotionalen Veränderungsprozesses ihrer Patienten. Hierfür versuchen sie, wie bereits dargelegt, zunächst auf eine bestimmte Weise mit ihren Patienten zu sein. Die Verwirklichung dieser Haltung und ihre Kommunikation gegenüber dem Patienten, damit er sie empfangen bzw. aufnehmen kann, bereiten den Boden für positive Veränderungsprozesse im Patienten. EFT-Therapeuten sind allerdings der Überzeugung, dass an bestimmten Stellen im therapeutischen Prozess bestimmte Handlungen des Therapeuten wichtig sind, um die emotionale Verarbeitung ihrer Patienten zu fördern. Dieses Tun verwirklicht sich in bestimmten

Interventionsweisen. Daher könnte auf den ersten Blick der Eindruck eines technisch-mechanistischen Vorgehens entstehen, eine Kritik, die der EFT vor allem von Vertretern des personenzentrierten Ansatzes entgegengebracht wird. Unsere Überzeugung ist jedoch: Wenn diese Techniken bzw. Interventionen der Präsenz, Empathie, Wertschätzung und Kongruenz des Therapeuten entspringen, sind sie mehr als bloße Techniken.

Wie wir in Kapitel 2.3 gesehen haben, beinhaltet die Förderung der emotionalen Verarbeitung des Patienten ein Vertiefen seines emotionalen Erlebens von sekundärem zu primärem Erleben und ein Verarbeiten seines Erlebens. Letzteres wird durch die sechs Prinzipien *Wahrnehmung*, *Ausdruck*, *Regulation*, *Reflexion*, *Transformation* und *korrigierende emotionale Erfahrung* verwirklicht. Beinahe alle therapeutischen Schritte in der EFT zielen darauf ab, emotionales Erleben im Patienten zu aktivieren, ihn zu unterstützen, verstärkt mit seinem primären emotionalen Erleben in Berührung zu kommen und ihm zu helfen, einen oder mehrere der sechs Aspekte der emotionalen Verarbeitung zu verbessern, also sein emotionales Erleben wahrzunehmen, es mit Worten zu benennen und über es nachzudenken. Dies ist der „rote Faden“, an dem sich ein EFT-Therapeut in der Therapie mit einem Patienten orientiert und der sich durch den gesamten Therapieprozess zieht. Genauso wichtig wie das, *was* ein EFT Therapeut tut, ist das *wie* und das *wann*. Entscheidend sind das Timing, die zugrunde liegende Haltung sowie die Art und Weise, in der die Interventionen angebracht werden. Die Interventionen, die wir vorstellen, sind stets im Zusammenhang mit der Haltung und den spezifischen Wahrnehmungsfertigkeiten, die wir weiter oben dargestellt haben, zu sehen und sollten nicht von ihnen losgelöst betrachtet werden.

> **Merke:**
>
> Die wichtigste übergeordnete Frage, die sich EFT-Therapeuten in der therapeutischen Arbeit mit einem Patienten stellen, ist: Ist mein Gegenüber emotional über- oder unterreguliert, offenbart er ein *Zuviel* oder ein *Zuwenig* an emotionaler Aktivierung (Greenberg, 2011)? In anderen Worten: Muss ich helfen, emotionales Erleben zu aktivieren oder zu regulieren? Die Antwort auf diese Frage bestimmt die grundsätzliche Richtung des therapeutischen Handelns.

Die wichtigsten Schritte und Strategien der Aktivierung emotionalen Erlebens beschreiben wir im nachfolgenden Abschnitt. Im Hinblick auf die Regulation von als überflutend oder überwältigend erlebtem emotionalem Erleben sind zwei Aspekte wichtig:

- der Emotionstyp und
- der Grad an emotionaler Aktivierung im Körper.

Sekundär symptomatisches Erleben wie depressive Hoffnungslosigkeit oder sekundäre Wut wird am besten reguliert, indem man die zugrunde liegenden primären Gefühle zugänglich macht, also einem Patienten beispielsweise hilft, mit einem Gefühl der Verletzung unter einem überschießenden Ärger und mit Gefühlen der Trauer und des Ärgers unter einem verzweifelten Gefühl der Hoffnungslosigkeit in Berührung zu kommen. Eine Ausnahme davon stellt eine zu starke Aktivierung des sekundären Erlebens dar, wie es bei einer Panikattacke der Fall ist. Hierbei muss der Therapeut zunächst helfen, die Intensität der sekundären Emotionen zu verringern, bevor er daran arbeiten kann, das primäre Erleben darunter zugänglich zu machen. Primär maladaptives Erleben, wie durchdringende Scham, wertlos zu sein, ein schmerzhaftes Gefühl des Verlassenseins oder ein tiefgreifendes Gefühl der Angst bzw. Unsicherheit, wird am besten reguliert, indem man Patienten dabei unterstützt, diese Gefühle bewusst wahrzunehmen, zuzulassen, zu tolerieren, körperlich mit ihnen in Berührung zu sein, sie in Worten zu symbolisieren und in irgendeiner Form auszudrücken (Greenberg, 2011). Vertiefen und Verarbeiten sind jedoch nur bis zu einem gewissen Grad an emotionaler Aktivierung möglich. Steigt die Erregung über etwa 70 Prozent und der Patient zeigt Anzeichen von Kontrollverlust, hat erkennbar Mühe, die Interventionen des Therapeuten zu nutzen, offenbart Schwierigkeiten, sein Erleben in Worte zu fassen, zeigt Anzeichen von Dissoziation oder ist kaum mehr in der Lage, die körperliche Erregung, die mit seinem emotionalen Erleben einhergeht, zu tolerieren, bedarf es expliziterer Methoden der Regulation (z. B. Linehan, 1993). Implizite und explizite Methoden der Regulation beschreiben wir in Kapitel 3.3.3.3. Ist ein Patient ausreichend emotional reguliert und die therapeutische Beziehung hinreichend stabil, folgt das therapeutische Vorgehen meist einer typischen, nicht immer linear verlaufenden Sequenz aus Aktivieren, Vertiefen und Verarbeiten.

3.3.1 Aktivieren

Eine *tragfähige therapeutische Beziehung* ist die Vorrausetzung dafür, dass ein Patient sich sicher genug fühlt, seine Gefühle, insbesondere seine verletzlichen, zu offenbaren (Greenberg, 2011) (siehe Kapitel 3.1.2). Vom ersten Moment der therapeutischen Begegnung mit einem Patienten bemüht sich der Therapeut, ein *emotionsfreundliches Umfeld zu schaffen*, indem er den Ausdruck und das Erleben von Emotionen, wenn sie auftreten, unmittelbar validiert. Zwar wird der Therapeut in den ersten Minuten des Kontaktes mit dem Patienten nicht gezielt daran arbeiten, den Patienten emotional zu aktivieren, sollte der Patient jedoch Emotionen zeigen, wird ihm der Therapeut vermitteln, dass es in Ordnung ist, und dass beispielsweise seine Tränen wichtig und willkommen sind. Er könnte sagen: „Ich sehe, wie sehr Sie das belastet. Es ist okay, hier ist Raum für ihre Gefühle", oder: „Lassen Sie die Tränen kommen, ich weiß, es ist nicht leicht, wir kennen uns ja noch gar nicht, aber Ihre Tränen sind wichtig. Da steckt viel drin." Ein weiterer wichtiger Faktor für das Aufkommen und Zulassen von Gefühlen ist, dass ein Patient es sinnvoll findet, sich in der Therapie mit seinen Gefühlen auseinanderzusetzen und sich in ihnen zu zeigen. Hierfür ist in der Regel ein *Rational für das Arbeiten mit Emotionen* nötig (siehe Kapitel 5.2). Der Patient muss zudem spüren, dass sein Therapeut auf sein emotionales Erregungsniveau achtet (z. B. indem er ihm vermittelt, dass er ihn versteht oder den nonverbalen Ausdruck von Emotionen empathisch widerspiegelt) und ihn dabei unterstützt, sich zu regulieren. Sind diese Voraussetzung erfüllt, beginnt der Therapeut behutsam damit, den Patienten emotional zu aktivieren. Dies erfolgt in der Regel in drei Stufen (Greenberg, 2011):

Drei Stufen des emotionalen Aktivierens

1. Der Patient beginnt die Therapiestunde meist mit einer Geschichte über ein Ereignis. Der Therapeut folgt dem Erleben des Patienten und versucht, es mithilfe verschiedener Formen der Empathie zu vertiefen. Dabei lenkt er den Fokus des Patienten auf die emotionalen Aspekte seines Erlebens sowie diejenigen Aspekte, die besonders eindringlich oder schmerzhaft erscheinen. Vergleicht man das Narrativ des Patienten in der Stunde mit einem Film, so richtet der Therapeut seine Aufmerksamkeit nicht allein auf den Inhalt, sondern auch auf die begleitende Musik, denn diese verweist auf die bedeutsamen Momente. In Kapitel 4.1 stellen wir das emotionsfokussierte empathische Vorgehen ausführlich dar. Es bildet den Grundmodus des therapeutischen Handelns in der EFT, der alles, was der Therapeut tut, begleitet und zu dem der Therapeut immer wieder zurückkehrt. Damit verbunden ist auch ein charakteristischer Einsatz der Stimme (siehe Kapitel 3.2.3.1 und Kapitel 4.1). EFT-Therapien zeichnen sich durch einen hohen Anteil einer fokussierten und evokativen Stimmqualität im Therapeuten aus.
2. Sollte Empathie alleine nicht zu einer Vertiefung des Erlebens des Patienten führen, hilft der Therapeut dem Patienten, mit dem Felt-sense-Aspekt bzw. den körperlichen Aspekten seines Erlebens in Berührung zu kommen. Hierfür ermuntert er ihn, nachzuspüren, ob er die Gefühle, über die er spricht, im Körper fühlt: „Spüren Sie dieses Gefühl, nicht mehr weiter zu wissen, irgendwo im Körper?" „Gibt es, während Sie von Ihrem Ärger sprechen, einen Platz in Ihrem Körper, an dem Sie diesen wahrnehmen?" Oder er lädt ihn ein, für einen Moment innezuhalten und nachzuspüren, wie sich das Problem *als Ganzes* anfühlt: „Vielleicht ist es okay, sich einen Moment Zeit zu nehmen und nachspüren, wie sich das alles mit Ihrem Partner und dessen Kindern und dem Streit mit dessen Ex-Partnerin in Ihnen anfühlt? Nehmen Sie sich einen Moment, wenn Sie mögen, und lassen Sie, was immer kommen mag, kommen." Diese besondere Form der Aufmerksamkeit auf den Felt sense-Aspekt emotionalen Erlebens (siehe Kapitel 4.3) stammt aus der erlebensorientierten Therapietradition (Gendlin, 1985, 1996; Stumm

& Keil, 2014), insbesondere der Focusing-orientierten Psychotherapie. Sie bildet die Grundhaltung gegenüber emotionalem Erleben, die wir in unseren Patienten etablieren wollen. Wie wir in Kapitel 4.3 sehen werden, ist Focusing auch eine therapeutische Aufgabe für sich.

3. Die dritte Stufe der Arbeit an der Aktivierung emotionalen Erlebens ist die *Arbeit mit Imaginationen und Stühlen*, die Selbstanteile oder andere Personen repräsentieren. Imaginationen bestehen in der EFT in der Regel aus der Reaktivierung vergangener Situationen und/oder der anschaulichen Vorstellung von Selbstanteilen oder Personen, mit denen Gefühle verbunden sind, in einem dritten Stuhl. Beides dient der Aktivierung von episodischen Erinnerungen. Als Grundregel gilt: Umso spezifischere episodische Erinnerungen wir aktivieren, umso besser der Zugang zu damit verbundenen Gefühlen. Therapeuten könnten Patienten beispielsweise einladen, sich in eine vergangene Szene zurückzuversetzen und wieder „das Kind von damals“ zu sein, das bestimmte Erfahrungen macht. Der Therapeut könnte sagen: „Ist es in Ordnung, wie auf einem Zeitstrahl in diese Zeit zurückzugehen? Sie sind nun 20, 15, 7. Seien sie die Siebenjährige, die sich so verloren und fehl am Platze gefühlt hat. Wie ist das?“ Die Imagination mithilfe von Stühlen erleichtert die psychologische Kontaktaufnahme, weil es auf diese Weise ein Gegenüber gibt, das der Patient ansprechen und dem gegenüber er Bedürfnisse ausdrücken kann. So könnte der Therapeut seiner Patientin vorschlagen, sich ihre Mutter, von der sie sich abgelehnt gefühlt hat, vorzustellen oder eine kritische, innere Stimme. Wie wir in der Darstellung der verschiedenen Formen der Stuhlarbeiten in der EFT zeigen werden (siehe Kapitel 4), sind die Kontaktaufnahme mit der jeweils anderen Seite und deren direkte Ansprache entscheidende Elemente in der Aktivierung emotionaler Schemata, und zwar maladaptiver wie auch adaptiver. Ein weiterer, effektiver Weg, emotionale Schemata zu aktivieren, ist, den Patienten einzuladen, bedürfnisfrustrierende oder negative Aspekte wichtiger Bezugspersonen oder Selbstanteile, die mit schmerzhaften belastenden Emotionen verbunden sind, darzustellen bzw. zum Ausdruck zu bringen. Der Therapeut könnte den Patienten zum Beispiel bitten: „Seien Sie derjenige Aspekt ihres Vaters, dem Sie es nie recht machen konnten“, oder den Patienten einladen: „Seien Sie die Mutter, die nie da war“, oder ihn ermuntern: „Seien sie der Teil in Ihnen, der Ihnen Angst macht“, oder: „Seien Sie die Stimme in Ihnen, die Sie kritisiert.“ Das spezifische, emotionsfokussierte, empathische Vorgehen sowie der grundsätzliche Focusing-orientierte Stil aus den ersten beiden Schritten begleiten dabei die Arbeit mit den Stühlen. Weitere allgemeine Strategien, emotionales Erleben zu aktivieren, finden sich im Kapitel 3.3.3.5.

3.3.2 Vertiefen

Während der Therapeut dem Patienten hilft, emotionales Erleben zu aktivieren, unterstützt er ihn, mit seinem primären Erleben in Berührung zu kommen. Im Sinne von Goldman und Greenberg (2015) ist ein EFT-Therapeut ein *Emotionsnavigator (emotion navigator)*, der seine Patienten durch die verschiedenen Schichten ihres emotionalen Erlebens hindurch geleitet.

3.3.2.1 Von sekundären Emotionen zu primären Emotionen hinleiten

Da Patienten gerade zu Beginn der Therapie oder zu Beginn von Therapiesitzungen häufig sekundär organisiert sind, beginnen wir mit der Darstellung von Strategien, Patienten ihr darunter liegendes primäreres Erleben erfahrbar zu machen. In jedem Fall ist es wichtig, das sekundäre emotionale Erleben des Patienten zuerst anzuerkennen, bevor der Therapeut den Patienten dabei unterstützt, es in Richtung primäreren Erlebens zu vertiefen. Sekundäre Gefühle sind echte Gefühle, sie sind nicht aufgesetzt oder gespielt. Mag der Patient, wenn er Ärger ausdrückt, tief im Inneren auch traurig sein, so fühlt er sich dennoch ärgerlich, und dies gilt es zu bestätigen. Therapeuten sollten nicht versuchen, Patienten zu „überführen“ oder ihnen aufzuzeigen, dass ihr Erleben sekundär ist. Wir raten davon ab, Begriffe wie sekundär mit Patienten zu verwenden. Es geht auch nicht darum, dass der Patient „einsieht“, dass er eigentlich etwas anderes fühlt. Wir wollen ihm vielmehr helfen, mit seinem primären Erleben, mit dem Kern dessen, was er fühlt, in Berührung zu kommen und es im Hier und Jetzt der Therapiestunde zu erleben.

Im Folgenden werden fünf Strategien beschrieben, Patienten zu ihrem primären emotionalen Erleben zu führen:

1. Die erste Strategie besteht darin, in der empathischen Exploration jeweils die Äußerungen des Patienten herauszugreifen, die primäres Erleben widerspiegeln oder am ehesten in Richtung primärer Emotion leiten.

   Beispiel:

   Pat.: Als meine Freundin mir sagte, sie fühle sich nicht sicher mit mir, hat mich das schon getroffen *[verweist potenziell auf primäres verletzliches Erleben]*, und ich habe mich natürlich sofort gewehrt *[verweist auf potenziellen sekundären Ärger]*.

   Th.: Es hat Sie irgendwie getroffen, als Ihre Freundin das gesagt hat.

   Diese behutsame Form des Leitens der Selbstexploration des Patienten hin zu den mutmaßlich primären Aspekten seines Erlebens ist fester Bestandteil des empathischen Antwortens der EFT.

2. Die zweite Strategie, den Patienten anzuregen, ist, zu explorieren, ob das Gefühl, das er verspürt, wirklich sein tiefstes Gefühl ist. Hierfür könnte der The-

rapeut offen fragen: „Ich höre Ihren Ärger, und ich frage mich, ob Sie neben dem Ärger noch etwas anderes fühlen?" Er könnte den Patienten auch ermuntern: „Bleiben Sie einen Moment bei Ihrem Ärger und prüfen Sie, ob er Ihr tiefstes Gefühl ist, der Grund des Sees?"

3. Eine weitere Strategie ist, empathisch in das hinein zu vermuten, was primär sein könnte. Wir nennen diese Form der Empathie *empathisches Vermuten* und stellen es im Kapitel zur Empathie ausführlich dar (siehe Kapitel 4.1). Beim empathischen Vermuten äußert der Therapeut eine Vermutung über das, was der Patient fühlen mag. Der Therapeut könnte zu einer Patientin, die sich über ihren Chef beschwert, von dem sie sich nicht beachtet fühlt, z. B. sagen: „Ich sehe Ihren Ärger und könnte mir vorstellen, dass Sie sich innerlich total elend fühlen, so ungesehen. Trifft es das?"
4. Eine weitere wichtige Strategie, Patienten zu helfen, mit ihrem primären Erleben in Berührung zu kommen, ist das *Ausdifferenzieren* emotionalen Erlebens, wenn verschiedene Emotionen zusammenfließen. Wie wir im Abschnitt über Folgen und Leiten (siehe Kapitel 3.1.3.2) gesehen haben, wird ein Patient sehr wahrscheinlich aufgreifen, was der Therapeut in seiner empathischen Antwort nachstellt[6]. Sagt ein Patient: „Ich bedauere, dass ich dieses Ziel damals nicht mit mehr Konsequenz verfolgt habe, und ich ärgere mich so über mich selbst", und der Therapeut möchte dem Patienten helfen, mit seiner Traurigkeit über das verlorene Ziel in Berührung zu kommen, könnte er antworten: „Ja, Sie ärgern sich, nicht drangeblieben zu sein und irgendwie ist da auch ein Gefühl von Bedauern, ein Gefühl von Traurigkeit." Der Therapeut könnte auch beide Emotionen anerkennen und ein erlebensbezogenes Rational für deren Ausdifferenzierung geben: „Sie sind traurig und ärgerlich und beides ist wichtig. Vielleicht können wir daran arbeiten, beide Gefühle für sich da zu haben." Er könnte den Patienten fragen: „Welche der beiden steht gerade im Vordergrund oder welche der beiden fühlen Sie gerade mehr?" Außerdem könnte er herausgreifen, was in Mimik, körperlichem Ausdruck, Stimmklang oder im Inhalt der Erzählung des Patienten heraussticht.
5. Gerade bei hartnäckigen, sekundären emotionalen Prozessen wie anklagendem, jammerndem oder sich beschwerendem Ärger, der nicht verschwindet, egal wie oft der Patient ihn auch ausdrückt, könnte der Therapeut den Patienten behutsam damit konfrontieren. Er könnte beispielsweise fragen: „Hilft es Ihnen?" Oder aus einer wertschätzenden Haltung heraus äußern: „Mein Eindruck ist, der Ärger hilft Ihnen nicht, er bringt Sie nicht weiter, sondern lässt Sie hilflos zurück." An dieser Stelle könnte auch ein Rational hilfreich sein: „Wenn Ärger einen nicht stärkt, sondern eher hilflos macht, spricht das dafür, dass unter dem Ärger verletzliche Gefühle sind und dann ist es wichtig, sich diese anzuschauen, damit der Ärger gehen kann."

---

[6] Adams und Greenberg (1996) konnten zeigen, dass Patienten 10-mal wahrscheinlicher das aufgreifen werden, was ein Therapeut in seiner empathischen Antwort nachstellt.

3.3.2.2 Therapeutischer Umgang mit primär maladaptivem emotionalem Erleben

Wie bereits erwähnt, führt der Therapeut gerade zu Beginn der Therapie zunächst in Richtung auf primär maladaptives Erleben. Hierbei lässt er sich vom oben genannten Schmerzkompass leiten. Demzufolge wählt er für seine empathischen Antworten diejenigen Aspekte im Erleben des Patienten aus, die besonders eindringlich oder schmerzhaft erscheinen. Dieses Leiten des Prozesses in Richtung des zentralen Schmerzes eines Patienten (siehe Kapitel 3.2.3.3 und 3.4) verwirklicht sich in verschiedenen Formen der Empathie, die wir in Kapitel 4.1 ausführlicher darstellen werden. Eine weitere wichtige Methode, primär maladaptive emotionale Schemata und das damit verbundene Erleben im Patienten wachzurufen, ist die Aktivierung episodischer Erinnerungen in der Imagination oder mithilfe der Stuhltechniken, die wir im Kapitel 3.3.1 erwähnt haben. Hierbei ist insbesondere die Aktivierung der kritischen Stimme oder die Aktivierung der negativen bzw. bedürfnisfrustrierenden Aspekte des wichtigen anderen bedeutsam. Kommt ein Patient mit primär maladaptivem emotionalem Erleben in Berührung, wird der EFT-Therapeut dieses zunächst empathisch bestätigen (siehe Kapitel 4.2). Die Botschaft, die er dabei zu vermitteln versucht, ist: „Was du fühlst, macht Sinn und ich bin für dich da." Der Therapeut validiert das Erleben des Patienten aktiv und bezieht sein Wissen um die Genese des schmerzhaften Erlebens des Patienten mit ein. Beispielsweise: „Kein Wunder, dass Sie sich so fühlen angesichts dessen, dass niemand da war, als Sie durch diese schmerzhafte Zeit gegangen sind und kein Wunder, dass dieses Gefühl noch heute nachwirkt und Sie sich immer wieder alleingelassen fühlen." Insbesondere, wenn der Patient zum ersten Mal mit primär maladaptivem emotionalem Erleben in Berührung kommt, wird der Therapeut dieses Erleben als wichtig und bedeutsam für das Leiden und die Symptome des Patienten markieren, z. B. in der Form von „Das ist der schmerzhafte Platz in Ihnen, dieses tiefe, schmerzhafte Gefühl, falsch und wertlos zu sein" oder „Das ist dieses alte, vertraute Gefühl von Verlassenheit, das Sie so gut kennen und das immer wiederkommt und immer gleich weh tut." Dann gilt es, Patienten dabei zu helfen, dieses Erleben zu verarbeiten mit dem Ziel, es mithilfe adaptiveren emotionalen Erlebens zu transformieren. Wie Therapeuten dabei vorgehen, wird im Kapitel 3.3.3 beschrieben.

3.3.2.3 Therapeutischer Umgang mit primär adaptivem emotionalem Erleben

EFT-Therapeuten werden das Erleben von primär adaptiven Emotionen grundsätzlich fördern, wenn es sich anbahnt, insbesondere jedoch, wenn ein Patient zuvor bei primär maladaptiven Gefühlen ankommen konnte. Wenn ein Patient im Begriff ist, sich primär adaptiv zu organisieren, wird der Therapeut wie ein Angler bei einem guten Fang den „Kescher" nach diesen Gefühlen auswerfen.

Dafür wird sich der Therapeut z. B. in Stimmlage und Körperhaltung an den emotionalen Prozess des Patienten anpassen: Wenn der Patient ärgerlich ist, wird der Therapeut selbst etwas lauter und bestimmter sprechen und sich aufrichten. Wenn der Patient traurig ist, wird er langsamer werden, in seiner Körperhaltung Anteilnahme ausdrücken und behutsam mit einer fokussierten Stimme sprechen. Generell wird der Therapeut den Patienten dazu ermuntern, die betreffenden Gefühle zu explorieren sowie dabei helfen, die Bedürfnisse, die mit diesen Gefühlen verbunden sind, zu elaborieren und auszudrücken. Dies könnte der Therapeut auf folgende Weise tun: „Erzählen Sie mir von Ihrem Ärger/von Ihrer Traurigkeit etc.", oder: „Wenn Sie den Ärger/die Traurigkeit sprechen lassen, was sagt er/sie?" Das Elaborieren der mit diesen Gefühlen verbundenen Bedürfnisse, könnte der Therapeut folgendermaßen anregen: „Was brauchen Sie?", bei Traurigkeit: „Was vermissen Sie?", bei Ärger: „Was wollen Sie/was wollen Sie nicht?" etc. Ziel ist es, die wertvollen Informationen und Handlungsimpulse, die sie in sich bergen, zu utilisieren. Weitere Aspekte der Verarbeitung primär adaptiver Emotionen beschreiben wir in Kapitel 3.3.3.

3.3.2.4 Therapeutischer Umgang mit instrumentellen Emotionen

Bei instrumentellen Emotionen gilt es zunächst zu unterscheiden, ob sich der Appell an den Therapeuten oder an Personen aus dem Leben des Patienten richtet. Wenn aus den Erzählungen des Patienten erkennbar wird, dass er anderen Menschen gegenüber z. B. Ärger bewusst einsetzt, um ein bestimmtes Ziel zu erreichen, dann könnte der Therapeut sagen: „Von dem, was Sie gesagt haben, scheint es so, als wäre Ihr Ärger ein Mittel, andere einzuschüchtern, um Ihre Ziele zu erreichen. Und diese Strategie scheint vielleicht kurzfristig erfolgreich zu sein, es sieht aber so aus, als würde sie langfristig nach hinten losgehen und zu Schwierigkeiten mit Ihrer Partnerin und Ihren Kollegen führen." Wenn sich der Apell unmittelbar an den Therapeuten richtet, gilt es, dies dem Patienten auf eine therapeutisch hilfreiche Weise zu spiegeln, um dem Patienten zu helfen, seine Absichten und Motive zu erkennen und diese direkt zu äußern. Wenn sich ein Patient z. B. in einem jammernden, anklagenden Tonfall darüber beschwert, dass es ihm einfach nicht besser gehe und er sich so alleingelassen fühle, könnte der Therapeut etwa behutsam fragen: „Was brauchen Sie von mir?", oder: „Was hätten Sie gerne, was ich verstehen soll?", oder empathisch vermuten: „Ich weiß nicht genau, irgendwie höre ich Sie sagen: ‚Ich habe schon so viel probiert und nichts hat mir geholfen, und auch hier in der Therapie bekomme ich nicht die Hilfe, die ich mir wünsche.'" Diese Aussagen dienen als Einladung an den Patienten, seine Bedürfnisse unmittelbar zu äußern und einen Dialog darüber zu eröffnen, welche Wirkung dieses Verhalten auf den Therapeuten hat. An irgendeinem Punkt in diesem Prozess könnte der Therapeut einem Patienten, der viel jammert und sich beschwert, so etwas sagen wie: „Ich merke, wie ich innerlich auf Distanz zu Ihnen gehen, wenn Sie darüber sprechen, wie schlecht Sie alles finden und wie sehr Sie sich von anderen benachteiligt fühlen, und ich möchte das nicht, weil ich mich Ihnen nahe fühlen möchte.“ Einem dominant auftretendem Patienten könnte der Therapeut sagen: „Ich fühle mich unter Druck gesetzt, Dinge zu tun, die ich eigentlich nicht tun möchte (z. B. Sondertermine einräumen), und ich merke, dass ich beginne, mich zu ärgern, und mir geht es nicht gut mit dem Ärger, deshalb würde ich gerne mit Ihnen darüber sprechen.“

3.3.3 Verarbeiten

3.3.3.1 Bewusstheit/Wahrnehmung

Zunächst wird der Therapeut dem Patienten helfen, wahrzunehmen, wenn er emotional aktiviert ist und ihn behutsam auf Anzeichen emotionaler Erregung hinweisen. Dies können aufsteigende Tränen, ein ärgerlicher Tonfall, eine geballte Faust oder ein sehnsüchtiger Blick sein. Dies wird der Therapeut jedoch nur tun, wenn der Patient über seine Emotionen hinweg geht und keinen Bezug zu ihnen herstellt. Steigen in den Augen des Patienten Tränen auf, könnte er z. B. sagen: „Ich sehe Traurigkeit/Tränen in Ihren Augen“, oder weniger direkt: „Das zu sagen/daran zu denken berührt etwas in Ihnen“, oder einfach nur: „... das tut irgendwie weh/ist irgendwie traurig ...“. Wird in der Stimme des Patienten Ärger spürbar, könnte der Therapeut sagen: „Ich höre da Ärger in Ihrer Stimme, ist das richtig?“ Bei körperlichen Anzeichen von emotionaler Aktivierung könnte der Therapeut behutsam bemerken: „Und Sie ballen Ihre Faust“, oder entsprechend: „Sie nehmen einen tiefen Atemzug/Sie seufzen“, und dann eventuell fragen: „Was ist der Seufzer?“ etc. So bietet der Therapeut seinem Patienten die Gelegenheit, sein emotionales Erleben bewusst wahrzunehmen und sich ihm zuzuwenden. Für viele Therapeuten ist dieser Schritt nicht leicht. Manche sind so auf den Inhalt der Erzählung des Patienten konzentriert, dass ihnen subtile Anzeichen emotionaler Aktivierung im Patienten entgehen. Anderen wiederum fällt es schwer, Patienten auf ihren nonverbalen Ausdruck von Emotionen anzusprechen, weil sie dies als zu konfrontativ oder grenzüberschreitend empfinden. Uns geht es nicht darum, Patienten zu „überführen“, und wir möchten sie unter keinen Umständen bloßstellen. Entsprechend vorsichtig werden wir als Therapeuten formulieren. Als stellvertretende Informationsverarbeiter stellen wir Patienten unsere Wahrnehmung zur Verfügung, um ihnen zu helfen, sich zu erschließen, was sie fühlen.

Weitere wichtige Aspekte bewusster Wahrnehmung sind das Erlauben und Aushalten von Emotionen. Der Therapeut unterstützt den Patienten insbesondere, schmerzhaftes emotionales Erleben zuzulassen, indem er ihn ausdrücklich ermuntert, es zu erleben und auszudrücken: „Lassen Sie es kommen, da sitzt so viel“, oder: „Ist es okay, Ihrem Ärger Raum zu geben in sich? Wenn Sie mögen, erlauben Sie ihm, sich in Ihrem Körper auszubreiten.“ Behutsam macht er auf subtile

Selbstunterbrechungen wie flacheres Atmen oder Atemanhalten aufmerksam, indem er Patienten darauf hinweist, weiter oder tiefer zu atmen. Auf diese Weise kann sich das Gefühl im Körper ausbreiten. Eine weitere Strategie ist, den Patienten einzuladen, eine Focusing-Haltung (siehe Kapitel 4.3) einzunehmen: „Vielleicht ist es okay, mit Ihrer Aufmerksamkeit nach innen zu gehen und die Traurigkeit wahrzunehmen. Wenn Sie mögen, sagen Sie ihr innerlich: ‚Ich nehme dich wahr, du darfst da sein'." Das Aushalten von Emotionen, d.h. zu tolerieren, Emotionen körperlich zu spüren, wird durch Ermunterungen unterstützt wie: „Bleiben Sie für einen Moment bei Ihrem Schmerz. Ich weiß, es ist nicht leicht", oder: „Atmen Sie, während Sie Ihre Angst wahrnehmen, und bleiben Sie bei ihr! Das ist wichtig."

Wenn ein Patient Schwierigkeiten hat, sein emotionales Erleben zu akzeptieren, bedarf es in der Regel eines überzeugenden Rationals für die Arbeit mit Emotionen (siehe Kapitel 5.2). Darüber hinaus ist es wichtig, die Schwierigkeiten des Patienten, seine Gefühle oder ein bestimmtes Gefühl zu akzeptieren, ausführlich zu explorieren und die Annahmen herauszuarbeiten, die der Patient über seine Gefühle bzw. das betreffende Gefühl hat. Dies können Überzeugungen sein wie „Angst zu haben, ist unmännlich", „Ärger zuzulassen bringt nichts und ist gefährlich" oder „Wenn ich meine Trauer zulasse, hört sie nie wieder auf". Diese Annahmen sollten mit den Patienten besprochen werden und gegebenenfalls im Rahmen anderer therapeutischer Aufgaben (z.B. Zwei-Stuhl-Inszenierung oder Focusing) bearbeitet werden.

Bewusste Wahrnehmung von Emotionen beinhaltet auch, Verantwortung für seine Gefühle zu übernehmen. Wenn ein Patient in einem Dialog mit seiner Ex-Partnerin im Leeren Stuhl etwa sagt: „Du hast mir immer das Gefühl gegeben, ich bin nichts wert", könnte der Therapeut in seiner nächsten empathischen Reaktion, aus der Innenperspektive des Patienten heraus sprechend, z.B. sagen: „Ich habe mich immer so wertlos gefühlt, wenn du mich kritisiert hast." Der Therapeut wird den Patienten unterstützen, in der Ich-Form statt in der dritten Person zu sprechen. Die niedrigschwelligste Form, dies zu tun, ist, wenn der Therapeut die Aussage des Patienten in seiner nächsten empathischen Reaktion in die Ich-Form umformuliert. Patient: „Man ist allein und belastet, wenn Freunde sich abwenden", und der Therapeut könnte daraufhin sagen: ‚Ich fühle mich alleine und es belastet mich, zu sehen, dass meine Freunde nicht auf meine Kontaktversuche reagieren.' Etwas direktiver könnte der Therapeut auch sagen: „Versuchen Sie, es mal in der Ich-Form zu sagen und spüren Sie nach, wie sich das anfühlt."

Um zu wissen, was wir fühlen, bedürfen wir einer inneren Repräsentation dessen, was wir erleben. Diese ist in der Regel sprachlich. Wenn ein Patient schweigend vor uns sitzt und zugleich emotional aktiviert wirkt, werden wir versuchen, ihm zu helfen, sein Erleben in Worte zu fassen. Dabei werden wir ihn zunächst ermuntern, seinem Erleben Worte zu geben, indem wir ihn beispielsweise fragen: „Was erleben sie gerade, können Sie ihrem Erleben Worte geben?", „Was sagen die Tränen?", oder: „Können Sie dem Gefühl der Verzweiflung eine Stimme geben?" Ist dies für den Patienten zu schwierig, wird der Therapeut – ganz im Sinne des Surrogate information processor-Modells – für den Patienten sprechen und in sein Schweigen bzw. in die Stille hinein formulieren und das Unausgesprochene sagen (Gendlin, 1996), z. B.: „Ich weiß nicht genau, es klingt so: ‚Ich fühle mich so ausgeschlossen und habe jedes Vertrauen darin verloren, das es überhaupt Sinn macht, mich anderen mitzuteilen'." Der Therapeut macht dies allerdings in einer vorsichtigen, tastenden Weise. Er achtet genau darauf, wie der Patient auf seine Angebote reagiert und ist jederzeit bereit, sie zurückzunehmen und sich zu korrigieren.

3.3.3.2 Ausdruck

Nimmt der Patient sein emotionales Erleben bewusst wahr, unterstützt der Therapeut ihn, es in irgendeiner Form auszudrücken. In der Regel erfolgt der körperliche Ausdruck von Emotionen automatisch und außerhalb des Bewusstseins. Hier meinen wir den bewussten, absichtsvollen Ausdruck erlebter Emotionen. Er fügt der Wahrnehmung emotionalen Erlebens eine wichtige Komponente hinzu. Emotionaler Ausdruck ist eine Handlung, die propriozeptive und sensumotorische Aspekte umfasst. Unser Gehirn kodiert sie, als ob wir tatsächlich so gehandelt hätten.

Zunächst wird der Therapeut den verbalen Ausdruck fördern, wobei der nonverbale (durch Gesten oder Bewegungen oder gestalterische Mittel wie Malen oder Materialien) oder der paraverbale Ausdruck (z. B. durch Töne) natürlich auch möglich sind. In der EFT spielen sie jedoch eine untergeordnete Rolle. Der Therapeut fördert den verbalen Ausdruck, indem er den Patienten direkt anregt, sein emotionales Erleben sprachlich zu symbolisieren: „Was sagt die Traurigkeit/Was sagen die Tränen?", „Können Sie die Angst sprechen lassen/ihr eine Stimme geben?", „Was macht Sie wütend?", „Was nehmen Sie der Person X übel?" Eine Fülle von Studien zeigt den positiven therapeutischen Effekt der Verbalisierung emotionalen Erlebens. So konnten beispielsweise Kircanski, Lieberman und Craske (2012) sowie Niles, Craske, Lieberman und Hur (2015) zeigen, dass Expositionstherapie wirksamer ist, wenn Emotionen sprachlich symbolisiert werden. Wir ermuntern den Patienten jederzeit, sein Erleben in Worte zu fassen. Sollte dies schwer für ihn sein oder er im Sinne von Sachse und Langens (2014) momentan „nicht arbeitsfähig" sein, übernehmen wir das für ihn. Empathie übernimmt diese Funktion durch ihre verschiedenen Formen.

Ein weiterer Aspekt des Ausdrucks betrifft die dialogische Kontaktaufnahme. In den Stuhldialogen wird der Therapeut den Patienten ermuntern, „es" (z. B. Gefühle oder Bedürfnisse) der anderen Seite direkt zu sagen bzw. die andere Seite direkt zu adressieren („Du …"). Dies hat sowohl einen aktivierenden als auch einen vertiefenden Effekt auf sein emotionales Erleben.

Neben der rein sprachlichen Symbolisierung ermuntert der Therapeut explizit den körperlichen (also auch den gestisch, mimischen, stimmlichen oder handlungsbezogenen) Ausdruck von Emotionen, insbesondere in den Stuhldialogen. So könnte er in einer Zwei-Stuhl-Arbeit mit einem inneren Kritiker z. B. zum Patienten sagen: „Lassen Sie ihn den Schmerz sehen", oder: „Lassen Sie ihn wissen, wie wütend Sie sind." Der Therapeut könnte den Patienten auch bitten: „Wenn Sie mögen, nehmen Sie eine Körperhaltung ein, die zu Ihrem Gefühl passt", oder: „Lassen Sie Ihren Körper eine Haltung finden, die Ihrem Gefühl entspricht." Gerade bei annäherungsorientierten Emotionen wie Freude, Stolz, Ärger oder Traurigkeit fördern Therapeuten den bewussten körperlichen Ausdruck dieser Emotionen, weniger hingegen bei rückzugsorientierten Emotionen wie beispielsweise Scham. Gerade im Traumabereich bei massiven Grenzüberschreitungen kann es hilfreich sein, durch den bewussten Ausdruck von Ärger in der Form körperlicher Handlungen, die eigenen Grenzen wiederherzustellen bzw. den Ärger in den Körper zurückzuholen und so im Sinne von Butollo (Butollo, Krüsmann & Hagl, 2002), die *innere Landnahme* durch den Täter rückgängig zu machen. Der Therapeut könnte dies durch Fragen nach Handlungsimpulsen und die ausdrückliche Ermunterung, diesen nachzufolgen, fördern. Zur Verdeutlichung nachfolgend ein Beispiel.

Beispiel:

Th.: Was würden Sie jetzt am liebsten tun?
Pat.: Ich würde ihn am liebsten wegschubsen.
Th.: (holt einen Rucksack, stellt sich vor den Patienten und hält den Rucksack vor sich) Dann machen Sie das, schubsen Sie ihn weg! Stellen Sie sich vor, der Rucksack sei er. Und machen Sie sich keine Sorgen um mich, ich halte Sie.

Schließlich achtet der Therapeut auf Inkongruenzen im Ausdruck. Diese können ein Hinweis auf instrumentelle oder sekundäre Emotionen sein oder darauf, dass ein Patient seine Emotionen nicht vollständig erlaubt oder bereits etwas anderes aufkommt (z. B. Trauer nach dem Ausdruck von Wut oder umgekehrt). Wenn es hingegen ein Lächeln aus Unsicherheit oder Verlegenheit ist, wird der Therapeut den Patienten in der Regel nicht darauf ansprechen, um ihm nicht noch mehr Angst zu machen oder zu beschämen. Wenn ein Patient z. B. lächelt, während er traurig ist, wird der Therapeut hinter dem Lächeln den Schmerz des Patienten sehen und das Lächeln ignorieren. Wenn der Patient lächelt, während er z. B. Ärger gegenüber seinem inneren Kritiker oder seinem Vater im Leeren Stuhl ausdrückt, könnte der Therapeut ihn jedoch ermuntern: „Sagen Sie es noch mal ohne zu lächeln: ‚Ich bin so wütend auf dich. Du hast kein Recht, mich so zu behandeln!' "

3.3.3.3 Regulation

Wie wir in Kapitel 2.3.2.3 dargestellt haben, kann grob zwischen Strategien der expliziten und der impliziten Emotionsregulation unterschieden werden. Während Strategien der expliziten Emotionsregulation darauf basieren, das Erleben überflutend erlebter Emotionen *zu unterbrechen*, zielen Strategien der impliziten Regulation darauf ab, schmerzhafte Emotionen *auf neue Weise zu erleben* und die Erfahrung zu ermöglichen, sie aushalten zu können. Explizite Strategien erlauben eine bewusste Bewältigung intensiver emotionaler Belastung im Hier und Jetzt, während implizite Strategien zu überdauernder, positiver Veränderung in der automatischen Regulation verletzlicher Emotionen führen. Dies ist der Fall, da die implizite Regulation, wie wir in Kapitel 2.3.2.3 dargestellt haben, dem Entstehen von Emotionen inhärent ist. Als grober Richtwert sind bis zu einem Erregungsgrad von 70 Prozent (vgl. Linehan, 1993, 1996) implizite und von diesem Grad an mehr explizite Strategien der Emotionsregulation indiziert.

Strategien der impliziten Emotionsregulation

Die therapeutische Beziehung und die Wertschätzung, Kongruenz, Empathie und Präsenz des Therapeuten bilden die Basis der impliziten Emotionsregulation. Durch seine Körperhaltung, seinen Gesichtsausdruck, sein Sprechtempo, seine Stimmqualität, sein empathisches Eingehen auf den Patienten sowie die aktive Validierung seines Erlebens, hilft der Therapeut dem Patienten, sich sicher zu fühlen, schmerzhafte Gefühle zuzulassen und sie unmittelbar, wenn sie aufkommen, zu regulieren. Die wichtigste Botschaft, die der Therapeut seinem Patienten zu vermitteln versucht, ist: „Ich bin da, ich höre zu, ich verstehe dich und du bist nicht allein mit deinem Erleben." Auf der Verhaltensebene äußert sich dies meist so: Wenn Patienten verletzliche Gefühle erleben, sprechen Therapeuten langsamer, weicher und behutsamer, erlauben sich, von ihren Patienten emotional berührt zu werden und zeigen ihnen dies durch ihren Gesicht- und Körperausdruck, indem sie sich z. B. nach vorne lehnen und/oder paraverbal (z. B. durch typische „Mhms") Gegenwärtigkeit kommunizieren. In Abhängigkeit von ihrem jeweiligen Gegenüber werden Therapeuten dieses Verhalten natürlich modifizieren, beispielsweise bei den Patienten, die Nähe als intrusiv empfinden. Auch dies ist Teil empathischer Einstimmung auf den Patienten. Auf dieser Basis unterstützen Therapeuten ihre Patienten, schmerzhafte Emotionen bewusst wahrzunehmen, zu erlauben, auszuhalten, und in Worten zu symbolisieren. Diese Schritte der emotionalen Verarbeitung sind bereits an sich emotionsregulierend. Langfristiges und zentrales Ziel ist es, dass Patienten diese Art des Umgangs mit ihrem Erleben, die wir als Therapeuten praktizieren, über die Zeit hinweg verinnerlichen, und so ihre implizite Emotionsregulation verbessert wird.

Darüber hinaus wenden Therapeuten aktivere Strategien an, die ebenfalls das Erleben von Emotionen unterstützen und nicht unterbrechen, d. h. die implizite Regulation fördern. Hierzu zählen:

- *Achtsamkeits- und Focusing-orientierte Vorgehensweisen*, die helfen, *eine Arbeitsdistanz (working distance)* zum emotionalen Erleben herzustellen. Diese beinhalten, den Patienten zu ermuntern, eine achtsame, neugierige, nicht wertende Haltung seinem Erleben gegenüber einzunehmen. Der Therapeut könnte etwa sagen:

Beispiel:

Th.: Ist es okay, die Angst in Ihrem Körper wahrzunehmen, ohne sie zu bewerten oder anders haben zu wollen? Ich weiß, es ist nicht leicht …
Pat.: Ok. Ich versuche es.
Th.: Wo in Ihrem Körper fühlen Sie die Angst?
Pat.: So hier im Bauch.
Th.: Im Bauch. Ist es okay, mit Ihrer Aufmerksamkeit dorthin zu gehen? Vielleicht kommen Worte, die ausdrücken, was Sie empfinden …
Pat.: Es fühlt sich an wie ein schwarzer Ball.
Th.: Wie ein schwarzer Ball. Ist es okay, dem schwarzen Ball zu sagen: „Ich nehme dich wahr, es ist ok, dass du da bist, es ist okay, Angst zu haben"?

Der Therapeut könnte in einem anderen Falle auch vorschlagen:

Beispiel:

Th.: Ist es okay, diesen Schmerz über all das, was Sie verloren haben, bewusst wahrzunehmen? Und während Sie ihn wahrnehmen, halten Sie innerlich etwas Abstand. So, als wäre der Schmerz wie ein Teich und sie wollen nicht in den Teich eintauchen, sondern auf einer Bank daneben sitzen. Mögen Sie beschreiben, was Sie wahrnehmen?

Während wir in der EFT üblicherweise die Identifikation und Kontaktnahme mit emotionalem Erleben fördern, geht es bei unterregulierten Patienten erst einmal darum, Sicherheit im Umgang mit schmerzhaften Emotionen herzustellen. Hier kann eine vorübergehende *Dysidentifikation* helfen. In den Beispielen oben wirkt der Therapeut darauf hin, dass der Patient nichts eins mit seinem Erleben wird, sondern es wahrnimmt und die Erfahrung macht, mehr als ein spezifisches Erleben zu sein, welches von Angst und Schmerz gezeichnet ist, also mehr als die Angst oder mehr als der Schmerz. Eine weitere Möglichkeit, dies zu fördern, ist, von Teilen zu sprechen, die bestimmte Emotionen verspüren, wie der „Teil in Ihnen, der sich schämt" oder „der Teil in Ihnen, der unbändig wütend ist". Weiser Cornell (2013) empfiehlt Formulierungen wie „*etwas* in Ihnen ist traurig" oder „*etwas* in Ihnen fühlt sich überwältigt". Der Patient sollte ermutigt werden, seinen Emotionen auf neugierige, mitfühlende Weise Gesellschaft zu leisten und nur mit ihnen zu sein, anstatt sich mit ihnen zu identifizieren. Diesen Zustand nennt Weiser Cornell (2013) *Self-in presence.*

- Eine weitere Strategie zur Förderung der impliziten Emotionsregulation ist die Entwicklung von *Selbstberuhigung* und *Selbstmitgefühl.* Grundsätzlich gehen wir davon aus, dass Patienten Regulationserfahrung mit ihren Therapeuten verinnerlichen (Bohart & Greenberg, 1997; Schore, 2003; Stern, 1985). Die Fähigkeit, sich selbst zu beruhigen, erwächst demnach aus der Erfahrung, von jemanden anderen verstanden und gehalten zu werden. Eine aktivere Form, Patienten dabei zu unterstützen, sich selbst zu beruhigen, ist, ihnen zu helfen, Kontakt mit den verletzlichen, ängstlichen Anteilen in ihnen aufzunehmen und ihnen Mitgefühl entgegen zu bringen. Der Therapeut könnte eine Patientin beispielsweise einladen: „Da ist dieses tiefe Gefühl von Verlassensein, hm? Fast so, als sei das kleine Mädchen, für das niemand da war, immer noch da. Ist es okay, das kleine Mädchen innerlich anzusprechen und ihr zu sagen: ‚Ich nehme dich wahr, es ist okay, dass du da bist? …‘ Was könnten Sie ihr noch sagen, um sie zu beruhigen oder zu trösten?“, oder: „Können Sie sich vorstellen, wie Sie das kleine Mädchen auf Ihren Schoß setzen? … Sitzt sie da? … Was würden Sie ihr gerne sagen?“
  Selbstberuhigung ist auch eine therapeutische Aufgabe an sich und wird ausführlich in Kapitel 4.8 beschrieben.
- In Verbindung mit den anderen Strategien, die wir genannt haben, ist es hilfreich, den Patienten zu ermuntern, bewusst zu atmen, vorzugsweise in den Bauch *(diaphragmatisches Atmen)*: „Atmen Sie/schauen Sie, dass Sie atmen, es ist fast so, als würden Sie die Luft anhalten“, oder: „Atmen Sie in Ihren Bauch, wenn Sie mögen, Sie können auch Ihre Hand dorthin legen und nehmen Sie wahr, wie sich Ihre Bauchdecke beim Einatmen hebt und beim Ausatmen senkt.“ Bei Patienten mit großem Unbehagen ihrem Körper gegenüber sollte der Fokus mehr auf den Atem als auf die Wahrnehmung des Körpers gelegt werden.
- Sehr intensiv emotional aktivierten Patienten helfen wir dabei, sich zu *erden (grounding).* Hierfür ermuntern wir sie, wahrzunehmen, wie ihr Körper Kontakt mit dem Boden oder der Sitzunterlage hat und dabei beispielsweise „durch die Füße in den Boden hinein“ zu atmen.

Strategien der expliziten Emotionsregulation

Explizite Strategien der Emotionsregulation können nach Gross (2002) in *antizipatorische* und *reaktive Strategien* unterteilt werden. Bei den antizipatorischen Strategien (z. B. Situationsauswahl, Situationsmodifikation oder Aufmerksamkeitslenkung) geht es darum, im Vorfeld zu vermeiden, in intensive emotionale Zustände zu geraten. Reaktive Strategien, zielen darauf ab, die aktuelle emotionale Reaktion zu unterbrechen oder deutlich in ihrer Intensität zu verringern. Hierzu zählen Ablenkung, sensorische Regulation (z. B. durch einen Igelball), Entspannungsübungen (z. B. *Progressive Muskelrelaxation*) oder *positive Dissoziation* wie das Aufsuchen eines *sicheren Ortes*. Diese Strategien werden in der Sitzung geübt, um bei Bedarf außerhalb der Sitzung zur Verfügung zu stehen. Hierfür bietet sich an, mit dem Patienten ein Emotionsthermometer (Skalierung seiner Erregung auf einer Skala von 0 bis 100) zu erarbeiten, um zu bestimmen, welche Strategie bei welchem Erregungsgrad sinnvoll ist. Da Strategien der expliziten Emotionsregulation – wenngleich sie bei manchen Patientengruppen natürlich wichtig sind – nicht spezifisch für die EFT sind, haben wir sie hier nur kurz skizziert. Bei vertieftem Interesse an diesen Strategien empfehlen wir die Arbeiten von Linehan (1993, 1996) oder Lammers (2006).

Es ist jedoch wichtig, zu wissen, was zu tun ist, wenn ein Patient – z. B. im Laufe einer Stuhlarbeit – in einen Erregungszustand gerät, aus dem er alleine nicht mehr herauszukommen scheint. Folgende Elemente sind hilfreich, Patienten zu helfen, sich zu regulieren:

- Direkte Kontaktaufnahme, den Patienten ansprechen, z. B.: „Können Sie mich sehen, können Sie mich anschauen. Können Sie beschreiben, was Sie sehen?"
- Den Patienten ermuntern, zu atmen.
- Den Patienten unterstützen, sich sensorisch im Raum zu verankern: „Sie sind hier, in der Praxis, Sie sind sicher. Können Sie wahrnehmen, dass Sie hier sind, können Sie beschreiben, was Sie sehen/hören/spüren?"
- Auf eine reflexive, narrative Ebene wechseln, *über* das Erleben sprechen, beispielsweise: „Also das, was zu passieren scheint, ist …"

Ergänzend könnte es hilfreich sein, mit dem Patienten zu besprechen, was er nach der Stunde tun könnte, wie er nach Hause kommt, wie sein weiterer Tag aussieht und gegebenenfalls ein Telefonat für später vereinbaren.

In diesem Zusammenhang möchten wir betonen, dass es wichtig ist, schmerzhafte Gefühle nicht an sich mit überflutenden Gefühlen gleichzusetzen. Ein EFT-Therapeut sollte Folgendes verinnerlicht haben:

Merke:

- Es ist nicht Ziel der EFT, dass Patienten in jedem Falle „in einer besseren Stimmung" aus der Stunde herausgehen, als sie hereingekommen sind. Es ist in Ordnung, wenn Patienten schmerzhaft berührt aus der Sitzung gehen.
- Um schmerzhafte Gefühle dauerhaft verarbeiten zu können, müssen sie zunächst erlaubt und erlebt werden. Sich schlecht zu fühlen, kann helfen, sich besser zu fühlen.
- Schmerzhafte Emotionen gehören zum Leben und sind aushaltbar. Oft ist es die Vermeidung von schmerzhaften Emotionen, die zu Leiden führt.

3.3.3.4 Reflexion

Die Reflexion emotionalen Erlebens, um sich dessen Bedeutung zu erschließen, ist ein wichtiger Bestandteil der EFT. Erleben und Bedeutungsbildung gehen Hand in Hand. Sobald emotionales Erleben aufkommt, hilft der Therapeut dem Patienten, es sprachlich zu symbolisieren und zu verstehen. Reflexive Bedeutungsbildung auf der Basis körperlich basierten emotionalen Erlebens ist eine wichtige Funktion der Empathie (Watson, 2001). Sie wird durch die verschiedenen empathischen Reaktionsweisen gefördert, die wir in Kapitel 4.1 darstellen.

Neben der impliziten Förderung der Exploration und Differenzierung emotional basierter Bedeutung kann der Therapeut sie auch explizit anregen. Dies gelänge beispielsweise durch explorative Fragen wie: „Was bedeutet Ihnen das?", „Wie hinterlässt Sie das?", „Wie erklären Sie sich das?" Evokativere explorative Fragen, welche die enge Verzahnung von Aktivierung von emotionalen Erleben und Bedeutungsbildung zeigen, sind etwa: „Was ist das Schlimmste an alldem?", „Was tut am meisten weh?", „Was fühlt sich am schmerzhaftesten an?", „Was ärgert sie am meisten?", „Was können Sie ihm am wenigsten verzeihen?", „Was macht Ihnen am meisten Angst?" etc. In der Regel vertieft und intensiviert sich durch diese Fragen das emotionale Erleben und neue Bedeutungen treten zutage. Der Therapeut könnte die implizite Bedeutung des Erlebens des Patienten auch direkt widerspiegeln: „Also das hat Sie mit dem Gefühl hinterlassen, die Welt ist ein gefährlicher Ort, und Sie könnten alleine in ihr nicht bestehen", oder: „So haben Sie das Gefühl bekommen ‚Mit mir stimmt etwas nicht, mit mir ist etwas grundlegend nicht in Ordnung'." Auch die Elaboration von Bedürfnissen wie im Kapitel 3.3.2.3 bei primär adaptiven und im Kapitel 3.3.3.5 bei primär maladaptiven Emotionen beschrieben, trägt zur Bildung von bewusster Bedeutung bei.

Gerade am Ende von emotional dichten therapeutischen Momenten, wie z. B. nach Stuhlarbeiten oder der Bearbeitung traumatischer Erfahrungen, entwickeln Patienten neue Bedeutungen. Dann ist es Aufgabe des Therapeuten, ihnen zu helfen, diese narrativ einzuordnen. Dabei *folgt* der Therapeut mehr, als dass er *führt* und bleibt so nahe wie möglich am Erleben des Patienten (Goldman & Greenberg, 2015). So wie im folgenden Beispiel.

Beispiel:

Eine 25-jährige Patientin, die sich nach einem sexuellen Übergriff im Kindesalter von ihrem Umfeld abgekapselt hat und in der Sitzung zum ersten Mal ausführlicher vom Ereignis erzählte, äußerte während der empathischen Exploration ihrer Gefühle am Ende der Stunde Folgendes:

Pat.: Nachdem es passierte, ich meine, ich kam völlig verstört, viel zu spät nach Hause … keiner hat gefragt, was passiert war oder nachgebohrt … nicht locker gelassen … (Pause) Jetzt, wo das wieder lebendig wird und ich mich da hineinversetze, merke ich … für mich war es die Tatsache, dass es niemanden wirklich zu interessieren schien, die dazu geführt hat, dass ich es für immer in mir verschlossen habe.

Th.: Sie hatten das Gefühl „niemand interessiert sich, es ist ihnen egal" und dann haben Sie zugemacht. Und es begann eine lange Phase des Rückzugs. Das kleine Mädchen hat zugemacht, um zu überleben.

Sollten Patienten nach emotional dichten Therapiesequenzen nicht von selbst Bedeutungen generieren, fördert dies der Therapeut, indem er offen fragt: „Wie geht es Ihnen mit all dem, und was machen Sie damit?" Wenn der Patient keine kohärente, selbststärkende Einordnung seines Erlebten vornehmen kann, bietet der Therapeut seine Sicht der Dinge an.

Beispiel (Fortsetzung):

Nach einer intensiven Arbeit der oben beschriebenen Traumapatientin mit der Mutter im Leeren Stuhl könnte die Therapeutin zusammenfassend zu ihrer Patientin Folgendes sagen:

Th.: Es scheint so – wenn immer Sie Ihre Mutter da auf dem Stuhl sagen hören: „Wenn man ein Problem hat, muss man es lösen, und wenn du das nicht kannst, dann bist du zu schwach", dann rutschen Sie in dieses Gefühl rein, nicht gut genug und schlecht zu sein. Dann fühlt sich Ihr Bedürfnis, das Bedürfnis des kleinen Mädchens nach Unterstützung, an wie Schwäche. Und dann können Sie nicht mehr spüren, dass es Aufgabe Ihrer Mutter gewesen wäre, sich für Sie als kleines Mädchen zu interessieren und Sie zu unterstützen. Dann können Sie sich nicht von ihrem Vorwurf abgrenzen und sie zur Verantwortung ziehen, und Sie fühlen sich einfach nur wie eine Versagerin. Ist das richtig so? Passt das zu Ihrem Erleben?

Solch ein Schritt ist insbesondere dann wichtig, wenn sich das Ende einer Stuhlarbeit oder einer anderen therapeutischen Aufgabe „unrund" anfühlt und der Patient nicht zu einer Lösung der Aufgabe gelangt ist. Wie wir im Abschnitt über Fallformulierung sehen werden, ist diese narrative Einordnung des Therapiegeschehens ein zentraler Aspekt der EFT-Fallformulierung. Sie hilft Patienten, ihr Erleben in den Sitzungen zu verstehen und stellt sicher, dass Therapeut und Patient die gleichen Ziele verfolgen. Aus ihr lässt sich zudem ein Fokus für die weitere therapeutische Arbeit ableiten.

Beispiel (Fortsetzung):

Die Therapeutin aus dem oben angeführten Beispiel könnte sagen:

Th.: Es scheint wichtig zu sein, dass wir weiter daran arbeiten, dass Sie sich berechtigt fühlen zu dem Bedürfnis des kleinen Mädchens nach Interesse und Unterstützung der Mutter. Dass Sie spüren können, dass es nicht o.k. war, dass Ihre Mutter sich offensichtlich nicht interessiert hat, einfach nicht da war, als Sie sie am meisten gebraucht haben. Damit Sie weniger in dieses unerträgliche Gefühl reinrutschen, versagt zu haben, und mehr spüren, dass das kleine Mädchen zugemacht hat, um zu überleben, weil niemand da war.

Wenn auf emotionaler Ebene Veränderungen stattgefunden haben, gilt es, diese in die fortlaufende Selbsterzählung des Patienten einzuflechten (vgl. Angus & Greenberg, 2011).

Beispiel (Fortsetzung):

Wenige Sitzungen, nachdem die Patientin aus dem obigen Beispiel ihr traumatisches Ereignis zum ersten Mal erzählte, kam sie in die Therapiestunde und berichtete:

Pat.: Am Sonntag saß ich mit meinen Freundinnen zusammen. Die kenne ich alle schon von früher, schon ewig, und keine von Ihnen weiß wirklich irgendetwas von mir, weil ich nie was erzähle, auch wenn sie nachfragen. Die haben so von sich erzählt, und ich bin so traurig geworden … Ich hab' mich so allein gefühlt. Und ich hatte diesen Drang, zu erzählen, was mir passiert ist, das hatte ich noch nie.

Th.: So zu spüren, „die wissen nichts von mir und kennen mich doch schon so lang", das hat Sie traurig gemacht … So allein … schon so lange so allein. Und irgendetwas in Ihnen wollte sich öffnen, die anderen etwas von Ihnen sehen lassen … nicht mehr so allein damit sein …

Pat.: Ja, ich glaube ein Teil von mir will nicht mehr so allein sein, die anderen näher an mich ranlassen. Und ich merke ja auch, dass die sich für mich interessieren.

Th.: Da scheint sich etwas in Ihnen zu verändern. Ein Vertrauen darauf, dass die anderen Interesse an Ihnen haben, dass die wissen wollen, wie es Ihnen geht, und gleichzeitig spüren Sie ein Bedürfnis nach Verbindung, nach mehr Nähe in Ihrem Leben?

3.3.3.5 Transformation

Ist ein Patient zu einem schmerzhaften, maladaptiven Gefühl gelangt, wird der Therapeut ihm zunächst in der Art und Weise, wie wir es oben dargestellt haben, helfen, dieses Gefühl zu verarbeiten. Dann sucht er nach „Türen" zu einer hilfreicheren, resilienteren Selbstorganisation. Diese „Türen“ sind Anzeichen für adaptivere emotionale Reaktionen. Greenberg (2011) hat verschiedene Strategien dargestellt, adaptivere emotionale Reaktionen zugänglich zu machen, von denen wir die wichtigsten herausgreifen wollen. Die wesentliche Strategie ist die fortlaufende Empathie des Therapeuten (siehe Kapitel 4.1). Sie bereitet den Boden für das Aufkommen neuer emotionaler Antworten. In Ergänzung zur Empathie haben sich folgende Strategien bewährt:

1. Der Therapeut achtet auf subtile Anzeichen für alternative, adaptivere, emotionale Reaktionen im Patienten. Dies könnte z. B. ein ärgerlicher Tonfall sein, während der Patient maladaptive Scham oder Angst erlebt oder ein trauriger Tonfall, während er z. B. Ärger, Scham oder Angst empfindet. Es könnten auch Hinweise im Narrativ des Patienten sein, wenn z. B. ein Patient, der Angst empfindet, während er einem grenzüberschreitenden anderen in der Vorstellung gegenübersitzt, in einem Nebensatz äußert: „Und es war nicht fair!“ Es kann auch der subtile körperliche Ausdruck von Emotionen sein, wie abgrenzende Handbewegungen, eine geballte Faust oder sich selbst zu streicheln, ohne es zu merken etc. In jedem dieser Fälle wird der Therapeut die Aufmerksamkeit des Patienten behutsam auf diese Signale lenken.
2. Der Königsweg zur Bahnung alternativer, hilfreicherer Gefühle ist die Fokussierung auf das frustrierte Bedürfnis im maladaptiven Erleben. Wenn ein Patient bei einem schmerzhaften, maladaptiven Gefühl „angekommen“ ist, es erlauben und in Worte fassen kann etc., wird ihn der Therapeut fragen: „Was brauchen Sie?“, bzw. Varianten davon, je nachdem, was für ein Gefühl aktiviert ist. Es folgen einige Beispiele:
   - bei Ärger: „Was wollen Sie?“
   - bei Traurigkeit: „Was vermissen Sie?“
   - bei Ekel: „Was tut Ihnen nicht gut, was würden sie am liebsten loswerden?“

   Je nach Kontext auch:
   - in der Zwei-Stuhl-Arbeit: „Was brauchen Sie von der anderen Seite?“
   - in der Leeren-Stuhl-Arbeit: „Was brauchen Sie von ihm oder ihr?“

   Daraufhin wird sich der Patient in der Regel trauriger oder ärgerlicher organisieren; traurig über das, was er nicht hatte oder nicht hat (den Schutz, die Aufmerksamkeit, die Unterstützung etc.) und ärgerlich über das, was er hatte oder hat (die Geringschätzung, die Unachtsamkeit, die Gleichgültigkeit etc.).
3. Eine weitere Möglichkeit besteht darin, Patienten bestimmte Emotionen bewusst ausdrücken zu lassen. Nach der berühmten *James-Lange-Theorie der Emotionen* (James, 1884; Lange, [1885] 1922) sind Emotionen in erster Linie Begleiterscheinungen körperlicher Vorgänge. Laut dieser Theorie weinen wir nicht, weil wir traurig sind, sondern wir sind traurig, weil wir weinen. Obgleich diese Theorie heute umstritten ist, gibt es Studien zum sogenannten

Facial Feedback, die zeigen, dass der bewusste körperliche Ausdruck einer Emotion ihr Erleben fördern kann (Strack, Martin & Stepper, 1988)[7]. Diesen Effekt machen wir uns in der Therapie zunutze. Dabei geht es nicht darum, einen Patienten zu einer Emotion hinzuführen, die er gar nicht empfindet, sondern ein Gefühl, das bereits da ist, aber noch nicht zur bestimmenden Selbstorganisation geworden ist, intensiver werden zu lassen. So könnte ein Therapeut einen Patienten, dem es schwerfällt, seinen Ärger gegenüber seinem Vater im Leeren Stuhl auszudrücken, ermutigen: „Versuchen Sie eine Körperhaltung einzunehmen, die zu Ihrem Ärger passt. Stellen Sie die Beine auf den Boden und sagen Sie ihm mit fester Stimme: ‚Ich bin so wütend auf dich!'“. Der Therapeut könnte auch einem Patienten, der Mühe hat, seine Trauer zu spüren und mit seinem verstorbenen Großvater im Leeren Stuhl spricht, sagen: „Ist es okay, die Traurigkeit in Ihren Augen zu erlauben und sich ausbreiten zu lassen … und können Sie Ihrem Großvater mit Trauer in der Stimme sagen: ‚Ich vermisse dich, du warst der wichtigste Mensch in meinem Leben!'?“

4. Der Therapeut könnte seinen Patienten auch nach Situationen aus der Vergangenheit fragen, in denen er bestimmte Emotionen gefühlt hat.

Beispiel:

Einen Patienten, dessen Trauer über das Ende der Beziehung zu seiner langjährigen Partnerin „blockiert“ ist, könnte der Therapeut z. B. fragen:

Th.: Gab es Situationen, in denen sie sich traurig gefühlt haben?
Pat.: Ja, als mein Opa gestorben ist.
Th.: Mhm. Wie alt waren Sie da und wie ist das gewesen?

etc.

Wenn sich die entsprechenden Gefühle einstellen, leitet der Therapeut den Patienten zurück zur Ausgangsituationen: „Dort drüben auf dem Stuhl sitzt Ihre Ex-Partnerin. Können Sie Ihr sagen, was Sie verloren haben?“

5. Der Therapeut könnte auch für seinen Patienten Emotionen ausdrücken. Wenn der Patient seine Gefühle nicht spürt oder sie überreguliert, kann sich der Therapeut als Resonanzkörper zur Verfügung stellen. Er könnte z. B. sagen: „Ich merke, wie Ärger in mir aufsteigt, wenn ich höre, wie Ihre Mutter sie behandelt hat. Ich finde es empörend, wie Ihre Bedürfnisse mit Füßen getreten wurden. Wie geht es ihnen damit, wenn ich Ihnen das sage?“ Oder: „Ich merke, wie ich traurig werde, wenn ich höre, wie allein Sie sich gefühlt haben.“ Oder:

[7] Strack et al. (1988) fanden heraus, dass Probanden, die einen Stift zwischen den Zähnen hielten, ohne die Lippen zu berühren (erleichtert das Lächeln) Cartoons lustiger fanden, als wenn sie den Stift mit den Lippen hielten (erschwert das Lächeln).

„Mir steigen die Tränen in die Augen, wenn ich mir vorstelle, wie Sie als Siebenjähriger in Ihrem Zimmer sitzen und denken, Ihre Eltern sind nicht Ihre echten Eltern, da echte Eltern ihr Kind ja nicht so behandeln würden." Gerade in der Arbeit mit einem fremden Täter oder stark missbräuchlichen anderen im Leeren Stuhl kann es hilfreich sein, für den Patienten die Grenzverletzung des Täters zurückzuweisen, wenn der Patient selber noch nicht dazu in der Lage ist.

6. Schließlich können alternative Gefühle auch durch Imaginationen zugänglich gemacht werden. Hierfür könnte der Therapeut den Patienten einladen, sich einen verletzten Selbstanteil in einem anderen Stuhl vorzustellen (z. B. den kleinen Jungen, der sich so fremd gefühlt hat) oder in der Vorstellung auf seinen Schoß zu setzen („Ist es okay, das kleine Mädchen neben sich oder auf den Schoß zu setzen?"), um beispielsweise Traurigkeit über unerfüllte Bedürfnisse und Mitgefühl mit dem eigenen Leiden wachzurufen.

3.3.3.6 *Korrigierende interpersonelle Erfahrung*

Eine korrigierende interpersonelle Erfahrung lässt sich nicht durch einzelne Interventionen herbeiführen. Sie erwächst aus dem konsistenten empathischen, wertschätzenden, authentischen Umgang mit dem Patienten, indem der Therapeut die Gefühle des Patienten wahrnimmt, akzeptiert und validiert und bei Schwierigkeiten in der Beziehung Verantwortung für seinen eigenen Anteil übernimmt. Der Patient soll in einer authentischen therapeutischen Beziehung die korrigierende Erfahrung machen können, in seinem Erleben, auch in seinem schmerzlichsten Erleben, gesehen, angenommen und validiert zu werden. Therapeuten sollten darauf achten, gerade dann, wenn der Patient zum ersten Mal zuvor vermiedene und/oder tabuisierte Gefühle ausdrückt, besonders empathisch und wertschätzend zu sein. Eine Möglichkeit, die therapeutische Beziehung zu nutzen, um sich anbahnenden Veränderungen in emotionalen Schemata (z. B. während oder nach Stuhlarbeiten) zu fördern, besteht darin, neues, selbststärkenderes Erleben dem Therapeuten gegenüber ausdrücken zu lassen: „Können Sie mir sagen: ‚Ich bin okay. Mit mir ist nichts falsch'." Oder: „Sagen Sie es mir: ‚Er hatte kein Recht, mich so zu behandeln. Ich hätte es verdient, lieb gehabt zu werden'." Daran schließt sich in der Regel dialogische Arbeit in der Beziehung an, da es manchen Patienten entweder schwerfällt, es (z. B. ein neu zugänglich gemaches Gefühl von Stolz) dem Therapeuten zu sagen oder dessen positive Reaktion nicht annehmen können. Hierbei ist essenziell, dass sich Therapeuten wertschätzend und authentisch als reales Gegenüber in die Beziehung einbringen. Zu einer realen Beziehung gehört auch, dass der Therapeut dem Patienten mitteilt, wenn er sich durch ihn positiv berührt fühlt: „Mich rührt es zu Tränen, zu erleben, dass Sie sich selber annehmen können." Oder: „Mich berührt es total, zu sehen, wie der kritische Teil weicher wird und Ihnen all diese positiven Sachen sagen kann."

3.3.4 Einleiten und Begleiten von therapeutischen Aufgaben

Ein zentraler Bestandteil der therapeutischen Arbeit ist das Einleiten und Begleiten therapeutischer Aufgaben bei Markern für spezifische emotionale Verarbeitungsschwierigkeiten. Hier fließen alle bisher genannten Aspekte ein bzw. sind in der einen oder anderen Form in ihnen verwirklicht. Die Arbeit an therapeutischen Aufgaben beschreiben wir ausführlich in Kapitel 4.

3.4 Fallformulierung

In den humanistisch-erlebensorientierten Ansätzen wurden Diagnostik und Fallkonzeption traditionell kritisch gesehen. So war Rogers (zitiert nach Goldman & Greenberg, 2015) beispielsweise der Ansicht: „Psychological diagnosis as usually understood is unnecessary for psychotherapy and may actually be detrimental to the therapeutic process“ (S. 220). Dabei wurden neben Diagnosen auch systematische Betrachtungen von Patienten, die über den gegenwärtigen Moment hinausgehen, misstrauisch beäugt. Mittlerweile hat sich die Einstellung zu Diagnosen und Fallkonzeptionen innerhalb der humanistisch-erlebensorientierten Ansätze etwas entspannt, zumindest hinsichtlich eines strukturierteren Fallverständnisses. Nichtsdestotrotz sind gewisse Bedenken selbstverständlich berechtigt. Ein wesentlicher Nachteil theoriegeleiteter Vorannahmen über einen Patienten besteht darin, dass sie die Offenheit des Therapeuten für den Prozess des Patienten – dafür, wie er im Hier und Jetzt der Therapiesitzung emotional organisiert ist – begrenzen. Im Idealfall sollte ein EFT-Therapeut unvoreingenommen und unvorbereitet, ohne Tagesordnung in eine Stunde gehen und mit dem arbeiten, was kommt. Auf der anderen Seite zeigt die klinische Erfahrung, dass für eine erfolgreiche Therapie ein Fokus wichtig ist. Greenberg und Kollegen haben in den York Depressionsstudien folgende Beobachtung gemacht: Wenn sich nach der vierten Stunde (die Therapien dauerten zwischen 16 und 20 Sitzungen) kein Fokus[8] herauskristallisiert hatte, war dies ein Prädiktor für ein schlechtes Therapieergebnis. Will man die Herausbildung eines Fokus – gerade bei kürzeren Therapien – nicht sich selbst überlassen, muss der Therapeut auf einen solchen hinwirken. Hierfür benötigt der Therapeut eine Vorstellung davon, was ein geeigneter Fokus sein könnte und dafür wiederum eine Formulierung des Patienten, welche die verschiedenen Informationen, die er über den Patienten erhält, organisiert und konkrete Handlungsanweisungen gibt. Die EFT-Fallformulierung bewegt sich im Spannungsfeld der Aspekte *Orientierung am Prozess von einem Moment zum nächsten* und *Fokus über mehrere Therapiestunden*

[8] Unter Fokus wird hier verstanden, dass der Patient eine Vorstellung davon hat, woran er und der Therapeut in der Therapie, also über mehrere Stunden hinweg, arbeiten, z. B. „an meiner kritischen Stimme, unter der ich so leide“ oder „an all diesen Gefühlen, die ich zu meiner Mutter habe und die mich schon so lange quälen“.

hinweg. Um diesen Spagat zu schaffen, muss sie nahe am Prozess sein und theoretische Vorannahmen so weit wie möglich ausklammern. Die wesentliche Vorannahme, die wir haben, ist die emotionsfokussierte Grundhypothese: Emotional basierte, implizite Selbstorganisationsprozesse generieren Erleben und somit auch dysfunktionales, symptomatisches Erleben. Es ist die schrittweise Veränderung dieses Erlebens sowie die Veränderung des Umgangs mit diesem (emotionale Verarbeitung), die zu therapeutischer Veränderung führt (Goldman & Greenberg, 2015). In der EFT-Fallformulierung liegt das Augenmerk also auf Emotionen und emotionalen Prozessen, genauer auf der Identifikation zentraler maladaptiver emotionaler Schemata und der Art der emotionalen Verarbeitung des Patienten. Hierbei gilt: Das, was für den Patienten am wichtigsten, eindringlichsten oder schmerzhaftesten ist, weist den Weg zu seinen zentralen emotionalen Schemata. Es kristallisiert sich nach und nach im geschützten Rahmen der therapeutischen Beziehung heraus und ist letztlich eine gemeinsame Konstruktion von Therapeut und Patient (Goldman & Greenberg, 2015; Greenberg & Goldman, 2007). Daraus folgt: Fallformulierung ist eine Co-Konstruktion und muss im Laufe des Therapieprozesses immer wieder um- und neuformuliert werden. In der EFT geht es also nicht um *Personendiagnostik*, d. h. eine Erfassung überdauernder Persönlichkeitseigenschaften oder Muster im Patienten, sondern um *Prozessdiagnostik*. Bei der Prozessdiagnostik achtet man darauf, wie Patienten im Hier und Jetzt einer Therapiesitzung organisiert sind, in welchen kognitiv-affektiven Zuständen sie sich befinden, wie ihre emotionale Verarbeitung und ihr Umgang mit ihrem emotionalen Erleben ist, d. h. welche Marker und Mikromarker vorliegen. Dadurch erhalten wir Aufschluss darüber, wie wir den jeweils nächsten Schritt der emotionalen Veränderung im Patienten fördern können, welche therapeutischen Aufgaben hilfreich wären und was innerhalb einer therapeutischen Aufgabe als nächstes zu tun ist. Dies gilt sowohl für eine konkrete Therapiestunde, als auch für mehrere aufeinanderfolgende Therapiestunden, weil wir zentrale maladaptive Schemata und zentrale Aufgaben, die für deren Transformation wichtig sind, nicht aus den Augen verlieren wollen.

Fazit: EFT-Fallformulierung

In einer EFT-Fallformulierung geht es darum, gemeinsam mit dem Patienten zu einem Verständnis der emotionalen Prozesse zu gelangen, die seinen Schwierigkeiten zugrunde liegen. Dabei folgen wir dem Schmerzkompass, um zentrale emotionale Schemata zu identifizieren. Wir achten im Therapieprozess auf Marker für spezifische emotionale Verarbeitungsschwierigkeiten, die Gelegenheiten darstellen, an der Transformation/Utilisation des zentralen Schmerzes zu arbeiten (therapeutische Aufgaben). So erhalten wir sowohl für eine konkrete Sitzung als auch für mehrere sequenzielle Sitzungen Handlungsanweisungen. Während der Arbeit an therapeutischen Aufgaben achten wir auf *Mikromarker,* die Hinweise auf die Art der emotionalen Verarbeitung des Patienten im jeweiligen Moment geben, um zu wissen, was als nächstes zu tun ist.

Goldman und Greenberg (2015) haben ein 14-Schritte-Modell vorgelegt, das den Prozess der Fallformulierung in der EFT veranschaulicht. Im Folgenden stellen wir die einzelnen Schritte vor und erläutern sie an einem Beispiel.

Stufe 1: Entfalte das Narrativ und verfolge den Stil der emotionalen Verarbeitung

1. Exploriere das vorgebrachte Anliegen.
2. Achte auf Eindringlichkeit und schmerzhaftes Erleben.
3. Achte auf den Stil der emotionalen Verarbeitung.
4. Exploriere das Narrativ/die Lebensgeschichte (bezogen auf Identität und Bindung).

In der ersten Stunde erzählen uns Patienten meist eine Geschichte über das, was sie zu uns führt. Während wir zuhören, verfolgen wir zwei Ziele: (1) Wir möchten ihnen helfen, sich sicher zu fühlen, damit sie sich öffnen können und (2) wir möchten verstehen, was ihr Anliegen ist und wie sie sich ihre Schwierigkeiten erklären. Während wir ihrer Geschichte folgen, hören wir auf die emotionalen Prozesse, die ihren Schwierigkeiten zugrunde liegen. Dabei achten wir vor allem auf das, was in ihrer Erzählung und ihrem Erleben besonders eindringlich oder schmerzhaft erscheint.

Beispiel:

Ein junger Mann, 28 Jahre, promovierter Mathematiker, Assistent am Lehrstuhl für Mathematik, kommt in die Therapie und berichtet davon, dass er sich erschöpft und niedergeschlagen fühle und sich immer wieder überarbeite und wenig Zeit für sich selber finde *(Schritt 1, Anliegen)*. In der Vergangenheit sei er deswegen einmal über Monate außer Gefecht gewesen. Er habe sein Leben der wissenschaftlichen Arbeit und dem beruflichen Erfolg untergeordnet und wisse in der Regel nicht, was er fühle und brauche *(Schritt 2, Identifikation von schmerzhaften Aspekten des Erlebens)*. Eine Partnerin habe er nicht und auch nur wenige Freunde. Zum anderen habe er Schwierigkeiten mit seinem Doktorvater, der gleichzeitig sein Chef sei. Er fühle sich fachlich anerkannt, aber irgendwie „ungeliebt" *(Schritt 2, Identifikation von schmerzhaften Aspekten des Erlebens)*. Im Unterschied zu seinen Kollegen gelinge es ihm nicht, ein persönliches Verhältnis zu seinem Chef aufzubauen, und gehe ihm, wenn möglich, aus dem Weg. Während der Patient über sein Anliegen spricht, wirkt er gefasst. Seine Stimme ist fest und external, er nimmt wenig Bezug auf sein inneres Erleben *(niedrige Erlebenstiefe)* und wenn er Bezug darauf nimmt, spricht er eher *über* sein Erleben als *von* ihm. Zudem lässt er erkennen, dass ihm sein emotionales Erleben, wenn es in der Stunde aufkommt, eher lästig ist und er es nicht als Gelegenheit sieht, mehr über sich in Erfahrung zu bringen *(geringe Akzeptanz für sein Erleben und keine Bereitschaft, mit ihm zu arbeiten; therapeutisch unproduktives Erleben) (Schritt 3, Stil der emotionalen Verarbeitung).* Der Aspekt seines Erlebens, der am schmerzhaftesten erscheint, ist „sich ungeliebt zu fühlen". Der Therapeut greift ihn heraus *(Schmerzkompass)* und exploriert die Bindungsgeschichte des Patienten: „Ist dies ein vertrautes Gefühl, kennen Sie das von irgendwoher?" Daraufhin berichtet der Patient von einem leistungsorientierten, distanzierten Vater, den er bewunderte und immer noch bewundere, zu dem allerdings keine Nähe bestehe und auch nie bestanden habe. Das Verhältnis zu seiner Mutter sei gut, aber ebenfalls nicht nahe. Er wisse, dass sie ihn liebe und sie sich große Sorgen um ihn mache. Er habe jedoch nicht das Gefühl, dass Sie ihn wirklich kenne und verstehe *(Schritt 4, Lebensgeschichte in Bezug auf Bindung und Identität).* Über Gefühle sei in der Familie nicht gesprochen worden, er habe seine Schwierigkeiten schon immer mit sich alleine ausgemacht.

Aus diesen Informationen lässt sich eine erste vorsichte Formulierung ableiten: Der Patient fühlt sich insbesondere vom Vater „ungeliebt". Es scheint, als habe die Beziehung zu ihm ein emotionales Loch hinterlassen. Sein starkes Streben nach Leistung und Anerkennung könnte ein Versuch sein, dieses Loch zu füllen. Dabei wirkt es so wie bei der von Sachse (2002) geschilderten Patientin, die sinngemäß sagte: „Ich habe so einen Hunger, aber alles, was ich bekomme, ist etwas leckeres zu Trinken." Es tauchen Marker für unabgeschlossene Prozesse mit dem Vater auf, vor allem bindungsorientierte Themen und Hinweise auf ein zentrales Gefühl des Ungeliebtseins, der Einsamkeit und mangelnder Verbundenheit. Zum anderen wirkt der Patient weit entfernt von seinen Gefühlen und Bedürfnissen. Der einseitige Fokus auf die Arbeit und seine Erschöpfung könnten ein Ausdruck und eine Folge davon sein. Mit Blick auf die therapeutische Beziehungsgestaltung – Wie muss die Beziehung zu diesem Menschen sein, damit er Zugang zu seinen Gefühlen erhält? – orientiert sich der Therapeut u. a. an den zentralen Annäherungs- und Vermeidungsmotiven (Stucki & Grawe, 2007) des Patienten[9]. Das zentrale Annäherungsbedürfnis könnte sein, sich geliebt und verbunden zu fühlen (Bindungsbedürfnisse) und das zentrale Vermeidungsmotiv, zu verhindern, die Kontrolle zu verlieren (Bedürfnis nach Orientierung und Kontrolle) und zurückgewiesen zu werden (Bindungsbedürfnis). Mit Blick auf die emotionsfokussierte Arbeit mit diesem Patienten bedeutet dies, den Schwerpunkt zunächst auf empathisches Verstehen und aktives Validieren zu legen, ausführliche Rationale für die Arbeit mit Gefühlen zu geben und zu Beginn nicht zu evokativ (z. B. in Stimmklang und Wortwahl) zu sein.

9 Dies ist in der EFT ein natürlicher Teil der empathischen Einstimmung und wird nicht explizit durchgeführt.

Bereits am Ende der ersten Sitzung zeichnen sich zwei (erste) Foki für die therapeutische Arbeit ab:

1. Die Verbesserung des Zugangs zu Gefühlen und Bedürfnissen.
2. Die Exploration des Gefühls, „sich ungeliebt und unverbunden" zu fühlen sowie seines Umgangs damit und die Folgen seines Umgangs damit. Die Entwicklung eines solchen Fokus in der Anfangsphase der Therapie, der idealerweise den überdauernden Schmerz (chronic enduring pain) des Patienten miteinschließt (in diesem Falle, sich ungeliebt und unverbunden zu fühlen und keinen Zugang zu seinen Gefühlen und Bedürfnissen zu haben), ist ein wichtiges Element in der Entwicklung einer tragfähigen therapeutischen Beziehung (Goldman & Greenberg, 2015).

Der folgende Kasten liefert eine Übersicht über typische Foki in der EFT.

Übersicht über typische Foki in der EFT (Greenberg & Goldman, 2007, Goldman & Greenberg, 2015)

Definition Fokus: Die affektiv-kognitiven Prozesse, die symptomatischem Erleben zugrunde liegen und es hervorbringen.

1. *Bei Patienten, die ausgeprägte Defizite in der Fähigkeit der emotionalen Verarbeitung haben:* Emotionen wahrnehmen, aushalten, körperlich mit ihnen in Berührung zu sein, akzeptieren, in Worten symbolisieren, regulieren, während sie erlebt werden, Emotionen verstehen und nutzen. Dieser Fokus kann bei allen Störungsbildern vorkommen, insbesondere jedoch bei Essstörungen, Somatisierungsstörungen, Depressionen, Panikstörungen oder Borderline-Persönlichkeitsstörungen. Er kann der zentrale Fokus sein oder mit einem anderen Fokus (z. B. 2 bis 5) zusammen auftreten. Nicht selten liegt der Fokus der Therapie zunächst auf der Verbesserung der Wahrnehmung, des Benennens und des Verstehens von Emotionen und erst, wenn der Patient einen besseren Zugang zu seinen Emotionen hat, entwickeln sich weitere Foki (siehe 2 bis 5).
2. *Bei selbstkritisch organisierten Patienten:* Eine harsche innere kritische Stimme, die eine Quelle für schmerzhafte Gefühle der Scham und Unzulänglichkeit ist, wahrnehmen, Verantwortung für sie übernehmen und sich gegen sie zu Wehr setzen.
3. *Bei ängstlich organisierten Patienten:* Eine katastrophisierende innere Stimme wahrnehmen, Verantwortung für sie übernehmen und sich gegen sie zu Wehr setzen und/oder tiefer liegende Gefühle der Verlassenheit oder der Unsicherheit, die aus der Bindungsgeschichte (Verluste) stammen, verändern und/oder die Fähigkeit des Patienten verbessern, sich selber zu beruhigen oder zu trösten.
4. *Bei abhängig-organisierten Patienten:* Sich ihrer eigenen Gefühle und Bedürfnisse bewusst werden und sie anderen gegenüber offen ausdrücken und vertreten.

5. *Bei Patienten mit Traumaprozessen:* Das Traumagedächtnis restrukturieren, um quälende Symptome des Wiedererlebens des traumatischen Ereignisses zu lindern und/oder traumabedingte maladaptive emotionale Schemata, wie z. B. die Angst, ausgeliefert und bedroht zu sein, oder die Scham, defekt und minderwertig zu sein, verändern.
6. *Bei Patienten, die mit Grenzsituationen konfrontiert sind:* Sich mit existenziellen Themen wie der Diagnose einer schweren Krankheit, einem unerfüllten Kinderwunsch, dem Tod eines Partners oder anstehenden Entscheidungen und damit verbundenen Gefühlen auseinandersetzen.

Diese Liste ist natürlich nicht vollständig. Es gibt viele andere emotionale Prozesse, die Anliegen und Symptomen von Patienten zugrunde liegen und zum zentralen Fokus der Therapie werden können.

Stufe 2: Kreiere gemeinsam einen Fokus und ermittle die zentrale Emotion

5. Ermittle Marker für die Arbeit an therapeutischen Aufgaben.
6. Ermittle zugrunde liegende zentrale emotionale Schemata (adaptiv oder maladaptiv).
7. Ermittle Bedürfnisse.
8. Ermittle sekundäre Emotionen.
9. Ermittle Blockaden beim Zugänglichmachen zentraler emotionaler Schemata.
10. Ermittle Themen:
    a. Selbst-Selbst-Beziehung.
    b. Selbst-Andere-Beziehung.
    c. Existenzielle Schwierigkeiten.

Im weiteren Verlauf entwickelt der Therapeut ein tiefergehendes Verständnis des Patienten, das aus der empathischen Co-Exploration des Erlebens des Patienten und ersten therapeutischen Aufgaben (z. B. Focusing) erwächst. Es kristallisieren sich Marker – z. B. für Focusing bei abstraktem, intellektualisierendem Sprechen (abwesender felt sense), für eine Zwei-Stuhl-Arbeit bei antreibenden/selbstkritischen Prozessen, die ihn sich überarbeiten und nicht zur Ruhe kommen lassen und für einen Leeren-Stuhl-Dialog bei unabgeschlossenen Prozessen mit dem Vater (ein Gefühl der Sehnsucht, vom Vater geliebt zu werden) – heraus. Als zugrunde liegende emotionale Schemata erscheinen als zentraler Schmerz das Gefühl, ungeliebt und unverbunden zu sein (primär maladaptiv) sowie als Ressourcen (primär adaptiv) vor allem Traurigkeit über die ausbleibende Nähe mit dem Vater, Mitgefühl mit dem „ungeliebten, einsamen Jungen“ und Ärger auf den antreibenden Selbstanteil. Als Bedürfnisse treten das Bedürfnis nach Liebe und Verbundenheit hervor. Als sekundäre Gefühle zeigen sich neben dem symptomatischen depressiven Erleben, sarkastische, resignierende Prozesse (vor allem gegenüber dem Vater: „Ja mein Gott, der war halt so, was willste machen“) sowie Ärger, der Traurigkeit verdeckt. *Blockaden (d. h. selbstunterbrechende Prozesse)* in der Aktivierung zentraler emotionaler Schemata sind intellektualisierende Prozesse, die Tendenz, verletzliche Gefühle abzuwerten sowie die Angst, die Trauer könnte „nie mehr aufhören“ und ihn „handlungsunfähig“ machen. Als Themen entwickeln sich als ein *Selbst-Andere-Thema* das Bindungsthema mit dem Vater und als *Selbst-Selbst-Themen* die Tendenz, sich anzutreiben und keine Pausen zu gönnen sowie sich von seinen Gefühlen und Bedürfnissen abzuschneiden. Aus dem Verständnis dieser Parameter gelangen Therapeut und Patient zu einer ausführlichen Formulierung, welche die verschiedenen Aspekte des Erlebens des Patienten und ihre Beziehungen untereinander organisiert. Sie ist eine Elaboration des Fokus und dient Patient und Therapeut als Orientierung darüber, was in

Mensit[1]:

a. Ermittle Marker für die Arbeit an Aufgaben (M).

↓↑

b. Ermittle zentrale maladaptive emotionale Schemata, adaptiv oder maladaptiv (E)

↓↑

c. Ermittle Bedürfnisse (N)

d. Sekundäre Emotionen (S)

e. Ermittle Unterbrechungen (I)

↓↑

f. Ermittle Themen: Selbst-Selbst, Selbst-Andere, Existenzielle Themen (T)

↓

Ziel:

Co-Konstruktion eines kohärenten erklärenden Narrativs, das die Schwierigkeiten des Patienten mit Auslösern und verhaltensbezogenen Konsequenzen sowie den Elementen des MENSIT-Modells (a–f) verbindet, um zu verstehen, wie die Symptome eines gegebenen Patienten entstehen und behoben bzw. gelindert werden können.

[1] M = marker (Marker); E = emotions (Emotionen); N = needs (Bedürfnisse); S = secondary emotions (sekundäre Emotion); I = interruptions (Unterbrechungen); T = themes (Themen),

Abbildung 8: MENSIT – Fallformulierung in der EFT (adaptiert von Goldman & Greenberg, 2015)

der Therapie geschieht und woran sie gemeinsam arbeiten. Goldman und Greenberg (2015) fassen die einzelnen Elemente, die wir oben dargestellt haben, im *MENSIT-Modell* zusammen (vgl. Abbildung 8).

In diesem Beispiel könnte eine Formulierung (erklärendes Narrativ) so aussehen:

Beispiel (Fortsetzung):

Th.: Sie sagen, Sie überarbeiten sich immer wieder bis zur totalen Erschöpfung, bis gar nichts mehr geht, und Sie ziehen sich total zurück *(Anliegen)*. Und diesmal ist es das Verhältnis zu Ihrem Chef, mit dem es losging *(Auslöser)*. Irgendwie haben Sie das Gefühl, er schätze Sie nicht als Mensch und das scheint in Ihnen dieses Grundgefühl, „ungeliebt" und „unverbunden" zu sein, wachzurufen *(zentraler Schmerz),* das Sie aus der Beziehung zu Ihrem Vater kennen, oder? Und das ist so schmerzhaft und Ihr Weg damit umzugehen ist, sich über die Arbeit Anerkennung zu verschaffen und sich aus sozialen Beziehungen zurückzuziehen *(verhaltensbezogene Konsequenzen).* Aber das scheint nicht das zu sein, was Sie eigentlich brauchen. Eigentlich brauchen Sie das Gefühl, geliebt zu werden, als der, der Sie sind und ein Gefühl von Nähe und Verbundenheit *(Bedürfnis).* Aber Sie sagen, Sie wissen oft nicht, was Sie fühlen und brauchen. Und das scheint eine zweite wichtige Quelle von Schmerz zu sein *(zentraler Schmerz).* Das heißt, Ihnen fehlt ein wichtiger Kompass. Und Sie haben all diese Strategien oder Wege gefunden, mit Ihren Gefühlen umzugehen, die heute verhindern, dass Sie Ihre Gefühle spüren und nutzen können *(Unterbrechungen)*, etwa, indem Sie versuchen, möglichst rational zu sein, wie Sie sagen. Und ich denke, es ist wichtig, dass wir an all dem arbeiten, damit es Ihnen besser geht und Sie mehr im Einklang mit dem leben, was Sie brauchen, nämlich sich geliebt und verbunden zu fühlen. Und dafür wird es wichtig sein, sich mit Ihrem Vater und all den Gefühlen, die Sie über ihn und Ihre Beziehung zu ihm, haben, auseinanderzusetzen *(Marker und Aufgaben)* und auch damit, wie Sie sich von Ihren Gefühlen abschneiden und sich so eine wichtige Ressource nehmen *(Marker und Aufgaben).* Wie klingt das für Sie? Stimmt es mit Ihrer Sicht der Dinge überein?

Es müssen nicht zwingend alle Elemente des MENSIT-Modells in eine Formulierung einfließen. Im weiteren Verlauf der Therapie überprüft der Therapeut diese Formulierung immer wieder mit dem Patienten, um sich zu vergewissern, ob sie weiterhin übereinstimmen. Er bringt sie laufend auf den neuesten Stand, etwa dann, wenn neue therapeutische Aufgaben auftauchen. Wenn Therapeut und Patient aus dem Beispiel beginnen, an den selbstunterbrechenden Prozessen des Patienten zu arbeiten, die während eines Dialogs mit seinem Vater im Leeren Stuhl auftauchen, könnte der Therapeut sagen:

Beispiel (Fortsetzung):

Th.: Da ist dieses Gefühl, „ungeliebt und unverbunden zu sein" *(zentrales maladaptives Schema)*, so allein, und das ist so schmerzhaft und irgendwie war Ihr Weg, mit diesen Gefühlen umzugehen, sie nicht mehr zu fühlen; wenn möglich, überhaupt nichts mehr zu fühlen *(Selbstunterbrechung)* und damit ist Ihnen offensichtlich auch Ihr Bedürfnis nach Verbundenheit und Nähe *(Bedürfnis)* abhandengekommen, mit der Folge, dass Sie im Leben keine Möglichkeiten sehen, es erfüllt zu bekommen. Um dieses Bedürfnis zurückzuholen, ist es wichtig, zu fühlen, wie schmerzhaft es war, es nicht gehabt zu haben, d. h. die Trauer über die verpassten Möglichkeiten *(adaptive Emotion)* zu spüren. Wenn wir uns dem nähern, kommt die Angst *(sekundäre Emotion)*, dass die Trauer nicht mehr aufhört. Und heute haben wir begonnen, daran zu arbeiten, Ihnen zu ermöglichen *(Marker und Aufgaben)*, diese Trauer zu spüren, damit Sie Ihr Bedürfnis wieder spüren, es wieder zurück auf Ihre innere Tagesordnung holen, um im Leben Möglichkeiten zu finden, es zu befriedigen.

Im Anhang finden Sie ein Arbeitsblatt, das Therapeuten helfen kann, zu einer EFT-Fallformulierung zu gelangen (vgl. Arbeitsblatt „EFT-Fallformulierung" im Anhang, S. 349). Gerade in der Anfangsphase der Therapie könnte es hilfreich, es nach jeder Therapiestunde auszufüllen.

Stufe 3: Achte auf Marker im Prozess und neue Bedeutungen

12. Ermittle Marker, die auftauchen.
13. Ermittle Mikromarker innerhalb der Aufgaben.
14. Prüfe, auf welche Weise neue Bedeutungen die Rekonstruktion neuer Narrative beeinflussen bzw. in diese hineinpassen und welchen Einfluss sie auf die vorgebrachten Anliegen haben.

Im weiteren Fortgang der Therapie ermitteln Therapeut und Patient Marker für die gemeinsame Arbeit in einer Sitzung. In unserem Beispiel sind es vor allem Focusing bei einem abwesenden *felt sense*, unabgeschlossene Prozesse mit dem Vater, selbstkritische, antreibende Prozesse oder selbstunterbrechende Prozesse, die gerade während der Arbeit an den unabgeschlossenen Prozessen mit dem Vater auftauchen. Die EFT-Fallformierung bewegt sich von einer Mikro- zu einer Makroebene und zurück auf eine Mikroebene, da auf ihr therapeutische Arbeit und therapeutische Veränderung stattfinden (Goldman & Greenberg, 2015). Neben den Markern auf Makroebene (Welche therapeutische Aufgabe?) gilt es innerhalb der Aufgaben, auf Mikromarker für die jeweils nächste Intervention zu achten. Der Therapeut entwickelt Moment für Moment eine Prozessformulierung darüber, wo sich der Patient in seinem Verarbeitungsprozess gerade befindet und was als nächstes hilfreich sein könnte. Dazu zählen Fragen wie: Lasse ich den Patienten in der Zwei-Stuhl-Arbeit den Stuhl wechseln und bitte ihn zurück auf die erlebende Seite oder lasse ich ihn auf dem Stuhl des Kritikers? Folge ich der Bedeutung des Erlebens oder versuche ich, die emotionale Erregung zu erhöhen? Fördere ich die Exploration schmerzhaften Erlebens oder ist es besser, zunächst empathisch zu bestätigen? etc.

Beispiel (Fortsetzung):

Im Laufe der Therapie erhält der Patient einen besseren Zugang zu seinen Gefühlen. Er entwickelt eine explorative Haltung seinem Erleben gegenüber und seine Erlebenstiefe nimmt zu. Es gelingt ihm, mit seiner Traurigkeit darüber, sich ungeliebt und einsam zu fühlen und seinem Bedürfnis nach Liebe und Verbundenheit in Berührung zu kommen. Er entwickelt Mitgefühl mit der Einsamkeit und dem Schmerz des Jungen, der sich nichts sehnlicher gewünscht hat, als ein einziges Mal von seinem Vater in den Arm genommen zu werden. Er beginnt allmählich, sein Bedürfnis, „geliebt zu werden und sich verbunden zu fühlen", zu akzeptieren und sich berechtigt zu fühlen, es erfüllt zu bekommen. Seine Traurigkeit und sein Mitgefühl mit sich helfen ihm, sein zentrales schmerzhaftes Gefühl, „ungeliebt und unverbunden zu sein" hin zu Gefühlen der Erleichterung und der Neugier auf neue Kontakte zu verändern (emotionale Transformation). Darüber hinaus gelingt es ihm, sein unerfülltes Bedürfnis nach Nähe zu seinem Vater loszulassen. Sein Zugang zu seinen Gefühlen verbessert sich, und er fängt an, sich stärker an Ihnen zu orientieren. In der Folge intensiviert er Kontakte zu Freunden und Bekannten und nimmt sich Auszeiten von der wissenschaftlichen Arbeit. Ihm wird der Zusammenhang zwischen seiner Bindungsgeschichte, seinen zentralen Gefühlen und seinem Umgang mit diesen Gefühlen klarer. Auch seine Selbsterzählung beginnt sich zu verändern: Er erkennt die Begrenzungen seines Vaters (der sich nach tragischen Verlusten wichtiger Bezugspersonen emotional „abgeschaltet" hat), die es unmöglich gemacht haben, ihm nahe zu sein, und dass es nicht an ihm selbst lag. Ihm wird bewusst, dass Nähe im Leben grundsätzlich möglich ist und dass ihm zwischenmenschliche Nähe wichtiger ist als beruflicher Erfolg und Anerkennung alleine. Schließlich ändert sich sein Verhältnis zu seinen Gefühlen: Empfand er sie anfänglich als Störfaktoren, sieht er sie am Ende der Therapie als Quelle von Begegnung und Nähe sowie einem Gefühl der Verbundenheit mit sich, anderen Menschen und der Welt.

Für einen vertieften Einblick in die Fallformulierung der EFT ist das Buch von Goldman und Greenberg (2015) „Case formulation in Emotion-focused therapy" empfehlenswert.

3.5 Die Phasen der Therapie

Greenberg und Watson (2006) haben drei aufeinanderfolgenden Phasen der Emotionsfokussierten Therapie beschrieben:
1. Therapeutische Beziehung und emotionale Bewusstheit,
2. Aktivieren und Explorieren und
3. Transformation und Veränderung von Narrativen.

Jede dieser Phasen beinhaltet aufeinanderfolgende Schritte. Obgleich die Phasen und Schritte so dargestellt werden, als folgten sie in einer festen Ordnung aufeinander, sind sie keineswegs linear. EFT ist ein prozessorientierter Ansatz. Das bedeutet: In der Stunde passiert, was in der Stunde passiert und nicht, was ein vorformuliertes Modell postuliert. Das Phasenmodell fasst die wichtigsten Schritte und übergeordneten Aufgaben eines erfolgreichen Therapieprozesses zusammen und bringt sie in eine zeitliche Ordnung (siehe Kasten).

Die Phasen der Emotionsfokussierten Therapie (Greenberg & Watson, 2006)

Phase 1: Therapeutische Beziehung/Emotionale Bewusstheit
1. Empathisch darauf eingehen, wie sich der Patient im Moment erlebt und fühlt und dieses Erleben validieren.
2. Ein Rational für emotionsfokussiertes Arbeiten geben.
3. Die Bewusstheit über emotionales Erleben erhöhen und dessen Regulation verbessern.
4. Einigung auf Therapieziele und Methoden.

Phase 2: Aktivieren und Explorieren
1. Voraussetzungen für emotionale Aktivierung herstellen.
2. Problematische Gefühle aktivieren und die emotionale Erregung erhöhen.
3. Unterbrechungen aufheben.
4. Zugang zu primären Emotionen oder zentralen maladaptiven emotionalen Schemata herstellen.

Phase 3: Transformation und Veränderung von Narrativen
1. Adaptivere emotionale Reaktionen zugänglich machen, um zentrale maladaptive emotionale Schemata zu transformieren.
2. Neu zugänglich gemachte adaptivere Gefühle validieren und neue Selbstorganisationen unterstützen.
3. Reflexion über neue Gefühle anregen und neue Selbsterzählungen bahnen.

In den ersten Phasen gilt es, die Voraussetzungen für die Arbeit mit Emotionen zu schaffen. Gerade mit sehr fragilen Patienten geht die therapeutische Arbeit oft nicht über die erste Phase hinaus. Der Fokus liegt dann auf dem Aufbau und der Aufrechterhaltung einer stabilen, tragfähigen therapeutischen Beziehung (Schritt 1), dem Patienten zu helfen, Gefühle wahrzunehmen und zu verstehen (Schritt 3) oder ihn dabei zu unterstützen, überflutend erlebte Gefühle zu regulieren (Schritt 4). Bei stabileren, zugänglicheren Patienten beginnt die zweite Phase in der Regel in der dritten oder vierten Stunde. Dann beginnen wir mit den Stühlen zu arbeiten, also z. B. an selbstkritischen, antreibenden, katastrophisierenden oder unabgeschlossen Prozessen. Die wichtigsten Vorrausetzungen hierfür sind:

- Der Patient fühlt sich in der Beziehung mit dem Therapeuten sicher.
- Der Patient findet es sinnvoll, mit Emotionen zu arbeiten, d. h. Therapeut und Patient gelangen zu einem Einverständnis über die Ziele und Methoden der Therapie.
- Der Patient ist weder stark emotional über- noch unterreguliert.

Die dritte oder vierte Stunde ist nur ein grober Richtwert. Bei Patienten mit Borderline-Prozessen oder ausgeprägten narzisstischen Prozessen kann es beispielsweise 30 bis 40 Sitzungen oder länger dauern. Bei Patienten mit einer ausgeprägten Symptombelastung kann zunächst eine symptomorientierte Vorgehensweise (z. B. bei Essstörungen, bei Panikstörung mit oder ohne Agoraphobie oder bei schweren Depressionen mit somatischem Syndrom) im Vordergrund stehen (siehe Kapitel 5.1.5). Therapeut und Patient können jederzeit in Phase 1 „zurückgehen", wenn beispielsweise Konflikte in der therapeutischen Beziehung auftreten oder der Patient durch eine akute Krise emotional instabil wird. Aus Erfahrung nimmt die Stuhlarbeit in der Aktivierungsphase 30 bis 40 % der Therapie in Anspruch. Üblicherweise folgt am Ende einer aktivierenden Arbeit eine Phase der Bedeutungsbildung und Konsolidierung. Phase 2 und 3 sind nicht scharf voneinander getrennt, sondern finden im günstigsten Falle in einer Stunde statt. Dabei nimmt der Anteil der dritten Phase (in der Form von aufkommenden adaptiverem emotionalem Erleben sowie dessen Reflexion und narrativer Einordung) im Verlauf der Therapie stetig zu, zumindest in erfolgreichen Therapien (Herrmann et al., 2014; Pascual-Leone & Greenberg, 2007). Gerade in längeren Therapien nimmt der Anteil der Stuhlarbeit über die Zeit hinweg ab. Im Gegenzug nehmen das empathische Folgen und die narrative Einordnung des resilienteren emotionalen Erlebens einen größeren Raum ein, d. h. Schritte der Phase 2 treten allmählich zurück und Schritte der Phase 3 nehmen zu.

4 Marker und Aufgaben

Dieses Kapitel ist nach Markern für spezifische Schwierigkeiten der emotionalen Verarbeitung und therapeutischen Aufgaben zu ihrer Bearbeitung gegliedert. Wir haben auch Empathie in dieses Kapitel aufgenommen. Gleichwohl ist sie ein Sonderfall, da sie mehr als nur eine Aufgabe unter anderen ist. Empathie ist der Grundmodus therapeutischen Handelns, der alle therapeutische Arbeit begleitet. Marker sind *Islands of work in an ocean of empathy*. Empathie ist demnach die Basis, aus der alle weiteren Aufgaben hervorgehen und die alle Aspekte therapeutischer Arbeit umfasst. Die empathische Beziehung ist Ziel an sich und dient der Förderung der emotionalen Verarbeitung des Patienten. Dabei ist Empathie sowohl eine therapeutische *Haltung* als auch eine therapeutische *Methode*.

Neuere Darstellungen der EFT (z. B. Greenberg & Watson, 2006; Timulak, 2015) verlassen die traditionelle Organisation der EFT um Marker und Aufgaben herum und stellen die Prinzipien der Förderung der emotionalen Verarbeitung in den Vordergrund. Grundsätzlich folgen wir dieser Sichtweise: Das oberste Ziel in der EFT ist die Förderung der emotionalen Verarbeitung, wie sie ausführlich in Kapitel 2 dargestellt wird. Therapeutische Aufgaben stehen im Dienste dieses Zieles. Sie können als spezifische Umgangsweisen mit spezifischen Schwierigkeiten der emotionalen Verarbeitung gesehen werden. Im Kern dienen sie der Utilisation adaptiver und der Transformation maladaptiver emotionaler Schemata. Therapeutische Aufgaben stellen also Hilfsmittel zur Förderung der emotionalen Verarbeitung dar. Es geht nicht um ihre Durchführung oder Bewältigung an sich. Marker und Aufgaben geben allerdings eine wichtige Orientierung, da sie das therapeutische Vorgehen strukturieren. Ein Großteil der therapeutischen Arbeit in der EFT findet innerhalb therapeutischer Aufgaben statt. Daher behalten wir die Taxonomie von Markern und Aufgaben als zentrales Orientierungssystem bei. Gerade für Kollegen, die mit EFT beginnen, ist es hilfreich, sich an ihnen zu orientieren und jede Aufgabe für sich gründlich zu erlernen. In die therapeutischen Aufgaben fließen alle Prinzipien des therapeutischen Vorgehens, die wir in Kapitel 3 dargestellt haben, ein.

4.1 Empathie

4.1.1 Funktionen von Empathie

Empathie bildet die Basis des therapeutischen Handelns in der EFT. Zum einen ist sie eine Form der Beziehungsgestaltung, die an sich therapeutische Veränderung im Patienten fördert (Elliott, Bohart, Watson & Greenberg, 2011), zum anderen ist sie eine therapeutische Methode, die die emotionale Verarbeitung des Patienten verbessert. In der EFT hat die Empathie des Therapeuten zwei wesentliche Funktionen:

Funktionen von Empathie:

1. Empathie spielt eine zentrale Rolle beim Aufbau und der Aufrechterhaltung einer tragfähigen therapeutischen Beziehung (Watson, 2007). Sich verstanden zu fühlen, erhöht das Sicherheitsgefühl des Patienten und erlaubt ihm, sich mit seinem emotionalen Erleben auseinanderzusetzen *(intrapsychische Sicherheit)* und sich dem Therapeuten darin zu zeigen *(interpersonale Sicherheit)*. Empathie fördert ein gemeinsames Verständnis der Anliegen des Patienten sowie ein Einverständnis über Ziele und Methoden der Therapie. Dadurch fällt es Patienten leichter, sich auf die Arbeit an spezifischen therapeutischen Aufgaben einzulassen.
2. Empathie fördert die emotionale Verarbeitung der Patienten. Sie unterstützt Patienten darin, Zugang zu ihrem emotionalen Erleben zu erhalten, es bewusst wahrzunehmen, auszuhalten, in Worten zu benennen, zu akzeptieren, zu explorieren und zu verstehen. In Verbindung mit der einfühlsamen verstehenden Präsenz des Therapeuten haben diese Prozesse eine affektregulierende Wirkung (siehe Kapitel 2.3.2.3). Empathie fördert darüber hinaus den Prozess der Bedeutungsbildung sowie die narrative Einordnung von Erleben, indem sie dabei hilft, implizite Bedeutungen explizit werden zu lassen (vgl. Watson, 2007).

4.1.2 Komponenten von Empathie

Die Empathie des Therapeuten umfasst zwei Komponenten. Sie ist zunächst eine *Haltung*, die sich in dem Bemühen ausdrückt, einen anderen Menschen, seine Gefühle und die Bedeutungen, welche er seinem Erleben beimisst, aus dessen jeweiligen Bezugsrahmen heraus zu verstehen. Wie in Kapitel 3.1 erwähnt, wird diese Haltung empathische Einstimmung (empathic attunement) genannt. Zum anderen ist Empathie die *Kommunikation* dieses Verstehens. Sie vollzieht sich durch bestimmte Sprechakte, wodurch sie einen methodischen Aspekt erhält (Greenberg & Elliott, 1997).

4.1.2.1 Empathische Einstimmung

Empathische Einstimmung ist ein erlebensbezogenes Verstehen einer anderen Person (Elliott, Watson, Goldman & Greenberg, 2007; Greenberg & Elliott, 1997). Wir fühlen uns in die innere Erlebniswelt des anderen ein, versuchen die Welt mit dessen Augen zu sehen. Dafür müssen wir uns so weit wie möglich von Vorannahmen, Vorwissen und theoretischen Überlegungen befreien und offen für das sein, was vom Patienten kommt. Wir verlagern den Fokus unserer Aufmerksamkeit von uns auf den Patienten, ohne dabei mit ihm konfluent zu werden; in der Literatur wird dies als *decentering* beschrieben (Watson, 2007).

Empathische Einstimmung ist ein bewusster Vorgang, für den sich Therapeuten aktiv entscheiden. Dabei achten sie auf den Inhalt dessen, was Patienten sagen, aber auch darauf, wie sie es sagen (z. B. in Stimmklang, Körperhaltung, Gesichtsausdruck) und was in ihnen selbst auftaucht (z. B. Bilder, Gefühle etc.). Zudem versuchen sie, sich das Berichtete möglichst bildhaft vorzustellen (vgl. Greenberg & Rushanski-Rosenberg, 2002). Der Therapeut ist vollständig im Moment und folgt dem emotionalen Erleben des Patienten, wie es sich Moment für Moment entfaltet. Dabei lässt er in sich ein inneres Abbild dessen entstehen, wie es sein mag, der Patient zu sein, davon, was er in diesem Augenblick erleben mag. Genau wie das Erleben des Patienten befindet sich auch dessen Abbild im Erleben des Therapeuten beständig im Fluss. Der Therapeut wendet sich seinem Erleben in der gleichen offenen, neugierigen, explorierenden Weise zu, wie er sie in seinem Patienten fördern möchte. Es bildet den Referenzpunkt für das empathische Verstehen des Therapeuten und aus ihm entspringt empathische Kommunikation. Eine rein verbale Kommunikation von Empathie ohne empathische Einstimmung wäre bloße Technik und therapeutisch wirkungslos. Therapeuten nutzen ihr Erleben, um Patienten Verstehen zu kommunizieren und zu überprüfen (im Sinne von „Habe ich wirklich schon verstanden, wie es sich in diesem Moment anfühlt, du zu sein?“). Sie nutzen es aber auch, um das Gewahrsein und die Verarbeitung des Patienten in der Zone dessen nächster Entwicklung zu fördern (im Sinne von „und vielleicht ist das auch Teil dessen, du zu sein“). Es folgt ein Beispiel für den Prozess der empathischen Einstimmung des Therapeuten.

Beispiel:

Ein Patient berichtet von einem Gespräch mit seiner Freundin, in welchem sie ihm eröffnete, nicht mehr sicher zu sein, ob sie die Beziehung zum ihm weiterführen wolle. Während der Therapeut zuhört, achtet er neben dem Inhalt auch darauf, *wie* der Patient erzählt. Der Patient hält wiederholt inne, seine Stimme stockt, er schaut zu Boden. Vor seinem geistigen Auge lässt der Therapeut einen Film davon ablaufen, wie der Patient und seine Freundin miteinander sprechen, er sieht ihre Gesichter, hört den Klang ihrer Stimmen, spürt die Aufregung, den Schock, ihm kommen Erinnerungen an eigene Gespräche über Trennungen in den Sinn, Erinnerungen an Gefühle der Ohnmacht und Verzweiflung, in seinem Bauch nimmt er ein dumpfes Brennen wahr. Er empfindet Mitgefühl mit dem Patienten und nimmt wahr, wie schwer es diesem fällt, über all das zu sprechen, all dies zu offenbaren. Der Patient wirkt auf den Therapeuten verletzlich, dieser ahnt, wie gedemütigt er sich fühlt, wie zurückgestoßen, abgelehnt. Der Therapeut verspürt den Wunsch, ihm zu helfen, gleichzeitig aber auch Vorsicht, ihm nicht zu nahe zu treten. Dieses komplexe innere Erleben des Therapeuten wird zum Ausgangspunkt seiner empathischen Antworten an den Patienten. Es ist nicht statisch, sondern verändert sich, während der Patient erzählt.

4.1.2.2 Empathische Kommunikation

Empathische Einstimmung bedarf der Kommunikation, damit Patienten sie empfangen können. In der EFT werden sechs Formen empathischer Reaktionen des Therapeuten unterschieden. Dabei handelt es sich um

- empathisches Verstehen,
- empathisches Bestätigen,
- empathisches Explorieren,
- empathisches Evozieren,
- empathisches Vermuten und
- empathisches Zurückfokussieren.

Sie differieren darin, inwieweit sie den inneren Bezugsrahmen des Patienten verlassen und dessen emotionale Verarbeitung leiten. Während empathisches Verstehen eine Reaktion auf das Erleben des Patienten darstellt, die möglichst in dessen Bezugsrahmen bleibt, gehen empathisches Vermuten und empathisches Zurückfokussieren darüber hinaus. Sie leiten die emotionale Verarbeitung des Patienten auf das, was ihm (noch) nicht unmittelbar zugänglich ist (empathisches Vermuten) oder aus der bewussten Wahrnehmung zu verschwinden droht (empathisches Zurückfokussieren). Die Formen des empathischen Reagierens unterscheiden sich sowohl in der Absicht, die Therapeuten verfolgen, als auch in ihrer Wirkung auf den Patienten (siehe Tabelle 3). In der Darstellung der unterschiedlichen empathischen Reaktionsweisen orientieren wir uns an den Darstellungen von Greenberg und Elliott (1997) sowie Elliott et al. (2007).

Tabelle 3: Die unterschiedlichen Formen empathischen Reagierens

Art der Empathie	Absicht	Empathische Reaktionen
Empathisches Verstehen	Verstehen und Präsenz kommunizieren	Empathisches Spiegeln, Folgereaktionen
Empathisches Bestätigen	Erleben validieren	Empathisches Bestätigen
Empathisches Explorieren	Offene Selbstexploration anregen	Exploratives Spiegeln (Open-edge-Formulierungen), offene explorative Fragen, Passfragen, Prozessbeobachtungen

Tabelle 3: Fortsetzung

Art der Empathie	Absicht	Empathische Reaktionen
Empathisches Evozieren	Erleben aktivieren	Evokatives Spiegeln
Empathisches Vermuten	Erleben an den Rändern des Gewahrseins zugänglich machen	Empathisches Vermuten
Empathisches Zurückfokussieren	Auf den Fokus zurückleiten	Empathisches Zurückfokussieren

4.1.2.2.1 Empathisches Verstehen

Beim empathischen Verstehen vermittelt der Therapeut dem Patienten, dass er sein Erleben versteht, ohne dabei explizit zur Exploration anzuregen. Seine Absicht ist, dem Patienten zu vermitteln, dass er präsent ist und ihn versteht.

Durch empathisches Spiegeln kommuniziert der Therapeut dem Patienten, dass er den Kern des Gesagten verstanden hat und überprüft zugleich sein Verständnis. Dabei greift er diejenigen Aspekte des Erlebens des Patienten heraus, die besonders eindringlich, lebendig oder schmerzhaft erscheinen. Durch Folgereaktionen wie „Mhm", „Ja", „Ich verstehe", Nicken, wörtliche Wiederholungen dessen, was der Patient gesagt hat, kommuniziert der Therapeut Präsenz und ermuntert den Patienten, mehr von seinem Erleben zu erzählen. Es folgt ein Beispiel für empathisches Spiegeln:

Beispiel:

Pat.: Sie hat immer hinter mir hergeputzt, auch wenn ich mich noch so angestrengt habe – es war nie so, wie sie es wollte, nie richtig.
Th.: Egal, wie sehr Sie sich auch bemüht haben, Sie konnten es ihr nicht recht machen. [*empathisches Spiegeln*]

Hier ist ein Beispiel für den Einsatz von Folgereaktionen:

Beispiel:

Pat.: Wenn ich ihm widerspreche, dann kommt er von allen Seiten – Attacken von allen Seiten, völlig unerwartet – dann habe ich das Gefühl, mich überhaupt nicht mehr wehren zu können – total hilflos.
Th.: Dann fühlen Sie sich total hilflos. [*Folgereaktion*]

Dieses Beispiel zeigt das Zusammenspiel von empathischem Spiegeln und Folgereaktionen:

Beispiel:

Pat.: Also, zurzeit, zurzeit bin ich wirklich bedient.
Th.: Mmhm, mhm. [*Folgereaktion*]
Pat.: Ich renne von einem Wohnungsbesichtigungstermin zum nächsten. Ich habe es so satt.
Th.: Die ganze Zeit wegen der Wohnungsbesichtigungen herumrennen und irgendwie ist es wie „Ich bin müde und es reicht“? [*empathisches Spiegeln*]
Pat.: Oh ja, genau. Ich bin ganz schön erschöpft und frustriert.
Th.: Mhm. Erschöpft und frustriert. [*Folgereaktion*]

4.1.2.2.2 Empathisches Bestätigen

Beim empathischen Bestätigen vermittelt der Therapeut dem Patienten, dass er sein Erleben nachvollziehbar und berechtigt findet, und bietet Unterstützung und Mitgefühl an. Die Absicht des Therapeuten ist, das Erleben des Patienten zu validieren. Hier folgt ein Beispiel:

Beispiel:

Pat.: (ringt um Fassung) Es war so krass, als Sie mir sagte: „Ich weiß nicht mehr, ob ich noch mit dir zusammen sein möchte.“
Th.: Das kann ich mir vorstellen, es muss Ihnen den Boden unter den Füßen weggezogen haben.
Pat.: Total, weil es so unerwartet kam.
Th.: Sie haben es einfach nicht kommen sehen, hm, es muss so ein Schock gewesen sein.
Pat.: (weint)
Th.: Und es tut total weh, hm.

Reaktionen empathischen Bestätigens beinhalten Formulierungen wie:
- „Ich sehe, wie schmerzhaft dies für Sie ist.“
- „Kein Wunder, dass Sie sich so gefühlt haben.“
- „Sie müssen sich so gefühlt haben.“
- „Das war so schwer/hat unheimlich wehgetan/etc., hm.“

4.1.2.2.3 Empathische Exploration

Empathische Exploration ist die für die EFT typischste Form empathischen Reagierens. Bei der empathischen Exploration vermittelt der Therapeut Verstehen und hilft dem Patienten zugleich, sich den Schwellen seines Erlebens zu nähern – dort, wo sein Erleben (noch) nicht ganz klar ist, wo sich Türen in neues Erleben öffnen, wo neues Erleben aufkommt usw. Die Absicht des Therapeuten ist, den Patienten anzuregen, sein Erleben tiefer zu explorieren. Therapeut und Patient sollten sich darüber im Klaren sein, dass der Therapeut *nicht wissen kann,* wie ein Patient etwas erlebt. Der Patient ist stets Experte für den Inhalt seines Erlebens. Der Therapeut begleitet, unterstützt, versteht oder bietet Symbole und Beschreibungen an, die der Patient mit seinem inneren Erleben abgleichen kann. Dieses innere Abgleichen der Spiegelungen und Angebote des Therapeuten mit dem eigenen körperlich basierten Erleben ist ein zentraler Prozess in der empathischen Exploration. Es regt den Patienten an, zu suchen und zu prüfen, bis „es passt", bis er stimmige Worte für sein idiosynkratrisches Erleben und den damit verbundenen subjektiven Bedeutungen gefunden hat. Die erlebensorientierte Grundhypothese lautet: „Neues" im Patienten entsteht durch die Selbstexploration seines Erlebens, und nicht dadurch, dass Therapeuten es von außen gleichsam in ihn hinein legen. Verwirklicht wird dieser Prozess durch verschiedene Reaktionen. Dazu zählen:

- exploratives Spiegeln (Open-edge-Formulierungen),
- offene explorative Fragen,
- Passfragen sowie
- Prozessbeobachtungen.

Exploratives Spiegeln soll den Patienten animieren, Aspekte von Äußerungen zu explorieren; sie werden behutsam und tastend und häufig absichtlich unartikuliert angeboten. Wir geben ein Beispiel:

Beispiel:

Pat.: Er hatte doch gesagt, er kommt, es war ausgemacht. Für mich war das klar. Total klar, und dann hat er einfach gesagt: „Nichts ist klar."
Th.: Für Sie war es total klar und dann von ihm zu hören, dass es ihm nicht klar war, ist für Sie irgendwie so …
Pat.: Unfassbar, für mich ist das komplett unverständlich.
Th.: Unfassbar, ich war fassungslos, irgendwie so …
Pat.: Ja, fassungslos, als würde mir jemand den Boden unter den Füßen wegziehen, aus dem Nichts heraus.

Ein hilfreiches Vorgehen bei der empathischen Exploration ist, Sätze mit der Betonung auf demjenigen Aspekt offen zu lassen oder zu beenden, dessen Exploration man anregen möchte *(leading edge).* Meist handelt es sich dabei um Gefühle und – sollten unterschiedliche Gefühle gleichzeitig auftreten – um diejenigen, die am primärsten, schmerzhaftesten oder eindringlichsten erscheinen. Es kann sich jedoch auch um andere Aspekte des Erlebens des Patienten handeln, wie um subjektive Bedeutungen. Es folgen einige Beispiele:

Beispiel:

Pat.: Er tut mir ja irgendwie auch leid (stockt), und ich bin wütend.
Th.: Ja, ich höre, wie wütend Sie noch sind und irgendwie tut er Ihnen auch leid. [*Fokus auf das Gefühl, das primärer erscheint*]
Pat.: Ja, ich empfinde einfach noch so viel für ihn.

Beispiel:

Pat.: Ich muss die Wäsche waschen und Bügeln und dann Essen vorbereiten und das alles alleine, ich fühle mich so überfordert, immer nur machen, machen, machen.
Th.: Es gibt so viel zu tun und Sie fühlen sich mit alledem so alleine. [*Fokus auf das Gefühl*]
Pat.: Ja (weint), ich fühle mich alleine, ganz auf mich alleine gestellt.

Beispiel:

Pat.: Manchmal denke ich mir, ich bin zu hart zu mir. Aber früher war es noch viel schlimmer.
Th.: Also früher war es schlimmer, aber irgendwie haben Sie das Gefühl, dass Sie manchmal zu hart zu sich sind … [*Fokus auf dem Aspekt, der am potenziell schmerzhaftesten zu sein scheint*]
Pat.: Ich kann mir Fehler einfach nicht verzeihen.

Ein weiteres bewährtes Vorgehen bei der empathischen Exploration ist die Verwendung und Betonung von Wörtern wie *etwas* oder *irgendwie*, weil sie den Fokus auf implizites Erleben lenken (Weiser Cornell, 2013). Es folgen einige Beispiele:

Beispiel:

Pat.: Keine Ahnung, was mich an seiner Aussage so berührt hat, ich musste noch Stunden später daran denken.
Th.: Irgendetwas an seiner Aussage hat Sie berührt.

Beispiel:

Pat.: Ich weiß die Sachen eigentlich, ich hab sie irgendwo im Kopf, aber wenn ich dann [in der Prüfung] gefragt werde, und ich bin mir nicht hundertprozentig sicher, dann kann ich nichts sagen, überhaupt nichts.
Th.: Sie wissen, die Sachen sind da, und Sie könnten eigentlich etwas antworten, aber irgendwas passiert, dass Sie kein Wort herausbringen …
Pat.: Ja, die anderen neben mir und der Prüfer schauen mich so an, so mitleidig.
Th.: So als wäre da irgendwas in ihrem Blick, das sagt …
Pat.: Die kann es ja eh nicht, warum ist die überhaupt hier?

Passfragen

Durch Passfragen ermuntert der Therapeut den Patienten, das eigene Erleben mit dem Angebot des Therapeuten abzugleichen – idealerweise schwingt in jedem Angebot bzw. Spiegeln eine unausgesprochene Passfrage mit. Bei diesen Fragen wird der Patient explizit eingeladen, das Angebot des Therapeuten auf seine Stimmigkeit hin zu überprüfen.

Beispiele für Passfragen sind:

- „Also irgendwie haben Sie sich in diesem Moment total herabgesetzt gefühlt, klein gemacht, passt das?"
- „Ich höre Sie sagen: ‚Wenn das passiert, ist alles aus, ich werde damit nicht umgehen können' – ist das zu stark?"
- „Also Sie sagen: ‚Ich fühle mich stärker, irgendwie belastbarer.' Ist es das?"

Offene explorative Fragen

Offene explorative Fragen ermuntern die offene Selbstexploration des Patienten. Typische offene Fragen in der EFT sind:

- „Wie fühlt sich das an?"
- „Was passiert gerade?"
- „Was war das Schlimmste daran?"
- „Was hat das für ein Gefühl in Ihnen hinterlassen?"
- „Was hätten Sie gebraucht?"
- „Was vermissen Sie?/Was fehlt Ihnen?"
- „Wie war das?/Wie ist das?"
- „Was taucht in Ihnen auf?"

Obgleich sie oft hilfreich sind, haben Fragen zwei Nachteile: Zum einen können sie den Patienten auf eine kognitive, eher reflexive Ebene führen, zum anderen können sie die Aufmerksamkeit des Patienten weg von seinem Erleben hin zum Therapeuten lenken. Die Kunst besteht darin, Fragen so zu fragen (z. B. im Stimmklang), dass im Patienten nicht in erster Linie das Beantworten der Frage, sondern die Selbstexploration seines inneren Erlebens angeregt wird. Mit unseren empathischen Reaktionen wollen wir stets die Selbstexploration des Patienten anregen.

Prozessbeobachtungen

Bei Prozessbeobachtungen lenkt der Therapeut die Aufmerksamkeit des Patienten in einer nicht konfrontativen und angstauslösenden Weise auf nonverbale Anzeichen von emotionaler Aktivierung. Es folgen Beispiele für dieses Vorgehen:

- „Und wenn Sie das sagen, dann sitzen Sie gleich ganz anders da. Passt das zu dem, wie es sich anfühlt, das zu sagen?"
- „Und wenn Sie das sagen, dann klingt das für mich fast, als wäre da ein wenig Ärger in Ihrer Stimme oder so, passt das?"
- (Patientin bekommt feuchte Augen) „Ich sehe Traurigkeit in Ihren Augen", oder etwas vorsichtiger: „... Und wenn Sie darüber sprechen, dann berührt das etwas in Ihnen ...", oder: „Und das ist irgendwie schmerzhaft ..."
- (Patientin ringt sichtbar darum, nicht zu weinen) „Auf mich wirkt es so, als würden Sie die Tränen runterschlucken."

4.1.2.2.4 Empathisches Evozieren

Beim empathischen Evozieren kommuniziert der Therapeut Verstehen und hilft dem Patienten zugleich, durch anschauliche Bilder, Metaphern, eindringliche Worte oder eine ausdrucksvolle Stimmqualität Erleben zu vertiefen oder Zugang zu bestimmten Aspekten seines Erlebens zu erlangen. Die Absicht des Therapeuten besteht darin, Erleben zu aktvieren. Dies könnte beispielsweise so aussehen:

Beispiel:

Th.: Was taucht in Ihnen auf, während Sie erinnern, wie es war?
Pat.: … Traurigkeit. Das tut weh. (Tränen laufen die Wangen herunter)
Th.: (eindringliche Stimme) Dieses kleine Mädchen, das versucht, nicht aufzufallen, alles richtig zu machen, nicht anstrengend zu sein, alles hinter sich wieder sauber zu machen, die eigenen Spuren zu verwischen und nie ist es gut genug.

Weitere Beispiele sind:

- „Und Sie stehen da fast mit offenem Herzen – und er stößt Sie weg … Das muss wie ein Schlag ins Gesicht gewesen sein …"
- „Wie ein unendliches Meer aus Einsamkeit, in dem Sie fast ertrinken."
- „Sie fallen und sie fallen und finden keinen Halt."
- „Es ist so dunkel, und momentan ist es nicht leicht, an das Licht am Ende des Tunnels zu glauben …"
- „Als säßen Sie unter einer Glaskuppel und könnten den anderen da draußen beim Leben zusehen, aber Sie können selbst nicht daran teilhaben. Als gäbe es all das, das Leben und Lachen und glücklich sein, für die anderen, aber nicht für Sie …"

4.1.2.2.5 Empathisches Vermuten

Beim empathischen Vermuten geht der Therapeut über das unmittelbare Erleben des Patienten hinaus. Dabei greift er nonverbale oder paraverbale Signale auf, um neues Erleben am Rande des Bewusstseins zugänglich zu machen. Häufig werden dabei empathische Vermutungen mit Passfragen verknüpft. Es folgen einige Beispiele:

Beispiel:

Pat.: Meine Mutter hat abgesagt, sie kann nicht, sie muss irgendwie meinem Vater helfen … (Seufzer) … Immer gibt es etwas, was noch wichtiger ist. Ich bin so wütend.
Th.: Sie fühlen sich wütend und gleichzeitig so unbeachtet, nicht wichtig … Passt das?

Beispiel:

Th.: Und Sie seufzen. Was ist der Seufzer? So etwas wie: „Ich fühle mich beiseitegeschoben?"

Beispiel:

Pat.: Ich finde es unmöglich, dass meine Freundin mir nicht richtig zuhört, wenn ich ihr so etwas Persönliches erzähle. Ich bin so wütend auf sie!

Th.: Ich sehe und höre Ihren Ärger. Es geht Ihnen richtig nahe, dass sie Ihnen nicht zuhört, Sie müssen sich total beiseitegeschoben gefühlt haben … So unwichtig …

Beispiel:

Th.: Und es klingt so, als wäre der Junge, der sich nicht vorstellen kann, dass er jemals verstanden wird, immer noch in Ihnen. Ist das so?

Empathisches Vermuten ist eine der wichtigsten Strategien, um Patienten zu neuem Erleben und neuen Bedeutungen hinzuführen. Hier ist insbesondere das Vertiefen von sekundärem zu primärem und von primär maladaptivem zu primär adaptivem emotionalem Erleben gemeint. Dabei ist wichtig, dass sich die therapeutischen Angebote innerhalb der Zone der nächsten Entwicklung des Patienten befinden. Der Therapeut sollte einen halben Schritt, aber nicht eineinhalb oder gar zwei Schritte voraus sein. Es geht nicht darum, dass der Patient, „erkennt" oder „einsieht", dass er eigentlich etwas anderes fühlt, er soll vielmehr zum bewussten Erleben bislang unbeachteter Aspekte seines Erlebens hingeführt werden. Empathisches Vermuten ist zudem hilfreich, um Patienten an denjenigen Stellen Worte zur Verfügung zu stellen, an denen sie selbst noch keine haben. Dabei sollten Therapeuten äußerst behutsam und respektvoll vorgehen und Patienten nichts suggerieren oder überstülpen. Bevor wir empathisch vermuten können, müssen wir daher eine Beziehung herstellen, in der sich der Patient sicher genug fühlt, seinem Therapeuten zu widersprechen und ihn zu korrigieren.

4.1.2.2.6 Empathisches Zurückfokussieren

Beim empathischen Zurückfokussieren leitet der Therapeut die Aufmerksamkeit des Patienten auf Aspekte des Erlebens zurück, die therapeutisch bedeutsam erscheinen und aus dem Fokus zu geraten drohen. Dies sind meist schwierige, belastende, schmerzhafte Aspekte des Erlebens des Patienten, deren bewusste Wahrnehmung und Exploration dem Patienten schwerfällt. Die Absicht des Therapeuten besteht darin, dieses Erleben zurück in den Fokus der Aufmerksamkeit des Patienten und der empathischen Exploration zu holen. Empathisches Zurückfokussieren ist die direktivste der empathischen Reaktionsweisen und sollte sehr behutsam angewandt werden. Es folgen einige Beispiele:

Beispiel:

Pat.: Mir vorzustellen, sie würde mich verlassen, das macht mir einfach total Angst. Ich meine/ich weiß natürlich oder ich denke nicht, dass das passieren wird. Erst gestern hat sie wieder davon gesprochen, dass wir unbedingt den Urlaub für nächstes Jahr planen sollten. Also, ich meine, wenn das jetzt mal kein Zeichen ist, das haben meine Freunde auch gesagt.

Th.: Es gibt viele Anzeichen dafür, dass sie nicht geht, und gleichzeitig haben Sie solche Angst, dass es doch passieren könnte?

Beispiel:

Th.: Was taucht in Ihnen auf, wenn Sie an Ihre Mutter denken und dass sie nicht für Sie da war?

Pat.: Schmerz. Es schmerzt.

Th.: Es schmerzt. [*empathische Folgereaktion*]

Pat.: Das ist der Schmerz, der immer da ist, und ich habe gelernt, damit zu leben. Im Alltag spüre ich ihn ja nicht immer. Dann lenke ich mich ab, und manchmal muss ich mich auch gar nicht ablenken, dann denke ich gar nicht daran. Zum Beispiel im Urlaub letzte Woche habe ich überhaupt nicht dran gedacht. Wir waren beim Schwimmen (…)

Th.: Sie spüren den Schmerz nicht immer bewusst, aber tief drunten ist er immer da und tut gleichmäßig weh.

Empathisches Zurückfokussieren ist die wichtigste Reaktion, um Patienten sachte zum Fokus zurückzuführen, sei es innerhalb der empathischen Exploration (z. B. auf das, was eindringlich oder schmerzhaft ist) oder innerhalb spezifischer therapeutischer Aufgaben (z. B. Exploration des maladaptiven Schemas, Dialog mit dem Kritiker etc.).

4.1.3 Prozessleitende Reaktionen

Prozessleitende Reaktionen sind bedeutend bei der Vermittlung eines Rationals für die Arbeit mit Emotionen sowie bei der Anleitung und Begleitung der therapeutischen Aufgaben. Sie sind keine empathischen Reaktionen im klassischen Sinne. Daher sollten sie mit Bedacht verwendet werden. Zu ihnen zählen:

- Prozessvorschläge,
- erlebensbezogene Formulierungen und
- erlebensorientiertes Unterweisen.

4.1.3.1 Prozessvorschläge

Prozessvorschläge sind Anregungen für bestimmte Verhaltensweisen in der Sitzung, wie die Aufmerksamkeit auf eine bestimmte Weise zu lenken (z. B. auf den Körper oder Gefühle), bei Stuhldialogen die Seiten zu wechseln, bestimmte Sätze zu wiederholen etc. Typische Prozessvorschläge sind:
- „Können Sie mit Ihrer Aufmerksamkeit nach innen gehen und schauen, was in Ihnen auftaucht?"
- „Können Sie für einen Moment bei der Traurigkeit bleiben?"
- „Achten Sie darauf, was in Ihrem Körper passiert."
- „Seien Sie der kleine Junge von damals, der miterleben muss, wie sich seine Eltern am Mittagstisch streiten."
- „Sagen Sie das noch mal!"
- „Kommen Sie hier auf die andere Seite und seien Sie ganz der Teil, der Sie kritisiert!"

4.1.3.2 Erlebensbezogene Formulierungen

Erlebensbezogene Formulierungen sind erlebensorientierte Beschreibungen der Schwierigkeiten des Patienten. Sie formulieren sie in Begriffen der EFT. Daher sind sie zentral bei der Fallformulierung und in der Einleitung therapeutischer Aufgaben. Es folgen einige Beispiele:
- „Es klingt fast so, als wäre da in Ihnen eine kritische Stimme, die sich meldet und Sie kritisiert, und Sie fühlen sich daraufhin niedergeschlagen und klein." [*Formulierung eines selbstkritischen Prozesses*]
- „Es ist, als würden Sie sich irgendwie stoppen. Es kommt das Bedürfnis, sich zu zeigen und dann passiert irgendetwas in Ihnen, sodass Sie Ihrem Bedürfnis nicht nachgehen, oder?" [*Formulierung einer Selbstunterbrechung*]
- „Es scheint so, als berührte dies diesen schmerzhaften Platz in Ihnen, wertlos und irgendwie defekt zu sein. Und das scheint irgendwie der Kern zu sein, um den es geht, hm?" [*Formulierung eines maladaptiven Schemas von Scham*]

Weitere Beispiele finden Sie in Kapitel 3.4 zur Fallformulierung und in den Kapiteln zu den einzelnen Markern und Aufgaben in diesem Kapitel.

4.1.3.3 Erlebensorientiertes Unterweisen

Reaktionen erlebensorientierten Unterweisens geben dem Patienten Rationale für die EFT und die einzelnen therapeutischen Aufgaben. Sie sollten im „teachable moment" dargeboten werden, also dann, wenn Patienten zugänglich für neue Informationen von Seiten des Therapeuten sind, weil sie gerade mit der betreffenden Thematik ringen.

Beispiel:

Th.: Da ist all diese Anspannung in Ihrem Körper, oder? Und es klingt, als wären da all diese Gefühle über Ihren Vater und Ihre Frau und Sie sagen, Sie wissen irgendwie, die sind da, aber Sie können sie nicht wirklich wahrnehmen. Gefühle sind im Körper und wenn wir sie wahrnehmen, in Worte fassen und verstehen, dann geht die Anspannung. Wenn wir sie nicht wahrnehmen, keine Worte für sie haben und sie nicht einordnen können, dann bleibt die Anspannung im Körper und führt zu allen möglichen Symptomen. Und vielleicht können wir hier daran arbeiten, dass Sie die Gefühle, die Sie haben, besser wahrnehmen und einordnen können?

Weitere Beispiele finden Sie in den Kapiteln zu den einzelnen Markern und Aufgaben und in Kapitel 5.2.

4.1.4 Einsatz der Stimme

Wichtiger als das, *was* Therapeuten sagen, ist, *wie* sie es sagen. Dies betrifft vor allem den Einsatz ihrer Stimme. Ebenso wie es unterschiedliche Stimmqualitäten beim Patienten (siehe Kapitel 3.2.3.1) gibt, so gibt es auch verschiedene Stimmqualitäten beim Therapeuten. Therapeuten setzen ihre Stimme gezielt ein. Jede Stimmqualität hat eine andere Intention. Es lassen sich folgende Stimmen unterscheiden:

- Eine *neugierige Stimme*, die Interesse vermittelt, etwas Neues zu entdecken und die offene Selbstexploration des Patienten anregen möchte: „Da waren Tränen und jetzt sind sie weg. Wie ist das passiert?“
- Eine *evokative Stimme*, die Erleben aktivieren möchte, z. B.: „Und plötzlich war alles, was Ihnen Halt gegeben hatte, weg.“
- Eine *emotionale Stimme*, die Berührung oder Mitgefühl erkennen lässt und aus der Innenperspektive des Patienten heraus spricht, z. B. „Sie müssen sich so im Stich gelassen gefühlt haben, kein Kind sollte so etwas erleben müssen.“
- Eine *behutsame, tastende* Stimme, die den Patienten animieren möchte, eine Vermutung zu überprüfen, z. B.: „Irgendwie ist es so, als ob es Sie mit dem Gefühl hinterlässt, alleine zu sein …?“ „Und irgendwie ist da etwas in Ihnen, das sagt: ‚Das ist nicht fair, ich will das nicht mehr!‘ …?“
- Eine *fokussierte Stimme*, die das Erleben vertiefen möchte, z. B.: „Und das hat Sie mit dem Gefühl hinterlassen, nicht so gut wie andere zu sein.“

Dies sind nur wenige, grobe Unterscheidungen. Schon feine Nuancierungen im Stimmklang können bedeutungsvoll sein. Wichtig ist, dass sich Therapeuten dessen bewusst sind und ihre Stimme in der Kommunikation mit dem Patienten gezielt einsetzen. Jeder Therapeut muss seine eigene Ausdrucksform finden. Entscheidend ist, dass es authentisch ist und der eigenen Persönlichkeit entspricht. Die jeweilige Stimmqualität muss auf Präsenz und empathischer Einstimmung basieren, sonst wirkt sie aufgesetzt und manipulativ.

4.1.5 Die Aufgabe der empathischen Exploration

Empathische Exploration ist die Basisaufgabe in der EFT. Sie beinhaltet alle oben genannten empathischen Reaktionen. Ihr Ziel ist die Förderung emotionalen Gewahrseins des Patienten, indem sie den Patienten unterstützt, sein körperlich basiertes Erleben wahrzunehmen, sich ihm zuzuwenden und es zu explorieren, um es einzuordnen und zu verstehen. Aus ihr entwickeln sich Marker für die weitere therapeutische Arbeit (Elliott et al., 2007; Greenberg & Elliott, 1997).

4.1.5.1 Der Marker

Von Beginn jeder Sitzung an achtet der Therapeut im Narrativ des Patienten auf Hinweise von Erleben, das z. B. *lebendig*, *eindringlich*, *schmerzhaft*, *unklar*, *persönlich bedeutsam*, *idiosynkratisch*, *relevant für die Fallformulierung*, oder *global abstrakt* erscheint (Elliott et al., 2007; Greenberg & Elliott, 1997). Es kann sich hierbei auch um positives Erleben handeln, wie zum Beispiel das Erleben von positiver Veränderung und Fortschritt. Die Marker, die in den weiteren Kapiteln folgen werden, sind Spezifikationen dieses Ausgangsmarkers.

4.1.5.2 Die therapeutische Aufgabe

In der empathischen Exploration geht es darum, die emotionale Verarbeitung des Patienten zu fördern, indem ein spezifisches Erleben oder ein emotionales Schema systematisch untersucht werden. In der EFT geht es stets darum, ein spezifisches Erleben in seiner Gänze zu explorieren und nicht darum, Muster von Erleben über spezifische Situationen hinweg zu analysieren (Greenberg, 2011). Wenn jemand beispielsweise von einer Situation berichtet, in der er sich unsicher gefühlt hat, dann unterstützen wir den Patienten dabei, diese Unsicherheit in ihrer Gänze zu erleben und zu explorieren, anstatt ein bestimmtes Muster zu erkennen, wie „Immer wenn xy passiert, dann fühle ich mich so xyz". Die Exploration eines Erlebens in seiner ganzen Tiefe kann beinhalten, vergangenes Erleben in einer Situation wieder aufleben zu lassen, Ränder des Gewahrseins zu erforschen, sich die unterschiedlichen Bedeutungsfacetten des Erlebens zu erschließen, Bedürfnisse zugänglich zu machen und herauszufinden, ob das emotionale Erleben hilfreich ist oder nicht. Die Aufgabe endet, wenn Marker für spezifische emotionale Verarbeitungsprobleme auftauchen, wie z. B. ein unklares körperlich basiertes Erleben, Verletzlichkeit, ein Marker für einen Konflikt zwischen Selbstanteilen, unabgeschlossene Prozesse mit einem bedeutsamen anderen oder wenn der

Patient das Erleben versteht, annehmen kann, sich gestärkt fühlt und weiß, was er tun kann, um im Sinne seiner Bedürfnisse zu handeln (Elliott et al., 2007; Greenberg & Elliott, 1997).

4.1.5.3 Ein Fallbeispiel

Es folgt ein Ausschnitt aus der sechsten Stunde der Therapie mit einem 27-jährigen Mann, der sich in einer Beziehungskrise mit seiner gleichaltrigen Freundin befindet. Der Marker für die empathische Exploration ist zunächst der Stundenbeginn, doch schon mit dem ersten Satz des Patienten kommt ein neuer Marker für eine empathische Exploration auf.

Beispiel:

Th.: Wie ist es gerade? [*offene explorative Frage zum Stundenbeginn*]

Pat.: (wirkt belastet) Zurzeit ist es extrem hart. [*Marker für die empathische Exploration schmerzhaften, persönlich relevanten emotionalen Erlebens*] [Die Beziehung zur Partnerin war bereits in der vorangegangenen Sitzung Thema.]

Th.: (behutsam) Zurzeit ist es extrem hart. [*Folgereaktion*]

Pat.: Also wir haben viel gesprochen, echt, (…) wir machen es uns nicht leicht, und sie (stockend) … sie meinte, sie weiß nicht, ob sie noch mit mir zusammen sein möchte. [*Anzeichen von Vulnerabilität*]

Th.: (behutsam) Und das ist extrem hart, hm. [*empathisches Bestätigen*]

Pat.: Total (seufzt), wir haben die Woche über so viel gesprochen, und oft sind wir uns so nahe wie schon lange nicht mehr und wir (…), und ich kann mir gar nicht vorstellen, ohne sie zu sein, das kommt mir so absurd vor und trotzdem kann es gut sein, dass es bald so weit ist.

Th.: (fokussierte Stimme) Sie können sich gar nicht vorstellen, ohne sie zu sein. Sie würden sich so/Wie würden Sie sich ohne sie fühlen? [*empathisches Spiegeln; offene explorative Frage*]

Pat.: Alleine, total alleine. (fokussierte Stimme)

Th.: Total alleine. [*Folgereaktion*]

Pat.: Ja/wir beide/wir sind so lange zusammen, unser ganzes erwachsenes Leben. Ich will mich nicht trennen.

Th.: Sie wollen sich nicht trennen, Sie ist so ein wichtiger Teil ihres Lebens. [*empathisches Spiegeln*]

Pat.: Ich weiß nicht, was ich tun soll, wie ich sie halten kann.

Th.: Sie würden sie gerne halten, aber Sie wissen nicht, wie. [*exploratives Spiegeln*]

Pat.: Ich weiß es einfach nicht.

Th.: Sie müssen sich so ohnmächtig fühlen …? [*empathisches Vermuten*]

Pat.: Total, total ohnmächtig, und ich denke mir auch, was habe ich zu bieten? … Ich meine als Partner, was kann ich anbieten?

Th.: „Was kann ich anbieten?“ Irgendwie verlieren Sie das Gefühl dafür, was Sie als Mensch ausmacht. [*exploratives Spiegeln*]

Pat.: Ja, total, was habe ich, dass mich jemand attraktiv finden könnte?

Th.: (eindringliche Stimme) Es ist so, als würde ihr Gefühl, für jemand anderen attraktiv zu sein, zerbröseln. [*evokatives Spiegeln*]

Pat.: Total … total (wirkt in sich gekehrt).

Th.: Sie fühlen sich so … [*exploratives Spiegeln*]

Pat.: Wertlos, ja irgendwie wertlos.

Th.: So wertlos [*Folgereaktion*] und das ist, was so hart ist, was so schmerzhaft ist, oder? [*empathisches Bestätigen*]

Pat.: Ja, total, ich weiß ja, (…) ich bin erfolgreich, beruflich ist ja alles top, auch finanziell, aber auf einer menschlichen Ebene …

Th.: Auf einer menschlichen Ebene fühlt es sich so an, als hätten Sie nichts zu bieten. [*empathisches Spiegeln*]

Pat.: „Ja/oder, klar habe ich was zu bieten/das ist irgendwie verrückt. Ich weiß ja objektiv, was ich zu bieten habe, klar.

Th.: Aber irgendwie rutscht Ihnen das Gefühl, als Mensch etwas zu bieten zu haben, weg. [*exploratives Spiegeln*]

Pat.: Ja, weil, ich meine, ich habe immer darauf geachtet, in dem, was ich mache, gut zu sein, besser als die meisten.

Th.: Das hat ihnen irgendwie geholfen, sich wertvoll zu fühlen. [*erlebensorientierte Formulierung*]

Pat.: Ja total, aber das ist es nicht.

Th.: Das ist es irgendwie nicht, irgendwie bleibt so ein Loch in Ihnen, oder …? [*exploratives Spiegeln*]

Pat.: Ja total, und irgendwie spüre ich das jetzt extrem.

Th.: Sie spüren es jetzt und das ist schmerzhaft. [*empathisches Bestätigen*]

Pat.: Ja total. Und ich suche irgendwie nach einem Weg, sie zu halten, sie davon zu überzeugen, dass ich der richtige bin, aber ich finde nichts, was mich als Mensch auszeichnet, ich fühle mich so wertlos tief drin.

Th.: Tief drin ist irgendwie dieses Gefühl, es nicht wert zu sein. [*empathisches Spiegeln*]

Pat.: Ja. (wirkt nach innen gekehrt)

Th.: Das Gefühlt, es nicht wert zu sein, dass sie bleibt, dass jemand mit Ihnen zusammen sein möchte. [*empathisches Spiegeln*]

Pat.: Ja. (schaut zu Boden)

Th.: So verunsichert in Ihrem Wert. [*empathisches Spiegeln*]

Pat.: Ja. Ich meine, meine Mutter ist ja auch einfach gegangen. (Stimme wird emotional) [Anm.: Die Mutter des Patienten starb, als dieser 3 Jahre alt war.]

Th.: (behutsam) Meine Mutter ist auch einfach gegangen, und … [*Folgereaktion*]

Pat.: Und ihr war ich es vermutlich auch nicht wert. (Stimme ist emotional)

Th.: „Ich war es ihr auch nicht wert.“ [*Folgereaktion; aus der Innenperspektive des Patienten gesprochen*]

Pat.: Ja, total. (weint) Ich glaube, das ist es, ihr war ich es auch nicht wert, ich weiß, es ist Quatsch, sie ist ja nicht freiwillig gegangen, sie war ja krank.

Th.: (behutsam) Und trotzdem. [*empathisches Zurückfokussieren*]

Pat.: Und trotzdem fühle ich es so … schon immer irgendwie.

Th.: Ich bin nicht wert, dass die Menschen, die ich liebe, bei mir bleiben. [*empathisches Spiegeln*]

Pat.: (weint) Ja.

Th.: Und das ist dieser schmerzhafte Platz in Ihnen. [*erlebensorientierte Formulierung, empathisches Bestätigen*]

Pat.: Ja. (weint)

Th.: Es ist okay … Lassen Sie es kommen … [*empathisches Bestätigen; Prozessleitende Reaktion*]

Pat.: (weint)

Th.: Hmh, mhm. [*Folgereaktion*]

Pat.: Es ist verrückt, dass ich gerade in dieser Situation wieder an meine Mutter denke und das alles, da habe ich seit Jahren nicht mehr dran gedacht. Aber vermutlich ist es das, was mich zusätzlich so beutelt. Es ist nicht nur eine mögliche Trennung, gefühlt geht es um alles. [*Marker für eine Leere-Stuhl-Arbeit*]

Th.: Gefühlt geht es um alles. [*Folgereaktion*] Dass Paula gehen könnte, berührt diese Wunde in Ihnen, die der frühe Tod Ihrer Mutter hinterlassen hat. Und die hat irgendwie damit zu tun, sich so zu fühlen, als wären Sie es nicht wert, dass jemand, den Sie lieben, bei Ihnen bleibt? [*erlebensorientierte Formulierung*]

Pat.: Ja.

Th.: Mein Vorschlag ist, wir holen Ihre Mutter her in der Vorstellung, um mit all diesen Gefühlen zu arbeiten, um irgendwie einen Weg zu finden, mit ihnen umzugehen. Ich werde Sie einladen, in der Vorstellung einen Dialog mit Ihrer Mutter über all das zu führen. Und ich bin sicher, dass wird Ihnen auch in der aktuellen Situation helfen, egal wie sie ausgehen wird, innerlich nicht so abzustürzen, sich das Gefühl zu bewahren, wertvoll zu sein. Ist das okay? [*erlebensorientiertes Unterweisen; Rational für den Dialog mit dem Leeren Stuhl;* Anm.: Therapeut und Patient hatten in den Stunden zuvor schon einmal die Umstände des Todes der Mutter exploriert, ansonsten wäre der Therapeut nicht gleich zur Leeren-Stuhl-Arbeit übergegangen, sondern hätte zunächst weiter empathisch exploriert.]

In diesem Beispiel endet die empathische Exploration bei einem Marker für einen unabgeschlossenen Prozess mit einem entwicklungsgeschichtlich bedeutsamen anderen (siehe Kapitel 4.6) und führt zur Einleitung eines Dialoges mit dem Leeren Stuhl.

4.2 Empathisches Bestätigen bei Verletzlichkeit des Patienten

4.2.1 Das Phänomen

Manchmal offenbaren Patienten in der Therapiesitzung etwas von sich, das sie ansonsten verborgen halten. Sie legen „die Karten auf den Tisch“, streifen den „Panzer“ ab, zeigen sich tief verwundet oder „am Ende“ angelangt. Auf den Therapeuten wirken sie verletzlich und schutzlos. Es scheint, als kämen sie zum ersten Mal mit einem schmerzhaften Aspekt ihres Erlebens in Berührung oder zeigten sich zum ersten Mal in diesem Erleben.

Beispiel:

Ein Patient, der sorgfältig darauf bedacht schien, stark und unabhängig zu wirken, äußerte während der empathischen Exploration seine Gefühle:

Pat.: Wissen Sie/ich bin an einem Punkt, an dem ich nicht mehr weiterkomme (seine Stimme bricht, und es wird spürbar, dass er um Fassung ringt) und ... es fällt mir extrem schwer, das zu sagen./Ich fühle mich ... hilflos, ich komme alleine nicht weiter.

Beispiel:

Eine andere Patientin kämpft sichtbar mit sich und eröffnet ihrem Therapeuten schließlich:

Pat.: Das, was ich Ihnen jetzt sage, habe ich noch niemanden gesagt, und es fällt mir total schwer ... Bevor mein Vater gestorben ist/bevor er gestorben ist (brüchige Stimme), habe ich mir manchmal gewünscht, dass er sterben würde, weil ... es nicht immer so einfach war ... und auch wenn es wahrscheinlich Quatsch ist, manchmal denke ich, dass ich sein Sterben dadurch beschleunigt habe ... (weint).

Beispiel:

Ein junger Mann, der jede Form von Wutgefühlen bei sich selbst ablehnte, bekannte schließlich, während er davon berichtete, wie seine Freundin von ihrem Bruder mit einem Schürhaken verletzt wurde, mit brüchiger Stimme:

Pat.: Und … (ringt um Fassung) wenn ich dabei gewesen wäre, ich hätte ihn [den Bruder] am liebsten zusammengeschlagen, ihm weh getan und auch jetzt, wenn ich daran denke, was alles hätte passieren können und wie weh er ihr getan hat … und … Wahrscheinlich müssen Sie (zum Therapeuten gewandt) jetzt denken, ich bin ein ganz schlimmer Mensch, ich schäme mich so. (Körperhaltung und Stimmklang hinterlassen den Eindruck von Belastung)

4.2.2 Der Marker

Dies sind Marker für einen Zustand intensiver, durchdringender Verletzlichkeit (vgl. Elliott et al., 2007; Greenberg, Rice & Elliott, 2003), der durch drei Aspekte gekennzeichnet ist:

Marker für einen Zustand der Verletzlichkeit:

1. Der Patient zeigt oder beschreibt einen negativ empfundenen Selbstaspekt, z. B. in der Form von Scham („defekt sein"), Hoffnungslosigkeit („am Ende angelangt sein"), Angst („zu schwach sein"), Schuld („etwas Falsches getan haben"), Schmerz („zerbrochen sein"), Ärger („außer sich sein") etc.
2. Das Zeigen oder Beschreiben des negativen Selbstaspektes hat die Qualität einer schmerzhaften Beichte, so als würde der Patient – zumeist widerstrebend – einen Aspekt seiner selbst zum ersten Mal zeigen oder offenbaren – eventuell auch sich selbst – und ist unsicher, wie dies von seinem Gegenüber aufgenommen wird.
3. Das Zeigen oder Beschreiben des negativen Selbstaspektes geht mit intensiver Belastung – sichtbar in Körperhaltung, Stimmklang, Gesichtsausdruck – einher und hinterlässt den Eindruck von Fragilität.

Vulnerabilität hat in seiner Intensität und Tiefe Ähnlichkeiten mit *emotionalem Leiden* (siehe Kapitel 4.8). Es gibt jedoch wichtige Unterschiede: Während sich emotionales Leiden meist auf Verletzungen in der Vergangenheit bezieht, tritt Vulnerabilität in der Regel in Reaktion auf Geschehnisse in der Gegenwart auf. Steht bei emotionalem Leiden das Leiden an unerfüllten Bedürfnissen im Vordergrund, ist es bei Vulnerabilität Fragilität über dessen Offenbarung. Zum anderen beinhaltet Vulnerabilität – zumindest implizit – das Bedürfnis nach Validierung oder Gehaltenwerden durch den Therapeuten bzw. verlangt geradezu danach, d. h. sie hat eine stärkere interpersonelle Komponente.

4.2.3 Das zugrunde liegende emotionale Verarbeitungsproblem

Das Verarbeitungsproblem bei Vulnerabilität besteht in der Erwartung, dass andere einen Aspekt des eigenen Selbst bzw. des eigenen Erlebens als inakzeptabel, verwerflich, beängstigend, lächerlich oder anormal empfinden werden (Elliott et al., 2007; Greenberg et al., 2003). Damit geht einher, dass Patienten sich diese Selbstaspekte und Gefühle selbst nicht zugestehen, erlauben oder verzeihen können. Durch die fehlende Akzeptanz und Integration der betreffenden Selbstaspekte und Gefühle wird der Zugang zu wichtigen Bedürfnissen blockiert und eine resiliente Anpassung an die aktuellen Lebensumstände erschwert. In der Therapie können adaptive Gefühle nicht genutzt und maladaptive emotionale Schemata nicht transformiert werden. Da diese Gefühle in der Therapiestunde dem Therapeuten gegenüber offenbart werden, bedarf es einer unmittelbaren Validierung durch den Therapeuten. Dieser muss der Erwartung des Patienten, aufgrund seiner Gefühle abgelehnt zu werden, explizit entgegentreten, indem er alles, was im Erleben des Patienten auftaucht, validiert und so eine korrigierende zwischenmenschliche Erfahrung ermöglicht. Aus Sicht der EFT reicht es nicht aus, die Gefühle und Selbstaspekte des Patienten rein kognitiv zu bestätigen und die Bedenken des Patienten auf rationaler Ebene zu zerstreuen, etwa durch Psychoedukation oder Normalisierung seines Erlebens. Um die tief sitzenden Annahmen über die Unzulänglichkeit und Verworfenheit des eigenen Erlebens zu widerlegen, bedarf es einer korrigierenden Erfahrung. Veränderung entspringt hier der Erfahrung, sich in seinem Erleben zu zeigen, die begleitenden Gefühle der Fragilität und Beschämung durchleben und aushalten zu können und dabei von jemand anderem in seiner Person bejaht zu werden.

4.2.4 Die therapeutische Aufgabe

Menschen, die intensive, durchdringende Verletzlichkeit erleben, benötigen in erster Linie empathische Bestätigung, d. h. eine unmittelbare Validierung und Erfahrung des Gehalten-Werdens durch den Therapeuten (Greenberg, 2011). Der Kern des empathischen Bestätigens besteht darin, dem Patienten folgende Botschaft zu vermitteln: „Was du fühlst, macht Sinn und ich bin da, um dir aus deiner Isolation zu helfen." Es gilt, jeden Aspekt des Erlebens des Patienten zu validieren, und zwar nicht aus einer Expertenposition heraus, sondern als menschliches Gegenüber in einer echten zwischenmenschlichen Begegnung (Buber, 2008). Der Therapeut sollte den Patienten nicht aus seiner Verletzlichkeit herausholen, sondern ihn unterstützen, das Gefühl in seiner Gänze zu erleben und vollständig bei seinen primären Gefühlen und Bedürfnisse anzukommen. Die therapeutische Arbeit zielt darauf ab, Patienten die Erfahrung machen zu lassen: „Ich kann meine Gefühle und die damit einhergehende Verletzlichkeit aushalten und jemand anderes bleibt da und akzeptiert mich mit den Seiten und Gefühlen, die ich inakzeptabel finde.“ Es geht also um das Erlauben, Aushalten und Akzeptieren von intensiven negativen Gefühlen sowie um eine korrigierende zwischenmenschliche Erfahrung, die dem Patienten hilft, aus der gefühlten Isolation wieder zurück in die menschliche Gemeinschaft zu finden (Elliott et al., 2007). Zuvor vermiedene Gefühle und nicht integrierte Selbstanteile sollen zurück in das Selbst-Erleben des Patienten geholt werden. In diesen Momenten zeigt sich das von Beisser (1997) beschriebene Paradox der Veränderung am eindrücklichsten: Veränderung vollzieht sich in dem Moment, in dem wir uns auf unser Sosein einlassen und aufhören, darum zu ringen, jemand anderes zu sein. Empathischem Bestätigen liegt die Annahme zugrunde, dass die Validierung des Soseins des Patienten im Hier und Jetzt durch den Therapeuten sowie das vollständige Erlauben des begleitenden Gefühls dazu führen wird, dass sich der Patient resilient organisiert. Anders ausgedrückt: Das punktgenaue Spiegeln des emotionalen Ausdrucks und Erlebens des Patienten wird seine Vitalität zum Vorschein bringen (Stern, 2010), die es dann aufzugreifen und zu fördern gilt.

Die Rolle des Therapeuten besteht darin, auf respektvolle Weise präsent zu sein (Elliott et al., 2007; Greenberg et al., 2003). Er achtet darauf, sich in Sprechtempo, Stimmklang, Körperhaltung und Gesichtsausdruck dem affektiven Prozess des Patienten anzupassen. Er spricht aus der Ich-Perspektive des Patienten (Doppeln) und bleibt in seinen Reaktionen so nah wie möglich am Erleben des Patienten. Es geht nicht darum, die innere Exploration des Patienten zu fördern, unausgeleuchtete Aspekte seines Bewusstseins zu erforschen oder um die Exploration des zugrunde liegenden emotionalen Schemas, die später erfolgen kann. Es geht zunächst darum, den Patienten im Erleben seiner Vulnerabilität zu unterstützen und zu halten. Dabei bietet der Therapeut Metaphern und empfindungsnahe Bilder an, die den emotionalen Schmerz des Patienten zum Ausdruck bringen: „Ein tiefes Loch in sich fühlen“, „eine schmerzhafte Wunde in sich tragen“, „einen Riss im Herzen haben“ etc. (Greenberg & Bolger, 2001). Zudem hilft der Therapeut dem Patienten, bei demjenigen Aspekt seines Erlebens anzukommen, der für ihn am schmerzhaftesten oder am schlimmsten ist. Hierbei kann er fragen: „Was ist das Schlimmste daran/was fühlt sich am schmerzhaftesten an/was tut am meisten weh?“ Der Therapeut achtet auf den Atem des Patienten und lädt ihn ein, tiefer oder weiter zu atmen, wenn er flacher atmet oder den Atem anhält. Auf diese Weise unterstützt er den Patienten, das gefürchtete Gefühl zu erlauben und zu regulieren, während er es erlebt. Ist der Patient am tiefsten Punkt angekommen, achtet der Therapeut auf Ressourcen und lebendige, wachstumsorientierte Aspekte im Erleben des Patienten wie Bedürfnisse oder Handlungsimpulse.

4.2.5 Der Veränderungsprozess

Wir folgen in unserer Darstellung den Darstellungen von Greenberg et al. (2003) und Elliott et al. (2007; vgl. Abbildung 9).

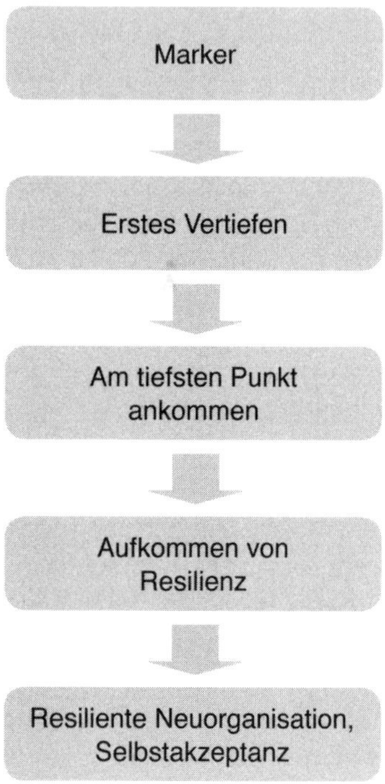

Abbildung 9: Die Schritte im Prozess der Veränderung von Vulnerabilität (vgl. Elliott et al., 2007)

4.2.5.1 Der Marker

Vulnerabilitätsmarker kommen nicht so häufig vor wie Marker für Zwei-Stuhl-Arbeiten, Leere-Stuhl-Dialoge oder Focusing. Oft stellen sie besondere Momente, nicht selten Wendepunkte in der Therapie dar. Marker für Vulnerabilität können bereits am Beginn einer Sitzung auftauchen, wenn ein Patient beispielsweise mit dem Vorsatz kommt, etwas zu erzählen, was ihn schon seit längerem auf dem Herzen liegt oder wenn zwischen den Therapiestunden etwas passiert ist, was ihn belastet. Häufiger treten sie jedoch im Laufe anderer Aufgaben wie der empathischen Exploration, der Zwei-Stuhl-Arbeit oder der Leeren-Stuhl-Arbeit auf. Empathisches Bestätigen hat dabei stets Vorrang vor anderen therapeutischen Aufgaben. Bevor die Arbeit an der Auflösung eines selbstkritischen Prozesses oder eines unabgeschlossenen Prozesses weiter verfolgt wird, gilt es, den Patienten in seiner Verletzlichkeit zu bejahen. Empathisches Bestätigen kann aus wenigen Reaktionen bestehen, etwa wenn ein Patient zum ersten Mal mit einem schmerzhaften Gefühl der Scham oder der Angst in Berührung kommt (siehe Kapitel 3.3.2.2). Die meisten Patienten zeigen, wenn sie zum ersten Mal mit ihren zentralen maladaptiven Gefühlen in Berührung kommen, Anzeichen von Vulnerabilität. In der Regel reichen wenige validierende Antworten des Therapeuten aus, sie zu unterstützen, das betreffende Gefühl zu erlauben und zu akzeptieren. Wenn schließlich das schmerzhafte Gefühl und nicht mehr die Scham über das Gefühl und/oder die Fragilität angesichts seiner Offenbarung im Vordergrund stehen, kann der Therapeut mit der Exploration des zugrunde liegenden Schemas fortfahren. Wenn nicht, entfaltet sich ein längerer Prozess, den wir im Folgenden darstellen. Dieser Prozess kann auch eine gesamte Therapiestunde in Anspruch nehmen.

Der Therapeut hört auf Vulnerabilität und spiegelt sie wider. Im Unterschied zu anderen Aufgaben schlägt der Therapeut dem Patienten nicht vor, an seiner Vulnerabilität zu arbeiten. Er wartet auch nicht auf dessen Einverständnis. Vulnerabilität drängt sich auf und verlangt nach unmittelbarer Bestätigung. Es folgt ein kurzes Beispiel für den Beginn eines Prozesses empathischen Bestätigens:

Beispiel:

Pat.: Ich bin wirklich an einem Punkt, an dem ich nicht mehr weiterkomme (seine Stimme bricht, und es wird spürbar, dass er um Fassung ringt) … und … es fällt mir extrem schwer, das zu sagen … ich fühle mich … hilflos, ich komme alleine nicht weiter.

Th.: Mhm, mhm. Hilflos und das Gefühl, ich schaffe es alleine nicht.

Pat.: Ach … das macht mich total fertig … das zu sagen, an diesen Punkt gekommen zu sein … (schaut zu Boden), echt.

Th.: Es ist nicht leicht, es zu sagen, und es ist nicht leicht, es zu fühlen … Ich sehe, wie Sie damit ringen.

4.2.5.2 Erstes Vertiefen

Zunächst gilt es dem Patienten zu helfen, seine Vulnerabilität zu erlauben und zuzulassen, sie gleichsam in ihrer ganzen Tiefe zu erleben. Wie schon erwähnt, geht es nicht um die Exploration des Erlebens, sondern um seine Bestätigung. Die wichtigsten Reaktionen des Therapeuten sind empathisches Spiegeln und empathisches Bestätigen (siehe Kapitel 4.1). Der Therapeut geht behutsam und langsam vor und bleibt in seinen Reaktionen möglichst nahe am Erleben des Patienten. Er antwortet bisweilen so, als würde er aus dem Patienten heraus sprechen. Durch paraverbale Folgereaktionen wie „mhm“ signalisiert er Präsenz.

Beispiel:

Pat.: Mein ganzes Leben habe ich versucht, stark zu sein und alles alleine gemacht und … es hat ja auch immer geklappt, aber jetzt …
Th.: Jetzt geht es nicht mehr.
Pat.: Nein … das macht mich total fertig, es zerreißt mich.
Th.: „Es zerreißt mich" … mhm.
Pat.: Ich schaffe es nicht. Das alles jetzt ist einfach zu viel.
Th.: „Ich schaffe es nicht."
Pat.: (schaut zu Boden, nickt)
Th.: Mhm. Zu merken, es alleine nicht zu schaffen, ist so schwer auszuhalten. Mhm.

Auch wenn es für den Patienten schmerzhaft sein mag, sollte der Therapeut ihn nicht aus seinen Gefühlen herausholen. Er unterstützt ihn vielmehr, die begleitenden schmerzhaften Gefühle in ihrer ganzen Tiefe zu erleben.

Beispiel (Fortsetzung):

Th.: Atmen Sie, Herr W.
Pat.: (atmet tief)
Th.: Ja. Achten Sie darauf, in den Bauch zu atmen.
Pat.: (atmet tiefer)
Th.: Ich sehe, wie schmerzhaft es für Sie ist.
Pat.: Brutal. Das ist wirklich kaum auszuhalten.
Th.: Ja. Es ist schwer auszuhalten. Es ist wahnsinnig schmerzhaft.

Die Ermunterung, zu atmen, verfolgt zunächst den Zweck, dem Patienten zu helfen, die Gefühle vollständig zu erlauben, sie also intensiver zu spüren. Erst danach hat sie eine regulatorische Absicht.

4.2.5.3 Intensives Vertiefen – am tiefsten Punkt ankommen

Die therapeutische Arbeit in dieser Phase zielt in zwei Richtungen: Dem Patienten zu ermöglichen, bei seinem schmerzhaften Erleben zu bleiben und ihn dabei zu unterstützen, es in seiner ganzen Tiefe auszuloten (Elliott et al., 2007). Der Therapeut kann dem Patienten auf verschiedene Weisen helfen, tiefer zu gehen:

- Er könnte dem Patienten helfen, zu erschließen, was sich am schlimmsten anfühlt, was am meisten weh tut (Elliott et al., 2007).

  Beispiel:

  Th.: Was ist das Schmerzhafteste daran, was tut am meisten weh?
  Pat.: Dass ich es nicht geschafft habe (ihm steigen Tränen in die Augen), dass ich gescheitert bin.
  Th.: Mhm. mhm. Ich fühle mich gescheitert … mhm, mhm.

- Eine andere Möglichkeit besteht darin, Bilder oder Metapher anzubieten, die die spezifische Vulnerabilität des Patienten zum Ausdruck bringen (Greenberg & Bolger, 2001). Es folgen ein paar Beispiele:
  - „Als wäre das Seil gerissen, an dem Sie hängen und Sie fallen und fallen und finden keinen Halt.“
  - „Als wäre etwas in Ihnen zerbrochen“
  - „Als würde Ihre Selbstsicherheit zerbröseln wie eine Burg aus trockenem Sand.“
- Bei Vulnerabilität, die von Hoffnungslosigkeit oder Angst gefärbt ist, hat sich bewährt, die körperlichen Aspekte der Vulnerabilität zu spiegeln. Der Therapeut könnte beispielsweise sagen: „Ich sehe wie Sie zu Boden schauen, wie Ihre Stimme leiser wird bzw. wie Sie starr werden und sich an den Sitz klammern.“ Bei schambezogenen Prozessen sollten Therapeuten jedoch Vorsicht walten lassen. Hier ist es besser aus dem Inneren des Patienten heraus zu sprechen: „Am liebsten würden Sie sich verstecken oder unsichtbar werden.“

In unserem Beispiel sieht der Prozess der Vertiefung des Erlebens des Patienten so aus:

Beispiel (Fortsetzung):

Pat.: Mein ganzes Leben habe ich versucht, mich aus diesem Sumpf herauszuarbeiten, dieser Abhängigkeit und aus diesem Gefühl, nichts zu sein.
Th.: Mhm, mhm.
Pat.: Und jetzt … (schaut zu Boden, schüttelt sachte den Kopf)
Th.: Fühlt es sich so an, als wäre alles umsonst gewesen?
Pat.: Genau.
Th.: Als wäre alles umsonst gewesen … mhm … und als wären Sie nichts.
Pat.: Exakt.
Th.: Als wären Sie zurück in dem Sumpf und würden versinken.
Pat.: Ja, als würde ich in diesem Sumpf versinken. Ich stecke da drin und kann nichts machen.
Th.: Als gäbe es keinen Halt.
Pat.: Nein.
Th.: Und Sie sinken.
Pat.: (rutscht tiefer in den Stuhl)
Th.: Und sinken … und ich sehe, wie Sie auch in Ihrem Stuhl herabsinken … ohne Halt … und es fühlt sich so an, als wäre da nichts, was Sie tun können.

4.2.5.4 Aufkommen von Resilienz

Der Therapeut unterstützt den Patienten, am tiefsten Punkt seiner Verzweiflung oder seiner Scham anzukommen und diese vollständig zu erleben. Dabei achtet er auf erste Anzeichen für eine resiliente Selbstantwort des Patienten. Diese kündigen sich in der Äußerung von *Bedürfnissen* oder körperlich sichtbar werdenden *Handlungsimpulsen* an, die wiederum mit primär adaptiven Emotionen wie Traurigkeit oder Ärger verbunden sind. Der Therapeut muss genau hinhören und hinsehen, die kleinsten Anzeichen von Resilienz aufgreifen und diese dem Patienten widerspiegeln.

Beispiel (Fortsetzung):

Pat.: Und ich greife ja immer wieder danach, aber ich finde keinen.
Th.: Sie greifen nach Halt. [*Spiegeln des resilienten Handlungsimpulses*]
Pat.: (weint) Und den habe ich nie gehabt, auch als Kind nicht …
Th.: Das ist, was Sie so vermisst haben und vermissen, mhm, dass jemand Sie hält. [*Validieren des unbefriedigten Bedürfnisses*]
Pat.: (weint) Ja … es war ja nie jemand für mich da, meine Mutter nicht, mein Vater nicht und auch heute ja nicht.
Th.: Und das ist, wo der Schmerz sitzt … ich vermisse jemanden, der mich hält.
Pat.: (weint; nickt)
Th.: Mhm.
Pat.: (mit festerer Stimme) Ja. Ich brauche wirklich Unterstützung.
Th.: Sie merken, wie sehr Sie das brauchen, hm.

4.2.5.5 Erleichterung

Durch das Zugänglichmachen adaptiver Bedürfnisse oder Handlungsimpulse beginnt sich der Patient resilienter zu organisieren und den Kontakt zur Welt – häufig in der Person des Therapeuten – wieder herzustellen. Nicht selten wird dies von Gefühlen der Erleichterung und/oder der Wertschätzung der Unterstützung durch den Therapeuten begleitet. Der Therapeut spiegelt und validiert diese Gefühle.

Beispiel (Fortsetzung):

Pat.: (nimmt einen tiefen Atemzug; der Blick geht nach oben)
Th.: Was passiert?
Pat.: (schaut den Therapeuten an) Es geht wieder.
Th.: Es geht wieder?
Pat.: Ja. Ich habe wieder festen Boden unter den Füßen. (nimmt erneut einen tiefen Atemzug)
Th.: Sie holen tief Luft.
Pat.: Ja … Ich stehe wieder.
Th.: Sie stehen wieder.
Pat.: Ja, ich habe wieder Boden unter den Füßen.
Th.: Sie haben wieder festen Boden unter den Füßen.

Pat.: Ja. Es ist ja nicht alles umsonst gewesen. Was ich erreicht habe, kann mir keiner mehr nehmen. Und es spricht nichts dagegen, mir Hilfe zu holen.
Th.: Ja. „Was ich erreicht habe, kann mir keiner mehr nehmen, das bleibt mir, und ich darf mir Hilfe holen."
Pat.: Ja, warum nicht. Niemand kann alles alleine schaffen.
Th.: Ja, Sie können und müssen nicht alles alleine schaffen.
Pat.: (schaut den Therapeuten an) Ich muss es nicht alleine schaffen.

4.2.5.6 Resiliente Neuorganisation, Selbstakzeptanz

Eine vollständige Lösung der Vulnerabilität besteht in einer resilienten Neuorganisation in Form der Zunahme von Selbstakzeptanz, Verbundenheit, Sicherheit oder Hoffnung. Sie beinhaltet die Annahme der zuvor für inakzeptabel befundenen Selbstaspekte. Die Validierung durch den Therapeuten stellt häufig eine korrigierende interpersonale Erfahrung dar (Greenberg & Elliott, 2012), die zur Transformation maladaptiver emotionaler Schemata führt. Im obigen Beispiel deutete sich dieser Prozess in Form einer größeren Akzeptanz des Gefühls der Hilflosigkeit und des Bedürfnisses nach Halt und Unterstützung an. Der Therapeut bestärkt den Patienten darin, die sich anbahnenden Veränderungen in seinem Selbsterleben bewusst wahrzunehmen und zu benennen sowie deren Konsequenzen für sein konkretes Handeln in der Welt (z. B. sich von seiner Frau Hilfe holen) und seine Erzählung von sich und der Welt (aus „Ich bin unabhängig und brauche niemanden" und „Es gibt keine Hilfe für mich" wird „Auch ich brauche manchmal Unterstützung, und es ist tatsächlich möglich, Unterstützung zu bekommen, wenn ich darum bitte") zu explorieren.

4.2.6 Ein Fallbeispiel

Ein Patient, Mitte 40, der nach Schwierigkeiten am Arbeitsplatz und Konflikten in der Beziehung zu seiner Partnerin mit depressiven Symptomen in die Therapie kam, zeigt in der fünften Stunde einen Marker für einen selbstkritischen Prozess. Der Therapeut schlägt daraufhin eine Zwei-Stuhl-Arbeit vor.

Beispiel:

Pat.: (auf dem Stuhl des Kritikers zum erlebenden Selbst mit fester Stimme) Schau dich doch mal an, in der Mitte deines Lebens und keinen Schritt weiter als mit Anfang zwanzig. Was hast du denn erreicht. Beziehung am Ende, im Job gescheitert (schüttelt den Kopf). Du … (stockt)
Th.: Sie schütteln den Kopf …
Pat.: (senkt den Kopf) [*Reaktion des erlebenden Selbst und potenzieller Marker für Vulnerabilität*]

Th.: (behutsam) Kommen Sie hier herüber (zeigt auf Stuhl des erlebenden Selbst) … Was passiert?
Pat.: (Seufzer) … (Tränen steigen auf) … Es rutscht mir alles weg …
Th.: Ihnen rutscht alles weg.
Pat.: Alles, was ich mir aufgebaut habe.
Th.: Alles, was Sie sich aufgebaut haben, rutscht weg … und die Tränen sagen?
Pat.: Alles umsonst. [*ein Gefühl der Hoffnungslosigkeit kommt auf, vergleichbar mit dem collapsed self, siehe Kapitel 4.5*]
Th.: Alles umsonst.
Pat.: (senkt den Kopf, wirkt wie in sich versunken, schüttelt den Kopf) [*Marker für Vulnerabilität; der Therapeut entscheidet sich gegen eine Fortführung des Zwei-Stuhl-Dialoges, da die Hoffnungslosigkeit primär erscheint sowie die Fragilität angesichts der Offenbarung der Hoffnungslosigkeit im Vordergrund steht.*]
Th.: Sie schütteln den Kopf … Das ist so wie …
Pat.: Es ist so schwer auszuhalten … Jetzt bin ich Mitte vierzig und kämpfe immer noch, versuche, immer noch anzukämpfen gegen das, was so aus meiner Familie kommt, dieses Gefühl, dass irgendetwas falsch ist mit mir und versuche, das abzustreifen, da herauszukommen … ein wenig Normalität, oder … (emotionale Stimme, Tränen) und dann zu merken, es hat sich nichts geändert …
Th.: Es hat sich nicht geändert. [*erstes Vertiefen*]
Pat.: Nein. (Tränen)
Th.: Und das ist, was die Tränen bringt.
Pat.: Es fühlt sich an wie zerbröseln.
Th.: Wie zerbröseln.
Pat.: (nickt) …
Th.: … Sich wie auflösen.
Pat.: (nickt, Tränen laufen die Wangen runter)
Th.: … Und das ist schmerzhaft, hm.
Pat.: (nickt, Tränen laufen)
Th.: Mhm … mhm.
Pat.: … Es ist gar nicht mal das Objektive … also das, was wirklich mit Jessica [seine Partnerin] oder auf der Arbeit passiert/an dem Punkt war ich schon oft/nur, dass es immer wieder passiert, gibt mir dieses Gefühl, dass irgendwas grundlegend falsch ist mit mir.
Th.: Irgendwas falsch, irgendwie nicht richtig oder nicht gleichwertig.
Pat.: Genau (sinkt im Stuhl runter), nicht gleichwertig und egal, was ich mache, da komme ich immer hin.
Th.: Als gäbe es kein Entkommen. [*am tiefsten Punkt angekommen*]
Pat.: Nein.

Th.: Und ihr Gefühl von sich als okay, als gleichwertig, zerbröselt.
Pat.: (weint)
Th.: Mhm … und das ist so schmerzhaft … mhm … mhm …
Pat.: Ja, total. (weint)
Th.: Mhm … mhm … Es ist so schmerzhaft.
Pat.: Ich hätte so gerne das Gefühl, okay zu sein. [*Bedürfnis taucht auf, erstes Anzeichen für Resilienz*]
Th.: Das ist, was Sie vermissen, hm, und so sehr brauchen.
Pat.: Ja. (weint)
Th.: Mhm. Mhm
Pat.: Ja … (hört auf zu weinen; atmet tiefer) [*Aufkommen von Resilienz*]
Th.: Ja, atmen Sie.
Pat.: (atmet tief)
Th.: Was passiert?
Pat.: Ich brauche das.
Th.: Ja, Sie brauchen das.
Pat.: Ja, ich brauche das Gefühl in mir, die Bestätigung irgendwie, dass ich okay bin.
Th.: Können Sie das der anderen Seite sagen? [*Therapeut kehrt zum Zwei-Stuhl-Dialog zurück, da der Patient aus dem Zustand der Vulnerabilität herauszutreten scheint*]
Pat.: Hey, ich brauche, dass du bei mir bleibst, wenn es schwer wird, und mir nicht alles wegreißt, was ich mir aufgebaut habe … und mir vermittelst, dass ich irgendwie falsch bin.
Th.: Und wie fühlt es sich in Ihnen an, während Sie das sagen?
Pat.: Ich fühl mich stärker und ich merke: Ich zerbrösle nicht mehr … Ich habe ein stabiles Gerüst … Es ist vielleicht schräg und windschief und an manchen Stellen etwas gewöhnungsbedürftig, aber das bin ich. [*Erleichterung*]
Th.: Sagen Sie das noch mal!
Pat.: Das bin ich! (festere Stimme)
Th.: Noch mal!
Pat.: Das bin ich!
Th.: Und was passiert?
Pat.: Das fühlt sich gut an. (seine Augen füllen sich mit Tränen)
Th.: Und die Tränen?
Pat.: Freude … oder vielleicht nicht Freude … Erleichterung.
Th.: Erleichterung, es ist erleichternd, das zu sagen.
Pat.: Ja. Und zu fühlen.
Th.: Sie fühlen es.
Pat.: Ja, ich fühle mich stärker.

Von dieser Stelle aus führt der Therapeut die Arbeit im Rahmen des Zwei-Stuhl-Dialoges weiter.

4.2.7 Anwendung der Aufgabe

Empathisches Bestätigen bei Vulnerabilität kann bei allen Patientengruppen in jeder Phase der Therapie vorkommen. Besonders häufig wird es jedoch bei Traumafolgestörungen oder Borderline-Prozessen angewandt und stellt eine der zentralen Interventionen in deren Behandlung dar.

4.2.8 Häufige Schwierigkeiten

Der häufigste Fehler im Umgang mit Vulnerabilität besteht darin, den Patienten zu früh aus seiner Vulnerabilität herauszuholen, etwa durch Rückversicherungen aus der Expertenposition (z. B. „Sie werden auch mit dieser schwierigen Situation umgehen“ oder „Jeder Mensch ist bedürftig, das gehört zum Leben dazu und ist ganz natürlich“) und/oder expliziter, beruhigender Interventionen wie einem Selbsttröstungsdialog oder der Imagination eines sicheren Ortes. Gerade die Rückversicherungen aus der Expertenposition erfolgen bei manchen Therapeuten so automatisiert, dass Vulnerabilität erst gar nicht aufkommt. Dabei ist das Unterbinden von Vulnerabilität nicht mit dem Aufbau einer sicheren therapeutischen Beziehung zu verwechseln. Häufig taucht Vulnerabilität gerade und nur dann auf, wenn sich der Patient mit dem Therapeuten ausreichend sicher fühlt. Sie bietet eine wertvolle Gelegenheit, tiefgreifende Veränderungen in den Selbstorganisationsprozessen des Patienten zu bahnen.

4.3 Focusing bei einem unklaren oder abwesenden felt sense

4.3.1 Das Phänomen

Vielfach äußern Patienten ein vages Gefühl des Unbehagens oder der Beunruhigung über etwas, ohne genau zu wissen oder benennen zu können, was sie fühlen. Eine Patientin sagte beispielsweise: „Wenn ich an die bevorstehende Hochzeit meiner Schwester denke, habe ich ein ungutes Gefühl. Ich kann aber nicht sagen, was es ist.“ Nicht selten spüren Patienten eine körperliche Resonanz auf etwas, können aber nicht in Worte fassen, was diese bedeutet. Sie spüren einen Kloß im Hals, einen Druck auf der Brust oder ein Brennen im Bauch. Im Laufe eines Dialoges mit der Mutter im Leeren Stuhl verspürte eine Patientin einen „schmerzhaften Druck im Magen“, vermochte aber nicht zu sagen, was dieser Druck für sie bedeutete. Nicht minder selten sind Patienten von ihrem innerlichen Erleben wie abgeschnitten und sprechen abstrakt und allgemein über etwas, ohne Bezug zu ihrem körperlich gespürten Erleben zu nehmen. Dies zeigte sich bei einem jungen Mann, der über die Trennung von seiner Partnerin sprach, ohne eine gefühlsmäßige Beteiligung erkennen zu lassen, aber zugleich zu verstehen gab, dass ihn das Ende der Beziehung belastete. Ebenfalls wurde dies bei einer Patientin offenbar, die über eine Auseinandersetzung mit ihrer Tochter sprach und die äußeren Aspekte der Situation beschrieb, ohne auf ihr inneres Erleben des Geschehens einzugehen, sodass sie und ihr Therapeut bald das Gefühl hatten, sich im Kreise zu drehen und nicht voranzukommen.

4.3.2 Der Marker

Diese Beispiele sind Marker für einen *unklaren felt sense*. Der Begriff stammt ursprünglich von Gendlin (1981, 1998) dem Begründer des Focusing. Mit Renn (2011)[1] könnte man einen felt sense als „körperlich gespürte Gesamterfahrung (‚alles über') von etwas" übersetzen, die eine unklare, vage, körperliche Resonanz zu einem inneren oder äußeren Ereignis, darstellt und Bedeutung in sich trägt. In der EFT ist ein felt sense der Gefühlsaspekt der augenblicklichen schemabasierten Selbstorganisation, das Gefühl dessen, was passiert und wie wir in der Welt sind (Greenberg et al., 2003). Er entspringt der Synthese mehrerer unterschiedlicher emotionaler Schemata, welche die Basis unserer gegenwärtigen Selbstorganisation bilden. Der felt sense ist der körperlich gespürte Bezugspunkt unseres Erlebens. Um uns selbst wahrzunehmen, müssen wir uns ihm zuwenden (Greenberg, 2011). Wie in Kapitel 1.3 dargestellt, entspringen bewusstes Erleben und persönliche Bedeutung aus Sicht der EFT, indem wir uns dem felt sense widmen, ihm Worte geben und über ihn reflektieren, um uns seinen Sinn zu erschließen.

Der Marker für einen unklaren felt sense oder ein unklares Gefühl verweist darauf, dass ein Patient

a. entweder einen felt sense verspürt und damit ringt, sich seine Bedeutung zu erschließen
b. oder dass ein Patient weit von seinem emotionalen Erleben entfernt ist, d. h. external und abstrakt über äußere Dinge oder innere Vorgänge spricht, anstatt sich an seinem innerem Erleben, einem felt sense, zu orientieren.

In Anlehnung an Elliott et al. (2007) könnte man den ersten der beiden Marker – einen unklaren felt sense im engeren Sinne – durch drei Merkmale definieren:

[1] Renn (2011) schreibt allerdings auch, dass Gendlin, der ursprünglich aus Wien stammt und Deutsch spricht, diesen Begriff am liebsten nicht übersetzt haben möchte, da sonst die Doppelbedeutung aus Sinn und Spüren verloren ginge, die im englische Wort *sense* enthalten ist.

Merkmale des unklaren felt sense
1. Ein Patient berichtet von einem inneren Erleben, das explizit körperlich sein kann und sich auf ein spezifisches inneres oder äußeres Ereignis bezieht (z. B. die Vorstellung von etwas, eine Beziehung zu jemandem, eine Begebenheit etc.). 2. Der Patient hat Schwierigkeiten, dieses Erleben in Worten zu symbolisieren und sich dessen Bedeutung zu erschließen. 3. Der Patient ist durch das unklare Erleben belastet oder beunruhigt.

Der zweite der beiden Marker, wenn ein Patient allgemein und abstrakt über etwas spricht, ohne auf sein inneres Erleben Bezug zu nehmen, verweist auf einen konzeptuellen, externalen Verarbeitungsmodus. Er ist ein Hinweis für den Therapeuten, dass es hilfreich sein könnte, den Patienten dabei zu unterstützen, sich seinem körperlich gespürten Erleben als Bezugspunkt zuzuwenden, während er über sich und seine Anliegen spricht. Diesen Marker könnte man einen abwesenden felt sense oder *Externalisieren* nennen.

In Anlehnung an Greenberg et al. (2003) ist Externalisieren durch vier Merkmale charakterisiert:

Merkmale für Externalisieren (abwesender felt sense)
1. Der Fokus des Patienten ist stärker auf äußere Aspekte als auf sein inneres Erleben gerichtet. Liegt der Fokus auf seinem inneren Erleben, spricht der Patient eher global oder abstrakt *über* sein Erleben anstatt *von* ihm. Dies ist in der Regel von einer externalen Stimmqualität und einem schnellen Sprechtempo ohne Pausen begleitet. 2. Der Patient und/oder der Therapeut haben in diesem Moment das Gefühl, sich im Kreis zu drehen, ohne zu dem zu gelangen, was für den Patienten emotional bedeutsam ist. 3. Es gelingt dem Therapeuten nicht, den Patienten durch empathische Reaktionen zu dessen inneren Erleben hinzuführen. 4. Der Patient äußert das Gefühl, von seinem Erleben entfernt oder distanziert zu sein oder bestätigt dies, wenn der Therapeut es ihm empathisch spiegelt.

Ein unklarer felt sense ist von einer *problematischen Reaktion* (siehe Kapitel 4.4) abzugrenzen. Bei einer problematischen Reaktion ist der Patient über seine Reaktion auf eine spezifische Situation verwirrt und fragt sich: „Warum habe ich mich so verhalten bzw. so gefühlt?“ Im Gegensatz dazu fragt sich der Patient bei einem unklaren Gefühl bzw. felt sense: „Was fühle ich? Was ist das, was ich fühle?“

4.3.3 Das zugrunde liegende emotionale Verarbeitungsproblem

Der felt sense verweist auf implizite emotionale Schemata und wird durch diese organisiert (Elliott et al., 2007). Er bildet den körperlich gespürten Bezugspunkt unseres Erlebens sowie die Basis für bewusstes Erleben und persönliche Bedeutung. Bei einem unklaren felt sense besteht das zugrunde liegende emotionale Verarbeitungsproblem in der fehlenden bewussten Hinwendung zum impliziten schemabasierten emotionalen Erleben und/oder in seiner ausbleibenden Symbolisierung. Je nach Variante des Markers ist das zugrunde liegende Verarbeitungsproblem unterschiedlich gelagert. Einmal steht die mangelnde Bezugnahme (intellektualisierendes, externales, abstraktes Sprechen), ein anderes Mal die ausbleibende Symbolisierung und bewusste Bedeutungsbildung (unklare, vage Gefühle) im Vordergrund. Wie in Kapitel 1.3 beschrieben, vollzieht sich Bedeutungsbildung in einem dialektischen Prozess aus der bewussten Wahrnehmung des felt sense, seiner sprachlichen Symbolisierung, seiner kognitiven Einordnung sowie der Ausbildung von Narrativen, die ihn erklären. Wie auch immer der Marker gelagert ist, in jedem Falle ist der Prozess der Bedeutungsbildung blockiert. Somit entgeht dem Patienten der Sinn seines emotionalen Erlebens. Dadurch sind weder die Utilisation adaptiven emotionalen Erlebens noch die Transformation maladaptiven emotionalen Erlebens und die Ausbildung neuer Narrative möglich.

4.3.4 Die therapeutische Aufgabe

Focusing – Versuch einer Definition

Das klassische Vorgehen bei einem unklaren felt sense ist Focusing. Focusing ist ein Prozess nach innen gerichteter Aufmerksamkeit auf etwas, das körperlich gespürt, aber noch nicht gewusst wird *(bodily felt sense)* und mit irgendetwas im Leben zu tun hat (vgl. Gendlin, 1981; Renn, 2011; Weiser Cornell, 1996, 2013). Es ist mehr eine Haltung als eine Technik. Nach Weiser Cornell (2005) besteht die Focusing-Haltung darin, dem felt sense eine besondere Form der Aufmerksamkeit entgegenzubringen, die folgendermaßen umschrieben werden kann: Mit dem felt sense „zusammenzusitzen“, um ihn besser kennen zu lernen, ihn so zu akzeptieren wie er ist, mit interessierter Neugier, in dem Vertrauen darauf, dass er sich auf seine eigene Weise verändern wird *(making steps)*. Es geht also darum, sich auf eine achtsame, neugierige Weise einem unklaren Gefühl oder einem körperlich gespürten Erleben zuzuwenden und Worte oder Symbolisierungen zu finden, die ausdrücken, was man spürt, um sich dessen Sinn zu erschließen. Dies kann zu einer körperlich empfundenen Veränderung im Erleben *(felt shift)* führen. Es gibt selbstverständlich viele Patienten, die von Beginn an eine Focusing-Haltung einnehmen können und diese nicht erst erlernen müssen. Forschungsbefunde zu Erlebenstiefe zeigen, dass die Art und Weise, wie sich Patienten ihrem Erleben zuwenden, bereits in der ersten Therapiestunde das spätere Therapieergebnis vorhersagt (z. B. Hendricks, 1986). Focusing kann als Methode verstanden werden, Patienten zu einem therapeutisch hilfreichen Umgang mit ihrem Erleben zu verhelfen, d. h. ihre Erlebenstiefe zu verbessern. Gendlin (1981) betont, dass er Focusing nicht erfunden, sondern *entdeckt* hat. Es geht darum, external organisierten Patienten zu helfen, in sich zu etablieren, was bei anderen Patienten, unabhängig von der Therapie, bereits vorhanden ist: Eine besondere Form der Aufmerksamkeit auf innerlich gespürtes Erleben, die erlaubt, sich dessen Sinn zu erschließen und es zu nutzen. In formalisierter Form ist Focusing sowohl ein Weg der Selbsthilfe, der allein oder in Partnerschaften zu zweit beschritten werden kann, als auch eine eigenständige psychotherapeutische Methode (siehe Gendlin, 1996). In der EFT bedient man sich des Erfahrungsschatzes und der Methoden des Focusing, um Patienten zu helfen, mit unsymbolisierten und häufig nicht bewusst wahrgenommenen Aspekten schemabasierter Selbstorganisationen umzugehen, d. h. einem unklaren oder abwesenden felt sense. Dies geschieht allerdings innerhalb einer emotionsfokussierten Rahmentheorie, die zwar viele Überschneidungen mit der klassischen Focusing-Theorie, aber auch wichtige Unterschiede zu dieser aufweist.[2] Während es im klassischen Focusing zentral um die Förderung der Erlebenstiefe geht *(attending and symbolizing)*, häufig verbunden mit einer *Desidentifikation* von Erleben, geht es in der EFT auch um das Aktivieren und in Kontakt kommen mit (meist schmerzhaftem) primärem Erleben sowie um dessen Ausdruck *(contacting, arousal, and expression)*. Obgleich Focusing auch eine therapeutische Aufgabe für sich sein kann, bildet sie in der EFT häufig eine „Zwischen-Intervention" im Rahmen der empathischen Exploration oder anderer therapeutischen Aufgaben wie den verschiedenen Stuhlinterventionen. Wenden sich Patienten mithilfe von Focusing ihrem körperlich basierten Erlebensfluss zu und finden eine Repräsentation für das, was sie erleben, helfen wir ihnen oftmals, dieses Erleben intensiv körperlich zu spüren und auszudrücken.

Die Rolle des Therapeuten

Die Rolle des Therapeuten im Focusing-Prozess besteht im Wesentlichen darin, im Patienten eine Focusing-Haltung anzuregen (Greenberg et al., 2003). Häufig ist es diese Haltung, die einen felt sense überhaupt erst aufkommen lässt. Ist ein Patient mit einem felt sense in Berührung, ist es Aufgabe des Therapeuten, den

[2] In der Focusing-Literatur wird beispielsweise der felt sense von Emotionen abgegrenzt, während er in der EFT als Gefühlsaspekt aktivierter emotionaler Schemata gesehen wird (siehe Weiser Cornell, 2013, zur Unterscheidung von felt sense und Emotionen, S. 48–51). Weiser Cornell (2013) schreibt allerdings auch:

> Because both emotion and felt senses are bodily felt experiences we may not know which one a client is having. A client who says, "It's sad, here" and puts her hand on her heart may be having a felt sense or an emotion. Luckily, being able to distinguish between the two at such a moment is unnecessary. We say, "You are sensing something in you is sad. Maybe you can be with that," and if it wasn't a felt sense before, it soon will be. (S. 50)

Prozess der Symbolisierung und Bedeutungsbildung zu begleiten, ohne ihn zu sehr zu steuern. Der Therapeut sollte sich bewusst sein, dass wir in jedem Moment entwickeln bzw. konstruieren, wer wir sind, und dass er in der Therapie (siehe Kapitel 3.1.3.1) einen wichtigen Anteil an diesem Prozess hat. Daher gilt es, so nahe wie möglich beim tatsächlichen Erlebensprozess des Patienten zu bleiben.

Der Therapeut übernimmt die Rolle eines *Zuhörers*. Zuhören wird in der Focusing-Literatur als aktives oder empathisches Zuhören beschrieben (Gendlin, 1996; Weiser Cornell, 2005). Empathisches Zuhören besteht darin, wörtlich oder leicht abgewandelt *zurückzusagen*, was der andere sagt, ohne die Absicht, Wesentliches zu verändern oder hinzuzufügen oder das Erleben des Gegenübers zu beeinflussen (Weiser Cornell, 2005). Im Kern geht es darum, die Worte des Patienten aufzugreifen, um ihm zu ermöglichen, sie mit einem *felt referent*, seinem körperlichen gespürten Erleben abzugleichen. Dabei ist wichtig, Beschreibungswörter möglichst unverändert zu lassen, wie „klein", „wie ein verschüchtertes Kind", „ein schwarzer Ball". Weiser-Cornell (2005, 2013) beschreibt verschiedene linguistische Aspekte therapeutisch hilfreichen Zuhörens. Die folgenden erscheinen uns besonders wichtig:

1. *Fragen möglichst durch Aussagen oder „abgefederte" Vorschläge ersetzen.* Anstatt zu fragen: „Also, Sie sagen, es ist nicht Traurigkeit, was ist es dann?", sollte der Therapeut feststellen: „Also, es ist nicht Traurigkeit, es ist etwas anderes." Eine an den Patienten gerichtete Frage, wie „Was für ein Wort würde passen, um den felt sense zu beschreiben?", sollte durch einen behutsamem Vorschlag ersetzt werden: „Wenn es okay ist, bleiben Sie für ein paar Momente mit ihrer Aufmerksamkeit bei dieser Empfindung, und schauen Sie, ob Worte kommen, die ausdrücken, was Sie da empfinden." Fragen gilt es zu vermeiden, da sie die Aufmerksamkeit weg vom inneren Erleben des Patienten auf den Therapeuten lenken und einen Modus der Beantwortung von Fragen etablieren können.
2. Die Verwendung des Wortes *etwas*, weil dieses direkt auf den felt sense verweist und auf natürliche Weise eine Focusing-Haltung im Patienten bahnt. Wenn ein Patient beispielsweise äußert: „Das Treffen mit Klara geht mir nicht mehr aus dem Kopf", könnte der Therapeut antworten: „Da ist etwas über das Treffen mit Klara …" Es folgen weitere Formulierungsbeispiele:

– *Pat.:* Die Art, wie er mir abgesagt hat, ist es, die mich irgendwie beschäftigt.
– *Th.:* Da ist etwas über die Art, wie er Ihnen abgesagt hat.

– *Pat.:* Ich weiß nicht, was ich da in meinem Magen fühle.
– *Th.:* Sie fühlen etwas in Ihrem Magen …

In der EFT wird neben der klassischen auch die Variante des interaktionellen Focusing praktiziert. In ihr wird das Zurücksagen durch empathische Exploration ergänzt (siehe Kapitel 4.1).

Beispiel:

Pat.: Da ist so etwas (macht Geste als würde sich etwas öffnen) …
Th.: Und ihre Hände gehen, fast so wie …
Pat.: Als würde sich etwas öffnen.
Th.: Als würde sich etwas öffnen, irgendwie aufgehen, weiter werden.
Pat.: Ja, als würde etwas aufgehen.
Th.: Als würde etwas aufgehen. Wenn Sie mögen, prüfen sie, ob das passt.

Hierbei ist der Therapeut aktiver und bleibt in verbalem Kontakt mit dem Patienten. Er sollte die Aufmerksamkeit des Patienten jedoch nicht von seinem Erleben weg zu sich hinlenken. Das Ziel ist das gleiche wie beim klassischen Focusing: dem Patienten helfen, seinen felt sense wahrzunehmen, zu symbolisieren und die sprachlichen Symbolisierungen auf die Passung mit dem felt referent hin abzugleichen.

4.3.5 Der Veränderungsprozess

Es sind verschiedene Phasen des Focusing beschrieben worden. Wir orientieren uns in unserer Darstellung der Einfachheit halber an den klassischen Phasen, wie sie von Gendlin (1981) formuliert worden sind (vgl. Abbildung 10).

In der neueren Focusing-Literatur werden andere Formen gefunden, den Focusing-Prozess zu beschreiben (z. B. Weiser Cornell, 1996). Trotz der Gliederung in Phasen ist Focusing als kein linearer Prozess zu sehen und die einzelnen Schritte dürfen nicht als festes Ablaufschema verstanden werden. Sie sind Wegmarken entlang eines verschlungenen Pfades, der vor- und zurückführen kann, auf dem man Phänomene entdecken kann, von denen man vorher nichts wusste, nichts wissen konnte. Gendlin (zitiert nach Weiser Cornell, 2013) schrieb dazu: „The six steps are a rope across the territory. When you know the territory, you don't have to hang on to the rope.“ (S. xxi). In Anlehnung an Elliott et al. (2007) und Weiser Cornell (2013) nehmen wir den ersten Schritt, *Freiraum schaffen (clearing a space)*, den Gendlin beschrieben hat, nicht in unsere Darstellung des Focusing-Prozesses auf. Er kann als Vorstufe gesehen werden, die nicht zwingend notwendig ist.

4.3.5.1 Der Marker

Wie beschrieben, gibt es zwei Arten von Focusing-Markern: Ein Patient erlebt ein Gefühl oder eine körperliche Empfindung über etwas, das unklar bleibt, oder er ist sehr weit von seinem inneren Erleben entfernt und redet abstrakt über etwas, ohne Bezug auf sein inneres Erleben zu nehmen. Focusing-Marker kommen entweder während der empathischen Exploration oder im Rahmen anderer Aufgaben, wie der Zwei-Stuhl-Arbeit oder der Leeren-Stuhl-Arbeit auf. Im ersten Falle

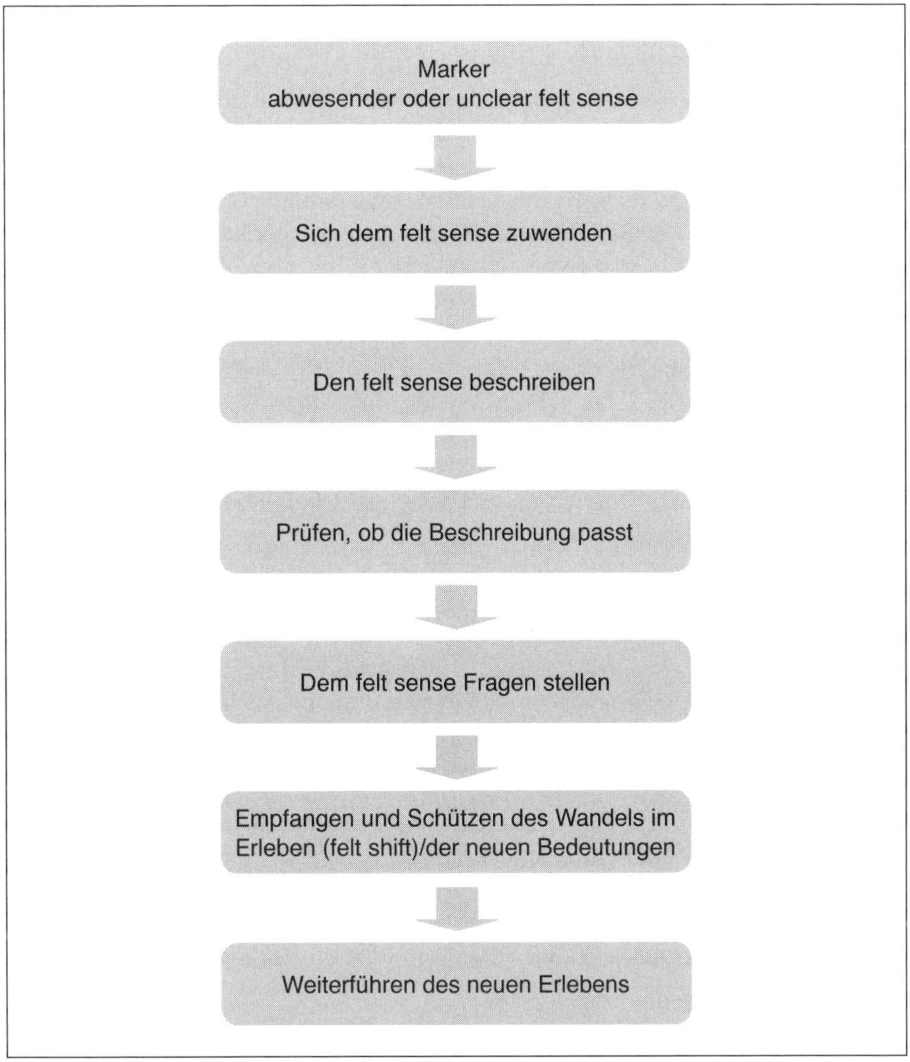

Abbildung 10: Die Schritte im Prozess der Veränderung eines unklaren oder abwesenden felt sense (vgl. Elliott ct al., 2007)

steht Focusing als eine therapeutische Aufgabe für sich. Im zweiten Falle dient Focusing der Förderung der Auflösung der Aufgaben, in der ein Marker für Focusing aufgetaucht ist. Gerade bei Patienten mit einem externalen Verarbeitungsmodus und einem schwierigen Zugang zu ihrer inneren Erlebniswelt, ist Focusing eine hilfreiche Aufgabe, einer erlebensorientierten Haltung den Weg zu ebnen und grundlegende Fertigkeiten der emotionalen Verarbeitung wie die Wahrnehmung und Symbolisierung von Gefühlen zu fördern.

4.3.5.2 Den Patienten einladen, sich dem felt sense zuzuwenden bzw. unterstützen, einen felt sense entstehen zu lassen

Wenn der Patienten bereits einen felt sense spürt, ist der Einstieg ins Focusing in der Regel leicht. Der Therapeut kann den Patienten direkt einladen, sich dem unklaren Gefühl zuzuwenden und diesem gegenüber eine achtsame, neugierige Haltung einzunehmen. Zu betonen ist hierbei, dass dem Patienten gegenüber nicht von einem felt sense gesprochen werden sollte, sondern immer von dem, was der Patient empfindet, d. h. von einem „unguten Gefühl", dem „Ziehen im Magen", dem „Flimmern im Bauch" etc. Wenn wir im Folgenden den Begriff felt sense verwenden, dann nur, weil es die allgemeinste Beschreibung ist. Es folgt ein kurzes Beispiel für diesen Prozess:

Beispiel:

Pat.: Wenn ich mir jetzt vorstelle, zu meinem Nachbarn zu gehen und ihn direkt zu konfrontieren … dann … zieht sich in mir alles zusammen./ Ich weiß auch nicht.

Th.: Bei dem Gedanken, Ihren Nachbarn zu konfrontieren, zieht sich etwas in Ihnen zusammen.

Pat.: Mein Magen verkrampft sich.

Th.: Ist es okay, mit ihrer Aufmerksamkeit dorthin zu gehen, zu diesem Verkrampfen im Magen … Wenn Sie mögen, schließen Sie die Augen … und bringen Sie diesem Verkrampfen eine akzeptierende, wohlwollende Haltung entgegen … es darf da sein …

Wenn der felt sense nicht explizit körperlich basiert ist, könnte es hilfreich sein, dem Patienten die Einladung, sich seinem Körper zuzuwenden, kurz zu erklären. Wie bei Klaus, einem 30-jährigen Mann, der sich nach einem Gespräch mit einer Freundin schlecht fühlt und nicht weiß, um was es sich bei diesem Gefühl handelt. Dieses Beispiel wird uns in diesem Kapitel begleiten und wir werden immer wieder auf es zurückkommen.

Beispiel: Klaus

Pat.: Wenn ich an das Gespräch mit ihr zurückdenke, dann/ich habe so ein komisches Gefühl einfach … ich weiß nicht genau.

Th.: Da ist etwas, das Sie nicht einordnen können.

Pat.: Ja. Und es lässt mich nicht los, aber ich weiß auch nicht, was es ist.

Th.: Ich möchte Ihnen etwas vorschlagen, das zunächst vielleicht seltsam klingen mag, aber wenn wir ein Gefühl haben, das wir nicht einordnen können, hilft es oft, darauf zu achten, wie sich dieses Gefühl im Körper anfühlt, weil ja alle Gefühle im Körper verankert sind. Ist es okay, für ein paar Momente mit Ihrer Aufmerksamkeit nach innen zu gehen, dorthin, wo Sie Ihre Gefühle fühlen?

Pat.: Okay.

Th.: Vielleicht ist es okay, Ihre Augen zu schließen oder, wenn Ihnen das angenehmer ist, einen Punkt vor Ihnen fixieren ... Und wenn Sie mögen, gehen Sie mit Ihrer Aufmerksamkeit in den Bereich, in dem sie Ihre Gefühle fühlen. Das ist zumeist der Bereich vom Hals, über die Brust und den Bauch zum unteren Bauchbereich, kann aber auch ganz woanders sein, je nachdem, wo Sie Ihre Gefühle fühlen. Und dann möchte ich Sie einladen, sich aus einer neugierigen, offenen Haltung heraus zu fragen: „Wie geht es mir gerade mit dem Gespräch mit Klara, mit allem, was damit zusammenhängt?“, und schauen Sie, was in Ihnen auftaucht, was Sie im Körper spüren. Versuchen Sie nichts zu erzwingen, sondern lassen Sie, was immer kommen mag, kommen ...

Pat.: So ein flaues Gefühl im Bauch.

Th.: Ein flaues Gefühl. Wenn Sie mögen, nehmen Sie dieses flaue Gefühl wahr und bringen Sie ihm eine wohlwollende Haltung entgegen ...

Mit vielen Patienten wird diese formale Einladung und ausführliche Erklärung nicht benötigt, gerade wenn Focusing bereits etabliert ist oder der Patient einen guten Zugang zu seinem Erleben hat. Das obige Beispiel könnte in einem solchen Falle auch folgendermaßen verlaufen:

Beispiel: Klaus

Pat.: Wenn ich an das Gespräch mit ihr zurückdenke, dann/ich habe so ein komisches Gefühl einfach ... ich weiß nicht genau.“

Th.: Da ist etwas, was sie nicht einordnen können.

Pat.: Ja. Und es lässt mich nicht los, aber ich weiß auch nicht, was es ist.

Th.: Ein komisches Gefühl, das Sie nicht loslässt.

Pat.: Ja, ich fühle mich irgendwie, irgendwie ... ungesehen und ... / Ich weiß nicht.

Th.: Ungesehen. Ist es okay, für einen Augenblick bei diesem Gefühl zu bleiben? ...Ungesehen ...

Häufig kann Focusing ohne große Instruktion in den Prozess eingeflochten werden, wie in diesem Beispiel. Als Grundregel lässt sich formulieren: Je distanzierter ein Patient von seinem Erleben ist, desto expliziter muss die Einladung sein, eine Focusing-Haltung einzunehmen und sich seinem inneren Erleben zuzuwenden. Es folgt ein Beispiel mit einem externalisierendem, intellektualisierendem Patienten:

Beispiel:

Pat.: Meine Frau und ich haben dieses Einverständnis, dass wir uns alles mitteilen, was wir fühlen und im Moment ist es halt schwieriger, wir haben dieses Einverständnis nicht aufgekündigt, es besteht nach wie vor, aber wir sprechen weniger, da ist diese Sprachlosigkeit zwischen uns.

Th.: Sie haben irgendwie aufgehört, miteinander so zu sprechen wie früher, und wie ist das für Sie? [*empathische Exploration*]

Pat.: Das Sprechen war, was uns immer ausgezeichnet hat, dieses Im-Dialog sein … [*Patient bleibt external*]

Th.: Und nicht mehr im Dialog zu sein, hinterlässt Sie irgendwie … [*empathische Exploration*]

Pat.: Es ist schade, so sollte es eigentlich nicht sein, ich verstehe eine Ehe vor allem als Gespräch. [*Patient bleibt weiterhin external*]

Th.: Sie finden es schade, und ich frage mich, was Sie im Körper spüren, wenn sie dies sagen … Vielleicht nehmen Sie sich einen Moment Zeit und achten darauf, wie sich die Sprachlosigkeit mit Ihrer Frau und das alles im Körper anfühlt [*explizite Einladung eine Focusing-Haltung einzunehmen*] … Lassen Sie, was immer kommen mag, kommen, ohne es zu verändern oder anders haben zu wollen …

Pat.: Ich merke, dass ich traurig werde.

Th.: Sie werden traurig. Mhm, vielleicht ist es, okay, die Traurigkeit willkommen zu heißen …

Da es aus den Transkripten nicht deutlich genug hervorgeht, wollen wir an dieser Stelle betonen, dass der felt sense vor allem in Momenten des Schweigens entsteht. Der Therapeut kann die Entwicklung eines felt sense begünstigen, indem er Pausen und Stille zulässt und den Patienten ermuntert, innezuhalten, um Kontakt mit seinem innerem Erleben aufzunehmen. Indikatoren dafür, dass ein Patient einen felt sense verspürt und eine Focusing-Haltung einzunehmen beginnt, sind in Anlehnung an Weiser Cornell (2013) folgende: Der Patient redet langsamer, er schaut zu Boden oder nach innen, sucht nach Worten, spricht unartikulierter, verwendet Worte wie „etwas“ oder Phrasen wie „Ich weiß nicht genau“ und „Es ist schwer zu auszudrücken“ oder deutet zur Körpermitte. Ist der Patient mit einem felt sense in Berührung, beginnt der nächste Schritt im Focusing-Prozess.

4.3.5.3 Beschreibe den felt sense

Im nächsten Schritt gilt es, den Patienten einzuladen, Worte oder Bilder für das unklare Gefühl oder den unklaren felt sense zu suchen. Dies könnte auch eine Geste sein, wie z. B. eine Handbewegung, die andeutet, dass etwas aufgeht. Da es in der EFT um die Verbindung aus körperlich basierten Erleben und sprachlich basierten Verstehen geht, wird der Therapeut den Patienten dabei unterstützen, das nonverbal Symbolisierte durch Worte zu repräsentieren. Dabei sollten die Beschreibungen des felt sense *„von“* oder *„aus“* dem felt sense entspringen. Der Therapeut kann dies unterstützen, indem er den Patienten beispielsweise bittet, „dem Kloß im Hals Worte zu geben“, „mit dem unguten Gefühl im Bauch zu sitzen und Worte kommen zu lassen, die ausdrücken, was Sie empfinden“ oder „den Kloß im Hals oder das Flimmern im Magen sprechen zu lassen“ oder indem er eine Frage stellt wie „Wenn der schwarze Ball sprechen könnte, was würde er sagen?". Während der Therapeut den Prozess der Symbolisierung begleitet, versucht er, die Worte des Patienten möglichst wörtlich wiederzugeben und Interpretationen zu vermeiden. Es folgt ein kurzes Beispiel für dieses Vorgehen aus der Sitzung mit dem Patienten Klaus:

Beispiel: Klaus (Fortsetzung)

Pat.: So ein flaues Gefühl im Bauch.
Th.: Ein flaues Gefühl im Bauch.
Pat.: Ja.
Th.: Wenn Sie mögen, bleiben Sie dabei … und lassen Sie Worte oder Bilder aus dem Gefühl kommen, die ausdrücken, was Sie empfinden … über das Gespräch mit Klara.
Pat.: Flau …
Th.: Flau …
Pat.: Flau … oder so eine Mattheit, wie … ich kann es nicht genau sagen / also irgendwie …"
Th.: Eine Mattheit … irgendwie … und Sie können nicht genau sagen, was es ist.

Der Therapeut kann dem Patienten helfen, Symbolisierungen zu finden, indem er den Patienten anregt, sich zu fragen:
- Welche Sätze, Worte, Bilder kommen aus dem felt sense?
- Welche Qualität hat der felt sense? Wie fühlt er sich an (z. B. hart, weich, wie aus Holz, aus Metall …)?
- Welche Form hat er, welche Ausdehnung, mit welcher Körperempfindung geht er einher?
- Mit welchem Eigenschaftswort kann der felt sense umschrieben werden (z. B. zittrig, kalt, heiß, matt, lebendig)?
- Hat er (z. B. die Mattheit) eine Gefühlsqualität (z. B. traurig, hoffnungslos, ängstlich, wütend …)?

Beispiel: Klaus (Fortsetzung)

Th.: Wenn Sie mögen, schauen Sie, ob diese Mattheit eine Gefühlsqualität hat.
Pat.: Wie meinen Sie?
Th.: Ich weiß nicht, traurig oder ängstlich oder einsam, oder ganz anders …
Pat.: … Verzweifelt.
Th.: Verzweifelt.

Kommen die Worte schnell, ohne Zögern, entstammen sie wahrscheinlich eher der Vorstellung des Patienten darüber, was er seiner Ansicht nach fühlen sollte oder was er gerne fühlen würde und nicht seinem tatsächlichen Erleben. Findet der Patient keine geeignete Symbolisierung, kann der Therapeut empathisch vermuten, was es sein könnte, z. B. „wie ein kleines Kind, das sich nicht wegschicken lässt“. Dennoch bleibt stets der Patient der Experte seines Erleben und entscheidet, was passt und was nicht.

4.3.5.4 Vergleiche die Beschreibung mit dem felt sense

Hat der Patient eine Symbolisierung gefunden, gilt es, diese mit dem felt sense abzugleichen. Es ist wie ein innerliches Überprüfen: „Passt es? Ist es das?“ Dass eine Symbolisierung stimmig ist, merkt man zumeist daran, wenn sich der felt sense leicht verändert, etwas im Körper „antwortet“ z. B. in Form einer Entspannung oder Erleichterung, so als würde er antworten: „Ja, das ist es.“ Nicht selten wird dies von einer neuen Erkenntnis seitens des Patienten begleitet. In dieser Phase hat der Therapeut die Aufgabe, den Patienten dabei zu unterstützen, nicht zu schnell bei einer Symbolisierung zu bleiben, sondern gefundene Symbolisierungen mit dem felt sense abzugleichen. Wenn sie nicht zusammenpassen, ermuntert der Therapeut den Patienten, mit der Suche fortzufahren. Das obige Beispiel geht folgendermaßen weiter:

Beispiel: Klaus (Fortsetzung)

Pat.: Verzweifelt.
Th.: Verzweifelt. Passt das? Prüfen Sie innerlich, ob verzweifelt passt.
Pat.: Nein, es passt nicht. Es ist nicht verzweifelt, es ist mehr … ich weiß nicht genau. / Es ist mehr … keine Ahnung …
Th.: Also verzweifelt ist es nicht, es ist etwas anderes … bleiben Sie dabei … und auch während Sie mit mir sprechen, bleiben Sie mit Ihrer Aufmerksamkeit bei dem, was Sie in sich wahrnehmen.
Pat.: Es ist Ohnmacht … ja, das ist es. (Patient lehnt sich im Stuhl zurück, seine Gesichtszüge entspannen sich)
Th.: Ohnmacht … und Sie spüren, dass es passt.
Pat.: Ja. Ohnmacht ist es.

4.3.5.5 Stelle dem felt sense Fragen

Bisweilen geht das Finden einer geeigneten sprachlichen Beschreibung des felt sense mit einem felt shift einher, der die Gestalt körperlich gefühlter Erleichterung oder Entspannung, eines Gefühls der Zufriedenheit, der Vollständigkeit oder der Stärke annehmen kann. Es kann jedoch sein, dass eine passende sprachliche Beschreibung des felt sense allein nicht ausreicht, um ihn zu verändern. Dann kann der Therapeut helfen, indem er den Patienten einlädt, beim felt sense zu verweilen und weitere Fragen an ihn zu stellen.

Es folgen Beispiele von Fragen, die sich als besonders hilfreich erwiesen haben (vgl. Elliott et al., 2007; S. 189):

- „Was an diesem Problem macht Sie so …?“ Hier gilt es, das Beschreibungswort, das der Patient gefunden hat, wörtlich zu nennen, z. B. „ohnmächtig“. „Was an dem Gespräch mit Klara macht Sie so ohnmächtig?“
- „Was ist der Kern davon?“
- „Was ist das Schlimmste/das Wichtigste daran?“
- „Was braucht es, damit es besser wird? Was sollte geschehen?“
- „Wie würde es sich anfühlen, wenn alles in Ordnung wäre?“

Für einen Überblick über weitere mögliche Fragen empfehlen wir die Lektüre der Bücher von Renn (2011) und Weiser Cornell (1997, 2005, 2013). Das obige Beispiel setzt sich folgendermaßen fort:

Beispiel: Klaus (Fortsetzung)

Pat.: Es ist Ohnmacht, aber es fühlt sich noch nicht besser an, die Mattheit bleibt.
Th.: Aha. Ohnmacht passt, aber es verändert sich nicht, die Mattheit bleibt. Was braucht die Ohnmacht, damit besser ist?
Pat.: … Mhm (schaut zu Boden) … Ich weiß nicht/irgendwie …
Th.: Bleiben Sie bei dem Gefühl der Ohnmacht und versuchen Sie, nichts zu erzwingen, schauen Sie, was von selber kommen mag …
Pat.: … dass ich loslasse (tiefer Seufzer), ja, dass ich loslasse.
Th.: Dass sie loslassen und das passt, da ist ein tiefer Seufzer.
Pat.: Ja, dass ich erkenne, dass ich nichts ausrichten kann und dass es nichts bringt, viel zu viel Kraft kostet, immer wieder anzurennen, obwohl es ja eh nichts bringt.
Th.: Mhm. Loslassen würde es leichter machen.

Ein felt shift wird häufig von körperlichen Veränderungen begleitet. Dies kann eine Veränderung der Körperhaltung (z. B. Zurücklehnen oder Aufrichten), ein tiefer Seufzer, ein Lächeln oder auch Tränen sein. Nicht selten äußert sich der felt shift darin, dass neue, adaptivere emotionale Reaktionen aufkommen. Neben den oben beschriebenen angenehmen Emotionen kann dies auch Ärger über eine Grenzverletzung oder schmerzhafte Gefühle wie Traurigkeit über einen Verlust sein.

In unserem Beispiel kam Klaus mit einem Gefühl der Traurigkeit in Berührung, die ihm half, das unwiederbringlich Verlorene (in diesem Falle eine wichtige Freundschaft) loszulassen und sich neu zu orientieren. Der Therapeut unterstützt ihn dabei, seine Traurigkeit als Ressource zu nutzen:

Beispiel: Klaus (Fortsetzung)

Pat.: Ja. (Tränen steigen auf) und das ist verdammt schwer …
Th.: Mhm. Es ist schwer. Ich sehe Tränen in Ihren Augen. Was sagen die Tränen?

Pat.: Dass es schwer ist,... verdammt schwer, weil diese Freundschaft mir total viel bedeutet hat, aber es bringt nichts. Ich habe es ja versucht, aber da ist nichts mehr zu machen.
Th.: Da verlieren Sie etwas ...
Pat.: Ja, einen Menschen, der eine Zeitlang mein wichtigster Anker war. (weint)
Th.: Mhm. Mhm. Sie verlieren einen wichtigen Anker und das ist unheimlich traurig.

4.3.5.6 Nimm das Erlebte an und schütze es

Stellt sich ein felt shift ein, gilt es, den Patienten dabei zu unterstützen, für ein paar Momente bei ihm zu verweilen, ihn körperlich zu spüren, ohne ihn zu zerreden oder zu entwerten. Nicht selten meldet sich eine kritische Stimme im Patienten. Häufig gehen Patienten auch schnell zu einem anderen Thema über (z. B. Gendlin, 1981). Der Therapeut unterstützt den Prozess der Annahme und des Schützens des Wandelns im Erlebens (einschließlich neuer Bedeutungen), indem er den Patienten einlädt, für einen Moment bei seinem neuen Erleben zu verweilen und es wahrzunehmen, wie es ist, ohne es zu bewerten oder anders haben zu wollen und alles, was im Patienten aufgekommen ist, aktiv validiert. Dies kann auch das bewusste Erleben von angenehmen Gefühlen wie Erleichterung und Freude oder von selbstbehauptenden Gefühlen wie Ärger beinhalten. In unserem Beispiel ist es das bewusste Erleben von Traurigkeit über den Verlust einer wichtigen Freundschaft.

Beispiel: Klaus (Fortsetzung)

Th.: Vielleicht ist es okay, für einen Moment bei der Traurigkeit zu bleiben. Es ist ein richtiger Verlust, hm, der schwer wiegt.
Pat.: Ja. Mir war das gar nicht so klar, wie sehr mir das noch zusetzt. (weint)
Th.: Mhm. Es setzt Ihnen zu. Es ist so traurig.

4.3.5.7 Weiterführen (carrying forward)

Dies leitet zum letzten Schritt über, der in der EFT-Literatur – abweichend von Gendlins ursprünglichen sechs Schritten – eingeführt wurde (Elliott et al., 2007; Greenberg et al., 2003). Er könnte zum Beispiel in einer weiterführenden Exploration des neu zugänglich gemachten Gefühls bestehen, einer Exploration möglicher Auswirkungen auf das Handeln in der Welt (z. B. der konkrete Umgang mit der zu Ende gehenden Freundschaft) oder neue therapeutische Aufgaben in der Sitzung wie z. B. eine Leere-Stuhl-Arbeit mit der Freundin oder einem anderen Selbstanteil. Der Therapeut kann diesen Prozess fördern, indem er den Patienten gezielt danach fragt, was ihm der Prozess bedeute („Was bedeutet Ihnen das alles, wo sind Sie gerade mit all dem“) und was er daraus machen möchte („Gibt es etwas, was Sie in Bezug auf das Problem xy gerne tun würden?“).

Häufig nutzen wir in der EFT Focusing, um Patienten zu helfen mit zuvor schwer zugänglichem oder nicht greifbarem (oft maladaptiven) primären Erleben und den damit verbunden Schemata in Berührung zu kommen und sie zu aktivieren. Entsprechend werden wir mit dann mit diesen Schemata weiterarbeiten.

In unserem Beispiel mit Klaus bestand das Weiterführen in einer weiterführenden therapeutischen Aufgabe in der Sitzung.

Beispiel: Klaus (Fortsetzung)

Th.: Können Sie Klara in der Vorstellung herholen? (zieht einen zweiten Stuhl heran) Können Sie sie sehen oder irgendwie wahrnehmen?
Pat.: Ja. (weint)
Th.: Mhm. Mhm. Das ist schmerzhaft, hm.
Pat.: Total.
Th.: Ist es okay, ihr zu erzählen von der Traurigkeit, den Tränen?
Pat.: Ich bin traurig, dich zu verlieren, aber ich habe dich eh schon verloren, längst.

Dies ist der Beginn eines Leeren-Stuhl-Dialoges bei überdauernden unaufgelösten Gefühlen gegenüber einer wichtigen Bindungsperson. In Kapitel 4.6 setzen wir uns vertieft mit dem Leeren-Stuhl-Dialog auseinander.

4.3.6 Ein Fallbeispiel

Eine 40-jährige, alleinerziehende Mutter, leidet unter rezidivierenden depressiven Episoden. In der Frühphase der Therapie kristallisiert sich die Arbeit an der Akzeptanz verletzlicher Emotionen als ein wichtiger Fokus heraus. Gerade zu Beginn schützt sich die Patientin vor verletzlichen Gefühlen und unterbricht diese, sobald sie in der Stunde aufkommen. Diese Selbstunterbrechung verletzter Gefühle (siehe Kapitel 4.7) erweist sich als wichtiger Aspekt in der Entstehung und Aufrechterhaltung ihrer depressiven Symptomatik.

In der vierten Stunde kommt die Patientin belastet in die Sitzung. Sie kritisiert sich für ihre Gefühle und versucht, sie wegzudrücken. Der Therapeut greift die *Stimme* heraus, die sie für ihre verletzlichen Gefühle kritisiert.

Beispiel:

Th.: Ich möchte Ihnen etwas vorschlagen. Kommen Sie hier herüber, wenn Sie mögen und dort drüben sitzen Sie, die all diese schmerzhaften Gefühle fühlt und hier sind auch Sie und Sie sind der Teil, der sich für diese Gefühle kritisiert und ihr so etwas sagt wie: „Habe diese Gefühle nicht, die sind lächerlich!“ [*Der Therapeut nimmt Bezug auf etwas, was die Patientin kurz zuvor sagte.*]

Pat.: Muss ich? (lacht verlegen) [*Mikromarker für die Notwendigkeit eines Rationals und das Herstellen eines Einverständnisses für die gemeinsame Arbeit an der Aufgabe*]

Th.: Es klingt so, da ist diese Stimme in Ihnen, die Sie für Ihre verletzlichen Gefühle kritisiert und von Ihnen fordert, sie erst gar nicht zu fühlen. Und dies scheint eine Quelle für viel Schmerz in Ihnen zu sein und auch eine wichtige Quelle für Ihre Depressionen. Dieses Vorgehen mit den Stühlen ist ein guter Weg, damit umzugehen. Wäre es okay, wir schauen uns das mal an? Ich helfe Ihnen dabei.

Pat.: Okay.

Th.: Was sagen Sie zu sich?

Pat.: Du bist lächerlich, reiß dich zusammen. (richtet sich auf)

Th.: Du bist lächerlich und reiß dich zusammen und Sie richten sich auf?

Pat.: Ja. Sie soll sich zusammenreißen, Kopf nach oben und durch.

Th.: Okay. Zusammenreißen, Kopf nach oben und durch. Und ihre Gefühle? (zeigt auf die andere Seite)

Pat.: Weg damit!

Th.: Weg damit. Und wie soll sie das machen? [*Spezifizieren der Selbstunterbrechenden Handlung*]

Pat.: Zusammenreißen.

Th.: Okay. Ja und richten sich auf. So machen Sie das, oder? Aufrichten, Kopf nach oben – ja machen Sie das – gut – und dann „Reiß dich zusammen". Sagen Sie ihr das. [*Die Selbstunterbrechende Handlung ausführen lassen.*]

Pat.: Reiß dich zusammen!

Th.: „Reiß dich zusammen!". Okay. Wechseln Sie. Kommen Sie hier herüber … Was passiert mit Ihren Gefühlen?

Pat.: (weint) Sie sind da. [*Aufkommen der zuvor unterbrochenen Gefühle*]

Th.: Sie sind da … Ist es okay, sie da sein zu lassen?

Pat.: Ja./Ich denke. (lacht verlegen)

Th.: Können Sie ihnen Worte geben?"

Pat.: … Ich weiß nicht.

Th.: Was passiert gerade?

Pat.: Ich/ich fühle was … aber es ist so schwer/es ist so schwer zu sagen, was. [*Marker für ein unklares Gefühl*]

Th.: Sie fühlen etwas, und es ist so schwer zu sagen, was. Ist es okay, für ein paar Augenblicke mit Ihrer Aufmerksamkeit dorthin zu gehen, wo Sie fühlen, was immer Sie gerade fühlen? [*Einverständnis für Focusing-Prozess einholen*]

Pat.: Ich denke. (lacht verlegen)

Th.: Mhm. Wenn es okay ist, schließen Sie für ein paar Momente die Augen, dann können Sie besser bei sich bleiben. Nehmen Sie wahr, was immer da ist, ohne es verändern oder anders haben zu wollen. [*Anregen einer Focusing-Haltung*]

Pat.: (schließt die Augen) Okay. (hält Atem an)

Th.: Und atmen Sie.

Pat.: (lacht verlegen)

Th.: Und während Sie mit Ihrer Aufmerksamkeit bei Ihrem Empfinden bleiben, sprechen wir. Was nehmen Sie wahr? [*Anleitung zu interaktionalem Focusing; die Patientin soll mit ihrem inneren Erleben in Kontakt bleiben, während der Therapeut mit ihr spricht.*]

Pat.: Es ist hier. (zeigt auf ihre Bauchmitte; hält ihre Augen weiterhin geschlossen)

Th.: Okay, dort im Bauch. Sie fühlen etwas im Bauch. [*Fokussierung des felt sense*]

Pat.: Ja.

Th.: Bleiben Sie dabei … Vielleicht gibt es Worte, die ausdrücken, was Sie gerade empfinden? Lassen Sie die Worte aus dem kommen, was Sie in Ihrem Bauch fühlen. [*Anregen der Beschreibung des felt sense*]

Pat.: … Es ist in Bewegung.

Th.: Es ist in Bewegung …

Pat.: … Wie ein kleines Männchen, das sich im Kreis dreht.

Th.: Wie ein kleines Männchen, das sich im Kreis dreht …

Pat.: Ja und … (hält inne)

Th.: Sie stocken … [*Der Therapeut regt die Patientin an, zu überprüfen, ob die Beschreibung passt.*]

Pat.: Es ist mehr wie ein kleines Mädchen.

Th.: Wie ein kleines Mädchen …

Pat.: (weint)

Th.: Und das bringt Tränen … [*Der Therapeut sieht die Tränen als Anzeichen eines ersten felt shift.*]

Pat.: Mhm. (weint)

Th.: Mhm, ja, lassen Sie, was immer kommen mag, kommen …

Pat.: Sie ist total traurig. [*Das unklare Gefühl ist mit einem verletzlichen Kindanteil verbunden. Es kann auch als Ausdruck des erlebenden Selbst verstanden werden. Der Therapeut lässt die Disidentifikation jedoch bestehen, um zu ermöglichen, dass dieser Teil Raum bekommt und die Patientin Kontakt mit ihm aufnimmt.*]

Th.: Sie ist traurig.

Pat.: Und niemand hört sie.

Th.: Mhm. Und niemand hört sie. Können Sie sagen, was sie vermisst? [*Fragen an den felt sense*]

Pat.: Dass ihr jemand zuhört. Dass sich jemand für sie interessiert und sie ernst nimmt.

Th.: Dass sich jemand für sie interessiert und sie ernst nimmt. Und wie fühlt sie sich damit, dies nicht zu bekommen? [*Fragen an den felt sense*]

Pat.: ... Allein, traurig und allein und auch verzweifelt, darum läuft sie so im Kreis, weil sie wie eingesperrt ist und gar nicht mehr weiß, was sie machen soll.

Th.: Mhm und was fühlen Sie, wenn Sie sie so sehen? [*hier regt der Therapeut eine Mini-Sequenz eines Selbsttröstungsdialoges an*]

Pat.: Sie tut mir leid (weint), und ich wäre gerne für sie da.

Th.: Mhm. Können Sie sie innerlich ansprechen und ihr das sagen: „Du tust mir leid, und ich wäre gerne für dich da? Ich höre dir zu.“?

Pat.: Ja. (weint) ...

Th.: Und was passiert?

Pat.: Ich habe es ihr gesagt ... und sie ist ruhiger. (Patientin atmet tiefer, beginnt sich zu entspannen) [*felt shift*]

Th.: Das beruhigt sie. Es beruhigt sie, zu hören, dass sie gehört wird. Und das scheint zu sein, was sie braucht.

Pat.: Ja.

Th.: Bleiben Sie dabei und nehmen Sie wahr, wie es sich im Körper anfühlt. [*Fördert, das Erlebte anzunehmen und es zu schützen*]

Pat.: Ich höre ihr viel zu selten zu.

Th.: Sie möchten ihr mehr zuhören ...

Pat.: Ja.

Th.: Ist es okay, sich das Mädchen dort drüben vorzustellen und ihr das zu sagen? (zeigt auf den zweiten Stuhl, auf dem zuvor der selbstunterbrechende Anteil saß) [*Weiterführung in Form einer neuen therapeutischen Aufgabe. In diesem Fall die Vertiefung der Kontaktaufnahme mit der verletzlichen Seite als eine Variante eines Zwei-Stuhl-Dialoges*]

Pat.: Ich möchte dir mehr zuhören. (weint)

Wir haben diesen Ausschnitt gewählt, um zu zeigen, dass Focusing häufig in andere therapeutische Aufgaben eingebettet ist. Im weiteren Verlauf bittet der Therapeut die Patientin, auf die Seite des kleinen Mädchens zu wechseln, um eine Re-Identifikation mit ihren verletzlichen Gefühlen zu fördern.

4.3.7 Anwendung der Aufgabe

Wie in Kapitel 2 dargestellt, ist Focusing ein Grundmodus des therapeutischen Handelns in der EFT, unabhängig vom Störungsbild oder der Phase der Therapie. Therapeuten sind bestrebt, eine Focusing-Haltung in ihren Patienten zu etablieren bzw. zu bewahren und lenken die Aufmerksamkeit ihrer Patienten auf deren körperlich gespürtes Erleben, wenn Empathie alleine nicht ausreicht. Auf dieser Ebene bestehen Focusing-Interventionen aus wenigen Sätzen oder Prozessanleitungen. Bei Patienten mit einem schwierigen Zugang zu ihren Gefühlen bedarf es mehr. Hier ist Focusing wichtig, um ihre Fähigkeit der emotionalen Verarbeitung zu fördern, insbesondere die des Wahrnehmens, des Erlaubens, der sprachlichen Symbolisierung und der Akzeptanz von emotionalem Erleben. Längere Focusing-Sequenzen sind eher selten, kommen aber vor. Häufig wird Focusing wie in unserem Fallbeispiel innerhalb von anderen therapeutischen Aufgaben angewandt.

4.3.8 Häufige Schwierigkeiten

Ein *erster* verbreiteter Fehler ist, Focusing-Terminologie zu verwenden, d. h. dem Patienten gegenüber von einem *felt sense* oder einem *felt shift* zu sprechen. Weiser Cornell (2013) rät davon ab, Focusing als Begriff zu erwähnen, weil das bloße Wissen um eine Technik im Patienten Gedanken wachrufen könnte, wie „Hier geht es um etwas, bei dem ich versagen könnte" oder „Hier wird irgendetwas auf mich angewendet". Zum anderen könnten manche Patienten Focusing als „esoterisch" empfinden und sich abgeschreckt fühlen. Ein *zweiter* häufiger Fehler ist es, Focusing zu sehr als Methode oder Technik zu sehen. Die in diesem Kapitel dargestellte Formalisierung dient der Vermittlung von Focusing. In der Anwendung mit Patienten geht es in erster Linie um den Erlebensprozess des Patienten, der unterschiedlichste Schritte durchlaufen kann. Focusing zu sehr als Technik oder Methode zu sehen, kann dazu führen, dass Therapeuten zu aktiv, rigide oder schnell vorgehen und modifizierend statt transformierend arbeiten. Der *dritte* häufige Fehler ist es, einen felt sense oder einen felt shift in der Sitzung zu übersehen, weil sie einem nicht bedeutungsvoll genug erscheinen. Dabei stellt jeder Moment, in dem etwas neu und lebendig erlebt wird, wie unscheinbar dieser auch erscheinen mag, einen potenziellen Schritt auf dem Weg emotionaler Veränderung dar.

4.4 Systematisches evokatives Erschließen bei problematischen Reaktionen

4.4.1 Das Phänomen

Häufig können Patienten ihre Reaktionen auf Ereignisse nicht einordnen. Sie zeigen sich überrascht oder verwirrt darüber, wie sie sich in einer Situation gefühlt oder verhalten haben, und sehen ihr Erleben oder Verhalten als übertrieben, unangemessen oder belastend an. Eine Patientin sagte beispielsweise „Als mich dieser Arzt gestern gefragt hat, wie es mir geht, musste ich auf einmal losheulen. Und ich weiß gar nicht, warum, eigentlich ging es mir gut." Ein anderer Patient berichtete Folgendes: „Vor ein paar Tagen kam meine Frau nach Hause und war irgendwie schlecht gelaunt, und ich weiß nicht, plötzlich bin ich ausgerastet und habe sie angebrüllt. Ich habe keine Ahnung, was mich so aufgebracht hat. Das passiert mir immer wieder, und ich weiß ehrlich gesagt gar nicht, warum."

Bisweilen fühlen sich Patienten plötzlich anders als noch wenige Augenblicke zuvor (z. B. ängstlicher, niedergeschlagener etc.), ohne ihren Gefühlsumschwung einer konkreten Auslösesituation zuordnen zu können. Eine depressive Patientin berichtete: „Gestern Abend ging es mir wieder schlechter. Keine Ahnung wieso. Am Nachmittag war eigentlich noch alles okay."

4.4.2 Der Marker

Diese Aussagen sind Marker für *problematische Reaktionen*[3] (Elliott et al., 2007; Greenberg et al., 2003). Eine problematische Reaktion beinhaltet, dass sich ein Patient verwirrt oder überrascht über seine Reaktion auf eine spezifische Situation zeigt. Dabei kann er entweder den Gefühls-, Gedanken- oder Verhaltensaspekt seiner Reaktion in den Vordergrund stellen.

Der Marker für eine problematische Reaktion beinhaltet drei Aspekte:

1. die Beschreibung einer *Situation,*
2. die Beschreibung einer *persönlichen Reaktion* auf diese Situation und
3. einen Hinweis darauf, dass die Reaktion als *problematisch erlebt* wird, typischerweise als überraschend oder verwirrend.

Häufig wird die Situation nur indirekt genannt, wie in dem Beispiel der depressiven Patientin, die nicht einordnen konnte, weshalb sie sich schlechter fühlte. Dies kommt vor allem bei Patienten vor, denen der Zusammenhang zwischen Situationen und ihrem Erleben und Verhalten besonders wenig bewusst ist. Für eine problematische Reaktion, wie sie hier behandelt wird, ist jedoch entscheidend, dass die fragliche Reaktion prinzipiell auf ein spezifisches Ereignis zurückgeführt werden kann. Patienten berichten auch von immer wiederkehrendem Erleben oder Verhalten, das sie als problematisch empfinden. Ein Patient sagte zum Beispiel: „Immer wieder fühle ich mich plötzlich ganz ängstlich und traue mir überhaupt nichts mehr zu." Oder der Patient, der seiner Frau gegenüber immer wieder ausflippt und nicht weiß, wieso. In solchen Fällen ist es wichtig, den Patienten nach einer spezifischen Situation zu fragen, in der das betreffende Erleben oder Verhalten auftrat, welches dann für die weitere Exploration herausgegriffen werden sollte. Habituelle Verhaltensweisen wie Rauchen, Haare ausreißen oder Nägelkauen gelten nicht als problematische Reaktionen, wie sie hier behandelt werden, weil ihnen in der Regel keine emotionalen Schemata zugrunde liegen.

[3] Der englische Begriff ist *problematic reaction.* Aus Gründen der Einheitlichkeit der Begriffe übernehmen wir ihn in der deutschen Übersetzung. Da es allerdings nicht primär darum geht, dass die Reaktion an sich problematisch ist, sondern dass die betreffende Person ihre Reaktion nicht versteht, könnte man den entsprechenden Zustand auch *Verwirrung über das eigene Erleben und Verhalten* nennen.

4.4.3 Das zugrunde liegende emotionale Verarbeitungsproblem

Eine problematische Reaktion ist ein Zeichen für fehlende Bewusstheit über den Zusammenhang zwischen einem äußeren Ereignis und der eigenen emotionalen und/oder verhaltensbezogenen Reaktion auf dieses Ereignis. Der Patient hat kein Bewusstsein darüber, welche Aspekte des Ereignisses in ihm welches emotionale Erleben ausgelöst haben und zu welchem subjektiven Bedeutungserleben und welchem Verhalten dies in der Situation schließlich beitrug. Patienten sind sich weder des *Auslösers* (z. B. der ärgerliche, enttäuschte Tonfall der Ehefrau) noch der *Output-Elemente* des emotionalen Schemas, das in der betreffenden Situation aktiviert wurde, bewusst. Darunter fallen insbesondere das subjektive Erleben (z. B. sich minderwertig fühlen) oder damit verbundene Erwartungen (z. B. „Ich werde andere enttäuschen, und sie werden mich ablehnen“). Sie haben kein Bewusstsein darüber, wie dieses Schema ihre Wahrnehmung der Situation einschließlich ihres bewussten Bedeutungserlebens (z. B. „Ich enttäusche sie, und sie lässt es mich spüren. Ich will mir das nicht länger gefallen lassen“) beeinflusst und so ihr Verhalten (z. B. sich wehren) mitbestimmt. Das emotionale Schema, das aktiviert wird, kann adaptiv oder maladaptiv sein. Die fehlende Bewusstheit über einen oder mehrere Aspekte des resultierenden emotionalen Erlebens bzw. das Ausbleiben eines funktionalen Umgangs mit ihm führt dazu, dass adaptive emotionale Reaktionen nicht als Ressource genutzt werden können und maladaptive emotionale Reaktionen zu dysfunktionalem Verhalten führen. Im Kern geht es bei einer problematischen Reaktion also um ein fehlendes Bewusstsein über die eigenen emotionalen Reaktionen und deren Auslöser. Da Menschen kondensierte Narrative über erlebte Episoden ausbilden (Greenberg, 2011), in denen die Details fehlen, ist es nicht möglich, durch Reflexion im Nachhinein Aufschluss darüber zu erhalten, was wirklich passiert ist. Daher gelingt es dem Patienten alleine nicht, die Verwirrung über seine Reaktion aufzulösen.

4.4.4 Die therapeutische Aufgabe

Eine bewährte Methode, die Bewusstheit des Patienten über seine affektiven Reaktionen und deren auslösende Stimuli zu fördern, ist *systematisches evokatives Erschließen* (Elliott et al., 2007; Greenberg et al., 2003). Es basiert auf der Annahme, dass wir über implizites, im Gedächtnis abgespeichertes Wissen über spezifische Episoden verfügen, also stets mehr wissen, als wir sagen können. Nach Stern (2004) kodieren wir unser Erleben in fünf Sekunden umfassende Chunks. Dieses Wissen bleibt für bestimmte Zeit im Gedächtnis gespeichert. Beim systematischen evokativen Erschließen hilft der Therapeut dem Patienten, dieses implizite Wissen zu aktivieren. Hierfür unterstützt er ihn, von der kondensierten Erzählung der betreffenden Situation zu ihrem bewussten Wiedererleben im Hier und Jetzt der Therapiestunde zu gelangen. Der Therapeut führt den

Patienten in der Vorstellung Schritt für Schritt durch die Situation, die die problematische Reaktion ausgelöst hat. Anschauliche, eindringliche Beschreibungen der äußeren Merkmale des Ereignisses lassen das vergangene Geschehen und die affektive Reaktion auf dieses Geschehen wieder lebendig werden. Die Evokation der Stimulussituation aktiviert das episodische Gedächtnis des Patienten und das der problematischen Reaktion zugrunde liegende emotionale Schema. Auf diese Weise wird das emotionale Schema einer erneuten Verarbeitung zugänglich. Die erneute Verarbeitung beinhaltet die bewusste sprachliche Repräsentation der wichtigsten Output-Elemente des Schemas (subjektives Erleben, Kognitionen wie Erwartungen oder Bewertungen, Handlungsimpulse) sowie die Dekonstruktion des Prozesses der bewussten Bedeutungsbildung: Der Patient soll Bewusstheit darüber erlangen, wie er die Situation erlebt hat, welche emotionale Reaktion sie in ihm ausgelöst hat, welche bewusste Bedeutung er ihr beigemessen und zu welchem Verhalten dies beigetragen hat. Es geht also darum, den gesamten Prozess der emotionalen Verarbeitung von der auslösenden Stimulussituation über die implizite, automatische Wahrnehmung, dem bewussten Erleben und der bewussten Bedeutungszuschreibung bis hin zum Verhalten nachzuvollziehen. Der Therapeut übernimmt dabei die Rolle eines „Detektivs", um „Licht in ein geheimnisvolles Geschehen" zu bringen (Watson, 2004; zitiert nach Bischkopf, 2013). Dabei wechselt er fortlaufend zwischen einer evokativen (zur Förderung des Wiedererlebens) und neugierigen Haltung (zur Förderung der Selbstexploration) hin und her. Erneute Verarbeitung beinhaltet auch, andere Weisen des Umgangs mit dem aktivierten emotionalen Schema zu finden; also wie man zum Beispiel mit dem unbefriedigten Bedürfnissen umgehen kann. Sie kann auch beinhalten, den Zusammenhang von primär maladapativen und sekundären emotionalen Reaktionen zu erkennen.

Beispiel:

Th.: Also, Sie fühlen sich irgendwie infrage gestellt, so als würden Sie alles falsch machen und dann reagieren Sie ärgerlich und drücken das auch aus. Aber innerlich fühlen Sie sich ganz verunsichert.

Pat.: Ja, so wie damals, wenn meine Mutter alles, was ich gemacht habe, kritisiert hat. Und nach außen fange ich dann an, zu kämpfen.

Das bewusste Erleben der Aufeinanderfolge von primär maladaptiven und sekundären Emotionen kann helfen, die automatische Regulation des primär maladaptiven durch das sekundäre Gefühl aufzuheben. Nicht selten leitet sich aus dem systematischen Erschließen weitere Arbeit an der Transformation des maladaptiven emotionalen Schemas ab. Treten Marker für einen unabgeschlossenen Prozess oder einen Konflikt zwischen zwei Selbstanteilen auf, kann sich beispielsweise eine Leere-Stuhl-Arbeit (siehe Kapitel 4.6) oder eine Zwei-Stuhl-Arbeit (siehe Kapitel 4.5) anschließen. Tritt im Verlaufe des Erschließungsprozesses ein zentrales maladaptives emotionales Schema zu Tage (z. B. ein wiederkehrendes, vertrautes Gefühl, nicht gut genug zu sein) kann die Arbeit an der Veränderung dieses Schemas als Fokus für den weiteren Therapieverlauf festgehalten werden.

4.4.5 Der Veränderungsprozess

Es liegt umfangreiche Forschung darüber vor, wie sich problematische Reaktionen bzw. das zugrunde liegende emotionale Verarbeitungsproblem auflösen können (für einen Überblick siehe Greenberg, Elliott & Lietaer, 1994). Abbildung 11 zeigt ein Modell über die Schritte, die Patienten durchlaufen, denen es gelingt, ihre Verwirrung über ein konkretes Erleben und/oder Verhalten aufzulösen (Elliott et al., 2007; Rice & Saperia, 1984).

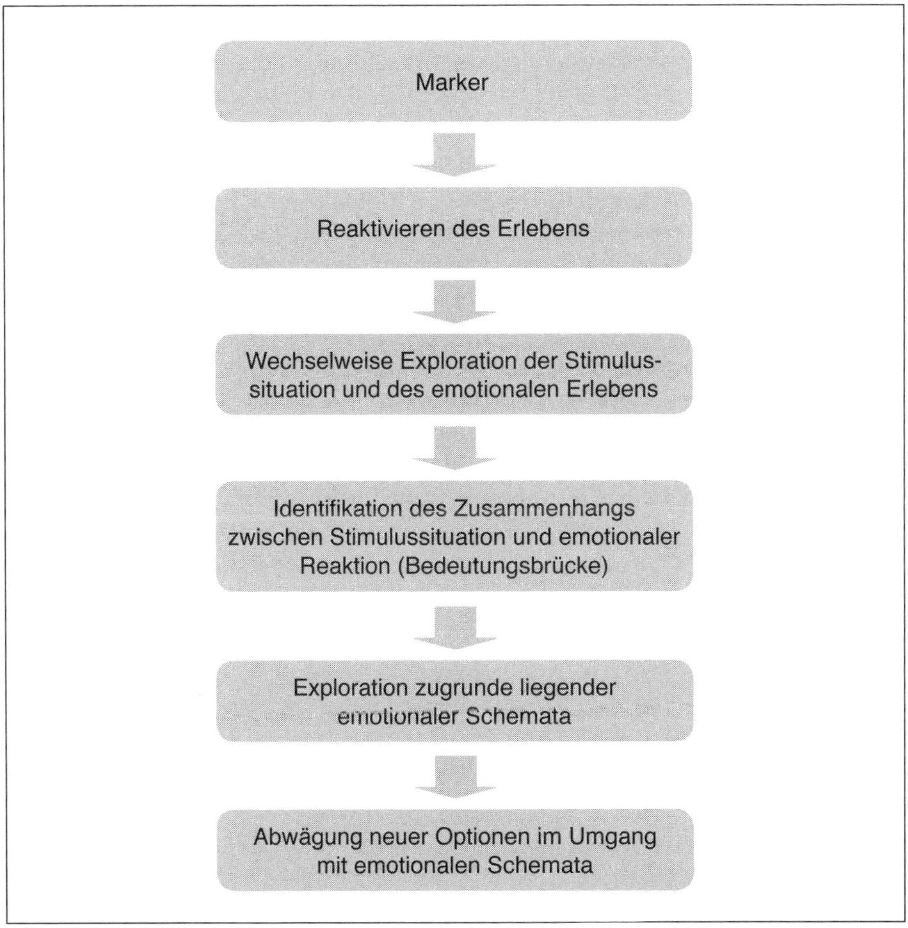

Abbildung 11: Die Schritte im Prozess der Veränderung problematischer Reaktionen (vgl. Elliott et al., 2007)

Im Folgenden beschreiben wir, wie Therapeuten die Patienten in den einzelnen Phasen dieses Prozesses am besten unterstützen können. Dabei lehnen wir uns an die Ausführungen von Greenberg et al. (2003) und Elliott et al. (2007) an.

4.4.5.1 Der Marker

Nimmt der Therapeut einen Marker für eine problematische Reaktion wahr, sollte dieser dem Patienten gespiegelt werden. Nicht selten übersehen Therapeuten Marker für problematische Reaktionen oder gehen ihnen nicht nach, weil ihnen die berichteten Situationen oder Reaktionen trivial vorkommen. Dabei kann auch die Exploration einer scheinbar belanglosen Situation und Reaktion Zugang zu wichtigen emotionalen Schemata ermöglichen und helfen, die emotionale Verarbeitung des Patienten zu verbessern. Bisweilen sind Therapeuten versucht, den Prozess des systematischen Erschließens durch Deutungen abzukürzen oder zu ersetzen. In der EFT geht es jedoch nicht allein um das Verstehen des eigenen Erlebens und Verhaltens oder um kognitive Einsicht in bislang verborgene Zusammenhänge. Vielmehr soll das emotionale Gewahrsein des Patienten gefördert werden und hierfür ist es wirkungsvoller, wenn der Patient den Prozess des Erschließens durchläuft. Die Exploration darf dem Patienten allerdings nicht aufgezwungen werden. Er sollte motiviert sein, seiner Reaktion auf den Grund zu gehen. Hat der Therapeut einen Marker ermittelt, versichert er sich, ob er genau verstanden hat, was der Patient als *problematisch* erlebt hat. Dies ist vor allem dann wichtig, wenn nicht klar ist, ob der Patient über seine eigene oder die Reaktionen eines anderen verwirrt ist. Im obigen Beispiel des Mannes, der ausflippt, als seine Frau schlecht gelaunt nach Hause kommt, hätte es ja auch die Reaktion der Frau sei können, die ihn beschäftigt. Im Anschluss schlägt der Therapeut vor, die problematische Reaktion näher anzuschauen, um am zugrunde liegenden Verarbeitungsproblem (z. B. fehlendes Bewusstsein über emotionales Erleben) zu arbeiten. Beim ersten Mal oder wann immer nötig, gibt der Therapeut dem Patienten ein Rational für sein Vorgehen. Es folgt ein kurzes Beispiel für diesen Prozess:

Beispiel:

Th.: Also, Ihre Frau kam nach Hause und war schlecht gelaunt und irgendwie hat das in Ihnen etwas ausgelöst, was schließlich dazu geführt hat, dass Sie losgebrüllt haben. Und Sie wissen nicht so recht, was es war … aber es ist Ihr Losbrüllen, um das es Ihnen geht?

Pat.: Ja, und ich mache das immer wieder, und ich will das nicht.

Th.: Ich möchte Ihnen vorschlagen, dass wir damit arbeiten und uns anschauen, was da in Ihnen passiert. Ist das okay?

Pat.: (nickt)

Th.: Dafür werde ich Ihnen helfen, Schritt für Schritt durch die Situation zu gehen, um zu schauen, was die Situation in Ihnen ausgelöst hat, und wie dies zu Ihrer Reaktion geführt hat. Das kann Ihnen helfen, besser zu verstehen, wie Sie Ereignisse erleben und dann auf sie reagieren.

4.4.5.2 Reaktivieren des Erlebens

Bevor Therapeut und Patient Schritt für Schritt durch die Situation gehen, gilt es zu explorieren, wie der Patient sich vor dem eigentlichen Ereignis gefühlt hat, da das Erleben vor dem auslösenden Ereignis einen Einfluss darauf haben kann, wie der Patient die Situation verarbeitet hat. Der Therapeut könnte zum Beispiel sagen: „Lassen Sie uns einmal Schritt für Schritt durch die Situation gehen. Also, wie ging es Ihnen unmittelbar davor? Wie war Ihr Tag gewesen?“ Der Therapeut versucht nun, die vergangene Situation wieder aufleben zu lassen und mit dem Patienten gleichsam einen Film der vergangenen Szene abzuspielen. Dabei halten sie den Film immer wieder an, um sich bestimmte Stellen in Zeitlupe oder als Standbild anzuschauen.

Beispiel (Fortsetzung):

Th.: Also es war ein anstrengender Tag gewesen. Sie fühlen sich müde, abgespannt – und wie geht es dann weiter?

Pat.: Ich stehe im Flur und meine Frau kommt rein.

Durch eindringliche evokative Sprache und Stimmqualität versucht der Therapeut das Wiedererleben der Situation und der problematischen Reaktion zu fördern. Dabei geht es darum, den genauen Auslöser für die problematische Reaktion zu ermitteln.

Beispiel (Fortsetzung):

Th.: Also, da sind Sie auf dem Flur, hören den Schlüssel im Schloss, Ihre Frau kommt rein, kommentiert, wie schlimm ihr Tag war, sagt, wie unaufgeräumt alles ist, und dann …

Pat.: Und dann bin ich so wütend geworden und habe sie angebrüllt.

4.4.5.3 Wechselweise Exploration der Stimulussituation und des emotionalen Erlebens

Nachdem Patient und Therapeut den Auslöser für die Reaktion ermittelt haben, gilt es, den subjektiven Zusammenhang zwischen dem auslösenden Stimulus und der emotionalen Reaktion des Patienten herauszustellen. In anderen Worten: Es geht darum, herauszuarbeiten, welche persönliche Bedeutung der Patient der jeweiligen Auslösesituation beigemessen hat bzw. welche implizite Bewertung der auslösenden Situation seiner emotionalen Reaktion zugrunde lag. Zu diesem

Zweck regt der Therapeut den Patienten an, wechselweise die Stimulussituation und sein emotionales Erleben zu explorieren. Wann immer die Exploration auf einer Seite stockt, leitet er die Exploration auf die andere Seite über. Auf der Erlebensseite ist es wichtig, die körperlich basierte Reaktion des Patienten zu erfassen. Dies kann durch Focusing-Fragen (siehe Kapitel 4.3) erfolgen. Es folgt ein Beispiel für diesen Prozess:

Beispiel (Fortsetzung):

Th.: Also, Ihre Frau sagt: „Alles ist so unaufgeräumt", ... und war da etwas in Ihrer Stimme, Ihrem Tonfall ...
Pat.: Sie war so sauer ... so enttäuscht.
Th.: Also in ihrer Stimme schwang Enttäuschung mit, so als ...
Pat.: So als hätte ich es ihr wieder mal nicht recht gemacht und so als würde sie wieder mal feststellen, dass ich es einfach nicht bringe.
Th.: Mhm, Enttäuschung darüber, dass Sie ihre Erwartungen nicht erfüllen und es einfach nicht bringen ... Was passiert in Ihrem Körper, was für ein Gefühl hinterlässt dies in Ihnen?
Pat.: Ein Versagergefühl.
Th.: Mhm, ein Gefühl zu versagen, es nicht hinzubekommen.
Pat.: Dass ich es halt nicht bringe.
Th.: Dass ich es nicht bringe. Mhm.

4.4.5.4 Identifikation des Zusammenhanges zwischen Stimulussituation und problematischer Reaktion (Bedeutungsbrücke)

Oft bieten Patienten von sich aus Zusammenhänge zwischen der Stimulussituation und ihrer Reaktion (Bedeutungsbrücke) an: „So wie sie es gesagt hat, habe ich das Gefühl bekommen, dass ich es einfach nicht bringe." Falls dies nicht von selbst geschieht, könnte der Therapeut empathisch mögliche Bedeutungsbrücken vermuten. Im Beispiels des Mannes, der nicht einordnen kann, warum er seiner Frau gegenüber ausflippt, ist die Bedeutungsbrücke bereits implizit genannt. Der Therapeut muss sie nur noch explizit machen und dem Patienten zur Prüfung anbieten:

Beispiel (Fortsetzung):

Th.: Also, Ihre Frau kommt nach Hause, verweist darauf, dass alles so unordentlich ist und in Ihrer Stimme schwingt so etwas von Enttäuschung mit und Sie fühlen sich daraufhin wie ein Versager, so als könnten Sie es ihr einfach nicht recht machen.
Pat.: Ja, das ist es und dann schreie ich ... Ich fühl mich dann echt total schlecht und ich will mir das nicht länger gefallen lassen.

Th.: Mhm. Dann kommt Ärger, aber unter dem Ärger sitzt ein Gefühl von „Ich bin ein Versager, ich kann es ihr nicht recht machen, ich bringe es einfach nicht".

Pat.: Mhm. Ja, das ist wohl, was passiert.

In diesem Falle eröffnet die Bedeutungsbrücke den Zugang zu einem primär maladaptiven Schema von Scham („nicht gut genug, ein Versager sein, es nicht bringen"), das durch sekundären, nach außen gerichteten Ärger (Losbrüllen) verdeckt wird. Oft äußern die Patienten an dieser Stelle ein Gefühl der Erleichterung oder des Verstehens (Patient: „Aha, jetzt ist es mir klarer"). Falls dies nicht geschieht, sollte gemeinsam mit dem Patienten überprüft werden, ob die vermutete Bedeutungsbrücke auch wirklich zutrifft. Andernfalls müssen Therapeut und Patient zur wechselweisen Exploration der Stimulusseite und des emotionalen Erlebens zurückkehren. Die Bedeutungsbrücke kann man sich als symbolisch-konzeptuellen Aspekt eines emotionalen Schemas vorstellen. Sie ist gleichsam die Eintrittskarte in die Exploration des emotionalen Schemas, das der problematischen Reaktion des Patienten zugrunde liegt.

4.4.5.5 Exploration zugrunde liegender emotionaler Schemata

In dieser Phase wird das zugrunde liegende emotionale Schema in seinen wichtigsten Bestandteilen exploriert. Diese kann visuelle Repräsentationen, Körperempfindungen, Erinnerungen, Annahmen, Verhaltensimpulse oder Bedürfnisse beinhalten.

Gerade bei immer wiederkehrenden Erlebens- und Verhaltensweisen, die als problematisch erlebt werden, kann es hilfreich sein, nach dem Ursprung des Schemas zu fragen, wie z. B. „Dieses ‚Ich bin ein Versager', woher kommt das?" oder „Dieses Gefühl, es ihr nie recht machen zu können, ein Versager sein, kennen Sie das, ist das ein vertrautes Gefühl?". Im obigen Beispiel sagte der Patient: „Oh ja, dass kenne ich so gut von zu Hause. Meine Mutter hatte immer etwas auszusetzen. Ich konnte es ihr nie recht machen." Nun können Therapeut und Patient beginnen, die Wirkung des Schemas in anderen Situationen und deren Bedeutung für die Selbsterzählung des Patienten zu explorieren: „Das ist eigentlich ein Grundgefühl, das mich in vielen Bereichen meines Lebens begleitet. Mich beeinflusst das, glaube ich, sehr stark, die permanente Sorge, andere enttäuschen zu können, weil ich es einfach nicht so mache, wie es sein sollte oder sie es von mir erwarten." Ein weiterer wichtiger Aspekt ist die Exploration des Umganges mit dem betreffenden Schema. Dies beinhaltet vor allem das konkrete Verhalten, aber auch den Umgang mit dem Bedürfnis, das in dem jeweiligen Schema enthalten ist. In diesem Falle war es für den Patienten zunächst wichtig, sich des Zusammenhangs zwischen dem primär maladaptiven Schema und dem sekundären Gefühl bewusst zu werden.

4.4.5.6 Abwägen neuer Optionen im Umgang mit dem emotionalen Schema

Die vertiefte Exploration des zugrunde liegenden emotionalen Schemas kann neue Möglichkeiten des Umgangs mit dem Schema eröffnen, wie z. B. erst einmal tief Luft zu holen, in ein anderes Zimmer zu gehen, bis der sekundäre Ärger abgeklungen ist, das zugrunde liegende Gefühl für sich selbst zu formulieren, empathisch mit dem anderen zu sein etc. Die Auflösung einer problematischen Reaktion beinhaltet zudem das Gefühl, sich ändern zu können bzw. bereits damit begonnen zu haben (Rice & Saperia, 1984): „Ich möchte mich nicht mehr so von diesem Ärger treiben lassen, und das, was wir heute gemacht haben, wird mir helfen, ihn besser zu steuern." Sie könnte auch beinhalten, weitere Schritte in der Arbeit am zugrunde liegenden Schema zu vereinbaren, sofern dies nötig ist. In diese Falle könnten eine Zwei-Stuhl-Arbeit mit einem kritischen Selbstanteil sowie eine Leere-Stuhl-Arbeit mit der Repräsentation der Mutter hilfreich sein.

4.4.6 Ein Fallbeispiel

Es folgt ein Beispiel für einen Prozess systematischen evokativen Erschließens. Der Anschaulichkeit halber haben wir das Originaltranskript an manchen Stellen ein wenig abgeändert und gekürzt. Die Patientin ist Ende dreißig, ist geschieden und hat zwei Töchter. Sie hat eine rezidivierende depressive Störung und klagt darüber, immer wieder unvermittelt „emotional abzustürzen", woraufhin sie sich „verrückt" und „nicht normal" fühle.

Beispiel:

Pat.: Als mich dieser Arzt gestern gefragt hat, wie es mir geht, musste ich auf einmal losheulen. Und ich weiß gar nicht, warum, eigentlich ging es mir gut. [*Marker*]

Th.: Die Frage des Arztes hat irgendetwas in Ihnen berührt, und Sie wissen nicht genau, was. Und Ihre Reaktion kommt Ihnen irgendwie zu heftig vor? *[spiegeln des Markers sowie Klären, was die Patientin als problematisch empfindet*]

Pat.: Ja. Ich bin da eigentlich ganz aufgeräumt hingegangen. Mir ging es gut und dann … keine Ahnung. (schüttelt den Kopf)

Th.: Mhm. Und dann ist irgendetwas in Ihnen passiert und Sie mussten weinen. Und Sie wissen nicht, was da passiert ist. Mhm. Ich schlage vor, wir schauen uns das mal genauer an, um herauszufinden, was Sie in dieser Situation so berührt hat. Okay? [*vorschlagen der Intervention, Einverständnis der Patientin einholen*]

Pat.: Ja.

Th.: Das kann helfen, besser zu verstehen, wie Sie auf bestimmte Situationen reagieren und wie Ihre Stimmung dadurch beeinflusst wird, wie Sie Dinge wahrnehmen und auf sie reagieren. [*Anbieten eines Rationals*] Also, lassen Sie uns da mal Schritt für Schritt durchgehen. Sie sagen, bevor Sie in die Praxis kamen, ging es Ihnen ganz gut? [*Exploration der Stimmung vor der Situation*]

Pat.: Ja, ich war ganz gut drauf. Ich hatte einen guten Tag, habe mir auch irgendwie gesagt, so schlimm, wie ich es manchmal sehe, ist mein Leben gar nicht. Und jetzt gehe ich halt dahin und hole mir die Medikamente, brauche die aber eigentlich gar nicht.

Th.: Okay, also Sie waren ganz guter Dinge, hatten eine positive Sicht auf Ihr Leben und haben sich gedacht: „Ich brauche die Medikamente zwar nicht wirklich, aber ich gehe trotzdem mal dahin." Und wie geht es dann weiter?

Pat.: Dann wurde ich aufgerufen, ich gehe ins Zimmer und sehe den Arzt hinter seinem Schreibtisch, so ein schwerer Eichentisch. Ich setzte mich auf den weichen Ledersessel und begrüße ihn.

Th.: (evokative Stimme) Also Sie gehen ins Zimmer, sehen den Arzt hinter dem Schreibtisch, setzen sich auf den weichen Ledersessel und dann … [*wiederauflebenlassen der vergangenen Situation in der Vorstellung*]

Pat.: Naja, wir begrüßen uns und dann beugt er sich vor und fragt mich, wie es mir geht.

Th.: (evokative Stimme) Also, da sind Sie, auf dem weichen Ledersessel, und der Arzt hinter dem schweren Eichentisch beugt sich vor und fragt Sie: „Wie geht es Ihnen?", und dann … Was passiert …?

Pat.: Da sind mir die Tränen gekommen (schüttelt den Kopf) [*Ermittelung des Aspektes, der die Situation der Reaktion auslöst*]… Ich musste mit einem Male anfangen zu heulen.

Th.: Ja, und Sie schütteln mit dem Kopf, das ist, was Sie nicht verstehen, wie Sie das so berühren konnte, und doch war irgendetwas in seiner Stimme oder der Art, wie er gefragt hat …? [*Exploration der Stimulusseite*]

Pat.: Ja. Das war so angenehm, so nett, ich hatte das Gefühl, der interessiert sich wirklich …

Th.: Der interessiert sich wirklich für mich, und das …? [*Exploration der Erlebensseite*]

Pat.: (weint) Und das kenne ich nicht …

Th.: Und während wir sprechen, was taucht in Ihnen auf? [*Focusing-Frage nach der körperlich basierten Reaktion*]

Pat.: (weint) Das hat nie jemand gemacht.

Th.: Mhm. Das ist, was so fehlt, mhm, dass da jemand ist, der sich wirklich interessiert, wirklich für mich interessiert. [*spiegeln des frustrierten Bedürfnisses*]

Pat.: Ja. In dem Moment ist mir bewusst geworden, dass sich eigentlich niemand dafür interessiert, wie es mir geht. Und das ist etwas, was mir schon immer gefehlt hat, was ich in meinem Leben so vermisse. (weint) [*spontanes Aufkommen der Bedeutungsbrücke*]

Th.: Mhm, mhm. Ich vermisse jemanden, der sich interessiert, der Anteil nimmt (Patientin nickt) und als der Arzt Interesse und Anteilnahme gezeigt hat, kam Schmerz darüber hoch, das nicht gehabt zu haben …? [*bestätigen der Bedeutungsbrücke*] Und auch jetzt, wenn Sie drüber sprechen, ist es sehr schmerzhaft mhm …

Pat.: Also, ja, ich hatte zu Hause immer das Gefühl, unwillkommen gewesen zu sein, ich meine, meine Eltern haben mich nie gefragt, wie es mir geht, ich meine, wenn die überhaupt mal wahrgenommen haben, dass ich da bin, ich war denen doch nur lästig. [*primär maladaptives Schema*]

Th.: Ja. So ein altes, vertrautes Gefühl von nicht willkommen sein, nicht wahrgenommen sein, irgendwie lästig sein (Patientin weint)… und das tut sehr weh, hm? (behutsam) Erzählen Sie mir mehr davon. [*Exploration des emotionalen Schemas*]

Pat.: (weint) Es ist so ein Gefühl, eine Belastung zu sein … eine Belastung und uninteressant, einfach uninteressant, überflüssig.

Th.: Mhm. Mhm.

Pat.: Und dieses Gefühl habe ich jetzt auch bei meinem neuen Partner. Wenn er nett zu mir ist, dann berührt mich das so, und dann kann ich es eigentlich gar nicht richtig glauben. Und das ist, was manches so schwierig macht und wo er auch gar nicht richtig weiß, was gerade mit mir passiert und was ihn so verunsichert. [*ausweiten der Exploration der Bedeutung des maladaptiven Schemas für andere Lebensbereiche*]

Th.: Es löst dieses alte, vertraute Gefühl, „lästig", „überflüssig" „nicht liebenswert" zu sein aus [*Therapeut bezieht sich auf vergangene Stunden*] und dann dringt es irgendwie gar nicht zu Ihnen durch, wenn Ihr Partner etwas Nettes sagt und dann wird es schwierig. Was machen Sie dann?

Pat.: Dann werde ich traurig, so wie bei dem Arzt, oder ich fange an zu sticheln und er [der neue Partner] weiß natürlich gar nicht, was gerade mit mir los ist. Und dann wird alles so kompliziert, und ich fühle mich dann so … so verrückt irgendwie.

Th.: Mhm, Sie werden traurig oder fangen an zu sticheln und dann kommt irgendwie das Gefühl, verrückt zu sein und tief drinnen fühlen Sie sich so …

Pat.: Wertlos.

Th.: Wertlos …, das ist dieser schmerzhafte Platz in Ihnen und wenn der berührt wird, dann …

Pat.: Ja, dann fällt alles zusammen wie ein Kartenhaus und das ist so schlimm für mich. Aber mir hilft das jetzt zu verstehen, was da passiert.

Th.: Ja. Im Alltag gelingt es, dieses Gefühl immer wieder in den Hintergrund treten zu lassen, aber es bleibt irgendwie da. Und wenn es irgendwie wachgerufen wird, ist es voll da und tut weh. Mhm. Und das scheint das zu sein, was passiert.

Pat.: Ja. Und dann verstehe ich die Welt nicht mehr.

Th.: Wie das plötzlich wieder so kommen konnte, weil es Ihnen eigentlich gut ging und dann kommt dieses Gefühl von verrückt sein … und dieses Gefühl von „wertlos oder lästig sein“ und der Schmerz über all die Erfahrungen, die damit zusammenhängen, ist einfach immer irgendwie da und Sie kennen diese Gefühle so gut … Und ich denke, es könnte hilfreich sein, an diesen Gefühlen dranzubleiben, weiter daran zu arbeiten und gemeinsam einen Weg zu finden, sie zu verändern. [*Einordnung des Erlebten in ein erklärendes Narrativ und Ankern von wichtigen Aspekten für die weitere therapeutische Arbeit.*]

Pat.: Ja. Das ist sicher gut. Diese Gefühle sind irgendwie der Kern.

4.4.7 Anwendung der Aufgabe

Marker für problematische Reaktionen können bei allen Patientengruppen und in jeder Phase der Therapie vorkommen. Besonders häufig treten sie zu Beginn der Therapie und bei Patienten mit gering ausgeprägtem Gewahrsein über ihr emotionales Erleben und Verhalten auf. Der Prozess des systematischen evokativen Erschließens kann wenige Sekunden bis eine ganze Therapiestunde in Anspruch nehmen. Nicht immer bedarf es des ganzen Prozesses wie er oben dargestellt ist. Wenige evokative Spiegelungen der Situation und der affektiven Reaktion des Patienten reichen oft aus, um dem Patienten zu helfen, seine emotionale Reaktionen besser zu verstehen und Zugang zu zugrunde liegenden emotionalen Schemata zu verschaffen. Hierbei folgen Therapeuten dem Muster: „Also, da sind Sie in der Situation (salienter Stimulus)“ – z. B. „Da sind Sie auf dem Fahrrad und Sie sehen die beiden lächelnden Eltern mit ihrem kleinen Mädchen ‚Engelchen Flieg‘ spielen und was passiert, was ist Ihre erste Reaktion im Körper?“. Systematisches evokatives Erschließen ist häufig so etwas wie ein Türöffner für andere therapeutische Aufgaben, vor allem für die Arbeit an unabgeschlossenen Prozessen.

4.4.8 Häufige Schwierigkeiten

Einer der häufigsten Fehler ist, den Marker für eine problematische Reaktion zu übersehen oder nicht aufzugreifen, weil er nicht wichtig genug erscheint. Zum anderen besteht die Versuchung, den Prozess des Erschließens zu sehr zu lenken oder durch eine Deutung abzukürzen bzw. gänzlich zu überspringen. Das mag bisweilen legitim sein, fördert jedoch nicht im gleichen Maße den Prozess der

Selbstexploration und das emotionale Gewahrsein des Patienten. Ein weiterer Fehler, ist den Prozess des evokativen Erschließen auf habituelle Verhaltensweisen wie zum Beispiel Rauchen oder Nägelkauen anzuwenden, Das ist in der Regel wenig fruchtbar, da hier vorwiegend S-R-Konditionierungen vorliegen und keine emotionalen Schemata aktiviert sind.

4.5 Zwei-Stuhl-Dialog bei Konflikten zwischen Selbstanteilen

4.5.1 Das Phänomen

Häufig äußern sich Patienten in der Therapie abwertend über sich oder man bekommt das Gefühl, der Patient treibe sich zu sehr an oder übe Zwang auf sich aus, z. B. „Ich versage auf ganzer Linie, alle meine Freundinnen bekommen Familie und Beruf viel besser unter einen Hut als ich“, oder „Ich bin einfach zu faul. Ich sitze ständig rum, und ich sollte längst an einem ganz anderen Punkt in meinem Leben sein“, oder „Ich merke, ich hetze durch meine Tage und finde kaum Ruhe, selbst wenn eigentlich Zeit dafür da wäre“. Andere Patienten machen sich Sorgen über etwas („Ich liege stundenlang wach in der Nacht, wenn meine Söhne unterwegs sind und kann erst einschlafen, wenn sie wieder da sind“) oder verspüren Ängste vor Situationen oder Ereignissen, z. B. vor einem Vortrag oder einer Prüfung. Oft zeigen Patienten in der Therapie Gefühle der Hoffnungslosigkeit und Resignation, die sie lähmen und entmutigen (z. B. „Ich denke mir, das hat doch eh alles keinen Sinn, was bringt das schon?“). Hin und wieder kommt es vor, dass Patienten die Abwertung, die Kritik, den Zwang oder die Angst nicht in sich selbst, sondern in einem Gegenüber verorten. Dies kann sich beispielsweise in Aussagen wie „Mein Gott, die hat mich so angeschaut, als wäre ich ein Vollidiot. Ich habe mich so blamiert!“ oder „Wenn sie so mit mir redet und sagt, was noch alles gemacht werden muss, weil sonst xy passieren kann, dann bekomme ich echt Angst“ äußern.

4.5.2 Der Marker

Diese Beispiele sind Marker für konflikthafte Prozesse in der jeweiligen Person, die man als Konflikte zwischen Selbstanteilen verstehen kann (Elliott et al., 2007; Greenberg et al., 2003). Hierbei kann man sich einen Teil vorstellen, der kritisiert, antreibt, katastrophisiert und einen anderen Teil, der sich daraufhin auf eine bestimmte Weise fühlt, z. B. resigniert, erschöpft, panisch, schuldig. In der EFT wird letzterer *erlebendes Selbst* genannt. Die Vorstellung unterschiedlicher Selbstanteile, die miteinander in Beziehung treten, entspricht einer dialogischen Sicht des Selbst (vgl. Hermans, 2001).

Merke:

Marker für konflikthafte Prozesse sind *explizite* oder *implizite Äußerungen* eines Patienten, die darauf hindeuten, dass zwei Anteile miteinander im Konflikt stehen.

Bei expliziten Äußerungen werden beide Seiten genannt, wie z.B. „Ich kritisiere mich ständig und fühle mich dann wie ein totaler Versager". Bei impliziten Äußerungen wird nur einer der beiden Anteile genannt, entweder der innere Vorgang, der zu bestimmten emotionalen Reaktionen führt, wie z.B. Katastrophisieren: „Die Welt ist gefährlich, zu Hause bleiben ist noch das Beste, was ich tun kann", oder die emotionale Antwort auf diesen Vorgang: „Ich habe immer solche Angst, es könnte etwas Schlimmes passieren".

In der EFT werden folgende Konflikte zwischen Selbstanteilen bzw. konflikthafte Prozesse unterschieden:

Konflikthafte Prozesse

- *Selbstkritische Prozesse:* Hier offenbart sich eine kritische, antreibende oder Zwang ausübende Stimme. Im Vordergrund stehen negative Selbstbewertungen, die häufig mit Verachtung für die eigene Person und dem *In-sich-Zusammenfallen (collapsed self)* des erlebenden Selbstanteils im Angesicht der Kritik oder des Drucks einhergehen (Greenberg, Elliott & Foerster, 1990; Whelton & Greenberg, 2005).
- *Angsterzeugende Prozesse:* Hier zeigt sich eine angstmachende, sorgenmachende oder katastrophisierende Stimme. Es dominieren katastrophisierende Erwartungen in Bezug auf die Zukunft, woraufhin sich das Selbst ängstlich oder hilflos organisiert.
- *Hoffnungslosigkeitserzeugende Prozesse:* Hier kristallisiert sich eine Hoffnungslosigkeit erzeugende Stimme heraus, und es bestehen negative Erwartungen in Bezug auf die Zukunft oder die Wirksamkeit des eigenen Handelns. Das Selbst organisiert sich in der Folge resigniert, hoffnungslos und passiv.

Wie wir in Kapitel 5.3 darstellen werden, zeigen sich bei den einzelnen Störungsbildern verschiedene Varianten der konflikthaften Prozesse, die eng mit den Symptomen des Patienten verknüpft sind. Bei Anorexie äußert sich der innere Kritiker zum Beispiel in Form einer *anorektischen Stimme* (Dolhanty & Greenberg, 2007, 2009), die das Selbst für ihr Äußeres abwertet und dazu anhält, sich beim Essen zurückzunehmen und/oder Maßnahmen zu ergreifen, um einer Gewichtszunahme entgegenzuwirken.

Teil der Markerdefinition ist, dass der Patient zu erkennen gibt, dass der jeweilige Prozess für ihn belastend ist und/oder er Interesse hat, sich im Hier und Jetzt mit ihm auseinanderzusetzen.

Eine Variante des Markers für konflikthafte Prozesse sind *projizierte Konflikte*. Hier wird der Kritiker oder der Angstmacher zunächst einem oder mehreren anderen Menschen zugeschrieben, beispielsweise in Aussagen wie „XY gibt mir das Gefühl, ich bin ein Depp“, oder „Wenn ich mit XY über die Prüfung spreche, macht mich das total verrückt, ich bekomme dann solche Angst“. Das Verhalten einer oder mehrerer anderer Personen löst somit eigene kritische oder angsterzeugende Prozesse aus.

Eine weitere Variante sind *Entscheidungskonflikte*, wie z. B. „Ich weiß nicht, ob ich mich trennen soll oder nicht“. Hier tritt bei der weiteren Exploration in der Regel eine Seite in den Vordergrund, die der anderen Angst macht (z. B. „Du wirst alleine nicht bestehen“), sie kritisiert („Du darfst deinen Mann nicht im Stich lassen“) oder hoffnungslos werden lässt („Ob du jetzt mit ihm oder einem anderen zusammen bist, du wirst eh nie glücklich werden“).

4.5.3 Das zugrunde liegende Verarbeitungsproblem

Gemeinsam ist den oben dargestellten Prozessen die Aktivierung und Aufrechterhaltung sekundärer symptomatischer Gefühle wie Resignation, Hoffnungslosigkeit, Verzweiflung oder phobische Angst. Diese sekundären emotionalen Reaktionen sind Ausdruck und Folge davon, dass zugrunde liegende primäre emotionale Reaktionen (adaptiv oder maladaptiv) nicht hinreichend verarbeitet werden können. Sie gehen mit typischen Gedankenprozessen (z. B. Selbstkritik, Katastrophisieren, sich Sorgen machen) einher, die als problematische Selbst-Selbst-Interaktionen verstanden werden können. Patienten kritisieren sich, setzen sich unter Druck, machen sich Sorgen, Angst oder Schuldgefühle oder nehmen sich die Hoffnung. Diese dysfunktionalen Umgangsweisen mit sich selbst haben letztlich ihren Ursprung in maladaptiven emotionalen Schemata. So können kritische Selbstbewertungen als kognitiver Bedeutungsaspekt eines maladaptiven Schemas der Scham gesehen werden, als *negative Stimme* (Greenberg, 2015) in einem maladaptiven Schema. Sie können aber auch eine gelernte Coping-Strategie im Umgang mit primärem Erleben sein (z. B. sich zur Leistung antreiben, um sich nicht beschämt zu fühlen oder sich Sorgen machen, um sich nicht ausgeliefert zu fühlen).

Im Leben verhindern diese Prozesse eine resiliente Anpassung an die Lebensumstände, weil Patienten den Zugang zu ihren adaptiven Gefühlen und damit verbundenen Bedürfnissen verlieren. In der Therapie verstellen sie den Zugang zur Utilisation adaptiver und Transformation maladaptiver emotionaler Reaktionen.

4.5.4 Die therapeutische Aufgabe

Konflikthafte Prozesse in einer Person werden in der EFT mithilfe des Zwei-Stuhl-Dialoges bearbeitet. Der Zwei-Stuhl-Dialog hat seine Wurzeln in der Gestalttherapie (Perls, 2006; Perls, Hefferline & Goodman, 2015) und wurde in den letzten 35 Jahren von Greenberg und Kollegen intensiv beforscht und weiterentwickelt (z. B. Greenberg, 1979, 1980, 1983, 1984). Im Kern hilft dieser Dialog, die zentralen, schmerzhaften, primär maladaptiven emotionalen Schemata *unter* den sekundären Gefühlen zu aktivieren, zu verarbeiten und schließlich zu transformieren.

Die Leitfrage ist zunächst: *Wie* wird das symptomatische Erleben im Patienten erzeugt, d. h. wie „macht" er oder sie sich ängstlich, hoffnungslos, depressiv, resigniert, verzweifelt? Dies soll nicht unterstellen, der Patient sei schuld an seinen Gefühlen. Ziel ist, den implizit ablaufenden Prozess der Aktivierung und Aufrechterhaltung dieser Gefühle in der Stunde explizit zu machen, wobei sich Patienten ihrer aktiven Rolle *(agency)* in diesem Prozess bewusst werden sollen.

Hierfür wird der Patient eingeladen, auf einem zweiten Stuhl den inneren Vorgang, der mit dem sekundären symptomatischem Erleben verbunden ist, bewusst zum Ausdruck zu bringen, d. h. das Sich-Kritisieren, das Katastrophisieren oder das Sich-Hoffnungslos-Machen. Dieser Vorgang beinhaltet Kognitionen (z. B. „Du bist nicht effektiv genug!" oder „Die Welt ist gefährlich"), Handlungen (z. B. die andere Seite wegwischen oder aufrütteln) oder expressive Elemente wie Gesichtsausdrücke (z. B. ein verächtlicher Gesichtsausdruck) oder einen bestimmter Stimmklang (z. B. beschwörend oder dozierend). Gerade die nonverbalen und präverbalen Aspekte bringen die affektive Haltung, die der Patient sich entgegenbringt, zum Ausdruck. Man kann sich diese Elemente als Komponenten des zugrunde liegenden emotionalen Schemas vorstellen. Umso konkreter dieses herausgearbeitet wird, umso wahrscheinlicher wird das zugrunde liegende maladaptive Schema aktiviert. Auf dem anderen Stuhl, dem *Stuhl des erlebenden Selbst*, wird mit der emotionalen Reaktion auf diesen Vorgang gearbeitet. Meist sind dies zunächst sekundäre Emotionen. Durch Vertiefen (siehe Kapitel 3.3.2) auf der erlebenden Seite und durch Spezifizieren des kritischen oder katastrophisierenden Vorgangs auf der anderen Seite, werden schließlich, sofern diese vorliegen (was jedoch meistens der Fall ist) zugrunde liegende primär maladaptive Emotionen aktiviert. Dann hilft der Therapeut dem Patienten, die frustrierten Bedürfnisse im maladaptiven Erleben zugänglich zu machen, welches zu einer resilienten Neuorganisation des Selbst (z. B. in der Form von Selbstbehauptung und Selbstakzeptanz) und/oder einer Veränderung des Kritikers im Sinne eines Weicher-Werdens (z. B. in der Form von Mitgefühl) führen kann.

Im Zwei-Stuhl-Dialog werden maladaptive Schemata also gezielt aktiviert, um sie zu transformieren. Hierzu arbeiten sich Therapeut und Patient gleichsam von oben nach unten vor. Sie beginnen mit der Spezifizierung und bewussten Ausführung derjenigen Prozesse, die sekundär symptomatisches Erleben erzeugen bzw. aufrechterhalten und arbeiten sich gewissermaßen zum primären Erleben hinunter.

4.5.5 Der Veränderungsprozess

Der Zwei-Stuhl-Dialog wurde intensiv beforscht, und es zeigen sich typische Prozesse auf dem Weg zur Lösung des zugrunde liegenden Verarbeitungsproblems (Elliott et al., 2007; Greenberg et al., 2003). Das grundsätzliche Vorgehen im Zwei-Stuhl-Dialog soll im Folgenden am Beispiel eines selbstkritischen Konfliktes beschrieben werden. Wir orientieren uns dabei an den Darstellungen von Greenberg et al. (2003) und Elliott et al. (2007). Das Vorgehen bei angsterzeugenden Prozessen ist im Wesentlichen das gleiche. Einige Hinweise zu Besonderheiten bei angsterzeugenden Prozessen finden Sie in Kapitel 5.3, in dem wir die Anwendung von EFT auf unterschiedliche Störungsbilder darstellen.

In diesem Kapitel beschreiben wir beispielhaft, wie ein Zwei-Stuhl-Dialog für selbstkritische Konflikte ablaufen kann und welche Interventionen an welchen Stellen im Prozess hilfreich sein können. Aus didaktischen Gründen beschreiben wir die einzelnen Schritte und Stufen im Prozess in linearer Abfolge (siehe auch Abbildung 12). In der Praxis verläuft der Prozess der Förderung einer neuen Selbstorganisation in der Regel nonlinear und diskontinuierlich.

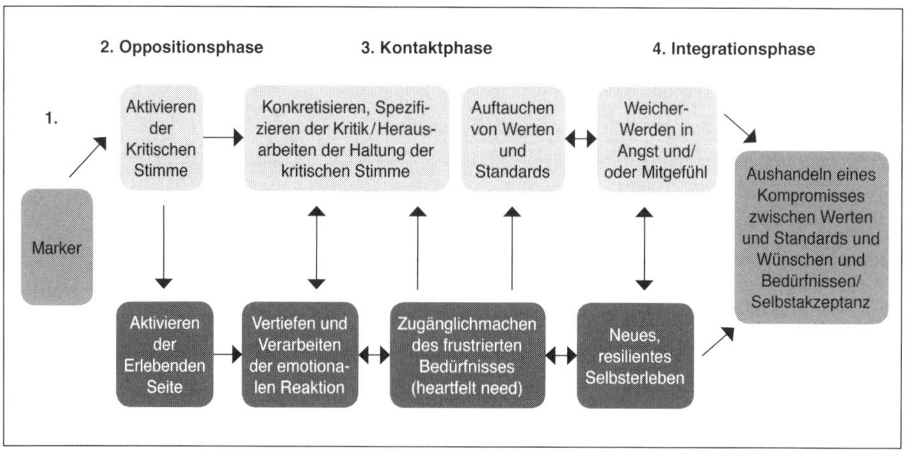

Abbildung 12: Die Auflösung selbstkritischer Prozesse (vgl. Greenberg et al., 2003)

4.5.5.1 Der Marker

Marker für einen selbstkritischen Konflikt sind explizite oder implizite Äußerungen von Selbstkritik, die als belastend erlebt werden.

- Beispiele von expliziten Äußerungen von Selbstkritik sind: „Ich sollte das wirklich können. Ich bin einfach zu blöd dafür!", oder: „Ich bin da zu empfindlich. Ich stelle mich halt an." Dazu zählen auch antreibende oder Zwang ausübende Äußerungen, wie z. B.: „Ich sollte noch viel mehr tun. Da geht noch mehr", „Ich sollte weniger Zeit mit Freizeitaktivitäten verplempern."
- Beispiele für implizite Äußerungen von Selbstkritik sind: „Ich fühle mich nutzlos und unfähig", „Ich werde das eh nicht zustande bringen. Da lasse ich es lieber gleich", „Ich bin ja selber schuld an meiner Misere", „Ich fühle mich an die Wand gedrückt", „Ich gönne mir eigentlich nie eine Verschnaufpause, treibe mich immer weiter an." Hier wird somit die affektive Reaktion (sekundäre Gefühle) auf die implizit ablaufende Selbstkritik bzw. den ausgeübten Zwang spürbar.
- Andere Beispiele implizit geäußerter Selbstkritik sind *projizierte Konflikte*, wie z. B. in Form von Aussagen wie „Ich habe mich schon wieder total blamiert, die dachten, ich bin ein Vollidiot" oder „Und wenn ich dann auf dem Spielplatz stehe und meine Tochter schreit mich an, dann sehe ich schon, wie die anderen mit den Augen rollen, das ist so peinlich". Hier „sieht" die Person die negative Bewertung in den Augen der anderen oder „liest" sie in deren Gedanken. In diesem Falle wollen wir nicht diskutieren, ob diese Einschätzung realistisch ist. Aus unserer Sicht berührt die negative Bewertung der anderen, ob nun eingebildet oder real, den Patienten derart, weil sie in ihm emotionale Schemata auslöst, gleichsam auf fruchtbaren Boden fällt. Wäre dies nicht der Fall, würden ihn Bewertungen von außen nicht in dieser Weise treffen.

Marker zeigen dem Therapeuten an, dass ein selbstkritischer Konflikt im Hier und Jetzt abläuft und die Gelegenheit besteht, an ihm zu arbeiten. Der Therapeut hat nun die Aufgabe, die Aufmerksamkeit des Patienten auf diesen Prozess zu lenken, vor allem beim ersten Mal ein Rational für die Zwei-Stuhl-Arbeit zu geben, das Einverständnis des Patienten für die Intervention einzuholen und den Dialog einzuleiten. Dies könnte auf folgende Weise geschehen:

Beispiel:

Pat.: Ich bekomme das einfach nicht hin. Und es sollte möglich sein! (mit Nachdruck in der Stimme) Meine Kollegen schaffen es ja auch, diese ganzen Anfragen zu beantworten. Aber ich krieg's nicht hin! [*Marker*]

Th.: Was sagen Sie sich da eigentlich – „Du solltest das können? Alle können das, nur du nicht"? [*präzisiert den Marker*]

Pat.: Ja so ungefähr … ist ja auch so.

Th.: Und wie geht's ihnen, wenn Sie sich das sagen? [*lenkt Aufmerksamkeit auf das Erleben der Patientin*]

Pat.: Ja, total schlecht, dass ich's halt nicht bringe. Ich kenne das sehr gut, die ganze Ausbildungszeit war so. Dieser Druck die ganze Zeit und dann weiß ich nicht mehr, wo ich anfangen soll (...) Und dann mache ich irgendwann am liebsten gar nichts mehr.

Th.: Wäre es o.k., wir schauen uns das mal näher an? Denn es hört sich so an, als wäre da eine Seite in Ihnen, die Sie unter Druck setzt, richtig? Und dies scheint eine Rolle dabei zu spielen, dass Sie sich so überfordert fühlen und daraufhin resignieren. Wäre es ok, wir holen das, was in Ihnen vorgeht, mal her, um irgendwie einen Weg zu finden, damit umzugehen? Und ich helfe Ihnen dabei, okay? [*Rational geben und Einverständnis der Patientin einholen*]

Pat.: Ja, ist in Ordnung, können wir machen.

Th.: (holt einen zweiten Stuhl heran und positioniert ihn direkt gegenüber dem Stuhl, auf dem die Patientin sitzt)

Merke:

Rationale sollten möglichst organisch in den Prozess eingeflochten werden. Dabei gilt die Regel: So viel Erklärung wie nötig und so wenig wie möglich.

4.5.5.2 Die Oppositionsphase

Präzisieren der Kritik und Herausarbeiten von Bewertungen, Botschaften sowie der Haltung der kritischen Stimme. Im nächsten Schritt sollten die beiden Seiten gut differenziert werden, damit der Patient sie auseinanderhalten kann. Ein zentrales Prinzip in der Arbeit mit konflikthaften Prozessen ist, die beiden im Konflikt befindlichen Seiten voneinander zu trennen und miteinander in Kontakt zu bringen (*separate and create contact*; Elliott et al., 2007). Dieses Prinzip gilt es, über den gesamten Dialog hinweg zu beherzigen. Wir laden den Patienten ein, der kritische Teil oder die kritische Stimme zu sein und sich auf einen zweiten Stuhl zu setzen. Auf der anderen Seite soll er sich selbst so vorstellen, wie er ist. Die Stühle sollten in einem angenehmen Abstand einander gegenüber stehen. So wird ein direkter Kontakt zwischen den beiden Teilen möglich. Der Stuhl des Therapeuten sollte eine *neutrale Position* einnehmen, also in ähnlichem Abstand zu beiden Seiten stehen. Wir möchten dem Patienten keine Voreingenommenheit gegenüber einer Seite vermitteln, sondern, systemisch formuliert, *allparteilich* sein. Den kritischen Selbstanteil nennen wir nach Möglichkeit nicht *Kritiker*, da dies negative Konnotationen in sich trägt. Der kritische Selbstanteil beinhaltet meist wichtige Werte und Standards und hat eine Schutzfunktion, die es zu würdigen gilt. Abgesehen davon suggeriert die Bezeichnung Kritiker etwas Statisches,

Strukturelles. Die EFT vertritt eine prozesshafte Sicht des Selbst – Selbstanteile können sich verändern – und zielt auf die Transformation des kritischen Anteils. Sind die Stühle aufgestellt, laden wir den Patienten ein, die zuvor geäußerte Kritik sich selbst gegenüber in Worte zu fassen, im Sinne von „Sagen Sie ihr es einmal direkt". Eine solche Einleitung könnte sich folgendermaßen gestalten:

Beispiel (Fortsetzung):

Th.: Kommen Sie einmal hier herüber. Wir nehmen diese kritische Seite in Ihnen jetzt einmal „heraus" und setzten sie hier hinüber. Sie sind jetzt diese kritische Seite und hier drüben (zeigt auf den anderen Stuhl gegenüber) sitzen Sie, Christine [Name der Patientin]. Was haben Sie ihr zu sagen, als der kritische Anteil in Ihnen, was passt Ihnen nicht an ihr?

Wir regen die Patienten an, sich diejenigen Gefühle zu vermitteln, unter denen sie auf der anderen Seite leiden. Therapeuten könnten auch sagen: „Geben Sie sich mal das Gefühl, dass Sie xy (z. B. nicht gut genug, ein schlechter Vater, schuld etc.) sind. Wie machen Sie das? Machen Sie das mal!" Sollte Patienten der Beginn schwerfallen, unterbreitet der Therapeut Angebote. Dabei schöpft er aus seiner empathischen Einstimmung und seinem Wissen über den Patienten. In unserem Beispiel von oben geht es folgendermaßen weiter:

Beispiel (Fortsetzung):

Th.: Sie haben vorhin gesagt: „Du kriegst es nicht hin! Du solltest es aber hinkriegen, die anderen können das alle!" Sagen Sie ihr mal, was Ihnen nicht passt.
Pat.: Du vertrödelst deine Zeit, du schaffst nichts!
Th.: Ah, okay, du vertrödelst deine Zeit, du schaffst nichts!

Exkurs 1: Umgang mit projizierten Konflikten

Wenn Patienten ihre kritische Stimme in anderen Menschen verorten, wäre es ein großer Sprung, mit der kritischen Stimme des Patienten zu beginnen. Wir müssen Patienten dort abholen, wo sie sind. In diesem Falle da, dass sie sich *von anderen* kritisiert oder abgelehnt fühlen. Die Therapeutin könnte die Patientin auf die andere Seite bitten und sagen: „Kommen Sie mal hier auf diese Seite und seien Sie die anderen Mütter auf dem Spielplatz, die die Augen verdrehen. Und dort drüben sind Sie, die von ihrer Tochter angeschrien wird. Was vermitteln Sie ihr, als die anderen Mütter?"

Pat. (als die anderen Mütter): „Du bist unmöglich, hast deine Kinder nicht im Griff. Wie die Kleine sich aufführt. Da muss ja schon einiges schief gelaufen sein …"

Von hier aus sucht die Therapeutin nach *Türen* in den selbstkritischen Prozess der Patientin. Dies kann auf verschiedene Weise geschehen: Die Patientin könnte merken, dass die Botschaften der anderen ihre eigenen Botschaften sind (z. B. „Das sind ja genau die Sachen, die ich mir selber sage"), ihr könnte das Gefühl vertraut vorkommen („Das ist, wie ich mich immer fühle, nicht gut genug") oder aber sie könnte den anderen zustimmen („Sie haben recht. Ich habe meine Tochter verzogen"). Im zweiten und dritten Falle könnte die Therapeutin so etwas sagen wie: „Es klingt so, als träfe das, was die anderen sagen, bei Ihnen auf fruchtbaren Boden und als gäbe es in Ihnen eine Stimme, die ins gleiche Horn bläst. Kommen Sie mal hier auf die andere Seite und geben Sie sich, als Sie selbst, das Gefühl, dass Sie eine schlechte Mutter sind! Wie machen Sie das?"

4.5.5.3 Kontaktphase

In dieser Phase des Dialoges hat der Therapeut die Aufgabe, den Patienten darin zu unterstützen, die Kritik zu konkretisieren, zu spezifizieren und die Haltung der kritischen Stimme herauszuarbeiten. Dies dient zur Aktivierung des zugrunde liegenden emotionalen Schemas. Hier gilt es, die Kritik so konkret wie möglich werden zu lassen, z. B. anhand konkreter Beispiele oder Erinnerungen. Konkrete Beispiele helfen, episodische Erinnerungen zu aktivieren, die wiederum mit emotionalen Schemata verknüpft sind und diese auslösen. Zum anderen sollte die Kritik auf den Punkt gebracht und die eigentliche Botschaft herausgearbeitet werden. Wir möchten *trichterförmig* aus einer Vielzahl von Vorwürfen zu zentralen Botschaften (wie z. B. „Du bist kein richtiger Mann", „Du bist eine Zumutung, zu viel" oder „Du bist einfach nicht liebenswert") gelangen. Diese passen gleichsam wie ein Schlüssel ins Schloss in das zugrunde liegende Schema und aktivieren es so. Schließlich gilt es, die affektive Haltung der kritischen Stimme dem erlebenden Selbst gegenüber explizit zu machen, die sich durch nonverbale und paraverbale Signale wie Gesichtsausdruck (z. B. ein Ausdruck von Verachtung), Gesten (z. B. eine wegwischende Handbewegung), Körperhaltung (z. B. abgewandt) und Stimmklang (z. B. ungeduldig) u. Ä. offenbart. Hierbei gilt es, die *Gefühle* der kritischen Seite von der *Haltung* der kritischen Seite abzugrenzen. An dieser Stelle im Dialog sollen *nicht* die Gefühle der kritischen Seite exploriert, sondern ihre Haltung explizit gemacht und bewusst ausgedrückt werden; häufig ist dies Verachtung. Die *kritische Seite* ist in dieser Phase wie ein Stimulus zur Aktivierung der primären Gefühle auf der erlebenden Seite, und es geht nicht um die Exploration ihrer Innenwelt. Wenn Patienten *aus* der Haltung der kritischen Stimme *heraus* formulieren, kristallisiert sich organisch eine zentrale Botschaft heraus. Die Aktivierung des emotionalen Schemas macht zentrale Kognitionen zugänglich. Unser Beispiel von oben geht folgendermaßen weiter:

Beispiel (Fortsetzung):

Th.: Also, „nur *du* kannst es nicht!". Und was konkret kann sie nicht, oder was macht sie genau falsch?

Pat.: Ja, sie ist zu langsam … Sie verzettelt sich … (wieder zum zweiten Stuhl gewandt) Du erfüllst deine To-Do-Liste nie. Das ist in der Arbeit so, das ist zu Hause so. Wenn du dir vornimmst, etwas zu erledigen, bekommst du es einfach nicht hin. Die Mail an Frau XY zum Beispiel, die muss seit zwei Wochen raus. Du musst sie einfach nur schreiben und du bekommst es einfach nicht hin! Das kann doch nicht sein! (Ärger und Frustration werden in der Stimme hörbar, leicht verächtliche Züge im Gesichtsausdruck sichtbar)

Th.: Ja, geben Sie ihr weitere Beispiele. Machen Sie eine Liste, was bekommt sie noch nicht hin?

Pat.: Der Keller – seit einem Jahr, das ist Wahnsinn, seit einem Jahr hast du dir vorgenommen, den durchzusortieren! Und dein Arbeitstisch, der ist voll von Unterlagen! Seit Monaten hast du die nicht durchgeschaut, da sind dringende Sachen dabei! Das muss gemacht werden! Und du bekommst es einfach nicht hin! … (zur Therapeutin gewandt) Da gibt es massenhaft Sachen …

Th.: „Das nicht, und das nicht … Du bekommst es einfach nicht hin!" (ebenfalls mit ärgerlicher Stimme) Wenn Sie sie so anschauen, was ist Ihre Haltung ihr gegenüber?

Pat.: Ich weiß nicht (schüttelt den Kopf) … Ich bin sauer und … (zuckt mit den Achseln) …

Th.: Was machen Sie da? (schüttelt den Kopf, zuckt mir den Achseln wie die Patientin) Was steckt da drin? Spüren Sie den Ausdruck, den Sie im Gesicht haben? [*Prozessbeobachtung; lenkt Aufmerksamkeit auf nonverbalen Ausdruck von Verachtung*] Was steckt da drin? So was wie „Gott, ich weiß gar nicht, was ich mit dir machen soll!" oder so ähnlich …? [*empathisches Vermuten*]

Pat.: Ja, das ist einfach hoffnungslos mit dir! Bei dir ist Hopfen und Malz verloren. Du bringst es einfach nicht! (macht eine verächtliche wegwischende Geste) (zur Therapeutin) Ich kann sie kaum anschauen.

Th.: Sie können sie kaum anschauen, so sehr ist sie Ihnen irgendwie zuwider, hm, und Sie sagen: „Du bringst es einfach nicht!" (macht wegwischende Handbewegung nach)

Pat.: Ja, du bringst es nicht, du bist/du bist einfach nicht gut genug! [*zentrale Botschaft der kritischen Seite*]

Th.: Du bist einfach nicht gut genug. Sagen Sie das noch mal!

Pat.: Du bist einfach nicht gut genug!

Th.: Kommen Sie hier herüber. (zeigt zur Seite)

Patientin und Therapeutin haben gemeinsam die affektive Haltung der kritischen Seite der erlebenden Seite gegenüber explizit gemacht. Dabei hat sich eine zentrale Botschaft herauskristallisiert. Dies ist ein guter Zeitpunkt, die Stühle zu wechseln, um die emotionale Reaktion des erlebenden Selbst auf die Botschaft der kritischen Seite zu explorieren.

Exkurs 2: „Der Coach"

Oft mutet die kritische Stimme auf den ersten Blick hilfreich an und sagt so etwas wie: „Komm, sei nicht so depressiv, komm aus dem Bett und pack das Leben an" oder „Setz dich mehr zu Wehr, lass dir nicht immer alles gefallen" oder „Nimm dir mehr Raum. Lass dich nicht so hängen". Die zentrale Botschaft könnte man zusammenfassen als „Sei besser als du bist". Dies ist allerdings nicht der eigentliche Konflikt.

Der eigentliche Konflikt aus Sicht der EFT wird durch die Fragen „*Wie* macht sich der Patient depressiv, wie hält sie sich im Bett oder wie hält sie sich davon ab, sich zu wehren?" deutlich. Beispielsweise kann sich der Patient durch Überzeugungen wie „Es wird keinen Unterschied machen, ob du aufstehst oder nicht, dein Leben ist eh vorbei!" im Bett halten oder durch Gedanken wie „Versuch es erst gar nicht, er wird dich platt machen. Halt lieber deinen Mund" sich davon abhalten, sich zu wehren. Der Coach kann auch erst im Verlaufe eines Zwei-Stuhl-Dialoges auftreten. Therapeuten sollten stets darauf achten, ob es noch eine tiefere Ebene gibt und gegebenenfalls behutsam auf diese hinlenken. Wenn der Patient so etwas sagt wie: „Komm gib dir einen Ruck und bewirb dich endlich, du hast es schon so lange aufgeschoben, jetzt ist es wirklich an der Zeit", könnte der Therapeut sagen: „Ja, es ist so wie: Sie feuern sie an: ‚Bewirb dich!', aber sie bewirbt sich nicht, oder? Und das ist irgendwie der Kern, oder, dass sie sich nicht bewirbt? Wie passiert das? Halten Sie sie mal davon ab, sich zu bewerben." Die Patientin könnte darauf so etwas sagen wie: „Du bist nicht gut genug. Das, was auf dich zukommen wird, wirst du nicht bewältigen können. Du hast es nicht drauf!"

Vertiefen des Dialoges in Richtung primärer Emotionen

Sitzt der Patient wieder auf „seinem" Stuhl, dem Stuhl des erlebenden Selbst, geht es darum, die *emotionale Reaktion* auf die Botschaften der kritischen Seite wahrzunehmen, auszudrücken und zu vertiefen. Es geht nicht darum, zu den Vorwürfen Stellung zu nehmen oder sich zu wehren. Der Zwei-Stuhl-Dialog soll keine Debatte werden, in der Wahrheit ausgehandelt wird (im Sinne von: „Ist der Patient jetzt ein Versager oder nicht?"). Entsprechend sollte der Therapeut seine Fragen formulieren. Üblicherweise explorieren Therapeuten die emotionale Wirkung der kritischen Stimme durch offene Fragen wie die folgenden:

„Was macht das mit Ihnen, wenn Sie das abbekommen?“ oder „Was passiert, wenn Sie das hören?“ oder „Was passiert, wenn die andere Seite xy (den markantesten Kritikpunkt herausgreifen) sagt?“ Unser Beispiel geht so weiter:

Beispiel (Fortsetzung):

Th.: „Du bist einfach nicht gut genug!“ (imitiert wegwischende Handbewegung der Patientin) ... Was passiert in Ihnen, wenn Sie das hören?

Pat.: (mit gedämpfter Stimme) Das ... da ... da zieht sich alles zusammen ... Ich meine, sie hat recht, was soll ich da noch sagen ...

An dieser Stelle können zwei Phänomene auftreten, die gerade Anfänger durcheinander bringen können.

1. Sehr häufig stimmen Patienten der kritischen Stimme zu, wie auch im obigen Beispiel. Dann wollen wir nicht dem *Inhalt* der Zustimmung folgen, sondern den Fokus auf die *affektive Reaktion* des Patienten legen, z. B. „Sie stimmen zu. Und wie fühlt sich das an, xy (Botschaft der kritischen Stimme) zu hören. Was macht das mit Ihnen?“. Ansonsten bleibt der Prozess stecken oder mündet in eine Debatte. Es geht um die emotionale Reaktion auf die Kritik.
2. Immer wieder kommt es vor, dass Patienten an dieser Stelle als erste Reaktion auf die Kritik der anderen Seite mit Widerspruch im Sinne von „Das stimmt nicht, das ist einfach nicht wahr!“ reagieren. Der verbale Ausdruck ist abgrenzend. In aller Regel (wenn auch nicht immer) ist dies jedoch reaktiver, sekundärer Ärger, dem zu folgen in eine Sackgasse führt. Fragt man hier, wie sich der Patient fühlt, während er dies sagt, oder ob sich das Gesagte stimmig anfühlt, wird häufig offenbar, dass die Abgrenzung nur oberflächlich ist. Der Therapeut würdigt das Bestreben des Patienten, sich zu wehren und ermuntert ihn, zu explorieren und auszudrücken, wie es sich anfühlt, diese Kritik zu hören (z. B. „Ja, Sie möchten sich wehren, und ich könnte mir vorstellen, dass es gleichzeitig total weh tun muss, das zu hören ...? Wie fühlt sich das an?“). In dieser Phase des Dialoges geht es darum, Patienten zu helfen, Zugang zu ihren zugrunde liegenden primär maladaptiven Emotionen, zu ihrem *Kernschmerz* zu erhalten. Wir möchten sie nicht (zu früh) darin coachen, sich gegen die Selbstkritik wirkungsvoll abzugrenzen.

Unser Beispiel geht folgendermaßen weiter:

Beispiel (Fortsetzung):

Th.: Da zieht sich alles zusammen ... das tut weh ... [*empathisches Spiegeln der emotionalen Reaktion*] Sagen Sie ihr das mal: (zur kritischen Seite gewandt) [*Prozessanleitung, Einladung, die emotionale Reaktion im Kontakt mit der kritischen Seite auszudrücken*] „Wenn du mir sowas sagst, das tut mir weh, dann fühle ich mich so ...“

Bei der Exploration emotionalen Erlebens in der Stuhlarbeit gilt grundsätzlich: *Follow a reflection with a direction* – verknüpfe eine empathische Spiegelung mit einer Prozessanleitung. Auf das obige Beispiel angewandt: „Da zieht sich alles zusammen … das tut weh … [*empathisches Spiegeln der emotionalen Reaktion*] Sagen Sie ihr das mal [*Prozessanleitung*].“

Immer wieder werden sich Patienten direkt an den Therapeuten wenden und sich vom anderen Stuhl wegorientieren. Hier gilt es, die Äußerungen des Patienten empathisch aufzugreifen und gleichzeitig den Kontakt zwischen den beiden Seiten aufrechtzuerhalten oder wiederherzustellen. Häufig reicht es, wenn sich der Therapeut der anderen Seite zuwendet und sie anschaut. Auch wenn Patienten beginnen, sich im Erzählen zu verlieren, geht der Kontakt zwischen den Seiten und die emotionale Aktivierung verloren. Hier ist es ebenfalls wichtig, das Gesagte einerseits aufzugreifen und empathisch zu spiegeln und zu validieren und andererseits den Kontakt mit der anderen Seite aufrechtzuerhalten. Zurück zu unserem Beispiel:

Beispiel (Fortsetzung):

Pat.: (zur kritischen Seite gewandt) Wenn du so mit mir sprichst, dann fühle ich mich so erschlagen, so fertig … so als bräuchte ich mich gar nicht erst anzustrengen, weil's eh nichts bringt … [*sekundäre emotionale Reaktion, Resignation, Hoffnungslosigkeit*]

Th.: … Dann raubt mir das meine Energie, dann fühle ich mich, als könnte ich es gleich bleiben lassen [*empathisches Spiegeln der symptomatischen, sekundären emotionalen Reaktion*] … Und es tut mir weh … [*empathische Vermutung in Richtung primärer Emotion*]

Pat.: Es fühlt sich alles so sinnlos an, als bringt das eh alles nichts, ich … ich … (spricht langsamer, sinkt im Stuhl zusammen)

Th.: Was passiert da gerade in Ihnen?

Pat.: Ich weiß nicht, keine Kraft mehr … ich möchte mich einfach nur hinlegen und schlafen.

Th.: Kommen Sie mal hier herüber (zeigt auf die kritische Seite). Wie machen Sie das? Machen Sie das mal, wie rauben Sie ihr alle Kraft? Geben Sie ihr mal das Gefühl, dass das alles eh keinen Sinn hat.

Split the Split

In der Exploration der emotionalen Reaktion auf die Selbstkritik kommt die Patientin mit sekundären Gefühlen der Resignation und Hoffnungslosigkeit in Berührung, sie spürt körperliche Kraftlosigkeit. Es wurde gleichsam das Symptom der Patientin aktiviert. Diese Kraftlosigkeit gilt es von Vulnerabilität in der Form des Gefühls, am Ende angelangt zu sein, das ein Patient in frischer, lebendiger Form ausdrückt, abzugrenzen (siehe Kapitel 4.2). An dieser Stelle ist es hilfreich, die Patientin auf den kritischen Stuhl zurück zu bitten und sie einzuladen, sich ganz bewusst Energie zu rauben und sich hoffnungslos zu machen. Das sekundäre Gefühl, in dem sie steckenzubleiben droht, soll gewissermaßen bewusst herbeigeführt werden. Im Englischen wird diese Mikrointervention *Split the Split*[4] genannt. Die Leitfrage ist auch an dieser Stelle: *Wie* werden diese sekundären Gefühle, in diesem Falle die Gefühle der Hoffnungslosigkeit und Resignation, erzeugt? Durch diese Frage wird das Bewusstsein der Patientin dafür erhöht, wie ihre kritische Stimme in ihr depressive Gefühle erzeugt. Zudem wird ihr ihre eigene aktive Rolle bewusster, wodurch sie ein Gefühl der Kontrolle zurückerlangen kann. Die Patienten sollen sich jedoch nicht „überführt“ oder „an den Pranger gestellt“ fühlen. Vielmehr sollen sie im Kontext einer validierenden, vertrauensvollen therapeutischen Beziehung die Erfahrung machen: „Wenn dies in mir abläuft, kein Wunder, dass ich mich so fühle.“ Zum anderen wird im Sinne von Fritz Perls (2006) und Fritz Perls et al. (2015) Widerstand in Unterstützung verwandelt *(turning restistance into assistance)*. Das, was den Prozess zum Erliegen bringen könnte, wird in etwas umgewandelt, das den Prozess voranbringt. Diese Intervention hilft, den Prozess in Richtung primär maladaptives Erleben zu vertiefen. Bei depressiven Patienten sind hoffnungslosigkeitserzeugende Prozesse ein zentrales Verarbeitungsproblem und die entsprechende Variante der Zwei-Stuhl-Arbeit eine zentrale Intervention. In unserem Beispiel sieht dies so aus:

Beispiel (Fortsetzung):

Pat.: Ja, du kannst es einfach bleiben lassen! Du bist einfach nutzlos und schlecht. Du wirst nie gut genug sein! Also, verschwinde ins Bett!

Th.: „Verschwinde ins Bett, du wirst eh nie gut genug sein.“

Pat.: Genau. Du bist nutzlos und wirst es bleiben, daran ändert sich nichts, sieh den Tatsachen ins Auge.

Th.: Können Sie wieder hier rüberwechseln? (zeigt auf den Stuhl des erlebenden Selbst) Wie ist es, das zu hören: „Du bist nutzlos, wirst nie gut genug sein. Siehe den Tatsachen ins Auge!“?

Pat.: Sie hat recht. (schaut zu Boden)

Collapsed self

Die Patientin fällt im Angesicht der Kritik gleichsam in sich zusammen und organisiert sich hilflos, hoffnungslos, verzweifelt. Dies ist kein Sonderfall, sondern die Regel. Daher sollte sich der Therapeut nicht aus der Ruhe bringen lassen. Ein wichtiges Prozessziel im Zwei-Stuhl-Dialog ist dem Patienten Zugang zu

[4] Konflikthafte Prozesse heißen im englischen *conflict splits* (dt. konflikthafte Spaltungen). *Split the split* bedeutet, dass die konflikthaften Prozesse weiter ausdifferenziert werden. Wo vorher beispielsweise eine kritische Stimme sprach, zeigt sich nun eine hoffnungslos oder angstmachende Stimme.

seinem zentralen Schmerz zu ermöglichen. Eine nicht resiliente Selbstantwort ist ein wichtiger Zwischenschritt auf dem Wege zu diesem Ziel, da sie eine Tür in das zugrunde liegende primär maladaptive Erleben öffnet. In unserem Beispiel geht die Therapeutin folgendermaßen damit um:

Beispiel (Fortsetzung):

Th.: „Sie hat recht" ... Wie fühlt sich das in Ihnen an, das zu hören – „du bist nutzlos, wirst nie gut genug sein"?

Pat.: Ich fühl mich so klein ... so nutzlos ... einfach nicht gut genug ... [*Ausdruck primär maladaptiver Scham*]

Die Therapeutin fokussiert die Aufmerksamkeit der Patientin auf ihr emotionales Erleben. So erhält die Patientin Zugang zu primär maladaptiver Scham.

Th.: ... nutzlos, nicht gut genug, einfach nicht okay, so wie ich bin. [*empathisches Spiegeln der primär maladaptiven Scham*] Und ich kann sehen, wie Sie zusammensinken, wie weh das tun muss. [*empathisches Bestätigen*] Was würden Sie jetzt am liebsten tun, wo Sie sich so fühlen? [*Frage nach der Handlungstendenz*]

Pat.: Einfach weg sein ... allein sein ... verschwinden. [*Handlungstendenz von Scham*]

Th.: ... verschwinden, unsichtbar werden ... so nutzlos und nicht gut genug fühle ich mich ... [*empathisches Spiegeln der primär maladaptiven Scham*]

Pat.: ... so als bin ich einfach überflüssig auf dieser Welt ... eine Belastung für andere, ein Ärgernis ... (senkt den Kopf)

Patientin und Therapeutin haben die affektive Reaktion der Patientin auf die Botschaften der kritischen Seite exploriert. Zunächst stehen sekundär, symptomatische Gefühle der Resignation und Hoffnungslosigkeit im Vordergrund. Dann gelangt die Patientin mit primärer Scham in Kontakt, kann sie wahrnehmen und in Worte fassen. Man könnte sagen, die Patientin ist immer tiefer, bis an den Grund des Sees, „getaucht". Sind Patienten dort, d. h. bei ihren primär maladaptiven Emotionen, dem zentralen Schmerz angekommen, gilt es, ihnen zu helfen, dieses Erleben zuzulassen, zu tolerieren, zu symbolisieren, zu akzeptieren und zu verstehen. Die Erfahrung, zu der wir unseren Patienten verhelfen wollen, könnte man in den folgenden Sätzen zusammenfassen: „So fühle ich mich also, wenn ich so mit mir umgehe. Das tut richtig weh. Kein Wunder, dass mir vieles so schwerfällt und ich mich häufig so und so verhalte ..."

Nicht immer erhalten Patienten so rasch Zugang zu ihrem zentralen Schmerz, sondern bleiben in sekundärem emotionalem Erleben „hängen". In einem solchem Falle kann der Therapeut zwei Pfade verfolgen:

1. Er könnte mit dem Patienten bei der Hoffnungslosigkeit bleiben, diese explorieren und immer wieder in mögliches zugrunde liegendes primär maladaptives emotionales Erleben „hineinvermuten". Beispielsweise folgendermaßen: „Ich höre, wie Ihnen dann alles so sinnlos vorkommt. Und ich könnte mir vorstellen, dass das richtig weh tut, richtig schmerzt ..." Der Therapeut begleitet den Patienten in dem Gefühl der Hoffnungslosigkeit und Resignation und hilft ihm, sein Erleben in Richtung seines zentralen Schmerzes zu vertiefen.
2. Er könnte den Patienten auf die andere Seite wechseln lassen und ihn die Kritik weiter konkretisieren und spezifizieren lassen sowie die affektive Aufladung der kritischen Stimme, z. B. in der Form von Verachtung, erhöhen. Dies würde entweder den Zugang zum schmerzhaften primären (maladaptiven) Erleben verbessern oder bereits eine resiliente Selbstantwort (z. B. in der Form von selbstbehauptendem Ärger) bahnen.

Eine bewährte Möglichkeit, die kritische Stimme stärker zu aktivieren, ist, den Patienten danach zu fragen, was er von der anderen Seite bräuchte. Das wäre nicht das transformatorisch wirksame, tief empfundene Bedürfnis *(heartfelt need)* wie in Kapitel 2.3 beschrieben, das schmerzhaftem primären Erleben entspringt, sondern ein vorläufiges *(preliminary need)*. In aller Regel reagiert die kritische Seite an dieser Stelle auf die Äußerung von Bedürfnissen des erlebenden Selbst, indem sie härter, rigider und abwertender wird. Dies erleichtert dem Patienten auf der Erlebenden Seite Zugang zu seinem schmerzhaften primären Erleben zu erlangen und der Prozess wird vertieft. Wir nutzen das Bedürfnis somit, um die kritische Seite weiter zu aktivieren und so Zugang zum schmerzhaften primären Erleben zu erhalten. Hier folgt ein Beispiel für diesen Prozess:

Beispiel:

Pat.: Ja, er hat recht ... das fühlt sich alles so sinnlos an (Pause) ... Am liebsten würde ich einfach alles bleiben lassen ...
Th.: Was brauchen Sie von ihm?
Pat.: Ich weiß nicht ... dass er mich einfach in Ruhe lässt.
Th.: Kommen Sie einmal hier herüber. (zeigt auf die kritische Seite) Was sagen Sie dazu: „Ich brauche, dass du mich in Ruhe lässt"?
Pat.: Das ist ja nur der Beweis, dass du nichts auf die Reihe kriegst ... gar nichts ... Du wirfst die Flinte ins Korn, strengst dich nicht einmal an!
Th.: Wenn Sie ihn so ansehen, was halten Sie von ihm?
Pat.: (mit scharfer Stimme) Erbärmlich, du bist erbärmlich!
Th.: Kommen Sie wieder hier rüber. Was passiert?
Pat.: (schaut zu Boden) Boah, das trifft mich ... ich fühle mich so ... wertlos. [*Patient erhält Zugang zu primär maladaptiver Scham*]

Das Aktivieren der kritischen Stimme könnte allerdings auch eine resilientere Selbstantwort fördern: Dann zum Beispiel, wenn der Patient beim Stuhlwechsel die emotionale Organisation der Verachtung auf die Seite des erlebenden Selbst mit hinüber nimmt und sich gegen die kritische Stimme zu wehren beginnt: „Ich finde ekelhaft, wie du mit mir umgehst!", oder: „Das ist das Letzte, Menschen so zu behandeln."

Zugang zu Bedürfnissen ermöglichen

Sind wir am Grunde des Sees angekommen, sollte nach dem verletzten oder frustrierten Bedürfnis gefragt werden. Metaphorisch gesprochen ist dies der Stein, an dem sich der Patient abstößt, um wieder nach oben zu gelangen. Der Therapeut unterstützt den Patienten dabei, seine Bedürfnisse in Worte zu fassen und der kritischen Seite gegenüber auszudrücken. Dabei achtet er auf subtile verbale, nonverbale und paraverbale Anzeichen, dass sich der Patient resilienter zu organisieren beginnt. Sollten diese auftauchen, lenkt er die Aufmerksamkeit des Patienten auf diese. In unserem Beispiel sieht dies so aus:

Beispiel (Fortsetzung):

Th.: Wenn Sie sich so fühlen, so nutzlos, so überflüssig, was brauchen Sie da? Was brauchen Sie von der Seite, die so abwertend mit Ihnen umgeht? Können Sie ihr das sagen?

Pat.: (Tränen) Dass du aufhörst … dass du mir sagt, dass es nicht so schlimm ist, dass es schon okay ist …

Th.: Ich brauche von dir, dass du aufhörst, mich abzuwerten und mir sagst, dass es schon okay ist … dass *ich* schon okay bin? [*empathische Vermutung, in der Zone der nächsten Entwicklung*]

Pat.: Ja, dass du mir sagst, dass *ich* okay bin. Dass ich echt viel mache. Dass es okay ist, das nicht alles zu schaffen … (zaghafte Stimme)

Th.: Ja, sagen Sie ihr das einmal: „Ich brauche, dass du mir sagst, dass ich okay bin!" (Therapeutin modelliert eine feste Stimme) [*Validierung des Bedürfnisses der Patientin*]

Pat.: Ich brauche, dass du mir sagst, dass ich okay bin! (Stimme wird fester)

Th.: Ist das stimmig?

Pat.: Ja, das passt … Ich brauche von dir, dass du mir sagst, dass ich okay bin! [*Patientin beginnt, sich resilienter zu organisieren*]

An dieser Stelle ist es wiederum sinnvoll, die Stühle zu wechseln. Von der kritischen Seite kommt nun entweder „mehr desselben", also Abwertung und negative Bewertung, oder sie beginnt, weicher zu werden. Im ersten Fall folgen wir dem Nicht-Weich-Werden-Können der kritischen Stimme und arbeiten daran, die ihr innewohnende verächtliche Haltung dem Selbst gegenüber offenbar zu machen und ausdrücken zu lassen. Die affektive Reaktion auf die Bewertung im Stuhl des erlebenden Selbst wird sich so vertiefen und der Zugang zu primär maladaptiven Emotionen erleichtert werden, was wiederum den Ausdruck von Bedürfnissen erleichtert und eine resiliente Neuorganisation fördert. Wie erwähnt, ist der Prozess der Transformation kein linearer Prozess, es geht vielmehr um die Bahnung einer komplexen emotionalen Neuorganisation im Patienten. Diese kann unterschiedliche Wege nehmen und viele Schleifen drehen. In dieser Phase pendelt die therapeutische Arbeit, mitunter viele Male, zwischen dem Vertiefen des Erlebens auf der Erlebenden Seite und der Aktivierung und Ausdifferenzierung der kritischen Seite hin und her.

Exkurs 3: Introjizierter Kritiker

Eine weitere wichtige Variante des Zwei-Stuhl-Dialogs stellt die des *introjizierten Kritikers* dar. Gelegentlich bekommt man als Therapeut das Gefühl, auf der kritischen Seite spreche eine Person aus dem Leben des Patienten. Dann könnte er fragen: „Wer spricht da gerade?“, oder: „Wo kommt das her, dieses: ‚Auf dich kann man sich nicht verlassen‘?“ Trügt den Therapeuten sein Gefühl nicht, sagen Patienten daraufhin so etwas wie: „Ja, da spricht mein Vater/meine Mutter/Ex-Partner etc.“ Die kritische Stimme einer Bezugsperson wurde gleichsam verinnerlicht, der Patient führt intrapsychisch fort, was interpersonal gelernt wurde. Daher bleibt der Fokus – wenngleich auf dem Stuhl nicht mehr *die eigene kritische Stimme*, sondern *der Vater* sitzt – auf dem intrapsychischen Prozess. Es geht darum, eine resiliente Antwort auf verinnerlichte Kritik, nun in der Form einer Bezugsperson, zu finden. Der Fokus liegt nicht auf der Arbeit mit unerfüllten *Bindungsbedürfnissen*, wie in der Leeren-Stuhl-Arbeit, sondern auf der Abgrenzung gegenüber der Kritik. Wir bitten den Patienten, die Bezugsperson zu sein bzw. als diese zu sprechen, weil dies einen effektiveren Stimulus als die eigene kritische Stimme darstellt („Als ihr Vater – geben Sie ihm das Gefühl, dass er xy ist. Wie macht er das bzw. hat er das gemacht?“). Das heißt, in einem solchen Falle arbeiten wir weiter im Zwei-Stuhl-Dialog, nur dass im Stuhl des kritischen Selbstanteils nun eine Bezugsperson sitzt. Sollte aber im Dialog im Patienten ein *Gefühl der Sehnsucht (sense of longing)* der Bezugsperson gegenüber auftreten (im Sinne von „Ich habe mir von dir immer XY gewünscht und habe es nie bekommen, und noch heute kann ich nicht aufhören, das von dir zu wollen“), so ist dies ein Zeichen, dass unerfüllte Bindungsbedürfnisse in den Vordergrund rücken; dies stellt einen Marker für Leere-Stuhl-Arbeit bei unabgeschlossenen Prozessen dar. Entsprechend würde dann (wie in Kapitel 4.6 beschrieben) weitergearbeitet werden.

Einen Sonderfall stellen introjizierte Täter dar. Hierbei haben Patienten die vernichtende Abwertung eines (häufig fremden) Täters in sich aufgenommen. Diese Täterrepräsentanz kann nicht weicher werden, da sie nicht auf Werten und Standards basiert. Eine Integration wie im klassischen Auflösungsprozess ist weder möglich noch erwünscht. Eine verinnerlichte Täterrepräsentanz ist eine Kontraindikation für den Zwei-Stuhl-Dialog, wie wir ihn hier darstellen. Sollte im Verlauf einer Intervention klar werden, dass der kritische Selbstanteil die Repräsentanz eines Täters darstellt, gilt es, zu einer Leeren-Stuhl-Arbeit mit dem Täter (siehe Kapitel 5.3) überzugehen.

4.5.5.4 Integrationsphase

Weicher-Werden der kritischen Seite und Aufkommen neuen adaptiveren Erlebens

Das Weicher-Werden der kritischen Seite läutet die Integrationsphase ein. Nun geht es darum, die widerstreitenden Anteile zu integrieren, also Wünsche und Bedürfnisse der Erlebenden Seite und Werte und Standards der kritischen Seite miteinander in Einklang zu bringen. Wird der kritische Anteil weicher, gilt es, die Emotionen, die seinem Weicher-Werden zugrunde liegen, zu explorieren und den Patienten ausdrücken zu lassen. Meist treten Mitgefühl und/oder Angst auf. In der Angst zeigen sich protektive Anliegen (z. B. „Ich möchte verhindern, dass dir wieder XY passiert und du wieder verletzt wirst") oder Werte und Standards (z. B. „Ich möchte ja nur, dass du etwas aus deinem Leben machst", oder „Ich möchte, dass es deine Kinder gut haben").

Beispiel (Fortsetzung):

Th.: Was sagen Sie von dieser Seite/von diesem Platz aus [*nimmt Bezug auf die kritische Seite*], wenn Sie sehen, wie schlecht es ihr geht, wie sie sich nutzlos und nicht gut genug fühlt und am liebsten verschwinden würde. … Und wenn Sie hören, dass sie braucht, dass Sie ihr einmal sagen, dass sie okay ist, dass es okay ist, nicht alles zu schaffen?

Pat.: Sie tut mir leid.

Th.: Können Sie ihr das direkt sagen?

Pat.: Das tut mir leid, ich will das nicht … dass du dich so fühlst.

Th.: Sie haben Mitgefühl mit ihr, sie tut Ihnen leid …

Pat.: Ja, sie soll sich nicht so fühlen müssen …

Th.: Können Sie ihr sagen: „Du bist schon o. k., du musst nicht Alles schaffen"?

Pat.: Ich … ich weiß nicht. Es tut mir leid, dass es dir so geht, aber … ich kann dir nicht sagen, dass das schon okay ist … Dann machst du gar nichts mehr.

In unserem Beispiel ist die kritische Seite weicher geworden und empfindet Mitgefühl mit der erlebenden Seite. Typischerweise äußert die kritischen Seite auch Befürchtungen, im Sinne von „Wenn ich nicht mehr da bin und tue, was ich tue, dann habe ich Angst, dass XY passiert. Deshalb kann ich nicht auf dich zukommen". Diese Angst ist in der Regel mit wichtigen protektiven Anliegen und/oder Werten und Standards verbunden. Daher gilt es, die Angst im kritischen Teil zu würdigen und zu explorieren.

Eine allgemeine Regel ist: Wenn sich das erlebende Selbst resilient organisiert und behauptet, wie wir es in unserem Beispiel gesehen haben, die kritische Seite aber nicht weicher wird bzw. auf die Bedürfnisse der erlebenden Seite eingehen kann, fokussieren wir auf die Angst im kritischen Anteil. Falls sie nicht organisch aufkommt, könnte der Therapeut den kritischen Teil fragen: „Wovor haben Sie Angst auf dieser Seite?" Und gegebenenfalls explorieren: „Wenn ich nicht mehr da bin, dann …?" So erhält der Patient Zugang zu den protektiven Anliegen („Ich möchte dich vor XY schützen/möchte XY verhindern") und/oder Werten und Standards der kritischen Stimme.

Beispiel (Fortsetzung):

Th.: Auf dieser Seite hier (zeigt auf den Kritikerstuhl), was fürchten Sie? Was wird passieren, wenn Sie ihr sagen: „Du bist schon o. k."? [*Therapeutin fokussiert auf die aufkommende Angst in der kritischen Seite und regt deren Exploration an*]

Pat.: Wenn ich nichts mehr sage, dann strengt sie sich nicht mehr an.

Th.: Sagen Sie es ihr direkt.

Pat.: … dann machst du gar nichts mehr, läufst völlig aus dem Ruder. [*Hinweis auf Werte und Standards, die der Angst zugrunde liegen*]

Th.: Was wünschen Sie sich für sie? [*fokussiert auf Werte und Standards*]

Pat.: Dass du etwas aus deinem Leben machst, dass du erfolgreich bist in dem, was du tust. [*Werte und Standards*] Ich möchte nicht, dass du alles schleifen lässt, nur noch in den Tag hinein lebst.

Th.: … „Ich möchte, dass du etwas aus deinem Leben machst." … Und wenn ich dich nicht mehr pushe, dann …?

Pat.: Dann erreichst du nicht, was du dir vornimmst, dann verplemperst du dein Leben.

Th.: Dann verplemperst du dein Leben und das wollen Sie nicht, hm, und deshalb pushen Sie sie so?

Pat.: (nickt)

Th.: Kommen Sie wieder auf diese Seite. (deutet auf den Stuhl des erlebenden Selbst) Was passiert in Ihnen, wenn Sie das hören?

Pat.: Ja, aber so hilfst du mir doch nicht, das ist doch Schwachsinn! (heftigere Stimme) [*Hinweis auf primär adaptiven Ärger*]

Th.: Spüren Sie das im Körper, dieses „Das ist Schwachsinn!"? (Patientin nickt) Dann sprechen Sie einmal von dem Ort aus, an dem Sie das spüren, geben Sie dem mal Worte. [*Therapeutin lenkt Aufmerksamkeit auf körperlich gespürten primär adaptiven Ärger*]

Pat.: (mit fester Stimme) Das ist Blödsinn! Ich laufe nicht aus dem Ruder. Ich bin total verlässlich und pflichtbewusst, das wirklich Wichtige habe ich noch immer hinbekommen! Mein Leben verplempere ich höchstens dadurch, dass ich mich wegen dir ständig wie eine Versagerin fühle. [*Patientin beginnt, sich resilient in der Form von selbstbehauptendem Ärger zu organisieren*]

Th.: Was fühlen Sie, während Sie das sagen? [*Fokus auf primär adaptives emotionales Erleben*]

Pat.: Ich bin sauer!

Th.: Ja. Sprechen Sie einmal aus diesem Ärger heraus, geben Sie diesem Ärger mal eine Stimme. (Therapeutin lenkt die Aufmerksamkeit der Patientin auf das neue primär adaptive Erleben von Ärger und validiert es)

Pat.: Ich bin sauer, dass du mich so siehst, so schwach. Ich bin okay, so wie ich bin. Ich will, dass du mich endlich in Ruhe lässt! Du bist so destruktiv! [*Patientin äußert sich positiv über sich selbst und grenzt sich ab, d. h. sie hat Zugang zu primär adaptivem Ärger und Stolz.*]

Th.: Sagen Sie ihr das noch einmal: „Ich bin okay, so wie ich bin! Lass mich in Ruhe!" [*Therapeutin unterstützt den Ausdruck des primär adaptiven Erlebens*]

Pat.: Ich bin okay wie ich bin! Lass mich in Ruhe!

Th.: Ist das stimmig, passt das zu Ihrem Erleben? [*Therapeutin geht sicher, dass das, was die Patientin ausdrückt, auch kongruent ist mit dem, was sie erlebt*]

Pat.: Ja, das passt … So fühlt sich das an. Ich bin okay.

Th.: Sagen Sie das noch mal!

Pat.: Ich bin okay!

Die Patientin reagiert abgrenzend und beginnt, sich resilienter zu organisieren. Sie erhält Zugang zu primär adaptivem Erleben, zunächst in der Form von Mitgefühl auf der kritischen Seite, dann in der Form von selbstbehauptendem Ärger und Stolz („Ich bin okay") auf der erlebenden Seite.

Manchmal greift die Angst im kritischen Selbstanteil tiefer (z. B. „Ich möchte verhindern, dass du wieder verletzt wirst", verbunden mit episodischen Erinnerungen vergangener Verletzungen). Hier eröffnen sich zwei potenzielle Pfade. Entweder das erlebende Selbst ist stark genug, den kritischen Anteil zu beruhigen (z. B. „Ich schaffe das schon, du kannst mir vertrauen") oder aber es bedarf einer Bearbeitung der verletzlichen Gefühle auf der vormals kritischen Seite

(z. B. in der Form eines Dialogs mit dem Leeren Stuhl bei unabgeschlossenen Prozessen). Die ehemals kritische Seite wird gleichsam zum neuen erlebenden Selbst.

Verhandeln

Die Integration der kritischen und der erlebenden Seite kann sich organisch aus der Selbstbehauptung der erlebenden Seite und dem Weicher-Werden der kritischen Stimme ergeben. Oft bedarf es jedoch einer Verhandlung zwischen den beiden Seiten. In ihr wird ein Kompromiss zwischen den Wünschen und den Bedürfnissen der erlebenden Seite und den Werten/Standards/Bedürfnissen der vormals kritischen Seite ausgehandelt. Das zuvor bestehende Machtgefälle ist weitgehend aufgelöst. Die Selbstanteile können von gleich zu gleich miteinander in Verhandlung treten, um zu einem Kompromiss zu gelangen, der beiden Seiten gerecht wird. Dies zeigt sich auch in unserem Beispiel:

Beispiel (Fortsetzung):

Th.: Kommen Sie mal wieder hier herüber. (zeigt zur kritischen Seite) Was sagen Sie von hier? „Lass mich in Ruhe! Ich bin okay wie ich bin!" … Was passiert da bei Ihnen?

Pat.: Ich weiß nicht … Irgendwie … ich habe mehr Respekt vor ihr …

Th.: Sagen Sie ihr das einmal.

Pat.: Ich habe mehr Respekt vor dir … es ist mehr so von gleich zu gleich … Und ich bekomme ein bisschen Angst, dass sie mich ganz rausschmeißt, dass ich gar nichts mehr sagen darf.

Th.: Also „Ich sehe dich mehr auf Augenhöhe, und gleichzeitig habe ich Angst, dass du gar nichts mehr von mir wissen willst". Können Sie ihr mal sagen, was Sie von ihr brauchen oder wollen, damit Sie sie mehr in Ruhe lassen können, mehr einfach machen lassen können?

Pat.: Ich möchte nicht weg sein/aus deinem Leben draußen. Ich glaube, ich bin wichtig für uns. Ich kann dich mehr in Ruhe lassen, aber ich wünsche mir, dass du mir zuhörst, wenn es brenzlig wird … dass ich dir manchmal einen Schubs geben darf. (Bedürfnis der zuvor kritischen Seite wird ausgedrückt)

Th.: Kommen Sie einmal hier hinüber, wenn das in Ordnung ist. (deutet auf die Seite des erlebenden Selbst) Was sagen Sie hier, wenn Sie das hören? „Ich bin wichtig für uns, ich möchte nicht ganz weg sein, will dir, wenn's brenzlig wird, einen Schubs geben können" …?

Pat.: Das klingt besser … Ich will dich nicht loswerden. Es ist okay, wenn du da bist, ich kann dich brauchen. Aber ich will deine Unterstützung haben, nicht deine Bewertung! [*Bedürfnisse des erlebenden Selbst werden noch einmal bestärkt*]

Th.: Wie könnte das konkret aussehen, diese Unterstützung? Können Sie ihr das sagen? [*Konkretisieren eines Kompromisses/einer Lösung*]
Pat.: Dass du mir Mut machst, wenn ich gestresst bin, mir sagst, dass ich das alles schon schaffe ... oder auch mal, dass ich nicht alles schaffen muss ... auch dass ich gut bin, dass ich etwas kann! (Pause) Und mir vielleicht mal sagst, dass ich mich anstrengen soll, wenn es um etwas geht, das wirklich wichtig ist.
Th.: Ist es das? Passt das?
Pat.: Ja, das passt ... Das ist gut.
Th.: Können Sie noch mal hier rüber wechseln? (zeigt auf die zuvor kritische Seite) Was sagen Sie hier?
Pat.: Ich kann das machen, ich kann dich unterstützen (Pause) ... Ich will auf dich aufpassen.
Th.: Können Sie ihr sagen, dass sie etwas kann, dass sie gut ist?
Pat.: (Tränen steigen auf) Du bist gut. (beginnt zu weinen) Ich finde dich gut ... du kannst etwas ...
Th.: Da kommt ein Schmerz auf ... Was sagen die Tränen?
Pat.: Ich habe das noch nie gehört ... Das tut irgendwie weh ... aber es ist auch gut ...

Die Seiten haben einen guten Kompromiss ausgehandelt, der beiden gerecht wird. Dabei konnte sich die Patientin wichtige identitätsbezogene Bedürfnisse erfüllen („Du bist gut"). Dies erleichtert sie und fühlt sich gut an, ist aber auch schmerzhaft. Manchmal kann an dieser Stelle Schmerz darüber aufkommen, dass bestimmte Bedürfnisse in der Vergangenheit nicht erfüllt worden sind, oft in Zusammenhang mit wichtigen Bindungspersonen. Dies könnte sich auch in der Form eines Markers für unabgeschlossene Prozesse oder für einen Selbstberuhigungs-/Selbsttröstungsdialogs äußern (siehe Kapitel 4.8). In unserem Beispiel explorieren Therapeutin und Patientin den Schmerz gemeinsam, die Patientin bekräftigt auf der ehemals kritischen Seite ihre positiven, wertschätzenden Gefühle dem Selbst gegenüber und ihren Willen, für die andere Seite da sein zu wollen. Auf dem Stuhl des erlebenden Selbst reagiert die Patientin mit Berührung:

Beispiel (Fortsetzung):

Pat.: Es berührt mich, ihren Schmerz zu sehen (zur zuvor kritischen Seite gewandt) ... Es tut mir leid, dass das so weh tut. (Pause) Und ich bin gerührt, das zu hören ... dass du mich gut findest. (Tränen in den Augen) Das ist schön, das tut sehr gut.

Die Therapeutin validiert und exploriert das neu zugänglich gemachte adaptive Erleben, verankert es im Körper und hilft, es narrativ einzuordnen.

4.5.5.5 Abschluss

Häufig tritt die Frage auf, wann die Aufgabe beendet ist. Grundsätzlich lässt sich sagen, dass sie gelöst ist, wenn es sich für den Patienten stimmig und abgeschlossen anfühlt. Der Therapeut könnte beispielsweise fragen „Wenn Sie jetzt in sich hineinschauen, passt das für Sie so? Ist das für Sie stimmig, oder fehlt noch etwas?“ Ein guter allgemeiner Indikator ist, wenn die beiden Seiten in Inhalt und Haltung kaum noch voneinander zu unterscheiden sind.

Ist die Intervention beendet, gilt es, das Erlebte zu reflektieren und narrativ einzuordnen. Hierbei sind Fragen hilfreich wie: „Wie war diese Arbeit für Sie? Wie geht es Ihnen jetzt damit? Wo stehen Sie jetzt mit alldem?“ Es empfiehlt sich, mindestens fünf Minuten vor Ende der Sitzung mit der reflexiven Einordnung des Geschehens zu beginnen.

Wichtig ist, dass für den Patienten am Ende der Stunde Sinn ergibt, was im Stuhldialog passiert ist, und dass er eine positive Perspektive hinaustragen kann. Dazu gehört, dass er mehr Bewusstheit darüber erlangt hat, *wie* problematische Gefühle in ihm erzeugt und aufrechterhalten werden, und dass dies nicht immer so bleiben muss, sondern dass diese Arbeit hilft, einen Weg hinaus zu finden. Wünschenswert wäre, der Patient würde mit einer Erfahrung wie dieser hinausgehen: „Da gibt es eine Seite in mir, die mich nicht akzeptieren kann, wie ich bin, die mich abwertet, und dann fühle ich mich furchtbar und verfalle in Hoffnungslosigkeit. Aber darunter liegt eine tiefe Scham, nicht gut genug zu sein, die schwer erträglich ist. Und heute konnte ich spüren, was ich eigentlich brauche, und dass ich diese Abwertung nicht mehr will, dass ich Wertschätzung verdiene.“

Merke:

Wenn eine Arbeit in einer Stunde nicht zur Auflösung kam, sondern beendet werden muss, bevor eine Integration der beiden Seiten erreicht wurde, der Kritiker also nicht weicher wurde oder das erlebende Selbst keinen Zugang zu selbststärkenderen Gefühlen finden konnte, gilt folgende allgemeine Regel: Wir enden mit dem Benennen und Validieren des zentralen Bedürfnisses auf der Erlebenden Seite und des Schmerzes darüber, dass dieses Bedürfnis nicht erfüllt ist.

Der Therapeut könnte zum Beispiel Folgendes sagen: „Da ist dieses tiefes Bedürfnis, Sie selber zu sein, so wie Sie sind, und das beinhaltet, nicht perfekt sein zu müssen, Fehler machen zu dürfen. Und diese Seite (zeigt auf den kritischen Stuhl) kann Ihnen das nicht zugestehen. Und das ist eine Quelle für viel Schmerz in Ihnen und ich sehe, wie sehr Sie darunter leiden und wie schmerzhaft es ist.“ Dann erfolgt kein Wechsel mehr auf die Seite der kritischen Stimme, sondern Therapeut und Patient verankern gemeinsam, was passiert ist und an was sie weiterarbeiten werden. Wie in Kapitel 3.3.3.4 beschrieben, ist es Aufgabe des Therapeuten, dem Patienten zu helfen, ein kohärentes Erleben darüber zu entwickeln, was in der

Stunde geschehen ist und wie es weitergehen kann. Schön wäre ein Erleben wie das folgende: „Diese Scham sitzt sehr tief und ist schmerzhaft, und momentan ist es noch nicht leicht, aus diesem Gefühl wieder herauszukommen. Aber daran arbeiten wir hier. Daran, dass sich dieses Gefühl verändert, dass ich eine andere Antwort auf die Selbstkritik in mir finden kann.“ So macht die Intervention, auch wenn sie nicht in einem positiven Gefühl endet, für den Patienten Sinn. Er hat mehr über sich und seine Gefühle erfahren und ein klareres Verständnis davon, wie und woran in der Therapie gearbeitet wird, und wie der Weg hinaus aussehen kann. Der Therapeut fördert diese Erfahrung, indem er dem Patienten hilft, das Erlebte in ein stimmiges Narrativ zu fassen und, falls nötig, durch erlebensorientierte Formulierungen (siehe Kapitel 4.1.3) seine Sicht anbietet. Auch erlebensorientierte Hausaufgaben können das Weitertragen des Erlebten fördern (siehe Kapitel 5.4).

4.5.6 Ein Fallbeispiel

In diesem Beispiel tauchen zwei der oben beschriebenen Varianten des selbstkritischen Prozesses auf. Es zeigt zudem den für den EFT-Prozess typischen, flexiblen Einsatz der Stühle. Eine 42-jährige, alleinstehende Patientin, die mit einer rezidivierenden depressiven Störung und sozialen Ängsten in die Therapie kommt, erzählte am Anfang der zehnten Stunde Folgendes:

Beispiel:

Pat.: Also, das war so/da war dieser Mann, und ich fand ihn ganz sympathisch, echt sympathisch, und er sah so gepflegt aus, mir hat der einfach gut gefallen und als mir das so bewusst wurde, dann … dann war es irgendwie aus, ich kam mir so blöd vor, irgendwie.

Th.: Als Ihnen bewusst wurde, „er gefällt mir“, sind Sie sich irgendwie so blöd vorgekommen.

Pat.: Ich fand mich wieder so ungelenk und tollpatschig und so, so überhaupt nicht weiblich, und er hat mich dann auch so angeschaut, so/ich weiß nicht, ich kam mir so lächerlich vor, so blöd, und ich habe mich dann total geschämt. [*beginnender Marker für projizierten selbstkritischen Prozess*]

Th.: Sie haben *irgendwas* in seinem Blick wahrgenommen.

Pat.: Der hat sich sicher gedacht: „Was will die denn, was ist denn das für eine.“

Th.: Und Sie haben sich dann geschämt …

Pat.: Ich kam mir so bescheuert vor und so … als Frau irgendwie so minderwertig. [*Marker formt sich voll aus*]

Th.: (behutsam) Irgendwie so minderwertig als Frau. Und das ist schmerzhaft, hm?

Pat.: Ja, klar. (senkt den Kopf)

Th.: Mhm. Mhm. Ist es okay, damit zu arbeiten? [*Zwischen Patientin und Therapeut ist etabliert, dass mit „arbeiten“ Stuhlarbeit gemeint ist; Einverständnis für die Aufgabe einholen*]

Pat.: Ja klar.

Th.: Okay. Mein Vorschlag ist/Kommen Sie mal hier rüber auf diese Seite (zieht zweiten Stuhl heran). Wir versuchen zu schauen, was da in Ihnen passiert und irgendwie einen Weg zu finden, damit umzugehen. Also irgendwie verlieren Sie Ihr Gefühl für Ihren Wert, oder? Seien Sie mal dieser Mann, der Ihnen gefallen hat, okay? [*Rational für die Aufgabe*]

Pat.: Dieser Mann? [*Patientin kann nicht folgen, braucht weitere Erklärung*]

Th.: Ja, irgendwie haben Sie in ihm irgendetwas wahrgenommen, was in Ihnen diese Gefühle ausgelöst hat, oder? Seien Sie mal dieser Mann und geben Sie sich das Gefühl, Sie seien als Frau irgendwie minderwertig. [*Rational für die Aufgabe*]

Pat.: Aber er hat ja gar nichts gesagt.

Th.: Nein. Aber da war irgendetwas in seiner Art, das bei Ihnen dieses Gefühl hinterlassen hat, oder? Was war die unausgesprochene Botschaft, die bei Ihnen ankam, wenn Sie die mal in Worte fassen? [*Einleitung der Aufgabe*]

Pat.: Guck dich du mal an, du, du / jetzt mal im Ernst, glaubst du wirklich, ein Mann wie ich würde sich für *dich* interessieren, du /.

Th.: „Glaubst du wirklich, ein Mann wie ich würde sich für *dich* interessieren“, und da ist diese Handbewegung. [*Fokus auf affektive Haltung der negativen Repräsentation des anderen*]

Pat.: Ja, ich meine (schüttelt den Kopf, macht verächtlichen Gesichtsausdruck) … Guck dich doch mal an /.

Th.: Was sehen Sie in ihr?

Pat.: Eine / ja, irgendwie ist sie eine Frau und dann auch irgendwie nicht, so strubbelig, diese Haare, sie ist ein Trampel, genau, ein Trampel. [*eine zentrale kritische Botschaft tritt zutage*]

Th.: Ein Trampel. Sagen Sie ihr das noch mal!

Pat.: Du bist ein Trampel.

Th.: Okay, kommen Sie hier rüber. (zeigt auf den anderen Stuhl) Und von diesem Platz aus?

Pat.: (weint)

Th.: Mhm, das trifft, hm, das tut weh.

Pat.: (weinend) Ja, das ist immer so, ich fühle mich einfach so minderwertig …

Th.: Mhm, mhm, atmen Sie … Lassen Sie, was immer kommen mag, kommen …

Pat.: … Und ich habe dem nichts entgegenzusetzen, er hat recht, er hat ja recht. [*collapsed self, das erlebende Selbst stimmt zu*]

Th.: Das heißt, was von dort kommt, trifft bei Ihnen auf fruchtbaren Boden, oder, da ist in Ihnen so etwas wie ein Nährboden für dieses Gefühl … Da muss der Mann in Wirklichkeit gar nicht mal etwas sagen, oder? [*hinführen zur eigenen kritischen Stimme der Patientin, erlebensbezogene Formulierung*]

Pat.: Stimmt, da gibt es echt einen fruchtbaren Boden dafür in mir […].

Th.: Kommen Sie noch mal hier rüber … und nun, Sie als Sie, geben Sie sich selbst mal das Gefühl, das Sie minderwertig sind als Frau. Wie machen Sie das? [*aktivieren der eigenen kritischen Stimme*]

Pat.: (schüttelt den Kopf) Schau dich doch mal an, schau dich doch an, wer will dich denn schon, welcher Mann ist so blöd, du bist ein Trampel, Männer wollen nicht so Frauen wie dich.

Th.: „Du bist ein Trampel."

Pat.: Ja, total, ein Trampel bist du!

Th.: Okay, kommen Sie hier rüber. Und was passiert, wenn Sie das so entgegen geschleudert bekommen? [*Exploration der emotionalen Reaktion des erlebenden Selbst*]

Pat.: Es stimmt … es stimmt (schaut zu Boden). [*erlebendes Selbst stimmt zu*]

Th.: Und das Gefühl dabei? [*fokussiert auf die affektive Reaktion, nicht auf den Inhalt der Zustimmung*]

Pat.: Vertraut.

Th.: Das Gefühl ist vertraut und was/was ist das für ein Gefühl?

Pat.: Schmerz.

Th.: (behutsam) Schmerz.

Pat.: (weint)

Th.: Es ist okay, lassen Sie es kommen, atmen Sie, … mhm … mhm … es ist so schmerzhaft …

Pat.: (weint) … Ich weiß nicht, ich werde das nicht los, das ist so in mir drin.

Th.: Und sie fühlen sich so …? [*empathische Exploration des Schmerzes*]

Pat.: …wertlos. [*primär maladaptive Scham*]

Th.: So wertlos, hm, als Frau nicht in Ordnung.

Pat.: (nickt)

Th.: Mhm, mhm.

Pat.: Wie ein Trampel. (zum Therapeuten) Ja, wie ein Trampel.

Th.: Mhm. Mhm. „Wie ein Trampel." Wo kommt das her, dieses „wie ein Trampel"? (mit Neugier in der Stimme) Das klingt irgendwie wichtig. [*Exploration, ob kritische Stimme introjiziert ist; hier ist wichtig, die Frage nach dem „Woher" nicht als allgemeine Regel zu verstehen, oft führt sie den Patienten aus seinem Erleben heraus; hier ist sie indiziert, weil die Patientin immer wieder zum gleichen, idiosynkratrischen Kritikpunkt zurückkehrt und zusätzlich der Eindruck im Therapeuten entsteht, es spräche eine Person aus der Bindungsgeschichte der Patientin*]

Pat.: Von meinem Vater. [*bestätigt Marker für introjizierten Kritiker*]

Th.: Von Ihrem Vater. Der hat das immer gesagt?

Pat.: Ja, [...] immer, immer hat er mir das Gefühl gegeben, dass ich ein Trampel bin, zu groß, zu wuchtig, zu ungelenk, halt mehr so ein Junge als ein Mädchen.

Th.: Das kommt von Ihrem Vater und sitzt bis heute in Ihnen drin, hm. Kommen Sie noch mal auf diese Seite (zeigt auf den Stuhl der kritischen Stimme). Das heißt, diese Kritik von ihm, sitzt jetzt wie in Ihnen drin und Sie führen in sich fort, was er früher gemacht hat, oder? So als säße er in Ihnen, oder? [*Rational für Arbeit mit introjiziertem Kritiker*]

Pat.: Total.

Th.: Okay, dann machen Sie mal, was Ihr Vater gemacht hat, oder seien Sie dieser Vater in Ihnen, der Sie kritisiert, so wie er es gemacht hat.

Pat.: Verena, du bist so groß, so, du bist so massiv und so ungeschickt. Schau mal, so wirst du nie einen Mann bekommen. Du bist ein richtiger Trampel. Ein richtiger Trampel bist du!

Th.: Und Ihre Stimme dabei?

Pat.: Gehässig.

Th.: Gut. Machen Sie mehr davon. Seien Sie dieser gehässige Aspekt von Ihrem Vater und /.

Pat.: Trampel. Klops ... (schüttelt den Kopf, feste Stimme) ich kann es echt nicht mehr hören. [*Patientin beginnt, sich bereits auf der kritischen Seite abgrenzend zu organisieren*]

Th.: Kommen Sie hier herüber. Und Sie schütteln den Kopf.

Pat.: Komm, Papa, lass gut sein. Das ist dein Ding.

Th.: Lass gut sein, das ist dein Ding.

Pat.: Ja, total.

Th.: Und was fühlen Sie, wenn Sie das sagen?

Pat.: Schon Ärger, gar nicht mal auf ihn / ich meine, ich weiß ja, wie er es meinte, mehr auf mich, auf das, was es in mir gemacht hat, also diese innere Endlosschleife ...

Th.: Auf diese Stimme in Ihnen, die wie auf Endlosschleife das gleiche lästige Lied spielt. [*fokussiert auf den Dialog zurück*]

Pat.: Genau, die alte Leier. Das geht mir schon extrem auf den Sender. Und es stimmt gar nicht.

Th.: Sagen Sie das noch mal!

Pat.: Es stimmt gar nicht, ich bin kein Trampel. Ich bin nicht unattraktiv für Männer. Ich meine, ich hatte mehrere Freunde seitdem.

Th.: Und Sie fühlen noch Ärger?

Pat.: Aber Hallo!

Th.: Dann los, sagen Sie dieser Stimme in Ihnen, was Sie ihr übel nehmen, was Ihnen auf den Sender geht!

Pat.: Ich nehme dir übel, dass du diesen Mist einfach nachplapperst, und überhaupt keine Ahnung hast, gar keine, sondern so stumpfsinnig an dem alten Mist festhängst! [*feste Stimme; Ausdruck von selbstbehauptendem Ärger*]
Th.: Was wollen Sie von der Seite?
Pat.: Dass Sie die Klappe hält!
Th.: Sagen Sie es ihr direkt!
Pat.: Halt die Klappe!
Th.: Noch mal!
Pat.: Halt die Klappe!
Th.: Und was fühlen Sie, wenn Sie das sagen?
Pat.: Ich fühle mich gut, das tut gut, das muss raus […].
Th.: Ja, das tut gut, das musste raus (…).

(Es folgt eine reflexive Einordnung des Erlebten, die wir hier aus Platzgründen überspringen.)

Th.: Mein Vorschlag ist, wir holen diesen Mann noch mal her in der Vorstellung, den Sie so attraktiv fanden […]. Mit dem fing ja alles an, okay?
Pat.: Ja, okay.
Th.: Und wenn Sie ihn da so sehen, was würden Sie ihm gerne sagen, aus diesem neuen Gefühl heraus?
Pat.: Ich finde Sie interessant, sympathisch und ich interessiere mich für Sie (zum Therapeuten). Das kann ich doch nicht sagen (lacht).
Th.: Was passiert gerade?
Pat.: Ich / mir ist das / wobei so peinlich ist mir das gar nicht, es ist okay, ja, ich interessiere mich für ihn.
Th.: Es fühlt sich okay an, zu sagen: „Ja, ich interessiere mich für Sie."
Pat.: Ja, es ist so.
Th.: Und ich bin okay als Frau? [*Führen in der Zone der – mutmaßlich – nächsten Entwicklung, als Experiment*]
Pat.: Ja.
Th.: Können Sie ihm das sagen?
Pat.: Ich weiß jetzt nicht, ob du das findest, aber ich finde mich als Frau okay. Ich bin okay.
Th.: Oh, sagen Sie das noch mal!
Pat.: Ich bin als Frau okay!
Th.: Mhm. Ja. Und wie fühlt sich das an?
Pat.: Gut … (schaut zu Boden, Tränen steigen auf)
Th.: Mhm. Es ist okay … Was sagen die Tränen?
Pat.: Es wäre schön, ich würde das öfter so spüren, ich könne mir das öfter so sagen.
Th.: Das ist, was Sie so vermissen, hm, was Ihnen fehlt.

Pat.: Ja, das macht mich jetzt irgendwie so traurig.
Th.: Ja, es fehlt Ihnen, zu hören und zu spüren, dass Sie okay sind und auch, dass Sie sich das selbst sagen können, oder?
Pat.: Total.
Th.: Können Sie sich vorstellen, da drüben sitzen Sie, der Teil, der sie manchmal so kritisiert und der irgendwie auch noch die Stimme Ihres Vater in sich trägt? Können Sie dem Teil sagen, was Sie von ihm brauchen?
Pat.: Ich brauche, dass du an mich glaubst, dass du auf meiner Seite bist und dass du mich nicht immer schlecht machst, sondern eben an mich glaubst und mich daran erinnerst, was mir auch schon alles Gutes widerfahren ist mit Männern.
Th.: „Ich brauche, dass du an mich glaubst und mich bestärkst, und mich an das Gute erinnerst mit Männern." Ist es das?
Pat.: Ja.
Th.: Okay. Dann kommen Sie noch mal auf diese Seite. Und nun als Sie, wie reagieren Sie darauf?
Pat.: Du bist okay (...). [*Weicher-Werden der vormals kritischen Stimme*]

Von dieser Stelle aus explorieren Therapeut und Patientin das Weicher-Werden der vormals kritischen Stimme und fördern bestärkende Botschaften an das erlebende Selbst, welches sich daraufhin stärker und akzeptierender sich selbst gegenüber organisiert. Therapeut und Patientin arbeiten anschließend daran, die Veränderungen im Selbstnarrativ der Patientin offenbar zu machen („Ich bin okay").

4.5.7 Anwendung der Aufgabe

Selbstkritische Konflikte können generell bei allen psychischen Schwierigkeiten auftreten, besonders häufig sind sie jedoch bei depressiven Störungen, bei Süchten oder Essstörungen, wo sie beispielsweise als anorektische Stimme in Erscheinung treten. Kontraindikationen für den Einsatz des Zwei-Stuhl-Dialogs bei selbstkritischen Prozessen sind neben der allgemeinen Kontraindikation mangelnder Regulationsfähigkeit folgende: Basiert der innere Kritiker auf einem Täterintrojekt (z. B. nach Missbrauchserfahrungen), kann er nicht weicher werden. Dann geht es nicht um die Integration von Selbstanteilen, sondern um die Abgrenzung von der destruktiven Täterrepräsentanz. Ähnlich verhält es sich, wenn der Patient (noch) nicht über hinreichend Eigenempathie verfügt. Auch hier kann der kritische Selbstanteil nicht durch Mitgefühl weicher werden. Hier ist es hilfreich, zunächst am Aufbau von Eigenempathie/Selbstmitgefühl zu arbeiten (z. B. über die therapeutische Beziehung und mithilfe von Selbsttröstungsdialogen). In der Variante als angsterzeugender Prozess kommen Zwei-Stuhl-Dialoge naturgemäß am häufigsten bei Angststörungen vor (siehe Kapitel 5.3).

4.5.8 Häufige Schwierigkeiten

Ein häufiger Fehler ist, zu viel Zeit in der empathischen Beziehung zu verbringen, anstatt die beiden Seiten miteinander in Kontakt zu bringen. Dadurch verliert der Dialog an evokativer Kraft und Gefühle und Bedürfnisse lassen sich viel schwieriger aktivieren. Eine andere Schwierigkeit besteht darin, sich in einem Streit zwischen den Stühlen zu verlieren. Dies passiert, wenn Therapeuten dem Inhalt, d. h. den Argumenten folgen und nicht dem Prozess. Eine weiterer Fehler ist es, zu modifikatorisch vorzugehen, also den Patienten zu „coachen", sich gegen den Kritiker zu wehren oder den Kritiker zu instruieren, sich anders zu verhalten. Im Kern wollen wir Implizites explizit machen, Vorhandenes zutage fördern und erlauben und zulassen helfen, im Vertrauen darauf, dass daraus positive Veränderung entspringt.

4.6 Leerer-Stuhl-Dialog bei unabgeschlossenen Prozessen

4.6.1 Das Phänomen

Sehr häufig erleben Patienten in der Therapie negative Gefühle in Bezug auf eine prägende Bindungsperson, wie Eltern, Großeltern, Partner, die immer wiederkehren. Einmal werden sie intensiv in der Sitzung ausgedrückt, beispielsweise in der Form von Ärger, Groll oder Verletzung, ein anderes Mal „brodeln" sie unter einer resignierten, sarkastischen oder betont sachlichen Oberfläche. Es folgen einige Beispiele:

Beispiel:

Mit einem Lächeln auf den Lippen berichtete ein Patient von dem „rauen Umgang" des Vaters mit ihm als Kind. Sein Vater habe ihn regelmäßig verprügelt und sich nie für ihn interessiert. Er habe immer das Gefühl gehabt, ein „fürchterlicher Junge" zu sein, weil andere Kinder von ihren Vätern viel netter und liebevoller behandelt worden wären. Er schloss seinen nüchternen Bericht achselzuckend mit der Äußerung: „Aber was soll's. Das ist lange her, da kann man jetzt auch nichts mehr machen. Und vielleicht hatte mein Vater ja auch recht." Gelegentlich schienen unter der emotionslosen, resignierten Oberfläche schmerzhafte Gefühle durch, kamen aber nicht offen zum Vorschein. Auf den Therapeuten wirkte es, als wäre die Verarbeitung dieser Gefühle blockiert und der Patient stecke in ihnen fest.

Beispiel:

Eine Patientin berichtete unter Tränen, wie alleingelassen und einsam sie sich in ihrem Elternhaus gefühlt habe. Der Vater sei nie da gewesen und die Mutter habe nur darauf geachtet, dass nach außen hin alles gut aussehe. Es habe keine Wärme, keine Liebe, keine Umarmungen gegeben und sie habe mit Schwierigkeiten stets alleine fertig werden müssen. In ihrem Tonfall schwang neben Verletzung Ärger mit. „*Warum, warum* konnte sie sich nicht ein bisschen bemühen? Es war ja gar nicht so viel, was ich gebraucht hätte." Im Therapeuten entstand der Eindruck, weder die verletzten Gefühlen, noch der Ärger würden vollständig erlaubt und ausgedrückt werden und die Patientin drehe sich im Kreise.

Beispiel:

Eine andere Patientin berichtete, in Auseinandersetzungen mit ihrem Partner Gefühle zu erleben, die sie aus der Beziehung zu ihrer Mutter kenne: „Wenn wir uns streiten und er wird laut, dann fühle ich mich genauso wie früher mit meiner Mutter, und dann kann ich gar nichts mehr sagen, dann bin ich wie gelähmt."

Beispiel:

Ein anderer Patient erzählte: „Seit dem Tod meiner Frau kann ich mich zu nichts mehr aufraffen, es ist jetzt schon über ein Jahr her, und es tut immer noch wahnsinnig weh (bricht in Tränen aus)."

Beispiel:

Weiterhin offenbart sich in der Exploration maladaptiver Schemata häufig ein Bezug zu wichtigen Bezugspersonen:

Th.: Dieses Gefühl, allein in einer Kapsel im Weltall zu sein, abgeschnitten von allen anderen Menschen, woher kennen Sie das?

Pat.: Das kenne ich so gut aus meiner Kindheit ... Wenn meine Mutter gebrüllt und geprügelt hat, dann habe ich zugemacht und bin weggerannt, irgendwohin. Dann habe ich mich so gefühlt, so total allein. (Tränen steigen auf)

4.6.2 Der Marker

Dies sind Beispiele für Marker für unabgeschlossene Prozesse mit lebensgeschichtlich bedeutsamen anderen. Merke: Der Marker für einen unabgeschlossenen Prozess ist folgendermaßen definiert (siehe Elliott et al, 2007):

Marker für einen unabgeschlossenen Prozess:

1. Ein Patient erlebt überdauernde, ungelöste Gefühle (z. B. Scham, Angst, Groll, Ärger, Verletzung).
2. Die Gefühle beziehen sich auf einen entwicklungsgeschichtlich bedeutsamen anderen (z. B. Elternteil, Großeltern, [Ex-]Partner, Geschwister).
3. Die Gefühle werden im Hier und Jetzt der Sitzung erlebt.
4. Adaptive emotionale Reaktionen wie Ärger oder Traurigkeit sind nicht bewusst zugänglich/symbolisiert. Primär maladaptive Emotionen (z. B. Angst, Scham) oder sekundäre Gefühle wie Resignation oder anklagender, sekundärer Ärger stehen im Vordergrund.

Marker für unabgeschlossene Prozesse treten organisch auf, wenn Patienten z. B. über problematische oder traumatisierende Beziehungen zu einem Elternteil berichten, oder emotional werden, wenn sie von einer Bezugsperson sprechen. Manchmal entwickelt sich ein Marker auch in der empathischen Exploration maladaptiver Schemata. Gerade im zweiten Fall ist es wichtig, dass die betreffenden Gefühle im Hier und Jetzt der Sitzung erlebt werden und nicht lediglich abstrakt festgestellt wird, dass ein Zusammenhang zwischen einem emotionalem Schema und einer bestimmten Bezugsperson besteht.

Marker für unabgeschlossene Prozesse sind von *aktuellen zwischenmenschlichen Konflikten* abzugrenzen, bei denen es nicht um überdauernde identitäts- oder bindungsbezogene Bedürfnisse geht, die mit wichtigen Bezugspersonen verbunden sind. Beispielsweise ist eine Auseinandersetzung mit dem Chef über das Gehalt kein unabgeschlossener Prozess. Sollten dabei tiefer liegende Gefühle, wie ein vertrautes Gefühl der Scham, wachgerufen werden, könnten diese auf einen unabgeschlossenen Prozess hindeuten, der vermutlich auf Erfahrungen mit primären Bezugspersonen aus der Vergangenheit zurückzuführen ist.

Wiederkehrende Gefühle, die sich auf fremde Täter beziehen, wie es bei manchen Traumatisierungen der Fall ist, stellen keine Marker für die hier beschriebenen, unabgeschlossenen Prozesse dar. In Kapitel 5.3.4 gehen wir auf wichtige Unterschiede bei der Arbeit mit fremden Tätern ein.

4.6.3 Das zugrunde liegende emotionale Verarbeitungsproblem

Bei unabgeschlossenen Prozessen geht es um unverarbeitete Gefühle, wie Verletzung, Traurigkeit, Scham oder Ärger, die der Frustration wichtiger Bedürfnisse in zwischenmenschlichen Beziehungen entspringen. Dies kann sich auf die nähere (z. B. bei Verlusten von Bezugspersonen durch Trennungen oder Todesfälle) oder die entferntere Vergangenheit (z. B. in Beziehungen mit primären Bezugspersonen wie den Eltern) beziehen. Im Kern können weder Traurigkeit (über das, was man nicht hatte bzw. nicht mehr hat), noch Ärger (über das, was man stattdessen hatte bzw. hat, z. B. Abwertung seitens der Eltern) für sich erlebt und ausgedrückt werden. Das Erleben und der Ausdruck dieser Gefühle würden im Sinne eines Trauerprozesses helfen – auf Basis dessen, sich berechtigt *(sense of entitlement to the need)* zu erleben, diese erfüllt zu bekommen –, das unerreichbare bzw. unwiederbringlich verlorene Bedürfnis loszulassen und sich neu zu orientieren (Greenberg et al., 2003).

Der Prozess der Verarbeitung primärer Gefühle ist jedoch blockiert und es dominieren sekundäre Gefühle wie Resignation, Hoffnungslosigkeit, diffuse Belastung, Verzweiflung oder Groll. Es gibt Fälle, in denen vor allem der blockierte Trauerprozess im Vordergrund steht, wie beispielsweise nach Trennungen oder Verlusten naher Bezugspersonen durch Todesfälle. In den meisten Fällen haben sich in der Interaktion mit der jeweiligen Bezugsperson jedoch durch wiederholte oder intensive Bedürfnisfrustrationen (z. B. durch intensive oder wiederholte Abwertung, Vernachlässigung oder Missbrauch usw.) maladaptive emotionale Schemata ausgebildet. Dies betrifft insbesondere unabgeschlossene Prozesse mit primären Bezugspersonen der frühen Bindungsgeschichte. Wie bereits dargestellt (siehe Kapitel 2.2.1.1 und 3.2.3.3) handelt es sich dabei üblicherweise um Schemata der Scham, der Angst oder der Einsamkeit bzw. Verlassenheit. Diese Schemata können leicht und über viele verschiedene Situationen hinweg ausgelöst werden. Dadurch werden bei betroffenen Personen, vor allem in zwischenmenschlichen Beziehungen, bei wahrgenommener Frustration der betreffenden Bedürfnisse (z. B. nach Wertschätzung, Schutz, Vorhersagbarkeit, Liebe oder Verbundenheit) immer wieder die damit verbundenen primär maladaptiven Gefühle der Scham, Angst oder das von Traurigkeit gefärbte Gefühl der Verlassenheit aktiviert. Diese sind meist unter sekundärem, symptomatischem Erleben verborgen und werden selten im Hier und Jetzt erlebt. In der Folge fällt es Betroffenen schwer, im Leben eine gesunde Identität mit einem resilienten Gefühl des eigenen Wertes und einem stabilen Gefühl der Selbstwirksamkeit in Bezug auf das eigene Leben zu entwickeln. Sie habe Mühe, dauerhafte liebevolle Beziehungen, die von Vertrauen und Sicherheit sowie gegenseitigem Geben und Nehmen geprägt sind, zu leben. Diese maladaptiven Schemata bilden den Kern vieler psychischer Schwierigkeiten. In der Therapie werden sie gezielt aktiviert, um sie – wie in Kapitel 2.3 und 2.4 dargestellt – zu transformieren. In diesem Prozess geht es, wie oben beschrieben, um das Zugänglichmachen primär adaptiver Gefühle wie Traurigkeit, Selbstmitgefühl und selbstbehauptender Ärger. Da diese jedoch „blockiert" sind, bleiben die Patienten in sekundären oder primär maladaptiven Gefühlen „stecken".

4.6.4 Die therapeutische Aufgabe

Unabgeschlossene Prozesse mit wichtigen anderen werden in der EFT mit dem Leeren-Stuhl-Dialog bearbeitet (Greenberg et al., 2003), welcher aus der Gestalttherapie stammt (Perls, Hefferline & Goodman, 1951; Perls et al., 2015). Hierbei lädt der Therapeut den Patienten ein, sich den bedeutsamen anderen auf einem dritten Stuhl vorzustellen. Auf diese Weise sollen die primären Gefühle, deren Verarbeitung blockiert ist, aktiviert werden. Dies können adaptive und maladaptive Emotionen sein. Der Therapeut hilft den Patienten, diese Gefühle wahrzunehmen, zu erlauben, zu akzeptieren, in Worten zu symbolisieren, dem anderen gegenüber auszudrücken und sich deren Bedeutung zu erschließen. Dabei sollen die frustrierten Gefühle zugänglich gemacht und der Patient darin unterstützt werden, sich berechtigt zu erleben, diese Bedürfnisse erfüllt zu bekommen. Im Falle von maladaptivem Erleben hilft die Mobilisierung der frustrierten Bedürfnisse, den Zugang zu adaptiverem Erleben zu bahnen, das wiederum hilft, maladaptives emotionales Erleben zu transformieren. Diese neuen emotionalen Reaktionen sind Reaktionen auf das Unerfülltsein wichtiger Bedürfnisse und dessen Folgen für den Patienten selbst. In gewisser Weise stellen sie neue emotionale Antworten auf ein altes Problem dar. Hierzu zählen Traurigkeit über das, was man nicht hatte, niemals bekommen wird oder unwiederbringlich verloren hat, oft verbunden mit Mitgefühl für das eigene Leiden und/oder selbststärkender Ärger über das, was man stattdessen hatte (z. B. die Entwertung oder das Im-Stich-gelassen-Werden), Ärger, der das Gegenüber zur Verantwortung zieht. Die Verantwortung für Erlittenes kann dem bedeutsamen anderen zugeschrieben werden: Ein Patient könnte seinem Vater gegenüber zu folgendem Erleben gelangen: „Wie jedes Kind hätte ich gebraucht, dass du mir sagst, dass du stolz auf mich bist. Und ich kann nichts dafür, dass du das nicht konntest! Ich war total in Ordnung, du warst einfach nicht dazu in der Lage!“ Es kommt zu einer Veränderung der Sicht des Selbst (z. B. als stärker, berechtigter, intakter) und des anderen (z. B. als schwächer und/oder defizitär) und manchmal auch zu Vergebung und/oder endgültigem Loslassen unerfüllter Bedürfnisse. Auf diesem Wege verändern sich die Selbst-Narrative der Patienten. So könnte aus einer Erzählung des Selbst als „nicht in Ordnung“ und „der Liebe und Zuneigung der Mutter nicht wert“, eine Erzählung von sich als „liebenswerter kleiner Junge“ werden, der verdient hätte, dass sich seine Mutter über ihn freut. Aus der Erzählung der Mutter als „abweisend, bedrohlich und böse“ könnte eine Erzählung der Mutter als einer „tragischen Figur“ werden, die „überfordert“ war und versuchte, ihr Bestes zu geben, deren Bestes für ihre Kinder aber nicht ausreichte. Im Verlauf dieses Dialoges bleibt der dritte Stuhl abgesehen von den zwei folgenden Stellen im Prozess (die wiederholt auftreten können) *leer*:

1. um den bedürfnisfrustrierenden Aspekt des anderen darstellen zu lassen, wodurch die primären Gefühle auf der erlebenden Seite aktiviert werden. Hierbei werden Aspekte maladaptiver Schemata (wie z. B. Erinnerungen an Gesten, Gesichtsausdrücke oder Aussagen des anderen) gespielt, um die betreffenden Schemata zu aktivieren;
2. um zu explorieren, ob sich die Repräsentation des anderen nach dem Ausdruck primärer Gefühle und Bedürfnisse auf der erlebenden Seite ändert. Die Veränderung der Repräsentation des anderen beinhaltet die Validierung der unbe-

friedigten Bedürfnisse und des Leidens angesichts ihrer Nichterfüllung und hilft die dysfunktionalen Annahmen, die ihrer Frustration entsprungen sind (z. B. „Ich war es nicht wert"), herauszufordern bzw. zu entkräften.

4.6.5 Der Veränderungsprozess

Der Prozess der Auflösung unabgeschlossener Prozess ist intensiv beforscht worden (z. B. Greenberg & Foerster, 1996; Greenberg & Malcom, 2002; Greenberg, Warwar & Malcolm, 2008; Paivio & Greenberg, 1995; siehe Abbildung 13 für einen Überblick über diesen Prozess).

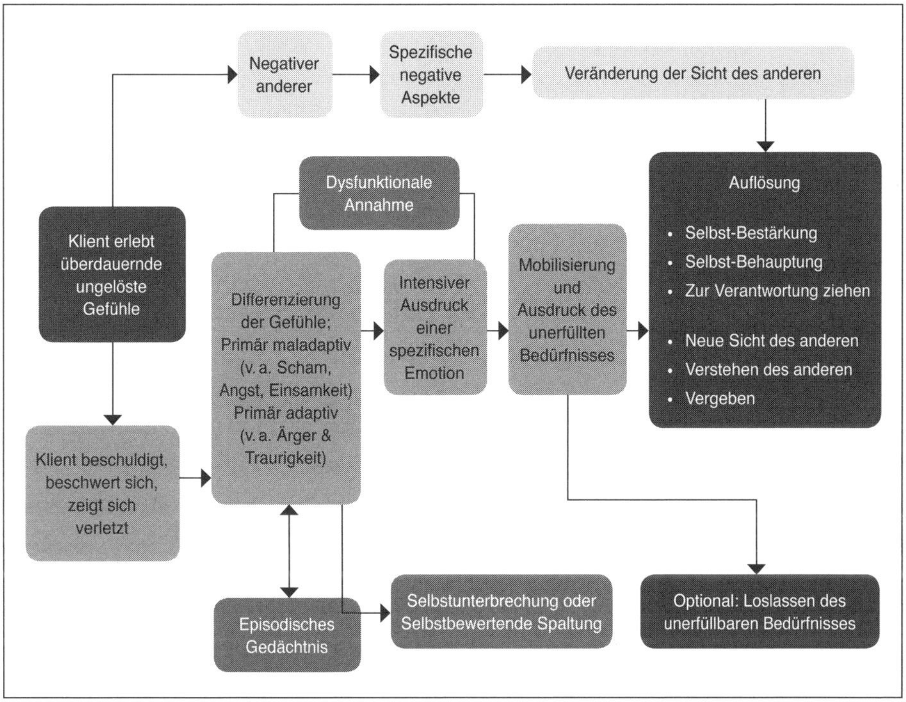

Abbildung 13: Die Auflösung unabgeschlossener Prozesse (adaptiert von Greenberg et al., 2003)

In der folgenden Beschreibung des prototypischen Verlaufes und Vorgehens innerhalb eines Leeren-Stuhl-Dialoges orientieren wir uns an den Darstellungen von Greenberg et al. (2003) und Elliott et al. (2007).

4.6.5.1 Marker

Wie bereits erwähnt, tauchen Marker für einen Leeren-Stuhl-Dialog an verschiedenen Stellen im therapeutischen Prozess auf, häufig innerhalb anderer Interventionen, wie der Zwei-Stuhl-Arbeit mit einer kritischen oder einer angstmachenden

Seite oder im Rahmen einer Zwei-Stuhl-Inszenierung mit einem selbstunterbrechenden Teil. Es könnte beispielsweise deutlich werden, dass sich eine selbstunterbrechende Seite entwickelt hat, um den Patienten vor einer bedrohlichen Bezugsperson zu schützen („Drück keinen Ärger aus, sonst macht dich deine Mutter fertig"). Es könnte auch sein, dass ein Patient im selbstkritischen Teil seinen Vater erkennt („Hier sitzt eigentlich mein Vater, der hat mich immer so kritisiert"). In diesen Fällen könnte sich an die Leere-Stuhl-Arbeit eine Zwei-Stuhl-Arbeit oder eine Zwei-Stuhl-Inszenierung anschließen. Es ist allerdings nicht sinnvoll, beim Auftauchen dieser Phänomene sofort in einen Leeren-Stuhl-Dialog zu wechseln. Konflikthafte Prozesse in der Person haben sich in der Regel entwickelt, um sich an eine schwierige Bezugsperson anzupassen, dann aber verselbstständigt. Entsprechend ist es wichtig, diese Prozesse, wenn möglich, in der Person zu lösen. Tritt jedoch die Sehnsucht nach der Erfüllung unbefriedigter Bedürfnisse *(sense of longing)* durch die Bezugsperson in den Vordergrund (z. B. Patient: „Von dir kommt nur Kritik, nur Kritik! Ich würde mir so wünschen, dass du einmal sagst, dass du stolz auf mich bist, ein einziges Mal! … Aber das wird nie passieren und das ist das, was so bitter ist …"), ist ein Wechsel in den Leeren-Stuhl-Dialog angezeigt (Greenberg et al., 2003). Nach der Auflösung der unabgeschlossenen Prozesse rückt häufig wieder der innere Konflikt in den Fokus und Therapeut und Patient kehren zur Arbeit an dessen Auflösung zurück.

Sehr oft zeigen sich Marker für unabgeschlossene Prozess auch in der Exploration aktueller Konflikte mit anderen Personen, wie Nachbarn, Partnern, Kollegen oder Vorgesetzten. Dies geschieht dann, wenn Patienten von Gefühlen berichten, die der Beziehung mit wichtigen Bindungspersonen entspringen.

So auch beim Patienten Herrn L., an dessen Beispiel wir den typischen Ablauf einer Leeren-Stuhl-Arbeit illustrieren möchten.

Beispiel: Herr L.

Herr L. berichtet von Schwierigkeiten mit seinem Chef, der ihn mit Arbeit überschütte und dem er nichts recht machen könne. Er werde „immer unglaublich wütend" auf seinen Chef, wisse aber nicht, wie er damit umgehen solle. Sein Chef habe „eine Art, von oben herab" mit ihm zu sprechen, die ihn extrem wütend und gleichzeitig hilflos mache. Ihm sei das immer wieder in seinem Leben passiert. Auch sein Vater habe mit ihm in dieser Art gesprochen und tue das noch heute, weshalb er versuche, so wenig Kontakt wie möglich mit ihm zu haben. Während er über seinen Vater spricht, werden Verletzung und Ärger spürbar. Um ein Einverständnis für die gemeinsame Arbeit am zugrunde liegenden Verarbeitungsproblem zu fördern, könnte die Therapeutin den Marker auf folgende Weise spiegeln:

Th.: Es klingt, als kämen da sehr intensive Gefühle hoch, wenn Sie über Ihren Vater sprechen. Und irgendwie kommen Ihnen diese Gefühle auch in der Arbeit mit Ihrem Chef in die Quere. Und nicht nur mit dem, sondern wie Sie sagen, immer wieder. (Herr L. nickt) Ich denke, dies ist eine gute Gelegenheit, an diesen Gefühlen zu arbeiten, um Ihnen zu helfen, nicht immer in diesen schwierigen Gefühlen steckenzubleiben, sondern neue Wege zu finden, mit ihnen umzugehen. Was meinen Sie? Wären Sie bereit, etwas auszuprobieren, und ich helfe Ihnen dabei?

Exkurs 4: Umgang mit aktuellen interpersonellen Konflikten

Bei aktuellen interpersonellen Konflikten wie mit Bekannten, Freunden, Kollegen oder Vorgesetzten geht es im Kern darum, die Gefühle, persönlichen Bedeutungen und Bedürfnisse zu explorieren, die mit dem Konflikt einhergehen. Der Patient soll Zugang zu seinen primären Gefühlen und Bedürfnissen erlangen. Auch hierfür könnte der Therapeut den Patienten einladen, sich den anderen im Leeren Stuhl vorzustellen. Er könnte ihn auch bitten, „als der andere“ das zu tun, was in ihm die belastenden Gefühle auslöst (z.B. Kritisieren). Häufig zeigt sich in der weiteren Exploration, dass der aktuelle Konflikt Erfahrungen aus vergangenen, häufig wichtigen Bindungsbeziehungen wachruft. Dann leitet der Therapeut zu einem klassischen Leeren-Stuhl-Dialog über. Bei der Arbeit mit aktuellen Konflikten liegt der Schwerpunkt nicht auf der Validierung frustrierter identitätsbezogener oder bindungsbezogener Bedürfnisse, sondern auf dem, was der Patient fühlt, was er im Umgang mit seinem aktuellen frustrierten Bedürfnis *tun* muss (z.B. sich abgrenzen, eine Beziehung beenden, verletzliche Gefühle und Bedürfnisse offen aussprechen etc.). Eine wichtige Leitfrage bei der Exploration aktueller Konflikten ist: Wie würden sie gerne mit dem Konflikt umgehen? Was würden Sie gern tun?

Aus dieser Frage entwickeln sich häufig Marker für selbstkritische, selbstunterbrechende oder angstmachende Prozesse, beispielsweise, wenn der Patient Folgendes antwortet: „Ich würde mich gerne abgrenzen, aber ich habe Angst vor den Folgen“, oder: „Ich würde gerne eine Grenze ziehen, aber ich habe nicht das Gefühl, dass mir das zusteht.“

4.6.5.2 Einstieg in den Leeren-Stuhl-Dialog

Merke:

Die Leere-Stuhl-Arbeit ist eine sehr evokative und machtvolle Intervention. Dies gilt es bei der Einführung des Dialogs im Kopf zu haben. Patienten benötigen viel Sicherheit, um sich auf diese Intervention einlassen zu können. Therapeuten können dies fördern, indem sie Ängste validieren („Ich weiß, es ist nicht leicht“) und Unterstützung anbieten („Ich helfe Ihnen dabei“). Sollten Patienten noch nicht bereit sein, sollte dies respektiert werden.

Der Therapeut könnte die Leere-Stuhl-Arbeit zu einem späteren Zeitpunkt in der Therapie noch einmal vorschlagen. Auch hier gilt: Umso sicherer sich der Therapeut mit der Intervention fühlt, umso selbstverständlicher er sie vorschlägt, umso sicherer wird sich der Patient fühlen und umso bereitwilliger auf sie einlassen.

Therapeuten sollten bei der Einführung des Leeren-Stuhl-Dialoges betonen, dass es sich nicht um ein Rollenspiel, eine Übung oder Ähnliches handelt. Nichts, was im Dialog ausgedrückt wird, muss so außerhalb der Therapie umgesetzt werden. Die äußere Realität bleibt (zunächst) draußen. Die Vorstellung des anderen dient dazu, im Hier und Jetzt der Therapiesitzung immer wiederkehrende problematische Gefühle zu aktivieren, ihre Verarbeitung zu fördern und, wenn nötig, zu transformieren. Dies ist vor allem wichtig, wenn Patienten mit dem jeweiligen anderen weiterhin Kontakt haben (wie z. B. Eltern, die man regelmäßig sieht). Es ist auch wichtig, wenn Patienten resigniert sind und keinen Sinn darin sehen, sich mit dem anderen oder überhaupt mit dem Thema auseinanderzusetzen, wie es im folgenden Beispiel der Fall ist:

Beispiel:

Pat.: Ich habe 1000-mal versucht, mit ihr darüber zu sprechen. Da ist nichts zu holen, meine Mutter ist, wie sie ist, das habe ich inzwischen kapiert.

Th.: Ja, ich verstehe, Sie haben aufgegeben, Ihre Mutter ändern zu wollen. Und es klingt so, als würde sie sich auch nicht mehr ändern. Und doch sind in Ihnen all diese schmerzhaften Gefühle, die brodeln und immer wieder in Ihre Beziehungen hineinfunken. Und vielleicht können wir daran arbeiten, dass sich *in Ihnen* etwas verändert, damit es nicht mehr so weh tut. Das ist, was wir in diesem Prozess tun können. Es geht nicht um Ihre Mutter, oder was sie in der Realität tun oder nicht tun würde, es geht darum, Ihnen zu helfen, *in Ihnen* einen Weg zu finden, mit alldem besser umzugehen.

Auf diese Weise wird die Hoffnungslosigkeit in Bezug auf Veränderungen der Mutter in der Welt validiert und zugleich ein Rational für die Arbeit mit der Vorstellung der Mutter gegeben. Die Therapeutin könnte sich nun das Einverständnis des Patienten für den Einstieg in die Arbeit holen, indem sie beispielsweise fragt: „Wäre es in Ordnung wir probieren etwas aus, und ich helfe Ihnen dabei?"

Zu Beginn eines Leeren-Stuhl-Dialoges laden wir den Patienten ein, sich den anderen (Vater, Mutter, Ex-Partner usw.) im Leeren Stuhl vorzustellen. Der Therapeut zieht einen dritten Stuhl heran und platziert ihn dem Stuhl des Patienten in einem angenehmen Abstand direkt gegenüber. Dann gibt es zwei Möglichkeiten: Entweder laden wir den Patienten ein, sich das Gegenüber *offen* vorzustellen oder gezielt den *negativen* bzw. *bedürfnisfrustrierenden* anderen zu imaginieren. Eine offene Einladung wäre: „Ist es okay, Ihren Vater herzuholen in der Vorstellung … Ist er da? Was passiert? Was taucht in Ihnen auf?" Dies ist dann hilfreich, wenn die Gefühle gegenüber dem bedeutsamen anderen unklar sind. Auf diese Weise lenkt der Therapeut den Prozess des Patienten am wenigsten. Wenn die Gefühle bereits aktiviert sind oder der Patient ambivalente Gefühle gegenüber dem bedeutsamen anderen hegt, ist es besser, den Patienten zu bitten, sich den *negativen anderen* vorzustellen – z. B. den (jungen) abwertenden Vater, die emotional abwesende Mutter (von damals), den illoyalen Ehemann. Dies ist vor allem dann wichtig, wenn der betreffende Elternteil heute alt und gebrechlich ist und „nicht mehr so bösartig wie früher" oder wenn der Elternteil nicht nur negativ erlebt wurde, sondern auch positiv repräsentiert ist. Dies reduziert Komplexität und erleichtert dem Patienten, schmerzhafte Emotionen und Ärger zuzulassen und zum Ausdruck zu bringen. Der Therapeut könnte zum Beispiel Folgendes sagen:

Beispiel:

Th.: Können Sie sich vorstellen, dass dieser abwertende, verächtliche Vater, den Sie vor sich haben, wenn Sie an ihn denken, hier drüben sitzt? Können Sie sehen, wie er da sitzt? Schaut er Sie an?

Pat.: Ja.

Th.: Und wie schaut er sie an, wie ist sein Gesichtsausdruck?

Zu Beginn des Dialogs soll der andere für den Patienten lebendig werden. Dies ist wichtig, um emotionale Schemata zu aktivieren. Manchen Patienten fällt die Vorstellung des anderen leicht und der Zugang zu den Gefühlen ist gleich da. Andere brauchen mehr Unterstützung. Der Therapeut könnte dem Patienten helfen, indem er z. B. nach Aussehen, Haltung, Kleidung oder Gesichtsausdruck des anderen fragt. Therapeuten sollten jedoch nicht auf einer visuellen Repräsentation beharren. Ist kein *Bild* zugänglich, reicht es, ein *Gefühl* dafür zu entwickeln, der andere wäre im Raum und säße auf dem Leeren Stuhl. Der Therapeut könnte zum Beispiel sagen: „Sie müssen Ihn nicht sehen, versuchen Sie ein Gefühl dafür zu bekommen, er wäre da … Können Sie ihn wahrnehmen?" Ist der andere „lebendig", geht es darum, mit ihm *Kontakt* aufzunehmen. Die Dynamik der emotionalen Arbeit entfaltet sich im Kontakt mit dem anderen auf dem Leeren Stuhl. Geht der Patient nicht mit dem anderen in Kontakt oder bricht den Kontakt im Dialog ab, schwindet der Zugang zu emotionalem Erleben oder „verpufft" gänzlich. Therapeuten können die Kontaktaufnahme fördern, indem sie den Patienten immer wieder ermuntern: „Sagen Sie es ihm/ihr direkt", „Sprechen Sie ihn/sie direkt an." Auch hier gilt wie beim Zwei-Stuhl-Dialog: *Follow a reflection with a direction*, lasse auf eine empathische Spiegelung (Therapeut: „Es tut so weh“) eine Prozessanleitung folgen (Therapeut: „Sagen Sie es ihm/ihr“). In unserem Beispiel mit dem Patienten Herrn L. ist der Vater „lebendig“ und der Patient nimmt Kontakt auf. Nun geht es darum, die aktivierten Emotionen dem anderen gegenüber direkt auszudrücken. Dabei ermuntern wir den Gebrauch der Ich-Form, um die Verantwortungsübernahme für das eigene Erleben zu fördern („Ich fühle mich so unwichtig“).

Beispiel: Herr L. (Fortsetzung)

Th.: Was passiert in Ihnen, wenn Sie ihn ansehen?

Pat.: Es zieht sich alles zusammen. Er ist so ein … (macht einen abschätzigen und wütenden Gesichtsausdruck und eine wegwischende Geste; wendet den Blick ab)

Th.: (behutsam) Ihre Hand geht, was machen Sie da mit Ihrer Hand? Können Sie das noch mal machen und ihm direkt sagen, was Sie fühlen? … Ich … [*Prozessbeobachtung; Therapeutin ermuntert, von Gefühlen aus der Ich-Perspektive zu sprechen*]

Pat.: Ich bin so wütend auf dich! Was denkst du eigentlich, wer du bist?! Wie kann man so sein wie du, so arrogant, so überheblich! [*sekundärer, zurückweisender Ärger*]

In unserem Beispiel kommen im Patienten sehr schnell Gefühle auf. Manchmal gestaltet sich der Zugang zu diesen jedoch schwieriger. Dann gilt es, den negativen anderen, d. h. die für den Patienten problematischen Aspekte oder Verhaltensweisen des anderen, auf dem Leeren Stuhl spielen zu lassen. Auf diese Weise wird die *Stimulusqualität* des anderen erhöht. Dies kann zu Beginn des Dialogs, aber auch an anderen Stellen im Prozess, angezeigt sein, immer dann, wenn die Aktivierung und/oder die Vertiefung des emotionalen Erlebens stocken. Der Therapeut kann den Patienten im Spielen des anderen unterstützen, indem er dessen nonverbale und paraverbale Signale (z. B. in Mimik, Gestik oder Tonfall) aufgreift und spiegelt. In diesen Signalen offenbart sich die *Botschaft* bzw. das *Problematische* im negativen anderen, das mit den schmerzhaften, ungelösten Gefühlen im Patienten verknüpft ist. Der Therapeut hilft dem Patienten, diese Botschaften herauszufiltern und in Sprache zu fassen, gleichsam Prozess in Inhalt zu verwandeln *(turning process into content)* (Greenberg, 2015). Hierfür spiegelt er dem Patienten diese Signale, indem er sie zum Beispiel gezielt nachahmt (Gesichtsausdruck, Stimmklang, Gesten), und überprüft so, ob er sie richtig erfasst hat. Auf diese Weise wird implizit Kommuniziertes explizit gemacht. Gerade beim Spielen des negativen anderen ist die Unterstützung durch den Therapeuten besonders wichtig, da viele Patienten dies als unangenehm oder peinlich empfinden.

Unser Beispiel geht so weiter:

Beispiel: Herr L. (Fortsetzung)

Th.: Kommen Sie einmal hier herüber, seien sie mal dieser ständig kritisierende, abwertende Vater, dem Sie nichts recht machen können. Was sagt der, der Vater in ihrem Kopf?

Pat.: Mein Gott, was ist bloß los mit dir?! Du kannst nichts richtig machen, mit dir kann man einfach nichts anfangen! (verächtlicher Gesichtsausdruck, wegwerfende Handbewegung)

Th.: (mit verächtlicher Stimme zum Stuhl des erlebenden Selbst gewandt) Du kannst nichts richtig machen! (imitiert die wegwerfende Handbewegung und den abschätzigen Gesichtsausdruck) Achhh ... Du kannst nichts richtig machen! (zum Patienten gewandt) So?

Pat.: Ja. (wiederholt die Handbewegung) (mit abschätziger Stimme) ... So nutzlos!

Th.: Was ist die Botschaft? Was sagt der Ihnen da eigentlich?

Pat.: (Pause) Du bist einfach nicht der Sohn, den ich mir wünsche! Ich mag dich nicht und ich halte nichts von dir.

Th.: Kommen Sie mal hier herüber (zeigt auf den Stuhl des erlebenden Selbst). Was passiert in Ihnen, wenn Sie das hören?

Bei der Herausarbeitung der Botschaft, die der andere vermittelt hat, gilt es zu beachten: Die Botschaft muss weder so ausgesprochen noch beabsichtigt worden sein. Sie ist beim Patienten so angekommen und hat sein Erleben und Verhalten geprägt. Damit gilt es zu arbeiten. Wie im folgenden Beispiel, in dem die Patientin als ihre Mutter spricht:

Beispiel:

Pat.: (als Mutter) Es ist doch alles gut. Es ist doch alles halb so schlimm. Komm, das wird schon wieder. Ich muss mich jetzt erstmal hinlegen.

Th.: Was sagt Ihre Mutter da eigentlich? Was ist das, was sie nie gesagt hat oder sagen würde, was aber bei Ihnen ankam?

Pat.: Hm ... sowas wie „Mir ist das alles zu viel. Ich kann mit deinen Gefühlen nicht umgehen. Lass mich bitte in Ruhe damit, kümmere dich selbst darum!“ [...] Oh Gott, das hätte sie nie gesagt! Die würde sich im Grabe umdrehen, wirklich!

Th.: Sie hat es nie so gesagt, und wie Sie sagen, fände sie es wahrscheinlich schrecklich, dass es so ankam, sie hätte das nicht gewollt. Aber das scheint die Botschaft zu sein, die bei Ihnen ankam, auch wenn ihre Mutter es nicht wollte. Passt das?

Pat.: Ja, das ist richtig.

Th.: Sagen Sie ihr das noch mal (zeigt auf den Stuhl des erlebenden Selbst) als Ihre Mutter: „Lass mich mit deinen Gefühlen bitte in Ruhe, ...“

Die Therapeutin validiert sowohl die positive Repräsentation der Mutter als auch das Erleben der Patientin, die als Kind gelernt hat, ihre Gefühle zurückzuhalten, um ihre Mutter nicht zu belasten.

Merke:

In diesem Zusammenhang ein wichtiger Hinweis: In der Frühphase des Dialoges sollte nicht die Übernahme der Perspektive des anderen gefördert werden im Sinne von „Er konnte nicht anders, er hat nicht gelernt, Wertschätzung auszudrücken, er hat es ja nicht so gemeint". Ansonsten bestünde die Gefahr, dass der Patient den anderen *gegen sich selbst* versteht und seine Gefühle und Bedürfnisse, seine *Wahrheit* unterbricht.

Wurde die Botschaft des anderen herausgearbeitet, bittet der Therapeut den Patienten auf den Stuhl des erlebenden Selbst zurück. Der Fokus der Exploration liegt nun auf der emotionalen Reaktion auf die Botschaft des anderen. Hier gilt wie beim Zwei-Stuhl-Dialog: Wir wollen keine Debatte, sondern einen emotionalen Erlebensprozess und den Emotionsausdruck fördern.

Umgang mit Problemen mit der Kontaktaufnahme

Manchmal sagen Patienten so etwas wie: „Ich habe kein Bild von ihm [dem Vater], ich kann ihn mir nicht vorstellen, das ist es ja, er war so wenig präsent", oder: „Ich will gar nicht mit ihm reden, ich bin so wütend auf ihn." In diesen und anderen Fällen kann es hilfreich sein, genau dies in den Dialog einzubringen. Der Therapeut könnte beispielsweise sagen: „Können Sie das Ihrem Vater sagen: ‚Ich habe kein Bild von dir, du warst so wenig präsent'", oder: „Sagen Sie ihm: ‚Ich bin so wütend auf dich, ich mag gar nicht mir dir sprechen'." So würdigt der Therapeut den „Protest" des Patienten und fördert zugleich die Aufnahme des Dialoges. Sollte der Patienten auf den Vorschlag des Therapeuten jedoch etwas sagen wie: „Nein. Ich habe doch gerade gesagt, ich will nicht mit ihm reden", muss dies natürlich respektiert werden.

Probleme beim Ausdruck und bei der Vertiefung emotionalen Erlebens

In der frühen Phase des Dialoges treten häufig zwei Arten von Schwierigkeiten auf: (1) Die Gefühle des Patienten in Bezug auf den bedeutsamen Anderen werden nicht aktiviert. (2) Der Patient bleibt in sekundären emotionalen Reaktionen (wie z. B. Jammern, Klagen, sekundärer Ärger, Resignation, Hoffnungslosigkeit) stecken. In beiden Fällen kann der Therapeut den Patienten einladen, der andere zu sein und diejenigen Aspekte des anderen darzustellen, unter denen er so leidet bzw. gelitten hat, also z. B. das Geringschätzige, das Abwesende, das Wegwischende. Das Spielen des anderen ist ein wirkungsvolles Mittel in der Aktivierung und Vertiefung von Emotionen. Dabei greift der Therapeut auf, was der

Patient zuvor auf der Erlebenden Seite gesagt hat und bietet es ihm im Sinne eines sogenannten *Prompting* an. Der Therapeut könnte den Patienten auch bitten, zunächst auszudrücken, was er vom anderen braucht und ihn dann auf den Stuhl des anderen wechseln lassen. In der Regel wird der andere mit genau denjenigen Verhaltensweisen reagieren, mit denen er in der Vergangenheit auf wichtige Bedürfnisse des Patienten reagiert hat. Hier nutzen wir das *vorläufige Bedürfnis*, um den bedürfnisfrustrierenden Aspekt des anderen zu aktivieren. Ein Beispiel für dieses Vorgehen:

Beispiel:

Pat.: (zum Vater im Leeren Stuhl mit klagender Stimme) Ich hätte gebraucht, dass du dich um uns gekümmert hättest, uns vor unserer Mutter geschützt hättest! Du warst nie da!

Th.: Kommen Sie mal hier herüber. Als Ihr Vater, was sagen Sie?

Pat.: Ich habe das doch gar nicht gewusst! Woher hätte ich das denn wissen sollen? Ihr habt mir doch nie was erzählt! Und sie hat mich ja auch so schlecht behandelt, ich musste mir ständig diese Beschimpfungen von ihr anhören, furchtbar!

Th.: Okay, er wischt Ihr Bedürfnis weg, oder? Und spricht von sich: „Sie hat mich ja auch schlecht behandelt." [*herausarbeiten des bedürfnisfrustrierenden Aspekts des anderen*]

Pat.: (Patient nickt) Genau so, so war es immer.

Th.: Kommen Sie wieder hier herüber (zeigt auf den Stuhl des erlebenden Selbst). Was passiert, wenn Sie das hören?

Pat.: (mit ärgerlicher fester Stimme) Ausreden! Nur Ausreden! Wahnsinn! Das wäre deine Verantwortung gewesen, du warst unser Vater! [*Ausdruck von primär adaptivem Ärger*]

Th.: Ja, sagen Sie ihm das. „Ich bin wütend auf dich! Du hast keine Verantwortung übernommen! Es war deine Verantwortung!" [*ermuntert Ausdruck adaptiven Ärgers und Abgrenzung dem Vater gegenüber*]

Exkurs 5: Umgang mit *Warum-Fragen* der Patienten

Immer wieder kommt es vor, dass sich Patienten in *Warum-Fragen*, d.h. in Fragen nach den Gründen des Verhaltens des anderen verlieren. So auch eine Patientin, die nach der Trennung der Eltern von ihrer Mutter vernachlässigt und allein gelassen worden war.

Pat.: Ich *verstehe* einfach nicht, *warum* du das gemacht hast. *Warum* hast du mich tagelang mit Leuten alleine gelassen, die ich gar nicht kannte und die du auch kaum kanntest? Ich war erst sieben Jahre alt. *Warum* hast du mich nicht wenigstens zur Oma gebracht?

In diesem Falle könnte die Frage nach dem *Warum* ein Ausdruck von Ärger sein, was sich im Tonfall der Patientin bemerkbar machen würde. Dann ginge es ihr weniger um das Verstehen-Wollen, als vielmehr darum, deutlich zu machen, was sie nicht verstehen und akzeptieren will. Aufgabe des Therapeuten wäre es, den direkten Ausdruck von Ärger im Kontakt mit dem anderen auf dem Leeren Stuhl zu fördern. Die Therapeutin könnte zum Beispiel folgenden Satz anbieten: „Das hättest du nicht tun dürfen, das war einfach nicht okay!"

Befindet sich der Satz in der Zone der nächsten Entwicklung der Patientin, wird die Patientin den Ärger aufgreifen, und er wird sich intensivieren.

Die Frage nach dem *Warum* könnte aber auch dem Schmerz der Patientin über das Verhalten des anderen entspringen. Bei der Frage nach dem Warum zu bleiben, brächte die Patientin nicht weiter. Die Warum-Frage ist häufig Ausdruck eines blockierten Trauerprozesses. Nur das vollständige Erleben ihrer emotionalen Begleiter, Schmerz und Trauer auf der einen und Ärger auf der anderen Seite, hilft dem Patienten, eine tragfähige *innere Antwort* auf das vergangene Geschehen zu finden. Daher lenkt die Therapeutin die Aufmerksamkeit der Patientin auf die Gefühle, die mit ihren Erinnerungen verknüpft sind. Sie würdigt das Bedürfnis, verstehen zu wollen und richtet den Fokus dann auf ihre Gefühle.

Th.: Ich höre, dass Sie Ihre Mutter da wirklich verstehen wollen ... aber für das kleine Mädchen, das so allein gelassen war, war es einfach so schrecklich ... Können Sie ihr sagen, wie es für Sie war?

4.6.5.3 Differenzieren und Vertiefen

Beim Prozess des Vertiefens und Differenzierens des Erlebens handelt es sich um einen co-explorativen und co-konstruierenden Prozess von Patient und Therapeut. Daher gilt es auch hier, eine neugierige, wohlwollend nach innen schauende Haltung im Patienten zu fördern und nicht zu viel Initiative zu übernehmen. Der Fokus liegt auf den Gefühlen, die im Patienten aktiviert werden und den damit verbundenen frustrierten Bedürfnisse und Bedeutungen. In der Regel sind dies zunächst sekundäre Gefühle, wie z. B. anklagender Ärger und Groll, die einer Position der Hilflosigkeit entspringen. Der Therapeut hat die Aufgabe, dem Patienten zu helfen, diese Emotionen auszudifferenzieren (beispielsweise bei Klagen und Groll in deren Bestandteile Ärger und Schmerz), Bedürfnisse zu mobilisieren und Zugang zu primären Emotionen zu bahnen. Zentral ist es, primäres Erleben zu aktivieren und in seiner Gänze auszudrücken!

In der Regel ist die emotionale Intensität im Leeren-Stuhl-Dialog höher als im Zwei-Stuhl-Dialog. Der Therapeut folgt dem Schmerzkompass (siehe Kapitel 3.2.3.3) und unterstützt den Patienten in der Vertiefung seines Erlebens, indem er aufkommendes Erleben empathisch versteht und validiert. Dabei handelt es sich im Allgemeinen um primär maladaptive Emotionen wie Scham, Angst, Einsamkeit/Isolation oder Hilflosigkeit, die der Problematik des Patienten zugrunde liegen. Diese möchten wir im Stuhldialog transformieren. Aus der Prozessforschung wissen wir, dass sowohl primär adaptiver Ärger, der das Selbst stärkt und Grenzen setzen hilft, als auch primär adaptive Traurigkeit um Vermisstes und Verloreneres von zentraler Bedeutung im Transformationsprozess sind (z. B. Pascual-Leone & Greenberg, 2007). Ärger und Traurigkeit sind wie „Geschwister", die zusammengehören und aufeinander folgen. Beide gilt es zu fördern und ihren Ausdruck zu unterstützen.

Wichtig ist im Prozess der Vertiefung hin zu primären emotionalen Erleben und dessen Transformation die Aktivierung von episodischen Erinnerungen. Episodische Erinnerungen sind wie Türen zu unserem emotionalen Erleben und den idiosynkratischen Bedeutungen, die es für uns hat. Diese Türen gilt es, nach und nach aufzuschließen. Der Therapeut könnte direkt nach episodischen Erinnerungen fragen, sollte der Patient sie nicht von selbst hervorholen. Er könnte zum Beispiel fragen: „Wann haben Sie sich besonders allein gelassen gefühlt?", oder: „Da ist dieses Gefühl, schutzlos zu sein, wenn Sie in sich hineinspüren, was für Erinnerungen oder Bilder tauchen auf?" Um *die idiosynkratischen Auswirkungen (idiosynvratic impact) des verletzenden Verhaltens* für den Patienten herauszuarbeiten, könnte der Therapeut fragen: „Was war das Schlimmste daran? Was hat am meisten wehgetan?" (Greenberg, 2015). Gleichermaßen gilt es, die „Botschaft" des Gesagten oder der Handlungen des negativen anderen für den Patienten zu explorieren. Wir illustrieren diesen Prozess anhand des Patienten Herrn L.

Beispiel: Herr L. (Fortsetzung)

Th.: „Ich bin so wütend auf dich!" Können Sie ihm sagen, wie das für Sie war, sein Sohn zu sein? [*konkrete Erinnerungen aktivieren; empathisches Spiegeln gefolgt von Prozessdirektive*]

Pat.: Es war schrecklich! Du hast mir immer nur gesagt, was ich nicht kann! Und nichts war gut genug für dich, nichts!

Th.: Was kommen da für Erinnerungen, Bilder …?

Pat.: (zum Therapeuten gewandt) Er kam manchmal zu meinen Fußballspielen …

Th.: (lenkt mit einer Handbewegung den Fokus wieder zum Leeren Stuhl) Sagen Sie es ihm … [*Ausdruck dem negativen anderen gegenüber fördern*]

Pat.: (mit fester Stimme) … und dann standst du das ganze Spiel über schweigend da und hast keine Miene verzogen, und danach – egal wie viele Tore ich geschossen hatte – danach hast du mich fertiggemacht … hast mich nur kritisiert, was ich anders hätte machen sollen und wie schlecht ich gespielt habe, und dass ich ein so schlechter Spieler bin … dass eh nichts aus mir wird …

Th.: Als der kleine Junge, der da vom Spielfeld kommt, können Sie ihm sagen, wie Sie sich gefühlt haben, wie sich das anfühlt? [*lädt den Patienten ein, in das damalige Erleben einzutauchen*]

Pat.: Ich hab mich so schlecht gefühlt ... Ich hatte das ganze Spiel über Angst, wenn du da warst, und ich hab' versucht, alles zu geben ... und manchmal habe ich richtig gut gespielt, aber egal ... es war immer schlecht ... Ich habe mich gefühlt wie der letzte Dreck ... (Stimme wird leiser, der Blick senkt sich) als wäre ich einfach nicht okay, so wie ich bin (Pause) ... wie ein schlechter Junge, als wäre irgendetwas grundlegend falsch an mir. [*Zugang zu primär maladaptiver Scham*]

Th.: ... wie der letzte Dreck, als wäre ich schlecht und falsch ... [*empathisches Spiegeln des primär maladaptiven Erlebens*] Wäre es okay, bei diesem Gefühl etwas zu bleiben, diesem Gefühl Raum zu geben und Worte? (Patient hält den Blick gesenkt und nickt) [*fördern der Differenzierung und des Ausdrucks der primär maladaptiven Scham*]

Vergangene Gefühle vs. Gefühle im Hier und Jetzt

Im Kern möchten wir emotionale Schemata aktivieren, um sie zu transformieren, wenn sie maladaptiv sind und um sie zu nutzen, wenn sie adaptiv sind. Das bedeutet, wir möchten Emotionen im Hier und Jetzt aktivieren und Patienten ermuntern *von* Ihnen zu sprechen, anstatt *über* sie. Laden wir Patienten ein, biografische Erinnerungen herzuholen, werden sie zunächst in der Vergangenheitsform sprechen („Ich habe mich so und so gefühlt ..."), gleichzeitig werden zugrundeliegende Schemata im Hier und Jetzt der Sitzung aktiviert (Gefühle „kommen hoch"). Dies fördern wir gezielt und ermuntern dann, *von* diesen Gefühlen oder aus ihnen heraus zu sprechen, beispielsweise: „Und während Sie das erzählen, kommt Schmerz hoch/berührt das etwas in Ihnen ... Können Sie einmal von diesem Schmerz/den Tränen sprechen, diesem Schmerz/den Tränen Worte geben?" Oder wir ermuntern Patienten – wie in unserem Beispiel – als der kleine Junge/das kleine Mädchen zu sprechen. So pendeln Patient und Therapeut zwar sprachlich zwischen den Zeiten hin und her, der Bezugspunkt *(inner referent)* bleibt jedoch immer das aktuelle emotionale Erleben im Hier und Jetzt der Sitzung. Gerade, wenn der Prozess der Transformation maladaptiven Erlebens vor sich geht, formieren sich im aktuellen Erleben neue emotionale Antworten auf das, was man dort und damals erlebt hat. Das kann Traurigkeit darüber sein, was man nie hatte und Ärger darüber, was einem stattdessen zugemutet wurde. Fragen wie „Und was fühlen Sie (jetzt), wenn Sie das sagen?" fördern diesen Prozess. Unser Beispiel geht folgendermaßen weiter:

Beispiel: Herr L. (Fortsetzung)

Pat.: Ich habe mich so schlecht gefühlt (Tränen steigen in die Augen) … (Pause) (mit fester, merklich veränderter Stimme). Du hast dich nie wirklich für mich interessiert, nur kritisiert. Nichts habe ich von dir bekommen, nichts!

An dieser Stelle unterbricht der Patient das Erleben und den Ausdruck seiner schmerzhaften Gefühle und drückt sekundären Ärger aus.

Th.: Ich habe mich so schlecht gefühlt … Du hast dich nie für mich interessiert … und das hat mir so gefehlt … [*refokussiert auf das primär anmutende, verletzliche Erleben*]

Die Therapeutin spiegelt die Klage des Patienten mit dem Fokus auf das unerfüllte Bedürfnis, um die Aufmerksamkeit zurück auf das unterbrochene, verletzliche Erleben zu lenken.

Pat.: Das wäre nicht so schwer gewesen, sich ein bisschen zu interessieren, ein bisschen nett zu sein! Aber von dir kam nichts! [*Patient bleibt beim sekundären Ärger*]

Der Patient bleibt im sekundären Ärger, der das Erleben schmerzhafter Gefühle unterbricht, stecken. Die Therapeutin hat drei Möglichkeiten:

1. Sie könnte diesem sekundären Ärger folgen und immer wieder Angebote zur Vertiefung in Richtung primäres Erleben machen.
2. Sie könnte den Patienten einladen, den negativen anderen zu spielen, um dessen Stimuluscharakter zu erhöhen.
3. Sie könnte aber auch nach dem Bedürfnis fragen (vorläufiges Bedürfnis) und dann den anderen spielen lassen.

In unserem Beispiel wählt sie Möglichkeit 3.

Beispiel: Herr L. (Fortsetzung)

Th.: Was hätten Sie von ihm gebraucht? [*Frage nach dem vorläufigen Bedürfnis*]

Pat.: Ich hätte gebraucht, dass du mich wenigsten manchmal lobst … so wie die anderen Väter auch, so, wie das jeder Vater macht!

Th.: Kommen Sie einmal hier herüber. (zeigt auf den Leeren Stuhl) Als ihr Vater, was sagen Sie darauf „Ich hätte gebraucht, dass du mich lobst“?

Pat.: (als Vater) Mein Gott, das ist doch lächerlich! Du bist einfach so … so … (macht eine wegwischende Handbewegung) … achh …

Th.: Ja, machen Sie das noch mal mit Ihrer Hand … Achh … Was sagt der Vater da?

Pat.: (wiederholt die Handbewegung) Du bist … du bist so ein Weichei!
Th.: Kommen Sie mal hier herüber (zeigt auf den Stuhl des Patienten). Was passiert da in Ihnen? „Du bist ein Weichei!"
Pat.: „Du hast doch überhaupt keine Ahnung! Du bist doch nur mit dir selbst beschäftigt! Du bist einfach das Letzte!

Der Patient organsiert sich erneut anklagend, beschwerend, aus einer Position der Hilflosigkeit und Unterlegenheit. Die Therapeutin validiert den (sekundären) Ärger des Patienten und vermutet immer wieder empathisch in den darunter liegenden Schmerz hinein („Und ich könnte mir vorstellen, dass es sehr weh tun muss, das zu hören …"). Die Stuhlarbeit mit dem Vater zieht sich über mehrere Sitzungen hinweg, in denen sich dieser Prozess in ähnlicher Weise wiederholt: Der Patient drückt Ärger aus, es kommen schmerzhafte Gefühle des Sich-ungeliebt-Fühlens und der Scham, wertlos zu sein, zum Vorschein. Diese werden ein Stück weit zugelassen, dann aber wieder von sekundärem Ärger unterbrochen. Die Therapeutin arbeitet an der Vertiefung des emotionalen Prozesses, indem sie den Ärger immer wieder validiert und empathisch in das schmerzhafte Erleben des Patienten hineinvermutet. Auch das Spielen-lassen des ablehnenden, abwertenden Vaters hilft, das Erleben des Patienten schrittweise zu vertiefen.

Ein solcher Prozess ist typisch für die Leere-Stuhl-Arbeit. Manchen Patienten fällt es schwerer, schmerzhafte, verletzliche Gefühle (primär maladaptiv: z. B. Scham, Angst, Einsamkeit/Isolation oder primär adaptiv: Traurigkeit) zuzulassen, andere hingegen haben mehr Mühe, abgrenzende Gefühle (z. B. primär adaptiven Ärger) zu erlauben. Die Aufgabe des Therapeuten in dieser Phase besteht darin, beständig die Vertiefung des Erlebens zu fördern und aufkommendes primäres Erleben zu unterstützen. In vielen Fällen ist eine direkte Bearbeitung der Blockade der verletzlichen und/oder der abgrenzenden Emotionen hilfreich; und zwar dann, wenn diese Gefühle immer wieder unterbrochen werden, Gefühle der Resignation und Leere auftreten und empathisches Zurückfokussieren nicht weiterhilft. In der EFT wird dieser Prozess *Selbstunterbrechung* genannt und stellt einen eigenständigen Marker dar. Die zugehörige Aufgabe ist die *Zwei-Stuhl-Inszenierung*. Diese stellen wir im Kapitel 4.7 dar. In unserem Beispielfall entscheidet sich die Therapeutin dafür, an der Differenzierung des Erlebens hin zu primären Emotionen zu arbeiten. Unser Beispielpatient sagt schließlich an einer Stelle:

Beispiel: Herr L. (Fortsetzung)

Pat.: Es ging immer nur um dich, du hast dich immer nur um dich gedreht und in mir nur das Schlechte gesehen. Du hast ein Bild von mir gehabt, was mit der Realität überhaupt nichts zu tun hatte!
Th.: Erzählen Sie ihm einmal, wer Sie waren, wer Sie sind.

Pat.: Ich war ein netter Junge, ich hatte viele Freunde, die anderen mochten mich. (Pause) Ich hab versucht, ein guter Junge zu sein, ein guter Mensch zu sein, und ich versuche das noch heute. (mit ruhiger fester Stimme) Du hast wirklich kein Recht, so mit mir umzugehen! Absolut nicht. [*Aufkommen von positivem Selbsterleben und Selbstbehauptung, primär adaptiver Ärger auf den Vater*]

Th.: „Du hast kein Recht so mit mir umzugehen! Ich war ein guter Junge und ich versuche ein guter Mensch zu sein … Ich bin okay, ich bin gut …" Können Sie ihm das einmal sagen? [*empathisches Spiegeln des primär adaptiven Ärgers und des positiven Selbsterlebens; Therapeutin schlägt ein Experiment in der Zone nächster Entwicklung vor; Fördern des Zugangs zu primär adaptivem Stolz*]

Pat.: Ich bin gut. (mit zaghafter Stimme)

Th.: Passt es, das zu sagen, ist es stimmig? (Patient nickt) Dann sagen Sie es ihm noch mal: „Ich bin gut!" [*Therapeutin überprüft, ob Inhalt und Prozess zusammenpassen und verstärkt den Ausdruck von primär adaptivem Stolz*]

Pat.: (mit fester Stimme) Ich bin gut! Ich bin ein guter Mensch! (Tränen steigen dem Patienten in die Augen)

Th.: Während Sie das sagen, passiert etwas in Ihnen …

Pat.: Ich habe das noch nie gehört, ich hätte das so gern einmal von ihm gehört. [*erhält Zugang zum verletztem Bedürfnis und dem damit verbundenem Schmerz*]

Th.: Ich hätte das so gern einmal von *dir* gehört: „Du bist gut. Und das hat mir so gefehlt …" Können Sie ihm sagen, was das mit Ihnen gemacht hat? [*Einladung, die unerfüllten Bedürfnisse und den damit verbundenen Schmerz auszudrücken*]

Pat.: (Tränen laufen die Wangen hinunter) Ich hatte immer das Gefühl, ich bin anders als alle anderen … Die werden geliebt, nur ich nicht, an mir ist was anders, irgendetwas Schlechtes, irgendwie nicht in Ordnung … Ich habe nie wirklich das Gefühl gehabt, dazuzugehören … [*ausdifferenzieren und symbolisieren des primär maladaptiven Erlebens von Scham, schlecht zu sein, und damit verbundener Isolation/Einsamkeit und Herausarbeitung der idiosynkratrischen Bedeutung*]

Th.: … als wäre ich schlecht, nicht in Ordnung … und gleichzeitig so ungeliebt und allein … [*empathisches Spiegeln*]

Pat.: Ja, ich habe mich oft so wertlos gefühlt und so allein […] [*Der Patient berichtet nun von Situationen und Zeiten, in denen er sich sehr allein und wertlos gefühlt hat.*] Und auf den Vereinspartys, wenn wir gewonnen hatten … für mich war nie jemand da …

Th.: Können Sie ihm sagen, was Sie vermisst haben? [*Therapeutin lenkt die Aufmerksamkeit auf das, was gefehlt hat, und ermuntert den Ausdruck von Traurigkeit*]

Pat.: Ich habe vermisst, dass wir eine schöne Zeit miteinander verbringen, dass wir uns gut verstehen, dass ich spüre, dass du mich magst, dass du stolz auf mich bist … (Tränen) … dass ich spüre, dass du gern mit mir zusammen bist …

Th.: Und wenn Sie das sagen, dann kommen die Tränen … da ist so eine Traurigkeit … [*empathisches Vermuten in die Traurigkeit*]

Pat.: Ja, das macht mich traurig (Tränen fließen, Pause)… Ich hatte das nie, dieses Gefühl, dass du mich liebst, dass ich zu dir gehöre, dass du dich freust über mich … Ich hab' das so vermisst … [*primär adaptive Traurigkeit kann voll zugelassen und ausgedrückt werden*]

Th.: Ich habe das so vermisst … zu spüren, dass du mich liebst, dass wir zusammengehören … das ist so traurig … [*lädt den Patienten ein, bei der Traurigkeit zu bleiben, sie zu erlauben und zu explorieren*]

Pat.: Das ist echt traurig … Wenn ich mit Freunden zusammen bin und die reden über ihre Väter, dann werde ich immer so traurig. (Pause) Ich hatte nie so einen Vater …

Th.: Das hat mir so gefehlt, *du* hast mir so gefehlt als Vater … Können Sie ihm sagen, was Sie für einen Vater gebraucht hätten? [*validiert Traurigkeit und fragt nach unerfüllten Bedürfnissen*]

Die Therapeutin unterstützt den primär adaptiven Ärger und das aufkommende positive Selbsterleben des Patienten. Dessen Ausdruck ruft Schmerz über das unerfüllte Bedürfnis hervor. Der Patient kann diesen Schmerz zulassen und als Scham und Einsamkeit symbolisieren und ausdifferenzieren. Der Ausdruck des frustrierten Bedürfnisses („für mich war nie jemand da") weckt Traurigkeit über das, was nie da war. Die Therapeutin unterstützt den Patienten darin, die primär adaptive Traurigkeit in ihrer Gänze zuzulassen und dem Vater gegenüber auszudrücken. Dann fokussiert die Therapeutin erneut auf die frustrierten Bedürfnisse.

Merke:

An diese Stelle möchten wir auf etwas Wichtiges hinweisen: Wenn wir unseren Patienten im Stuhldialog helfen, ihre Gefühle und die mit ihnen verbundenen Bedürfnisse und Bedeutungen auszudifferenzieren, kommt es immer wieder vor, dass Patienten in tiefe Gefühle der Scham und des Schmerzes hineinrutschen und wir als Therapeuten versucht sind, diese Gefühle schnell „gut zu machen", um unsere Patienten zu entlasten. So mag eine Patientin, die in ihrer Kindheit Missbrauch durch einen Lehrer erfahren hat, im Leere-Stuhl-Dialog mit ihrer vernachlässigenden Mutter an einen Punkt gelangen, an dem sie ihr Bedürfnis nach Schutz nicht ausdrücken kann und stattdessen tiefe Scham erlebt. „Ich hätte doch selber wissen müssen, was da abläuft, ich war einfach dumm, ich bin ja immer wieder hingegangen, ich habe ja mitgemacht." Versuchen wir, dieses Gefühl und seine idiosynkratrische Bedeutung nun mit Erklärungen im Sinne von „Sie waren

9 Jahre alt und in einer inneren Zwangslage" zu lindern, besteht die Gefahr, das Erleben der Patientin zu invalidieren. Es gilt, die Patientin in eben denjenigen Aspekten ihres Erlebens zu sehen, zu validieren und zu begleiten, die zu Leiden führen. Dies sind Momente durchdringender Verletzlichkeit und in diesen sollten die Patienten empathisch bestätigt werden (siehe Kapitel 4.2). Bei traumatisierten Patienten kommen diese Momente der Vulnerabilität häufig vor. Mehr dazu kann man bei Paivio und Pascual-Leone (2010) zur Arbeit mit komplexen Traumatisierungen nachlesen.

4.6.5.4 Ausdruck und Validierung unbefriedigter Bedürfnisse

Wann immer in der Leeren-Stuhl-Arbeit primäre Gefühle, ob adaptiv oder maladaptiv, zugelassen und ausgedrückt werden können, werden auch die damit verbundenen (frustrierten) Bedürfnisse zugänglich gemacht. Daher ist es wichtig, an diesen Stellen nach Bedürfnissen zu fragen und deren Ausdruck zu ermuntern. So auch in unserem Beispiel:

Beispiel: Herr L. (Fortsetzung)

Pat.: (mit fester Stimme) Ich hätte einen Vater gebraucht, der mir zeigt, dass er mich liebt, der auf meiner Seite ist und der stolz auf mich ist. Das hätte ich gebraucht.

Th.: Ja. Das hätte ich wie jedes Kind gebraucht, und ich hätte ein Recht darauf gehabt! [*Spiegeln und Validieren der Bedürfnisse in der Zone nächster Entwicklung*]

Pat.: Ja, das ist richtig. (zum Leeren Stuhl gewandt) Ich hätte das gebraucht und ein Recht darauf gehabt, wie all die anderen Jungs. (Pause) (mit fester, bestimmter Stimme) An mir war nichts falsch, ich war ganz normal.

Th.: Können Sie das noch mal sagen? „Ich ..."

Pat.: Ich war ganz normal und habe ein Recht darauf gehabt! Mein Problem war, dass *du* das nicht geben konntest. Nicht *ich* war das Problem! [*Zugang zu primär adaptivem Ärger; der Patient äußert seine Bedürfnisse aus einem Gefühl der Berechtigung heraus; zieht den Vater zur Verantwortung*]

Unser Patient bringt sein Bedürfnis nach Liebe, Unterstützung und Anerkennung durch den Vater zum Ausdruck. Sein primär adaptiver Ärger erlaubt ihm, sich von der verinnerlichten Abwertung des Vaters abzugrenzen, seine Bedürfnisse als berechtigt zu erleben und den Vater für das erfahrene Leid zur Verantwortung ziehen. Aus einem Gefühl der Berechtigung und Legitimität heraus Bedürfnisse zu erleben und auszudrücken, ist ein Schlüsselmoment im Veränderungsprozess und stellt eine partielle Lösung der Aufgabe dar. Wie im allgemeinen Veränderungsprozess bildet das Bedürfnis auch in der Leeren-Stuhl-Arbeit die

Brücke zum adaptiveren emotionalem Erleben. Therapeuten haben die Aufgabe, den Ausdruck frustrierter Bedürfnissen zu fördern und zu validieren, wann immer sie auftreten.

Eigene Bedürfnisse als berechtigt zu erleben führt dazu, den anderen für das erlittene Leid zur Verantwortung zu ziehen und das eigene Selbst zu *entschuldigen (deblaming of the self)* (Elliott et al., 2007). Kinder verorten die Ursache für erlittene Bedürfnisfrustrationen in aller Regel in sich selbst. „An mir ist etwas nicht richtig oder falsch, dass ich keine Liebe oder Wertschätzung erfahre/dass sich niemand um mich kümmert usw." Für das Erleben des Kindes hat dies durchaus „Sinn". Auf diese Weise erlangt es ein Gefühl der Kontrolle zurück. Durch Anpassung an die Situation oder die Erwartung der Bezugspersonen könnte es versuchen, zentrale Bedürfnisse doch noch erfüllt zu bekommen. Zudem wäre es viel bedrohlicher z. B. „böse Eltern" zu haben und diesen ausgeliefert zu sein, als selber „böse" zu sein. Diese dysfunktionalen Überzeugungen verbunden mit *Schuld* oder *Verantwortungsübernahme* für die Bedürfnisfrustration oder erlittenes Leid durch das Kind gilt es, in der Therapie aufzulösen. Dies geschieht durch die Mobilisierung des Bedürfnisses und die Reattribution der Verantwortung auf den anderen im Sinne von: „Ich habe XY gebraucht, wie jedes Kind, und nicht bekommen. Das lag nicht an mir, nicht ich war falsch, sodass ich es nicht bekommen habe, oder zu schwach, sodass ich so darunter gelitten habe. Mein Bedürfnis war wichtig und ganz normal und es war meine Bezugsperson, die es nicht geben konnte oder wollte. Die Verantwortung lag bei meiner Bezugsperson." Dies bahnt adaptivere Selbstorganisationen und selbststärkende Erzählungen des Selbst, anderer und der Welt. In einigen Fällen ist dieser Prozess schwierig und führt zu intensivem Leiden, wenn Patienten sich eben nicht berechtigt fühlen oder im Schmerz darüber, dass diese Bedürfnisse nicht erfüllt waren, steckenbleiben. Dies stellt einen Marker für *intensives emotionales Leiden* dar. An diesem arbeiten wir mit einem Prozess der Selbsttröstung bzw. Selbstberuhigung (siehe Kapitel 4.8).

4.6.5.5 Auflösung

Veränderung der Repräsentation des anderen

Der vollständige Ausdruck primärer Gefühle und tief empfundener Bedürfnisse, die als berechtigt erlebt werden, bahnt eine Veränderung der Repräsentation des anderen. Der Patient erlebt sich im Angesicht des anderen auf eine neue Weise und diesem Erleben entspringt eine veränderte Sicht des anderen. Der andere wird als weniger mächtig oder bedrohlich oder mit Fehlern behaftet gesehen. Sofern es in der Beziehung auch positive, erfüllende Aspekte gab, werden diese (wieder) zugänglich und in das Bild des anderen (re)integriert. Der Patient könnte den anderen beispielsweise als überfordert und unfähig, jedoch „guten Willens" und „ohne böse Absicht" sehen. Der Therapeut unterstützt den Patienten bei der

Herausarbeitung der positiven Aspekte des anderen. Bei Beziehungserfahrungen, die Traumata und Missbrauch miteinschließen, ist jedoch Vorsicht geboten; hier geht es weniger um positive Aspekte des anderen, sondern darum, ihn als weniger mächtig und bedrohlich zu sehen, beispielsweise als defekt und/oder krank.

Die Veränderung der Repräsentation des anderen könnte sich bereits im Stuhl des erlebenden Selbst zeigen, z. B. wenn Patienten äußern, dass sie den anderen besser verstehen („Ich glaube, die konnte das wirklich nicht besser, sie hat sich bemüht, aber es hat einfach nicht gereicht"). Besonders deutlich wird sie jedoch, wenn der Patient auf den Stuhl des anderen wechselt. In unserem Beispiel mit Herrn L. verlief dies folgendermaßen:

Beispiel: Herr L. (Fortsetzung)

Th.: Kommen Sie einmal hier herüber. Was sagt der Vater, wenn er sieht, wie es Milan [Vorname des Patienten] geht, wie er gelitten hat. Und wenn er hört: „Ich hätte einen Vater gebraucht der mich liebt und der stolz auf mich ist und mir das zeigt. Ich hätte ein Recht darauf gehabt"?

Pat.: (als Vater) Ich habe das nicht gewusst. Ich habe nicht gewusst, dass es so schlimm für dich ist … Ich wollte das nicht.

Th.: „Ich wollte das nicht", heißt das auch „Es tut mir leid"? (Patient nickt) Sagen Sie ihm das.

Pat.: Es tut mir leid, ich wollte das wirklich nicht. Ich habe gar nicht bemerkt, dass du dich so fühlst. [*positive Gefühle dem Selbst gegenüber*]

Th.: Was fühlen Sie ihm gegenüber, wenn Sie ihn jetzt so anschauen? Können Sie ihm das sagen?

Pat.: Es tut mir wirklich leid. Du bedeutest mir viel. Ich bin stolz auf dich. (Pause) Du kannst sehr stolz auf dich sein, du hast im Leben viel mehr erreicht als ich. [*neues positives Selbsterleben und neue Sichtweise des Selbst*]

Wird der andere dem erlebenden Selbst gegenüber weicher, unterstützt der Therapeut die damit verbundenen Gefühle wie Mitgefühl, Bedauern, Reue, Liebe oder Stolz. Ebenso unterstützt er den Patienten, die neue Sicht auf das Selbst in den Augen des anderen explizit zu machen. Die Veränderung der Repräsentation des anderen bedeutet die nachdrücklichste Bestätigung der frustrierten Bedürfnisse und des Leidens an ihrer Nichterfüllung.

Häufig trifft der andere Aussagen wie z. B.:
- „Ich war nur mit mir selbst beschäftigt und habe dich vollkommen übersehen."
- „Du hast recht, ich habe wirklich versagt. Ich hätte für dich da sein müssen/ dich schützen müssen."

- „Ich war so belastet und am Ende hatte ich keine Kraft mehr für dich, und ich sehe, du hättest mich gebraucht."
- „Du bist stark, ich bin stolz auf dich."
- „Du bist gut und ich sehe das."
- „Es war nicht deine Schuld, es war meine Verantwortung, es lag an mir."

Wenn nicht zu erwarten ist, dass der andere positiv reagiert, wie meist (wenn auch nicht immer) bei traumatisierenden, missbräuchlichen Bezugspersonen, lassen wir den Patienten den anderen nicht spielen, da dies re-traumatisierend sein könnte. Dann arbeiten wir daran, die Veränderung der Repräsentation des anderen vom Stuhl des Selbst aus herauszuarbeiten. Es folgt das Beispiel eines Patienten, der von seinem Vater schwer misshandelt und wiederholt krankenhausreif geschlagen worden war:

Beispiel:

Th.: Wie fühlt sich das an zu sagen: „Du hast keine Macht mehr über mein Leben! Ich habe dich überlebt, weil ich stark bin"?

Pat.: Gut, das ist gut … Irgendwie, ich weiß nicht, wenn ich ihn so anschaue … er sieht so mickrig aus, so lächerlich …

Th.: „Mickrig, lächerlich", sagen Sie ihm mal, wie Sie ihn sehen.

Pat.: Du bist so ein lächerlicher Typ, so kaputt, so fertig. Und musst dich so aufblasen (schüttelt den Kopf) … Wahnsinn …

Th.: Was ist das mit dem Kopfschütteln …? „… so lächerlich …"?

Pat.: Ich verachte dich! (Pause) Ich schaue das erste Mal auf ihn herunter. Er ist so klein und fertig. … Er bedeutet mir nichts!

Hier äußert der Patient Verachtung für den Vater, die ähnlich wie Ekel eine primär adaptive Emotion, gerade bei der Verarbeitung von traumatischen Erfahrungen, ist. Er berichtet, wie er den Vater nicht länger als bedrohlich, sondern als „kaputt" und „klein" erlebt. Auf diese Weise wird die Veränderung der Repräsentation des anderen offenbar.

Wenn der andere nicht weicher wird, sondern aggressiv oder invalidierend auf die Verletzlichkeit des Selbst reagiert (sie beispielsweise lächerlich macht oder als Bestätigung oder Sieg erlebt), unterbrechen wir den Ausdruck des anderen. Dann benennen wir dessen „Unerbittlichkeit" oder „Destruktivität" und bitten den Patienten zurück auf den Stuhl des erlebenden Selbst. Hier geht es darum, den Patienten vor einer Re-Traumatisierung und weiterer Verletzung zu schützen.

Wird ein anderer im Leeren Stuhl wider Erwarten nicht weicher (d. h. er zeigt weiterhin unverändert bedürfnisfrustrierend), könnte es sein, dass noch eine weitere „Runde" notwendig ist. Eventuell wurden nicht alle Aspekte der Botschaft des anderen explizit ausgedrückt oder primäre Emotionen oder Bedürfnisse konnten noch nicht in ihrer Gänze zugelassen oder ausgedrückt werden. Es könnte aber auch sein, dass der andere nicht weicher werden *kann*, weil die Repräsentation des anderen, wie oben beschrieben, ausschließlich negativ ist (z. B. ein Vater, der sich durchgängig bedürfnisfrustrierend verhalten hat) In diesem Falle gilt es, die *Weltsicht des anderen* bzw. *Aspekte der Geschichte des anderen* zu explorieren *(exploring the world view of the other)*, um eine Veränderung seiner Repräsentation zu fördern (Elliott et al., 2007); je nach Grad der „Unerbittlichkeit und Destruktivität" des anderen entweder auf dem Stuhl des erlebenden Selbst oder auf dem Stuhl des anderen. Dazu zählen seine Lebensgeschichte, die damaligen Umstände, Ängste, Erfahrungen oder Wünsche des anderen. Ziel ist es, das Handeln des anderen besser zu verstehen und als Ergebnis seiner Begrenzungen und Defizite zu sehen. Auf diese Weise wird der Patienten entlastet. (Therapeutin: „In seiner Welt war es offenbar wichtig, sich abzuschalten, um nichts mehr zu spüren, den eigenen Schmerz nicht mehr zu spüren, und dadurch hat er offenbar auch Sie ausgeblendet. Das lag aber nicht an Ihnen, sondern lag an seinem Umgang mit seiner Geschichte."). Die Exploration der Weltsicht des anderen bzw. seiner Geschichte ist auch dann hilfreich, nachdem der andere entweder weicher geworden ist, oder der Patient den anderen neu, als weniger mächtig, dominant usw. erleben konnte. In der Rolle seines Vaters sagte Herr L.:

Beispiel: Herr L. (Fortsetzung)

Pat.: Ich war so wahnsinnig gestresst damals. Ich musste abends noch beim K. [ein Freund des Vaters] aushelfen, damit das Geld reicht. Ich konnte noch nicht so gut Deutsch [*die Familie war aus Russland eingewandert*] und musste mich von meinen Kollegen und meinem Chef ständig blöd anmachen lassen. Ich wollte, dass du es einmal besser hast als ich. Ich wollte einfach, dass aus dir etwas wird, dass du dich anstrengst, dass du dich nicht hängen lässt, dass du weißt, dass das Leben hart ist.

Th.: Das heißt, *in seiner Welt* war es ihm wichtig, dass Sie es mal besser haben und dafür hat er sie so getriezt, weil er dachte, es würde Ihnen helfen.

Wurde der andere weicher, gilt es, den Patienten dabei zu unterstützen, diese positiven Aussagen und Gefühle zu empfangen bzw. in sich aufzunehmen.

Th.: Wie fühlt es sich an, das zu hören?

Pat.: Das tut so gut. (Pause) Das ist so gut, das endlich einmal zu hören.

Th.: Können Sie es in sich aufnehmen?

Erfüllt der andere im Stuhldialog das frustrierte Bedürfnis, bedeutet das natürlich nicht, dass dies auch in der Welt geschehen würde. In den meisten Fällen ändert der reale andere sein Verhalten nicht. Das neue Erleben des Selbst im Angesicht des andern, die neue Sichtweise des Selbst und des anderen sowie das neu zugänglich gemachte Verständnis für den anderen ermöglichen dem Patienten jedoch, besser damit umzugehen, dass der andere so ist und bleibt, wie er ist.

Veränderung von Selbstschemata

In der Abschlussphase der Leeren-Stuhl-Arbeit kommt es auch zu einer Veränderung der Selbstschemata. Diese Veränderungen sind zentral. Patienten grenzen sich vom anderen ab, ziehen den anderen zur Verantwortung und entschuldigen sich selbst. Sie sehen sich positiver und/oder stärker, als eigenständige Personen, unabhängig vom anderen. Sie sehen ihre Verhaltensweisen, Gefühle und Bedürfnisse als nachvollziehbar und berechtigt und/oder verstehen problematische Verhaltensweisen besser. Der Leere-Stuhl-Dialog fördert Verständnis und Mitgefühl für das Selbst. All diese Veränderungen gilt es aufzugreifen und zu unterstützen, indem sie symbolisiert und ausgedrückt werden.

Loslassen des unerfüllten, unerfüllbaren Bedürfnisses

In vielen Fällen wird der andere nicht weicher und unerfüllte Bedürfnisse bleiben weiterhin ungestillt. Dann könnte es für den Patienten wichtig sein, das unerfüllte Bedürfnis in Bezug auf den anderen loszulassen. Ein wichtiger Schritt in diese Richtung ist, das eigene Bedürfnisses als berechtigt und legitim zu erleben, selbst wenn es unerfüllt bleibt. Oft äußern Patienten an dieser Stelle jedoch Sätze wie: „Ich weiß, dass ich das nicht bekommen werde, aber irgendwie kann ich nicht loslassen.“ Häufig stellt das Festhalten am unerfüllten Bedürfnis eine Form der Verbindung zum anderen dar. Ihn gehen zu lassen, wäre gleichbedeutend damit, ihn oder etwas an ihm endgültig zu verlieren. Therapeuten können helfen, dies explizit zu machen.

Beispiel:

Th.: Was macht es so schwer, loszulassen?
Pat.: Ich habe Angst, wenn ich das gehen lasse, dann bist du ganz weg, dann verliere ich dich endgültig.

Häufig öffnen sich so die Türen zur Trauer um das unerfüllte Bedürfnis, die verlorene Beziehung, das nie Gelebte, den Elternteil, den man nie hatte. Diese Trauer ist schmerzhaft, hilft jedoch, sich neu zu orientieren. Halten Patienten starr und unbeirrt an ihrem Bedürfnis fest, kann es mitunter hilfreich sein, sie einzuladen, dies in der Form eines Experimentes explizit auszudrücken: „Ich werde noch an deinem Grab stehen und mir von dir wünschen, dass mir sagst, dass du stolz auf mich bist“, um dann zu fragen: „Was passiert in Ihnen, wenn Sie das sagen?“ Auf diese Weise werden dem Patienten die Kosten des Festhaltens offenbar, was den Prozess des Loslassens und Betrauerns fördert. Oft schließt sich an das Loslassen unerfüllter Bedürfnisse in Bezug auf den bedeutsamen anderen weitere therapeutische Arbeit daran an, wie frustrierte Bedürfnisse in aktuellen Beziehungen erfüllt werden können. Fallen Patienten in Gefühle der Verzweiflung über die Unerfüllbarkeit zentraler Bedürfnisse, ist dies ein Marker für einen Selbsttröstungsdialog wie in Kapitel 4.8 beschrieben.

Zur Verantwortung ziehen vs. vergeben

Auflösung von unabgeschlossenen Themen beinhaltet, dass der andere für erlittenes Leid zur Verantwortung gezogen wird. Das Selbst wird *entschuldigt*, im Sinne von „Nicht ich war falsch oder schlecht, sondern du hast versagt/dich an mir schuldig gemacht". Therapeuten unterstützen das Zur-Verantwortung-ziehen des anderen und die Stärkung des Selbst. Wenn Patienten nicht vergeben, wie das beispielsweise bei missbräuchlichen und traumatischen Erfahrungen häufig der Fall ist, bildet den anderen zur Verantwortung zu ziehen die Auflösung der Intervention.

Um dem anderen vergeben zu können, muss der Patient in der Lage sein, die Welt aus der Sicht des anderen zu sehen und für ihn ein Stück weit Mitgefühl oder Verständnis empfinden zu können. Vergebung geschieht also nur, wenn Patienten dem anderen gegenüber auch positive Gefühle empfinden. Dann kann vergeben werden und die Arbeit kommt so zur Auflösung. Sind diese positiven Gefühle nicht vorhanden, ist Vergebung nicht möglich. An dieser Stelle ist wichtig zu erwähnen: Wir drängen den Patienten nicht zur Vergebung, und wenn er vergibt, dann in erster Linie um seiner selbst und nicht um des anderen willen.

Beim Zur-Verantwortung-ziehen werden somit negative, schmerzhafte Gefühle losgelassen, bei der Vergebung kommen positive Gefühle (wie z. B. Mitgefühl) für den anderen hinzu.

Beendigung des Dialogs

Beendet ist der Dialog dann, wenn es sich für den Patienten stimmig anfühlt, wenn negative, schmerzhafte Gefühle aufgelöst sind und Gefühle von Erleichterung, Akzeptanz, eigener Stärke oder Optimismus vorherrschen. Der Therapeut lädt den Patienten ein, einen guten Abschluss im Dialog zu finden, indem er beispielsweise fragt, ob es für heute noch etwas zu sagen gibt, oder ob es stimmig ist, den Dialog an dieser Stelle zu beenden. Dann lädt er den Patienten ein, sich für den Moment vom anderen zu verabschieden bzw. den anderen für heute hinauszuschicken und gehen zu lassen.

Oft neigt sich die Stunde jedoch dem Ende zu, bevor eine Auflösung erreicht ist. Hierbei ist Folgendes zu beachten: Wir enden stets auf dem Stuhl des erlebenden Selbst. Der Therapeut validiert zum Abschluss die Gefühle und Bedürfnisse des Patienten, insbesondere den Schmerz über das Nichterfülltsein wichtiger Bedürfnisse. War die Arbeit sehr aktivierend, oder emotional aufwühlend, ist es wichtig, rechtzeitig zu enden, um Zeit für das „Zurückkommen“ und Ankern im Hier und Jetzt zu lassen.

Nach Beendigung des Dialogs reflektieren Patient und Therapeut gemeinsam über das Geschehen und ordnen es narrativ ein. Gerade, wenn der Dialog vor einer Auflösung beendet werden musste, hilft der Therapeut dem Patienten, den Prozess zusammenzufassen und einzuordnen, betont wichtige Schritte im Dialog und gibt einen Ausblick in die Zukunft, im Sinne von: „Heute konnten Sie diesen tiefen Schmerz zulassen und ausdrücken, wobei viel Trauer hochkam über all das, was Sie verloren haben. Hier und da kamen Sie auch mit Ärger in Berührung. Ärger über das, was vielleicht nicht okay war. Und der scheint wichtig, weil er Sie stärkt, aber irgendwie darf der noch nicht ganz da sein. Ist das richtig? Ich denke, es ist wichtig, dass wir weiter daran arbeiten, ihn ganz da zu haben, weil er Ihnen hilft, mit dem Schmerz umzugehen.“

Der Therapeut unterstützt den Patienten dabei, die Bedeutung des neu Erlebten herauszuarbeiten und in seine Selbst-Erzählung zu integrieren. Aber auch Auswirkungen auf das Handeln in der Welt werden besprochen.

4.6.6 Ein Fallbeispiel

Eine 28-jährige Patientin kommt wegen Bulimie und Depression in Therapie. Sie wuchs bei ihrer Mutter auf, der Vater hatte die Familie verlassen, als die Patientin sieben Jahre alt war. Er hat eine neue Familie gegründet und sich kaum um die Patientin gekümmert. Die Patientin kommt in die Stunde und berichtet von einem Erlebnis, das sich einige Tage zuvor ereignete und sie immer noch beschäftige. Sie sei mit einer Freundin auf einer Party gewesen und zwei junge Männer hätten sich zu ihnen gesellt. Als die Freundin habe gehen müssen, hätten die Männer ihrer Enttäuschung Ausdruck verliehen und sich von der Patientin abgewandt. Sie habe sich furchtbar gefühlt, und dieses Gefühl halte bis heute an.

Beispiel:

Th.: Wäre es okay, wir gehen noch mal in diesen Moment zurück. Was ist da in Ihnen passiert, als der eine Typ sagt: „Naja, tschüss dann“?

Pat.: Das war wie ein Schlag … wie wenn er mir mit aller Kraft in den Magen geschlagen hätte. Das hat so wehgetan, ich weiß, das klingt lächerlich, aber es hat so unglaublich wehgetan. Ich konnte mich mit niemandem mehr unterhalten, ich war wie in Trance. [*externale Stimme, die Patientin redet mehr über, als von ihrem Erleben*]

Th.: Es hat so unglaublich wehgetan, Sie waren wie in Trance … Wäre es okay, Sie lassen diesen Schmerz einmal da sein? Fühlen Sie ihn gerade? … Wo ist der in Ihnen? [*lenkt die Aufmerksamkeit auf emotionales Erleben, stellt Bezug zum Körper her, da die Patientin dazu neigt, external zu sprechen und abzuschweifen*]

Pat.: Ja … hier. (legt die Hand auf den Bauch)

Th.: Können Sie diesem Schmerz einmal Worte geben? [*lädt ein, den Schmerz in Worten zu symbolisieren*]

Pat.: Das ist wirklich kaum auszuhalten. (Tränen steigen in die Augen) Das tut so weh … so wertlos, wie Dreck … wie lästiger Dreck. [*Patientin symbolisiert ihr Erleben als Scham*]

Th.: Ich fühle mich so wertlos, so lästig, wie Dreck … [*empathisches Spiegeln, lädt ein, das primär maladaptive Erleben auszudifferenzieren*]

Pat.: Ja, so als wäre ich nichts … nein schlimmer als nichts, so wie ein Dreck, den keiner will … am liebsten würde ich einfach nur weg sein, unsichtbar. [*symbolisiert Erleben und Handlungstendenz*]

Th.: Am liebsten einfach verschwinden … so schlimm ist das Gefühl so schmerzhaft … [*empathisches Bestätigen*] Wenn Sie bei diesem Gefühl sind, was kommen da für Bilder … Erinnerungen? [*Therapeutin aktiviert episodisches Gedächtnis der Patientin*]

Pat.: So war das immer, das kenne ich so gut. Immer wenn ich bei meinem Vater zu Besuch war, der hat mich bestenfalls ignoriert, immer nur herumkritisiert an mir. Der mochte mich einfach nicht, das war total deutlich. Und wenn er dann mit meiner Schwester [*Halbschwester aus zweiter Ehe*] gespielt hat, da war der so anders, so glücklich und so nett. [*potenzieller Marker für unabgeschlossenen Prozess mit dem Vater*]

Th.: Können Sie mal die Kleine sein, die sich so abgelehnt fühlt und zuschaut, wenn der Papa mit der Schwester spielt …? Was kommt da?

Pat.: Das ist genau das (schluckt Tränen herunter, Stimme bricht leicht), das ist genau das Gefühl. [*primär maladaptives Schema ist aktiviert*]

Th.: Ja … es ist okay, das ist so schmerzhaft, lassen Sie es da sein, wenn es okay ist, das tut so weh. [*empathisches Bestätigen*] So viel Schmerz kommt da hoch, wenn Sie so etwas erleben [*bezieht sich auf Erlebnis auf der Party*] und da kommen diese Erinnerungen mit Ihrem Vater. Da scheint so viel zu sein, und ich glaube, es wäre gut, wir schauen uns das einmal genauer an. Wäre das okay? (Patientin nickt) Ich schlage vor, wir probieren mal etwas aus, und ich helfe Ihnen dabei, okay? (Patientin nickt) Es scheint irgendwie wichtig zu sein, da hinzuschauen, zu dem Schmerz und zu schauen, was es da braucht. (zieht dritten Stuhl heran) [*Marker bestätigen, Einverständnis einholen und einleiten der Leeren-Stuhl-Arbeit*] Können Sie mal den Vater in Ihrem Kopf, diesen desinteressierten, kritischen Vater, den Sie gerade vor Ihrem inneren Auge sehen, hier hinsetzen (zeigt auf den Leeren Stuhl), sich vorstellen, er sitzt hier?

Pat.: Ja.

Th.: Können Sie ihn sehen, wahrnehmen? Sitzt der da? (Patientin blickt zum Leeren Stuhl und nickt) Schaut er Sie an? (Patientin nickt) Was passiert in Ihnen, wenn Sie Ihn anschauen?

Pat.: Es tut einfach nur weh. (hat Tränen in den Augen und wendet sich zur Therapeutin)

Th.: Es tut einfach nur weh … Als die Kleine, das kleine Mädchen, können Sie ihm einmal sagen, wie Sie sich fühlen? (macht eine Geste hin zum Leeren Stuhl) [*Förderung der direkten Kontaktaufnahme mit dem Vater*]

Pat.: Das interessiert ihn nicht, das ist ihm total egal.

Th.: Ja, und vielleicht würde er in der Realität nicht zuhören wollen, und vielleicht sehen Sie ja schon innerlich, wie er sich abwendet, aber hier geht es nicht um die äußere Realität, hier geht es um Ihre Gefühle. Und wahrscheinlich würden Sie all das, was Sie hier sagen, ihm nie direkt sagen. Hier ist ein Raum für Sie, und es geht nur um Ihre Gefühle und darum, dass Sie hier sein können, was Sie sind und sich auch verändern können. (Patientin nickt) Vielleicht schauen Sie einmal für sich, ob Sie das einfach mal ausdrücken wollen: „Ich habe das Gefühl, du interessierst dich überhaupt nicht." [*Therapeutin gibt Rational für die Aufgabe und ermuntert den direkten Ausdruck der Gefühle, greift den „Protest" der Patientin auf und bringt ihn in den Dialog*]

Pat.: Du interessierst dich überhaupt nicht für mich. Ich fühle mich so schlecht, wenn ich nur an dich denke. [*Stimmqualität anklagend, Schmerz und Ärger gemischt – eher sekundär*]

Th.: Ja … erzählen Sie ihm mal, wie es der Kleinen ging, wie Sie sich gefühlt haben als seine Tochter. [*Aktivierung der biografischen Erinnerungen; Förderung des Ausdrucks und der Vertiefung des Erlebens*]

Pat.: [*Stimme anklagend, Schmerz mit Ärger gemischt – eher sekundär*] … wie Dreck, so eine Last für dich … (Tränen laufen die Wangen herunter) als wärst du jedes Mal froh gewesen, wenn ich wieder heimgehe, wenn du mich endlich los bist. Und die Caro [die Stiefschwester], die hast du so liebevoll behandelt, die hat alles von dir bekommen, und ich musste zuschauen! Wissen Sie, das ist immer noch so. Die Caro ist sein Ein und Alles. Die verbringen Zeit zusammen, die fahren in den Urlaub. Und ich bin … wie ein Fremdkörper (Stimme bricht)… nur lästig. [*die Art des Ausdrucks erscheint zunächst anklagend sekundär, als die Patientin ihr Erleben als „Fremdkörper" symbolisiert, beginnt sich Ihr Erleben in Richtung primäreres Erleben zu vertiefen*]

Th.: „Lästig, wie ein *Fremdkörper* …" Können Sie ihm erzählen von diesem Gefühl? Wie das war, wie das ist für Sie?

Pat.: Ich hab mich immer so alleine gefühlt, und unerwünscht … nirgends zu Hause … (Tränen laufen die Wangen herunter) … als will mich keiner, als wäre ich nicht willkommen, eine Last. [*primär maladaptives Erleben von Einsamkeit und Scham, eine Last zu sein, wird zugänglich und ausdifferenziert*] Und dann habe ich versucht, unauffällig zu sein, keinen Ärger zu machen, aber du hattest trotzdem immer etwas zu kritisieren, irgendwas war immer. Und ich hab mich so schlecht gefühlt … so wertlos …

Th.: So wertlos und ungewollt … (Patientin weint) Ja, da kommt so viel Schmerz. Wenn es okay ist, lassen Sie es da sein. Das ist wichtig. Ich weiß, das ist nicht einfach … [*emphatisches Bestätigen*] Das kleine Mädchen, das sich so unerwünscht fühlt, immer versucht, alles richtig zu machen, alles gut zu machen für den Papa und innerlich so allein ist … sich so wertlos fühlt … als wollte sie keiner, als würde sie nur ertragen werden von den anderen [*evokatives Spiegeln*] … (Patientin nickt)

Pat.: Ja, das ist so ein schlimmes Gefühl … das tut so weh … und ich kenne das so gut. (Pause) Ich hab mich so unerwünscht gefühlt und so wertlos … Und ich konnte ja nichts machen, ich musste ja zu dir kommen, ich durfte ja nicht zu Hause bleiben. Und dann hab ich immer wieder versucht, alles richtig zu machen, die beste Tochter zu sein, damit du mich magst … immer wieder … [*weitere Ausdifferenzierung des primär maladaptiven Schemas und seiner Bedeutungsaspekte, indirekte Äußerung eines Bedürfnisses*]

Th.: „Ich hätte so gebraucht, dass du mich magst, dass du mir zeigst, dass du dich freust über mich." Können Sie ihm einmal sagen, was Sie gebraucht hätten? [*Therapeutin greift die implizite Äußerung eines Bedürfnisses heraus und ermuntert zum direkten Ausdruck des Bedürfnisses*]

Pat.: Ich … (Pause, Patientin zögert)

Th.: Was passiert gerade? (Frage nach dem unmittelbaren Erleben)

Pat.: Ich kann ihm das irgendwie nicht sagen, das fühlt sich an wie Betteln, so erniedrigend. Wenn ich daran denke, dass ich immer wieder hingerannt bin … (Patientin schüttelt den Kopf, flüchtiger Ausdruck von Ekel im Gesicht) [*es wird Ekel/Ablehnung der eigenen Bedürftigkeit gegenüber sichtbar*]

Th.: Fast so wie Betteln … erniedrigend … So als würde irgendwas in Ihnen sagen: „Das mache ich nicht mehr, diese Blöße gebe ich mir nicht mehr!" [*Validierung des Selbstschutzes*] Denn Ihre Bedürftigkeit war bei ihm wirklich nicht gut aufgehoben. Aber es klingt so, das kleine Mädchen hätte so viel gebraucht. [*zurückfokussieren auf unterbrochene Bedürfnisse*] Können Sie *mir* sagen, was das kleine Mädchen gebraucht hätte? Die Kleine, die sich so ungeliebt und allein fühlt. Sie muss da hingehen, denn zu Hause bleiben darf sie auch nicht. Und doch fühlt sich sie total unerwünscht, wie ein unliebsamer Fremdkörper. Und sie bemüht sich so … Was hätte diese Kleine gebraucht? [*zurückfokussieren auf das schmerzhafte Erleben und Förderung des Bedürfnisausdrucks in der sicheren Beziehung zur Therapeutin; Therapeutin fokussiert auf das kleine Mädchen, um biografische Erinnerungen zugänglich zu machen und um Selbstmitgefühl zu fördern*]

Pat.: (zur Therapeutin) … Dass die sich auf mich freuen. (Tränen steigen auf)

Th.: Ja natürlich: „Dass die sich auf mich freuen, dass er sich freut, wenn ich komme, dass ich spüre, dass ich willkommen bin …" [*empathisches Bestätigen und Spiegeln des Bedürfnisses in der Zone nächster Entwicklung*]

Pat.: (mit fester Stimme) Ja, dass ich spüre, dass ich willkommen bin, dass ich spüre, dass er mich mag, dass er mich genauso mag, wie die Caro. (Pause) Und dass er mich nicht so behandelt. Dieses ständige Herumnörgeln an mir, immer hören, was die Caro alles toll kann … (Pause) [*Patientin kann Bedürfnis äußern und beginnt sich selbstbehauptender zu organisieren*]

Th.: Was passiert gerade?

Pat.: Ich werde sauer! [*primär adaptiver Ärger wird zugänglich*]

Th.: Ja, sagen Sie ihm das einmal: „Ich bin sauer auf dich!" (macht Geste hin zum Leeren Stuhl) [*Therapeutin fördert den direkten Ausdruck des primär adaptiven Ärgers*]

Pat.: Ich … (Pause) Ich kann das irgendwie nicht sagen. [*aufkommende Selbstunterbrechung*]

Th.: So wie wenn es auf den Lippen liegt und nicht herauskommt?

Pat.: Nein, es ist irgendwie weg. Ich fühl gar nichts mehr.

Th.: Alles ist weg … Innerlich wie leer?

Pat.: Ja leer, einfach nichts.

Th.: Also, in dem Moment, in dem die Sie den Ärger ihm gegenüber ausdrücken wollen, ist auf einmal alles weg und Sie sind innerlich leer. Irgendwas ist da passiert … [*Prozessbeobachtung; Spiegeln des Markers für einen selbstunterbrechenden Prozess*]

An dieser Stelle unterbricht die Patientin ihren Ärger und die Therapeutin spiegelt der Patientin diesen Prozess. Hierbei handelt es sich um eine „harte" Unterbrechung, das Gefühl ist völlig verschwunden und nicht mehr zugänglich. In der Folge arbeiten Patientin und Therapeutin an der Unterbrechung des Ärgers im Rahmen einer Zwei-Stuhl-Inszenierung (siehe Kapitel 4.7). In den darauffolgenden Stunden führen Patientin und Therapeutin die Leere-Stuhl-Arbeit mit dem Vater fort, kehren aber immer wieder zur Arbeit an der Unterbrechung des selbstbehauptenden Ärgers zurück. An einer Stelle äußert der unterbrechende

Selbstanteil: „Zeig ihm nicht, was du fühlst, er wird dich abwerten und dir das Gefühl geben, dass du nichts wert bist, und er wird sich abwenden und dann verlierst du ihn für immer. Und das wirst du nicht aushalten.“ Im weiteren Verlauf wird der erlebende Selbstanteil stärker und beginnt sich abzugrenzen: „Ich will aber so nicht leben! Ich fühle einfach, was ich fühle, und ich möchte das sagen können! Was er gemacht hat, war einfach nicht okay! Und ich kann aushalten, wenn er sich abwendet. Faktisch lebe ich schon mein Leben lang ohne ihn.“ Die Therapeutin lädt die Patientin daraufhin ein, den neu zugänglich gemachten selbstbehauptenden Ärger dem Vater gegenüber direkt auszudrücken.

Beispiel (Fortsetzung):

Th.: „Was er gemacht hat, war einfach nicht okay. Das ist was ich fühle!“ Können Sie ihn wieder hier (zeigt auf den Leeren Stuhl) hinsetzen und ihm sagen: „Das war einfach nicht ok!“ [*das zuvor unterbrochene Gefühl mit der Umwelt, in diesem Falle dem Vater, in Kontakt bringen*]

Pat.: (mit fester Stimme zum Leeren Stuhl) Wie du mich behandelt hast, war einfach nicht okay! So darf man kein Kind behandeln! Wie kann man so mit seiner Tochter umgehen? [*drückt primär adaptiven Ärger aus*]

Th.: Ja, „es war einfach nicht okay! Ich bin wütend auf dich dafür, wie du mich behandelt hast“. [*Therapeutin validiert den Ärger und ermuntert seinen weiteren Ausdruck*]

Pat.: Ja ich bin total wütend! Du warst ein katastrophaler Vater, ein Totalausfall!

Th.: „Du warst ein katastrophaler Vater, ein Totalausfall!“ Sagen Sie das noch mal. [*unterstützt den intensiven Ausdruck primär adaptiven Ärgers*]

Pat.: Du warst ein Totalausfall und du bist es immer noch!

Th.: Was wollen Sie von ihm? [*Fokus auf das Bedürfnis*]

Pat.: Ich will von dir, dass du mich mit Respekt behandelst, dass du dich für mich und mein Leben interessierst und dass du mir zeigst, dass du stolz auf mich bist.

Th.: „Ich will deinen Respekt und deine Wertschätzung …“

Pat.: Ja, und ich will, dass du aufhörst zu sagen, ich wäre ein so schwieriges Kind gewesen und mit mir hätte man ja nicht umgehen können!

Th.: Ahh … „Ich will, dass du endlich Verantwortung übernimmst“? [*empathische Vermutung in der Zone nächster Entwicklung*]

Pat.: Ja, ich will, dass du Verantwortung übernimmst, dafür, dass du ein echt beschissener Vater warst.

Th.: Okay, kommen Sie mal hierherüber. (Patientin wechselt den Stuhl) Als ihr Vater, was sagen Sie? [*Wechsel auf die Seite des anderen, um zu explorieren, ob sich die Repräsentation des anderen nach dem Ausdruck des primären Gefühls und Bedürfnisses verändert*]

Pat.: Was willst du eigentlich von mir?! Du durftest immer zu uns kommen, wir mussten unseren Urlaub nach dir richten, ich habe jeden Monat ein Heidengeld an deine Mutter für dich bezahlt. Was ist eigentlich dein Problem?! [*der andere reagiert abgrenzend, die Repräsentation des anderen verändert sich nicht*]

Th.: Okay. „Was ist eigentlich dein Problem." Was sagt der da eigentlich? „Was willst du eigentlich, ich habe doch alles gemacht …" Was ist die Botschaft von dem, was er sagt? Was kommt da bei Ihnen an? [*Herausarbeitung der Botschaft des bedürfnisfrustrierenden anderen*]

Pat.: Ich habe meine Pflicht erfüllt, mir ist nichts vorzuwerfen und eigentlich warst du mir immer lästig!

Th.: Ah, „…mir ist nichts vorzuwerfen, aber eigentlich warst du mir lästig …" Und was ist das mit dem „uns, wir" … „Wir mussten unseren Urlaub nach dir richten …"?

Pat.: Das ist genau das – (als Vater zum Leeren Stuhl) du gehörst nicht dazu. Ich habe eine neue Familie und du bist ein lästiges Anhängsel. Und du passt nicht zu uns, du bist anders. Du hast nicht mal Abi gemacht (macht verächtliche Handbewegung) – Ergotherapeutin – ich weiß nicht mal, was das ist, und es interessiert mich auch nicht!

Th.: Kommen Sie mal hier herüber. (Patienten wechselt zurück in ihren Stuhl) Was passiert da in Ihnen? „… du warst mir eine Last, du passt nicht zu uns, ich interessiere mich nicht für dich, was willst du eigentlich von mir?"

Pat.: (Tränen laufen die Wangen herunter) (Pause) Ich weiß das, ich weiß das eigentlich, der ist einfach so, der wird sich nicht verändern … [*Aufkommen von primär adaptiver Traurigkeit*]

Th.: Und das tut weh … Können Sie Ihren Tränen Worte geben? [*empathisches Bestätigen; ermuntert die Symbolisierung der Traurigkeit*]

Pat.: (Tränen) Das ist einfach total traurig … da ist so eine Entfernung zwischen uns … der lebt auf einem anderen Planeten als ich, … und ich weiß, ich werde das von ihm nicht bekommen, der kann mit mir einfach gar nichts anfangen.

Th.: … „Ich werde das von ihm nicht bekommen …" und das ist so traurig. Können Sie mir einmal erzählen, was Sie vermissen? [*Fokus auf das Bedürfnis; Ermunterung, es der Therapeutin gegenüber auszudrücken, weil der Vater offenkundig als nicht empathisch repräsentiert ist*]

Pat.: Ich vermisse einen Vater. (Tränen auch in der Stimme) Ich vermisse einfach einen Vater … zu dem ich hingehen kann, der sich über mich freut, der sich für mich interessiert; ein Haus, in das ich kommen kann, einfach so. … So ein Gefühl jemanden im Rücken zu haben, der da ist … der stolz auf mich ist …

Th.: Ja, einen richtigen Vater, der da ist … der bedingungslos hinter mir steht …

Pat.: Bedingungslos … ja, bedingungslos, das ist irgendwie ganz wichtig … das gab es nie, es gab nur Bedingungen. [*Bedeutungsbildung*]

Th.: „Das ist es, was ich vermisse, einen bedingungslos liebenden Vater." (Patientin nickt) Und das ist *er* nicht, und das ist einfach traurig. [*Ausdruck des tiefempfundenen Bedürfnisses; primär adaptive Trauer über dessen Nichterfüllung*]

Pat.: Ja, das ist traurig, das ist er einfach nicht. (Pause, schaut in Richtung des Leeren Stuhls) Für ihn gilt nur, was die anderen denken, alles muss gut aussehen nach außen. Tolles Haus, tolles Auto, toller Beruf, so wie die Caro, die ist Zahnärztin, das findest du ganz toll, das wolltest du schon immer – aber das bin ich nicht. [*aufkommende Selbstbehauptung im letzten Teilsatz und Betonung der Unterschiedlichkeit in Bezug auf den Vater*]

Th.: Können Sie ihm das sagen: „Ich bin das nicht, ich bin anders als du"? [*fokussiert auf die beginnende Selbstbehauptung*]

Pat.: Ja, ich bin anders als du, ich mag das alles nicht, mir ist das nicht wichtig, für mich zählen andere Sachen …

Th.: „Ich habe andere Werte?" Was sind Ihre Werte?

Pat.: Für mich zählt Freundschaft und Verlässlichkeit, dass man für den anderen da ist und nicht gleich beurteilt. Und das lebe ich auch! Darum habe ich mir auch so einen Beruf ausgesucht. Mir macht das Spaß, das ist ein toller, sinnvoller Beruf. Ich kann da wirklich helfen und etwas verändern.

Th.: Es klingt fast so, als würden Sie sagen: „Ich habe andere Werte, und das sind gute Werte! Und die lebe ich auch und das ist sehr gut so! Was ich lebe, ist gut"?

Pat.: Absolut! (Therapeutin macht Geste zum Leeren Stuhl hin) Das ist gut so, ich lebe ein gutes Leben! [*primär adaptiver Stolz*]

Th.: Können Sie ihm das noch mal sagen? „Ich lebe ein gutes Leben. Ich bin gut"? [*fördert den Ausdruck von Stolz*]

Pat.: Ich bin gut … Ich bin echt okay.

Th.: Wie fühlt sich das an, während Sie das sagen? [*fokussiert auf das Erleben im Hier und Jetzt*]

Pat.: Das ist gut. (lächelt verlegen) Fühlt sich gut an.

Th.: Ja, sagen Sie das ruhig noch mal. Lassen Sie Ihrem Körper eine Haltung finden, die zu dem Gefühl passt, und sagen Ihm das noch mal. [*Verankerung des positiven Selbsterlebens im Körper*]

Pat.: (richtet sich auf) Ich bin total in Ordnung. So ein Leben, wie du lebst, will ich nicht, da liegt für mich kein Sinn drin. Das, was ich mache, ist genau richtig für mich. Ich habe Freunde, die mich mögen, und die einfach da sind, wenn ich sie brauche. (Pause) Ich weiß, dass du damit nichts anfangen kannst, und das ist echt traurig und schade … aber so ist es nun mal. (Pause)

Th.: … „Das ist traurig, aber so ist es nun mal …" Was passiert da gerade in Ihnen?

Pat.: Ich weiß nicht … irgendwie war mir das schon klar, aber jetzt spüre ich das, es fühlt sich ganz anders an … (Pause) Der kann das einfach nicht, der lebt nur in seiner Welt in seiner Fassade. Dafür würde er alles tun. Und ich habe diese Fassade immer gestört, Überbleibsel aus erster Ehe uns so … Und so von außen da drauf zu gucken, das ist so armselig, da tut er mir fast leid. [*Veränderung der Repräsentation des anderen vom Erlebenden Stuhl aus; beginnt den Vater als weniger mächtig und mit Mängeln behaftet zu sehen*]

Th.: Können Sie ihm das sagen?

Pat.: Du tust mir echt irgendwie leid. Das ist alles so leer und inhaltslos bei dir. Überhaupt keine Tiefe. […]

Die Patientin berichtet der Therapeutin in der Folge aus dem Leben des Vaters, um seine Oberflächlichkeit zu illustrieren. Dabei exploriert sie die Weltsicht des Vaters und bekräftigt gleichzeitig auf positive Weise ihre Unterschiedlichkeit. Die Therapeutin bittet die Patientin nicht mehr, in den Stuhl des Vaters zurückzuwechseln, da eine Veränderung der Reaktion des Vaters nicht zu erwarten ist. Die veränderte Repräsentation des Vaters, die Weltsicht des Vaters und die Veränderung von Selbstschemata wurden bereits auf dem Stuhl des erlebenden Selbst explizit. Kurz darauf leitet die Therapeutin das Ende des Dialoges ein:

Beispiel (Fortsetzung):

Th.: Ich weiß nicht, um für heute hier zu schließen, was möchten Sie ihm noch sagen, um Ihr neues Gefühl ihm gegenüber zum Ausdruck zu bringen?

Pat.: (zum Leeren Stuhl) Du tust mir zum ersten Mal leid, und ich merke, ich will gar nicht zu deinem Kreis gehören. Ich weiß auch, du wirst für mich nie der Vater sein, den ich mir wünsche. Aber irgendwie tut das nicht mehr so weh, es ist nicht so schlimm, weil ich viele andere gute Menschen in meinem Leben habe. [*beginnendes Loslassen des unbefriedigten Bedürfnisses*]

Th.: Prüfen Sie mal für sich: Ist es okay, da für heute aufzuhören?

Pat.: Ja, das passt.

Im Anschluss besprechen Patientin und Therapeutin den Leeren-Stuhl-Dialog nach und die Therapeutin unterstützt die Patientin, das Erlebte narrativ einzuordnen. Die Patientin erkennt, wie sehr sie sich in der Vergangenheit möglichen unterstützenden Menschen gegenüber zurückgenommen hat, um sich diesen nicht zuzumuten. Sie kann ihre Bedürfnisse als berechtigt erleben und die Therapeutin ermuntert sie, ihre Bedürfnisse und ihren Umgang mit diesen bewusst wahrzunehmen und nach Wegen Ausschau zu halten, wie diese erfüllt werden können. Patientin und Therapeutin ankern den beginnenden Prozess des Loslassens der unbefriedigten Bedürfnisse gegenüber dem Vater.

4.6.7 Häufige Schwierigkeiten

„Warum-Fragen" der Patienten zu folgen, führt häufig in die Irre (z. B. „Ich verstehe nicht, warum du so warst?"), da sie meist nicht nach einer Antwort verlangen, sondern indirekt Ärger oder verletzliche Gefühle ausdrücken. Stattdessen ist es hilfreich, dabei zu helfen, die darunterliegenden Gefühle (zumeist Traurigkeit und Ärger) zugänglich zu machen, zu differenzieren und auszudrücken.

Schwierig wird es auch, wenn Therapeuten Äußerungen von Patienten darüber folgen wie sie sich in der Vergangenheit gefühlt haben, ohne auf den aktuellen Prozess einzugehen (z. B. berichtet der Patient darüber, wie allein er sich gefühlt hat und drückt in der Stimme Ärger aus). Wenn das aktuelle Erleben nicht deutlich sichtbar wird, oder Inkongruenzen bestehen, sind Fragen wie „Und wie fühlt sich das an, während Sie das sagen?", „Fühlen Sie das jetzt auch?", „Was passiert gerade in Ihnen?" hilfreich.

Wichtig ist es, sich zu vergegenwärtigen, dass es sich nicht um ein Rollenspiel handelt. Es geht nicht darum, etwas einzuüben, es geht auch nicht um die „Wahrheit", sondern um die Repräsentation des bedeutsamen anderen im Kopf des Patienten und die emotionalen Reaktionen des Patienten darauf.

4.6.8 Anwendung der Aufgabe

Die Leere-Stuhl-Arbeit ist die „Königsintervention" der EFT. Sie kommt am häufigsten zur Anwendung und ist über alle Störungsbilder hinweg bedeutsam.

Die Art und Weise wie wir sie hier beschrieben haben, eignet sich besonders für Erfahrungen von Vernachlässigung, Verlassenwerden, Abwertung und Ablehnung durch zentrale Bezugspersonen. Aber auch in der Verarbeitung traumatischer Erfahrungen kommt die Leere-Stuhl-Arbeit zum Einsatz. Besonderheiten hierzu sind in Kapitel 5.3.4 dieses Buches und bei Paivio und Pascual-Leone (2010) nachzulesen.

4.7 Zwei-Stuhl-Inszenierung bei selbstunterbrechenden Prozessen

4.7.1 Das Phänomen

Immer wieder gibt es in Sitzungen Momente, in denen Patienten beginnen, Emotionen oder Bedürfnisse auszudrücken, sich dann aber zurückhalten, stoppen, „abschalten", oder zum Schweigen bringen. Dabei handelt es sich um primäre Emotionen wie Trauer, Schmerz oder Ärger sowie Bedürfnisse nach Nähe, Autonomie oder Gesehenwerden. Die Patienten bleiben resigniert, blockiert oder leer zurück und/oder verspüren körperliche Beschwerden wie Kopfschmerzen oder Engegefühle in der Brust. Manche Patienten haben grundsätzlich das Gefühl, von ihren Gefühlen abgeschnitten zu sein, und wieder andere klagen über psychosomatische Beschwerden, ohne diese mit ihren Gefühlen und ihrem Umgang mit ihren Gefühlen in Zusammenhang zu bringen. Häufig berichten Patienten auch davon, sich außerhalb der Sitzungen bestimmte Verhaltensweisen nicht zu erlauben, gehemmt zu sein oder sich mehr zurückzunehmen, als ihnen lieb ist. Es folgen ein paar Beispiele für derartige Phänomene: Eine Patientin begann in einem Leeren-Stuhl-Dialog ihrer Mutter gegenüber, von der sie sich benutzt und vereinnahmt fühlte, Ärger auszudrücken. „Ich nehme dir übel, dass du immer nur auf dich geschaut hast und nie auf mich!“, dann hielt sie inne und schaute zu Boden. Auf die Frage der Therapeutin: „Was passiert gerade?“, antwortete sie mit matter Stimme: „Es ist nicht okay, dass ich so wütend auf meine Mutter bin.“ Eine andere Patientin entfernte sich, wann immer sie Emotionen in der Sitzung erlebte, innerlich von diesen, schaute ins Leere, hielt den Atem an, verstummte. Wenn der Therapeut sie fragte, was sie gerade empfinde, sagte sie achselzuckend: „Keine Ahnung, nichts“, oder schüttelte wie abwesend mit dem Kopf. Wieder ein anderer Patient, ein alleinstehender Mann, der unter Einsamkeit litt, äußerte wiederholt Sehnsucht nach Kontakt oder Verbindung mit anderen Menschen, nahm dieses Bedürfnis aber stets zurück, wenn die Therapeutin den Fokus darauf lenkte: „Es hat ja doch keinen Sinn.“ Auch außerhalb der Sitzung unternahm er keine konkreten Schritte, Kontakte zu knüpfen. Eine andere Patientin, die unter Spannungskopfschmerzen litt, fühlte sich von ihren Gefühlen wie abgeschnitten. Immer wenn sie in den Sitzungen emotional wurde, zog sie die Schultern hoch, spannte sich an und fühlt sich im Anschluss „leer“.

4.7.2 Der Marker

Diese Beispiele sind Marker für selbstunterbrechende Prozesse. Ein Marker für einen selbstunterbrechenden Prozess ist folgendermaßen definiert (Elliott et al., 2007; Greenberg et al., 2003):

Marker für einen selbstunterbrechenden Prozess
1. Der Patient beginnt ein primäres Gefühl, ein Bedürfnis oder eine Handlung auszudrücken (z. B. aufsteigende Tränen, aufkommender selbstbehauptender Ärger, der im Tonfall hörbar wird, das Bedürfnis nach Unterstützung oder Wahrgenommen-Werden). 2. Der Patient unterbricht dieses Gefühl, das Bedürfnis oder die Handlung (z. B. durch körperliche Handlungen wie Atemanhalten, Muskelkontraktionen oder mentale Prozesse wie eine Veränderung des Aufmerksamkeitsfokus).

3. Die Unterbrechung geht mit psychischer und/oder physischer Belastung einher (z. B. Gefühle der Resignation und Leere oder psychosomatische Symptome wie Müdigkeit, Engegefühle in der Brust oder Nackenschmerzen).

Ein Marker für einen selbstunterbrechenden Prozess liegt vor, wenn Patienten entweder in der Sitzung selbstunterbrechende Prozesse zeigen oder davon berichten, sich außerhalb der Sitzung zu unterbrechen. Am häufigsten kommen sie im Rahmen eines Dialoges mit dem Leeren Stuhl bei unabgeschlossenen Prozessen vor (siehe Kapitel 4.6). Auch posttraumatische Symptome wie Dissoziation oder Numbing werden als selbstunterbrechende Phänomene verstanden (Paivio & Pascual-Leone, 2010).

Selbstunterbrechende Prozesse sind von anderen klinischen Phänomenen und Markern abzugrenzen, die auf den ersten Blick ähnlich anmuten. Zunächst möchten wir betonen: Wenn Patienten ihre Emotionen nur zögerlich oder gar nicht ausdrücken, handelt es sich dabei nicht zwangsläufig um selbstunterbrechende Prozesse wie wir sie hier in diesem Kapitel verstehen. Wie wir in Kapitel 5.5 sehen werden, kann dies auch auf motivationale Prozesse wie Angst oder Scham (Patienten fühlen sich nicht sicher genug, *in Gegenwart des Therapeuten* Gefühle auszudrücken) und/oder auf Skilldefizite (z. B. wenn Patienten kein Bewusstsein über emotionales Erleben haben) zurückzuführen sein. Wie wir in solchen Fällen vorgehen, beschreiben wir in Kapitel 5.5.

Mitunter ist es schwierig, selbstunterbrechende Prozesse von selbstkritischen oder angsterzeugenden Prozessen zu unterscheiden; vor allem dann, wenn sie mit selbstbewertenden oder katastrophisierenden Kognitionen einhergehen. Häufig beinhalten Selbstunterbrechungen eine Kritik des Selbst für das Erleben und Empfinden bestimmter Gefühle oder Bedürfnisse, wie beispielsweise „Du bist egoistisch, dir steht es nicht zu, dir den Raum zu nehmen", „Ärger auf deinen Vater ist nicht okay, schließlich war er doch schwer krank". Genauso häufig beinhalten sie katastrophisierende Erwartungen über die Folgen des Erlebens und Ausdrückens bestimmter Emotionen, wie z. B. „Wenn du Ärger zulässt, geht alles kaputt", oder „Wenn du deine Traurigkeit zulässt, hört sie nie wieder auf, und du fällst auseinander". Hierbei handelt sich jedoch meist nicht um eigenständige selbstkritische oder angsterzeugende Prozesse.

Bei der Unterscheidung von angsterzeugenden und selbstkritischen Prozessen von selbstunterbrechenden Prozessen sind zwei Aspekte wichtig:

1. *Die Wirkung der Selbst-Selbst-Interaktion*: Bei selbstkritischen Prozessen stehen depressive Gefühle oder Scham im Vordergrund. Bei angsterzeugenden Prozessen dominieren sekundäre Gefühle oder primäre Angst. Bei selbstunterbrechenden Prozessen zeigen sich Symptome eines abgeschalteten oder zum Schweigen gebrachten Selbst wie Orientierungslosigkeit, Leere, Taubheit, Dissoziation oder psychosomatische Symptome.

2. *Die Art der Selbst-Selbst-Interaktion*: Bei selbstunterbrechenden Prozessen gibt es neben den Kognitionen (negative Selbstbewertungen oder katastrophisierende Erwartungen) stets eine gegen das Selbst gerichtete, zumeist körperliche Handlung, durch die das Selbst zum Schweigen gebracht wird; etwas, das die Person tut, um sich von ihren Gefühlen oder Bedürfnissen zu befreien.

Oft vermischen sich selbstkritische und selbstunterbrechende Prozesse oder gehen ineinander über. Welchen Pfad der Therapeut verfolgt, hängt u. a. von seiner Fallformulierung ab (siehe Kapitel 3.4) und davon, welcher Prozess im Hier und Jetzt der Therapiesitzung im Vordergrund steht.

4.7.3 Das zugrunde liegende emotionale Verarbeitungsproblem

Das emotionale Verarbeitungsproblem bei selbstunterbrechenden Prozessen besteht darin, dass Patienten primäre Emotionen nicht vollständig zulassen, erleben und ausdrücken können und somit nicht durch sie organisiert werden. Auf diese Weise ist weder die Utilisation adaptiven, noch die Transformation maladaptiven emotionalen Erlebens in der Therapie möglich. Im Leben fehlt ein wichtiger Kompass und zentrale Bedürfnisse werden vernachlässigt. Zudem stehen die physiologischen Aspekte der selbstunterbrechenden Handlung mit der Genese psychosomatischer Beschwerden im Zusammenhang. Selbstunterbrechende Prozesse werden gelernt, um sich in einem invalidierenden, wenig feinfühligen oder emotional nicht zugänglichen Umfeld vor den Folgen des bewussten Erlebens oder Ausdrückens von Gefühlen und Bedürfnissen zu schützen. Dies geschieht beispielsweise, wenn bei Traurigkeit niemand tröstet, wenn auf Ärger heftige Sanktionen folgen oder wenn Bedürfnissen nach Nähe und Kontakt mit Ablehnung und Zurückweisung begegnet wird. Jemand, der in einem solchem Umfeld aufwächst, wird lernen, sich zu schützen, indem er innere oder äußere Handlungen entwickelt, die das Erleben und Ausdrücken seiner Gefühle und Bedürfnisse unterbrechen. Das Gleiche gilt für die Wahrnehmung zentraler Bedürfnisse, wie nach Unterstützung, nach intakten Grenzen oder damit verknüpfter Handlungen, wie um Hilfe zu bitten oder Grenzen zu setzen. Mit der Zeit bildet die betroffene Person Schemata aus, die mit den jeweiligen Emotionen und Bedürfnissen zusammen aktiviert werden. Diese beinhalten Kognitionen wie z. B. „Wenn du Ärger ausdrückst, wirst du bestraft werden“, oder „Traurigkeit zu zeigen, ist ein Zeichen von Schwäche“. Häufig nehmen diese Kognitionen die Form von Tabus an: „Ärger auf die Eltern ist nicht in Ordnung“, oder „Sich verletzlich zu zeigen kommt nicht infrage“. Sie enthalten aber auch konkrete (zumeist innere) Handlungen, um das Erleben oder den Ausdruck der jeweiligen Emotion zu unterbinden, wie Muskelkontraktionen, Atemanhalten oder mentale Operationen, die zu dissoziativen Zuständen führen. Diese inneren Handlungen sind hoch automatisiert und laufen außerhalb der bewussten Wahrnehmung ab. Sie sorgen dafür, dass die betreffenden emotionalen Schemata nicht zur bestimmenden Selbstorganisation werden (siehe Kapitel 1.3). Im Falle von schweren traumatischen Ereignissen (big T-Traumas) stellen dissoziative und Numbing-Prozesse einen Schutz der Psyche vor als überwältigend und überflutend erlebten Erfahrungen dar. In der Nachfolge des traumatischen Ereignisses werden sie jedoch problematisch, da sie die therapeutische Bearbeitung des traumatischen Erlebnisses erschweren und dessen Integration verhindern.

4.7.4 Die therapeutische Aufgabe

Die wichtigste Intervention im Umgang mit selbstunterbrechenden Prozessen in der EFT ist eine Variante des Zwei-Stuhl-Dialoges, die Zwei-Stuhl-Inszenierung. Nach Greenberg und Kollegen (2003) verfolgt der Therapeut bei der Arbeit mit selbstunterbrechenden Prozessen drei aufeinanderfolgende Prozessziele:

Prozessziele bei der Arbeit mit selbstunterbrechenden Prozessen

1. Den Patienten helfen, sich darüber bewusst zu werden, *dass* sie sich unterbrechen.
2. Mit ihnen gemeinsam explorieren, *wie* sie sich unterbrechen und sie dazu einladen, die entsprechenden mentalen und körperlichen Handlungen bewusst auszuführen.
3. Den Patienten helfen, zu identifizieren, *was* sie unterbrechen und sie dabei unterstützen, es anzunehmen und in Kontakt mit der Umwelt zu bringen.

Der Therapeut achtet auf Marker für Selbstunterbrechungen in der Sitzung. Nimmt er entsprechende Marker wahr, spiegelt er dem Patienten wider, *dass* er sich unterbricht. Dann exploriert er mit ihm, *wie* er das tut. Den Kern der therapeutischen Aufgabe bildet das Spezifizieren und bewusste Ausführen der selbstunterbrechenden Handlung(en). Dies erfolgt in der Regel in der Form eines Stuhldialoges, in der auf der einen Seite der *erlebende Anteil* (das unterbrochene Bedürfnis, die unterbrochene Emotionen, die nicht durchgeführte Handlung) sitzt und auf der anderen der *selbstunterbrechende Anteil.* Dieser Prozess kann aber auch auf nur einem Stuhl stattfinden. Der Patient bleibt dann auf seinem Stuhl und wird eingeladen, die selbstunterbrechende Handlung zu explorieren und durchzuführen. Dieses Vorgehen hat sich insbesondere bei dissoziativen Prozessen als hilfreich erwiesen. Durch die bewusste Ausführung der selbstunterbrechenden Handlung wird de-automatisiert, was ansonsten automatisch abläuft. Der Patient erlebt seine aktive Rolle im Prozess der Selbstunterbrechung und tritt aus der empfundenen Passivität heraus. Hierdurch gewinnt er mehr Kontrolle. Die bewusste Ausführung und Übertreibung der selbstunterbrechenden Handlung begünstigt die Aktivierung des unterbrochenen Erlebens (dessen, *was* unterbrochen wurde). Wie es zu diesem paradoxen Effekt kommt, ist noch nicht abschließend geklärt. Vermutlich aktiviert die bewusste Ausführung der unterbrechenden Handlung Aspekte des blockierten emotionalen Schemas (Greenberg et al., 2003) und lässt es so zur vorherrschenden Selbstorganisation werden. Nach der Ausführung der selbstunterbrechenden Handlung wird der Patient gebeten, den Stuhl zu wechseln, um die Wirkung der Selbstunterbrechung und deren Kosten zu spüren. Das bewusste Erleben der Folgen der Selbstunterbrechung bewirkt üblicherweise ein Aufbegehren gegen die unterbrechende Aktivität, begleitet vom Ausdruck primärer Gefühle und damit verbundener Bedürfnisse, die dann mit der Umwelt in Kontakt gebracht werden sollten. Dies kann geschehen, indem der Therapeut den Patienten beispielsweise einlädt, sich eine reale Person aus seinem Leben auf dem Leeren Stuhl vorzustellen.

4.7.5 Der Veränderungsprozess

Auch der Prozess der Auflösung selbstunterbrechender Prozesse ist beforscht worden (Elliott et al., 2007; Greenberg et al., 2003). Aus dieser Forschung ist ein Auflösungsmodell entstanden, das wir hier in modifizierter Form darstellen (siehe Abbildung 14).

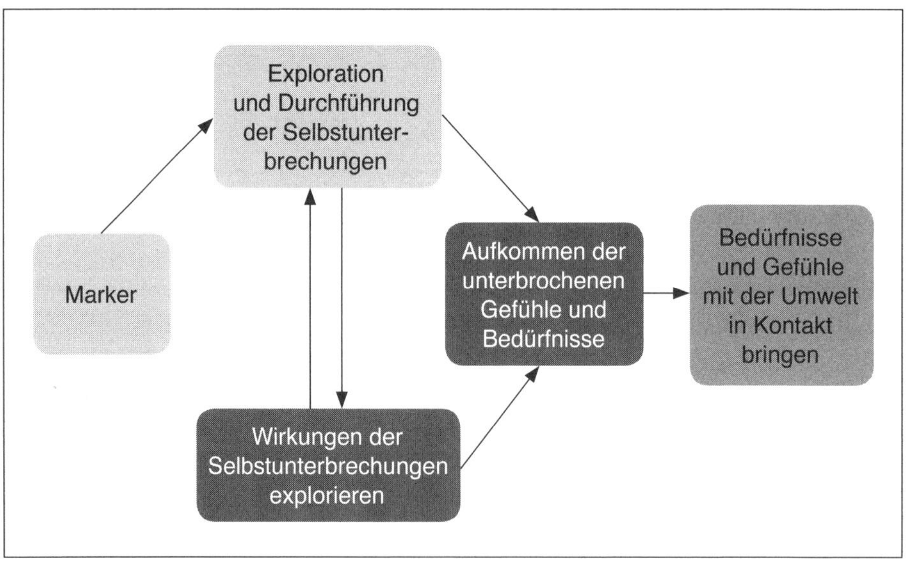

Abbildung 14: Die Auflösung selbstunterbrechender Prozesse (angelehnt an Greenberg et al., 2003)

Im Folgenden beschreiben wir die Schritte, durch die Patienten bei der Auflösung selbstunterbrechender Prozesse gehen, und wie der Therapeut diese jeweils fördern kann. Es lassen sich einzelne Phasen unterscheiden, die in der Praxis nicht linear verlaufen. Mit Ausnahme von Phase 4 entsprechen sie den Prozesszielen, die Greenberg und Kollegen (2003) in der Arbeit mit selbstunterbrechenden Prozessen definiert haben.

4.7.5.1 Der Marker

Therapeuten achten auf Marker für selbstunterbrechende Prozesse, wobei nicht jede Selbstunterbrechung einer Zwei-Stuhl-Inszenierung bedarf. Wir treffen eine Unterscheidung zwischen *weichen* und *harten* Unterbrechungen. Während bei weichen Selbstunterbrechungen Prozessbeobachtungen („Sie halten den Atem an") oder empathisches Zurückfokussieren („Es wirkt so, als würden Sie die Tränen wegwischen. Es sind wichtige Tränen. Wenn Sie Ihnen Worte geben, was sagen die?") ausreichen, bleibt der Prozess bei harten Unterbrechungen stecken und würde ohne die explizite Bearbeitung der Selbstunterbrechung nicht voranschreiten. Der Therapeut muss stets abwägen, ob der Prozess auch ohne eine explizite Bearbeitung der Selbstunterbrechung weitergehen würde oder nicht. Fällt einem Therapeuten auf, dass ein Patient die Luft anhält, während Tränen aufsteigen oder er die Schultern hochzieht, wird er ihn einladen, zu atmen und seine Gefühle zu erlauben: „Atmen Sie, und lassen Sie, was immer kommen mag, kommen", oder: „Es wirkt beinahe so, als würden Sie den Ärger zurücknehmen. Es ist ein wichtiger Ärger, er gibt Ihnen Kraft und ein Gefühl der Berechtigung. Wenn es okay für Sie ist, erlauben Sie ihm, sich in Ihrem Körper auszubreiten." Der Therapeut wird diese Ermunterungen wiederholen und wenn der Prozess nicht weitergeht oder im Patienten Folgen der Selbstunterbrechung wie Resignation, Ratlosigkeit, Leere oder körperliche Symptome sichtbar werden, wird der Therapeut vorschlagen, explizit an der Selbstunterbrechung zu arbeiten. Solche „harten" Unterbrechungen spiegelt der Therapeut dem Patienten zunächst wider. Aus einer neugierigen, interessierten Haltung heraus könnte er zum Beispiel sagen: „Die Tränen waren da und jetzt sind sie wieder weg. Was ist mit den Tränen passiert?",

„Gerade war Ärger da, ein Anflug von Selbstbehauptung, und jetzt ist der Ärger wieder weg. Was ist mit dem Ärger passiert?", oder: „Da ist das Bedürfnis nach Kontakt. Aber irgendwie handeln Sie nicht danach. Wie halten Sie sich davon ab, Kontakt zu suchen?"

Bevor Therapeut und Patient mit der Exploration der selbstunterbrechenden Handlung beginnen können, muss der Therapeut mit dem Patienten ein Einverständnis darüber herstellen, dass er sich unterbricht und dass es wertvoll wäre, daran zu arbeiten. Gerade wenn sie die ersten Male vorgeschlagen wird, ist ein Rational für die Aufgabe erforderlich.

Beispiel:

Th.: Es wirkt so, als ob die Traurigkeit hochkommt und dann wieder verschwindet. Wie passiert das?
Pat.: Keine Ahnung.
Th.: Für mich sieht es so aus, als würden Sie den Atem anhalten und die Traurigkeit geht weg.
Pat.: … Ja, kann sein, stimmt, ich halte den Atem an, das war mir gar nicht bewusst.
Th.: Okay. Also, Sie halten den Atem an, und Ihre Gefühle gehen weg, und die Folge ist, dass Sie irgendwie ratlos zurückbleiben. Es scheint so, als verlieren Sie da einen wichtigen Kompass, der Ihnen sagt, was Sie brauchen. [*Rational*]
Pat.: Ich will sie halt nicht mehr, die Traurigkeit. Was habe ich davon, außer, dass es scheiße weh tut.
Th.: Kommen Sie mal hier herüber, auf diese Seite, da drüben ist Ihre Traurigkeit – nehmen Sie sie sich weg. Wie machen Sie das?
Pat.: Keine Ahnung.
Th.: Das ist nicht leicht, hm? Irgendwie halten Sie den Atem an und sagen so etwas wie „Was habe ich denn davon, es tut nur scheiße weh" …

4.7.5.2 Explorieren und Ausführen der selbstunterbrechenden Handlung

Im zweiten Schritt geht es darum, mit dem Patienten zu explorieren, *wie* er sich unterbricht. Je nach Phänomen wird der Therapeut dies auf einem oder zwei Stühlen tun.

Die klassische Variante ist, den Patienten auf einen zweiten Stuhl zu bitten. Dort wird der Patient gebeten, sich mit dem selbstunterbrechenden Teil zu identifizieren. Es folgt ein Beispiel.

Beispiel:

Th.: Kommen Sie mal hier auf diese Seite. Dort drüben sind Sie und Ihr Ärger auf Ihre Mutter, der Teil, der sagt: „Ich habe nicht verdient, so behandelt zu werden. Ich nehme dir übel, dass du nicht für mich da warst, als ich dich gebraucht habe." Wie nehmen Sie sich den Ärger weg? Machen Sie das mal.
Pat.: Es ist nicht okay, dass ich ärgerlich auf meine Mutter bin.
Th.: Ja. Sagen Sie ihm: „Es ist nicht okay, dass du ärgerlich auf deine Mutter bist!"
Pat.: Sie hat es doch nur gut gemeint.

Th.: Sie hat es gut gemeint.
Pat.: Ja.
Th.: Und deswegen darfst du nicht ärgerlich sein. [*spezifizieren des kognitiven Aspektes der Selbstunterbrechung*]
Pat.: Ja. Sie hat es nicht verdient, und es bringt ja auch nichts, sie wäre nur verletzt und was bringt es dann? Außerdem ist es undankbar, wenn man bedenkt, wie schwer Sie es hatte.
Th.: Okay, also es ist: „Du bist undankbar, mehr Aufmerksamkeit einzufordern?“ Das ist ja, was diese Seite da drüben will, oder? „Also, hör auf, ärgerlich zu sein!“
Pat.: Ja. Genau. Hör auf! Es bringt nichts.
Th.: Und was soll er mit seinem Ärger machen? [*Überleitung von der Exploration der Kognitionen zur Exploration der selbstunterbrechenden Handlung*]
Pat.: ...Weg damit.
Th.: Weg damit. Und wie konkret? Also ...
Pat.: Wegdrücken, einfach weg damit.
Th.: Wegdrücken. Und wie ... machen Sie das auch irgendwie körperlich? Probieren Sie mal. [*hinlenken auf den körperlichen Aspekt der Selbstunterbrechung*]
Pat.: Puh, keine Ahnung.
Th.: Probieren Sie einfach mal; wir schauen, was kommt. Drücken Sie den Ärger mit den Händen mal weg, wie Sie gesagt haben. (Therapeut deutet die Handlung mit eigenen Händen an, um zu den Patienten zu ermuntern)
Pat.: (drückt mit beiden Händen nach unten)
Th.: (ermunternd) Ja, so, sehr gut. Ist es das? Passt das?
Pat.: Ja, irgendwie schon.
Th.: OK, dann mehr, machen Sie das mal ganz bewusst. ... Gibt es Worte, die das (macht Geste des Runterdrückens) begleiten?

Gerade bei hoch automatisierten, sehr generalisierten Selbstunterbrechungen, wie bei habituellen dissoziativen Prozessen, kann es hilfreich sein, diese zunächst auf einem Stuhl zu explorieren, ebenso bei fragilen Patienten, wie bei solchen mit ausgeprägten posttraumatischen Prozessen. Hier ist zunächst nicht die Aktivierung der unterbrochenen Gefühle das Ziel, sondern die Bewusstwerdung der Selbstunterbrechung.

Eine junge Patientin, die wegen gelegentlicher Essanfälle mit anschließendem Erbrechen in die Therapie kommt, hält, wenn Sie über ihre Gefühle ihren Eltern gegenüber spricht, immer wieder die Luft an und wirkt wie abwesend.

Beispiel:

Th.: Wo sind Sie gerade?
Pat.: Keine Ahnung.
Th.: Es wirkt so, als waren Sie berührt über all das mit Ihren Eltern, und dann ist irgendetwas passiert und die Berührung ist verschwunden.
Pat.: Weiß nicht. (zuckt mit den Schultern)
Th.: Sie waren berührt, habe ich das richtig wahrgenommen?
Pat.: Ja, schon irgendwie, ja, aber … (zuckt mit den Schultern) jetzt spür ich da nichts mehr.
Th.: Es wirkte so, als war da Berührung, und dann haben Sie irgendetwas gemacht oder es ist irgendwas passiert und die Gefühle gingen weg.
Pat.: Ähm. (schaut die Therapeutin an, zuckt mit den Schultern) Vielleicht.
Th.: Mein Vorschlag ist, wir experimentieren gemeinsam, um herauszufinden, wie Sie das machen, okay? Es ist eine tolle Fähigkeit. Und ich denke, von dem, was ich von Ihrer Geschichte weiß, war es wichtig, diese Fähigkeit zu entwickeln.
Pat.: Ja, irgendwas mache ich wohl, aber ich weiß nicht was. Keine Ahnung. Es ist schon immer so.
Th.: Irgendetwas machen Sie, und schon sehr lange. Halten Sie den Atem an oder denken Sie an etwas Bestimmtes?
Pat.: Naja, ich schaue so ins Leere, einfach so ins Leere.
Th.: Aha, okay, Sie schauen ins Leere. Das ist es, oder? Und Ihr Atem?
Pat.: Stimmt, ich atme ganz flach in die Brust.
Th.: Okay. Sie atmen ganz flach in die Brust.
Pat.: … und spanne den Bauch an, so …
Th.: Aha, okay, prima. Sie spannen den Bauch an. Also: Sie schauen ins Leere, Sie atmen flach in die Brust, Sie spannen den Bauch an und … noch irgendwas?

Eine Variante dieser Intervention ist, den Patienten zu bitten, dem Therapeuten die Selbstunterbrechung beizubringen: „Wie machen Sie das? Wenn ich meine Angst nicht mehr spüren möchte, was muss ich machen? Bringen Sie es mir bei." Der Therapeut führt die selbstunterbrechende Handlung an sich aus und meldet dem Patienten zurück, wie es ihm damit geht. Dann exploriert er mit dem Patenten Vor- und Nachteile der Selbstunterbrechung.

Manchmal ist nicht klar, welches Gefühl oder Bedürfnis unterbrochen wird. Es wird lediglich sichtbar, dass sich im Patienten ein Gefühl oder Bedürfnis mobilisiert, aber sofort gestoppt oder blockiert wird. Wie bei einem Patienten, der aufkommende Tränen sofort „wegdrückt". Das Vorgehen ist das gleiche wie in den Fällen, in denen klar ist, was unterbrochen wird. Therapeut und Patienten beginnen mit der Exploration des *Wie* der Selbstunterbrechung.

Neben der Spezifizierung der begleitenden Kognitionen wie „Meine Mutter hat mich doch geliebt, also steht es mir nicht zu, auf sie sauer zu sein", „Es bringt doch nichts, sich verletzlich zu fühlen, dann ist eh niemand da", „Was habe ich davon, traurig zu sein, es ändert sich ja doch nichts. Die Situation ist so, wie sie ist", ist es wichtig, zur Exploration der selbstunterbrechenden Handlung überzuleiten. Üblicherweise erfolgt dies durch Fragen wie „Und was soll er mit seinem Ärger/seiner Traurigkeit/seinem Bedürfnis nach xy machen?". Bei der Explorationen der spezifischen selbstunterbrechenden Handlung brauchen Patienten Hilfe, da es ein hoch automatisierter Vorgang ist, der Ihnen nicht bewusst ist. Hier ist es hilfreich, wenn der Therapeut Vorschläge macht und Prozessbeobachtungen einbringt, beispielsweise in der Form von: „Es scheint so, als würden Sie die Schultern hochziehen, den Atem anhalten, irgendwie weggehen etc." Die Haltung des Therapeuten sollte sein: „Wir probieren es mal aus und experimentieren gemeinsam, okay?" Wenn Therapeut und Patient die spezifische Handlung bestimmt haben, lädt der Therapeut den Patienten ein, sie bewusst ausführen, und ein wenig zu übertreiben. Hierfür könnte er dem Patienten eine Decke oder ein Kissen reichen, um bestimmte Handlungen psychomotorisch besser ausführen zu können.

Es folgt ein kurzes Beispiel:

Beispiel:

Th.: Ja, drücken Sie den Ärger weg. Okay. Also so machen Sie das. Drücken Sie kräftig in die Decke. Gut.

Typische selbstunterbrechende Handlungen
• Luft anhalten • Schultern hochziehen • Emotionen weglachen • Ärger runterdrücken • Tränen runterschlucken • Emotionen wegwischen • Sich zusammenhalten, zusammenreißen • Symbolische Handlungen: „Die Schiebetür zum Herzen schließen", „sich abschalten", „sich einlullen", „eine Wand um sich herum aufbauen", „sich in eine Kiste sperren", „sich den Mund verbieten", „sich in die Ecke drücken" • Dissoziative Prozesse: „woanders hingehen", „weggehen"

Auch symbolische Handlungen sollten in konkrete Handlungen umgesetzt werden. Therapeut: „Machen Sie das, schließen Sie die Tür zu Ihrem Herzen (zeigt auf den anderen Stuhl). Wie machen Sie das?", oder Therapeut: „Seien Sie die Wand, die Sie von der Außenwelt abschirmt. / Seien Sie die Kiste, in die Sie sich stecken. / Seien Sie die bleierne Müdigkeit. Versuchen Sie ein körperliches Gefühl der Wand / der Kiste / der Müdigkeit zu bekommen.“ Der körperliche Ausdruck der unterbrechenden Handlung ist wichtig, weil dieser mit der Aktivierung der unterbrochenen Emotion verbunden ist. Daher kommen die unterbrochenen Gefühle häufig auf dem Stuhl des Unterbrechers auf. Es folgt ein Beispiel für dieses Phänomen:

Beispiel:

Pat.: Reiß dich zusammen. Es passt schon. Es ist alles nicht so schlimm.
Th.: Okay. „Reiß dich zusammen.“ Wie machen Sie das?
Pat.: Ich halte sie zusammen. (macht Geste mit den Händen, die ausdrückt, sie würde etwas zusammenhalten)
Th.: Okay. Und Ihre Hände gehen, oder? So machen Sie das (macht Geste nach). Und wo halten Sie sie? So an der Schulter?
Pat.: Ja, hier so an der Schulter, ich drücke sie zusammen.
Th.: Okay. Gut. Nehmen Sie am besten dieses Kissen hier. Das sind Ihre verletzlichen Gefühle. Der Teil, der sich zusammenreißen soll. Und Sie machen, dass Sie sich zusammenreißen, indem Sie sich irgendwie zusammenhalten. Halten Sie sie zusammen!
Pat.: (drückt Kissen)
Th.: Gut. Mehr. Fester.
Pat.: (drückt fester)
Th.: Prima. Begleiten sie das Zusammenhalten mit Worten, Sprechen Sie sie an …
Pat.: Reiß dich zusammen! (drückt Kissen)
Th.: Ja. Gut. Mehr.
Pat.: Reiß dich zusammen, reiß dich zusammen (Stimme beginnt zu brechen), reiß dich zusammen. (bricht in Tränen aus)
Th.: (behutsam) Mhm … es ist okay, lassen Sie, was immer kommen mag, kommen …

An dieser Stelle dürfen Therapeuten nicht pedantisch sein. Mag es auch der unterbrechende Stuhl sein, auf dem die Gefühle aufkommen, der Patient ist ein und dieselbe Person. Therapeuten sollten ihre Patienten erst dann auf den erlebenden Stuhl wechseln lassen, wenn sicher ist, dass das neu zugänglich gemachte Erleben durch den Wechsel nicht wieder verschwindet. Das Beispiel von oben geht folgendermaßen weiter:

Beispiel (Fortsetzung):

Pat.: Es ist so anstrengend. (weinend) [*auf dem Stuhl des Unterbrechers*]
Th.: Mhm. Es ist so anstrengend, sich permanent zusammenzureißen, hm? Und da sitzt so viel in Ihnen, das keinen Raum hat und nicht nach außen dringt.

Pat.: (weint)
Th.: Es ist okay, lassen Sie es da sein.
Pat.: Ich fühle mich oft so allein, und niemand weiß, wie es mir wirklich geht. Alle denken immer, die ist stark, die schafft das schon. / Oder, ich weiß auch nicht, wahrscheinlich denken die sich überhaupt nichts. (Stimme wird fester) [*aufkommender sekundärer Ärger*]
Th.: Ja, nach außen wird es nicht sichtbar, aber tief drinnen fühlen Sie sich manchmal so überfordert, mhm, und niemand bekommt es mit und Sie fühlen sich dann so alleine mit alldem in Ihnen. Was brauchen Sie? [*Refokussierung auf das primäre verletzliche Gefühl*]
Pat.: Dass die anderen mich sehen. (weint)
Th.: Dass die anderen Sie sehen und wie schwer es manchmal ist.
Pat.: … wie anstrengend. (weint)
Th.: Okay. Kommen Sie hier herüber. (zeigt auf den Stuhl des erlebenden Selbst)

4.7.5.3 Exploration der Wirkung der selbstunterbrechenden Handlung

Im dritten Schritt geht es darum, die Wirkung der Selbstunterbrechung zu explorieren. In der Regel ist der Ablauf folgendermaßen: Therapeut und Patient explorieren die selbstunterbrechende Aktivität auf einem zweiten Stuhl, wobei der Therapeut den Patienten dazu einlädt, die selbstunterbrechende Handlung bewusst durchzuführen. Ist dies geschehen, bittet er den Patienten auf den Stuhl des erlebenden Selbst zurück und fragt ihn danach, was passiere. Dabei hat sich bewährt, das unterbrochene Gefühl oder Bedürfnis direkt anzusprechen. Der Therapeut könnte zum Beispiel fragen:

- „Was passiert mit Ihrem Ärger/Ihrer Traurigkeit?“
- „Was passiert mit Ihrem Bedürfnis vollständig zu sein, sich auch verletzlich zeigen dürfen?“

In der Regel werden die negativen Folgen bzw. Kosten der Selbstunterbrechung sichtbar und Patienten äußern beispielsweise:

- „Ich fühle mich leer.“
- „Ich spüre so einen Druck, als würde ich keine Luft mehr bekommen, so eng.“

Dann sollte dieses Erleben exploriert und der anderen Seite widergespiegelt werden, z. B. indem der Therapeut antwortet: „Sie fühlen sich so leer. Erzählen Sie der anderen Seite davon. Lassen Sie sie wissen, was es mit Ihnen macht.“

Von diesem Punkt aus arbeitet der Therapeut daran, das frustrierte Bedürfnis zugänglich zu machen, beispielsweise mit Aussagen wie „Ich möchte fühlen“, „Ich möchte ärgerlich sein dürfen“, „Ich möchte vollständig sein und dazu gehört auch Schmerz“.

Etwas schwieriger wird es, wenn die Folgen der Selbstunterbrechung zunächst positiv erlebt werden. Die ist gerade bei dissoziativen Prozessen der Fall:

Beispiel:

Pat.: Ich fühle nichts mehr, alle Angst, alle Anspannung fällt von mir ab.
Th.: Alle Angst, alle Last fällt von Ihnen ab. Und das tut irgendwie gut?
Pat.: Ja, ich fühle mich so schwerelos, dann gibt es nichts mehr, was mich stört.
Th.: Schwerelos, befreit von allem.

Zunächst sollte die positive Wirkung und die schützende Funktion der Selbstunterbrechung gewürdigt werden (z. B. „Das ist ein Platz, an den Sie gehen können, an dem es Ihnen gut geht"). Im nächsten Schritt hilft der Therapeut dem Patienten, sich die Kosten der Selbstunterbrechung bewusst zu machen. Hierfür könnte der Therapeut empathisch mögliche negativen Folgen vermuten: „Ich stelle es mir auch ziemlich einsam vor", oder: „Was passiert mit ihrem Bedürfnis nach Verbundenheit oder Lebendigkeit?"

Bei dissoziativen Prozessen geht es in der Regel erst einmal um die Bewusstwerdung der mentalen Handlungen und ihrer Wirkung auf das Selbst. Das Zugänglichmachen der primären Gefühle und der damit verbundenen Bedürfnisse ist ein langwieriger, mitunter schwieriger Prozess. Hier kommen die Gefühle seltener durch die Ausführung der selbstunterbrechenden Handlung alleine zum Vorschein. Es geht zunächst darum, dem Patienten ein Gefühl der Kontrolle zurückzugeben.

Eine häufige Folge von motorisch basierten selbstunterbrechenden Handlungen sind körperliche Symptome, wie Kopf- oder Nackenschmerzen. In diesen Fällen lädt der Therapeut den Patenten ein, das Symptom bewusst herbeizuführen.

Beispiel:

Th.: Okay, also Sie spannen die Schultern an und ziehen sie hoch. Und das führt dann zu Kopfschmerzen. Machen Sie, was immer Sie mit Ihren Schultern machen müssen, um Kopfschmerzen zu bekommen. Machen Sie es ganz bewusst.

Auch hier geht es um die Förderung des Gewahrseins des eigenen aktiven Anteils, um schließlich mehr bewusste Kontrolle über diese Prozesse zu erlangen.

Oft führt die bewusste Ausführung der unterbrechenden Handlung direkt zum Aufkommen der unterbrochenen Gefühle bzw. zu einem Aufbegehren gegen die unterbrechende Aktivität. Dies geschah auch bei einem Patienten, der einen Dialog mit seiner Mutter im Leeren Stuhl führte und eingeladen wurde, sich seinen Ärger wegzunehmen.

Beispiel:

Th.: Und was passiert, wenn Sie das abbekommen: „Weg mit deinem Ärger, sei nicht ärgerlich", und das Runterdrücken.
Pat.: Ich werde ärgerlich.
Th.: Sie werden ärgerlich.
Pat.: Ich will mich nicht länger zurücknehmen. Ich finde es unfair, wie sie mich behandelt.

Bei Patienten, bei denen nicht klar war, was sie unterbrechen, kommt es meist in dieser Phase zum Vorschein. Der Patient, der aufkommende Tränen sofort „wegdrückte", symbolisierte seine Trauer, nachdem er sie erlauben und da sein lassen konnte, als ein „unendliches Gefühl von Einsamkeit und Verlorenheit" verbunden mit dem Bedürfnis nach Zugehörigkeit und Kontakt.

4.7.5.4 Aufkommende Gefühle und Bedürfnisse mit der Umwelt in Kontakt bringen

Wenn primäre Gefühle und Bedürfnisse – auf welcher Seite auch immer – aufkommen, sollten sie zunächst gewürdigt und bestätigt werden. Der Therapeut hilft dem Patienten, die primären Gefühle zu erlauben, in Worten zu symbolisieren, zu akzeptieren, zu regulieren und zu verstehen. Dann lädt der Therapeut den Patienten ein, sie in Kontakt mit der Umwelt zu bringen. Dies sind in der Regel konkrete Personen aus dem Leben des Patienten, auf die sich die Gefühle und Bedürfnisse beziehen.

Im obigen Beispiel der Patientin, die sich beständig anhielt, sich zusammenzureißen, und sich wünschte, dass „die anderen" sehen, „wie schwer" es manchmal sei, war es der Ehemann, der als Person in der Vorstellung dazu geholt wird.

Beispiel:

Th.: Von wem würden Sie gerne am meisten gesehen werden?
Pat.: Von meinem Mann.
Th.: Okay, von Ihrem Mann. Ist es okay, ihn herzuholen und ihm davon zu erzählen, wie es in Ihnen aussieht?

Wenn die Selbstunterbrechung im Rahmen einer Arbeit mit unabgeschlossenen Prozessen, also Leerer-Stuhl-Arbeit aufgetreten ist, ist es der bedeutsame andere, mit dem der unabgeschlossene Prozess besteht. Wie in dem Beispiel von oben. Therapeut: „Können Sie Ihre Mutter wieder dort herholen auf der andere Seite? Sagen Sie ihr, was Sie ihr übel nehmen!"

Nicht selten aktiviert die Imagination der aktuellen Bezugsperson (z. B. Partner) oder des bedeutsamen anderen in der Leeren-Stuhl-Arbeit erneut die Selbstunterbrechung. Das Beispiel der Patientin, die ihren Ehemann imaginierte, geht folgendermaßen weiter:

Beispiel (Fortsetzung):

Pat.: Ich kann ihm das nicht sagen. Er wird es eh nicht verstehen.
Th.: Okay, kommen Sie hier rüber. (zeigt auf den anderen Stuhl) Und sagen Sie ihr: „Es bringt nichts, er wird es eh nicht verstehen."
Pat.: Es bringt doch nichts, er wird es eh nicht verstehen, vergiss es.
Th.: Vergiss es. Und was soll sie mit ihren Bedürfnissen und Gefühlen machen? [*überleiten zur selbstunterbrechenden Handlung*]
Pat.: Sich zusammenreißen.
Th.: Machen Sie das. Noch mal wie vorhin. Nehmen Sie noch mal das Kissen. Mehr davon. Reiß dich zusammen!

In diesem Beispiel gehen Therapeut und Patientin in eine weitere „Runde" der Ausführung der selbstunterbrechenden Handlung, bis der erlebende Selbstanteil sich behaupten und Gefühle und Bedürfnisse ausdrücken kann. Dies könnte beispielsweise so aussehen:

Beispiel (Fortsetzung):

Pat.: (zur unterbrechenden Seite) Ich habe keinen Bock mehr, mich zusammenzureißen. Ich will nicht mehr. Ich möchte mich den anderen zeigen und sagen, was ich brauche.
Th.: Sagen Sie das noch mal!
Pat.: Ich möchte mich zeigen und sagen, was ich brauche.
Th.: Ja, das ist, was Sie brauchen … Und was passiert?
Pat.: Es ist so, es fühlt sich richtig an.
Th.: Mhm. Können Sie sich noch einmal Ihren Mann vorstellen … Ist er da? … Zeigen Sie Sie sich ihm und sagen Sie ihm, wie es Ihnen geht und was Sie brauchen.
Pat.: (zum Ehemann auf dem Leeren Stuhl) Ich fühle mich oft nicht so stark, wie ich nach außen wirke, und ich brauche manchmal, dass ich mich fallen lassen kann …

In dieser Phase ist das Prozessziel des Therapeuten, dem Patienten zu helfen, die zuvor unterbrochenen Bedürfnisse und Gefühle einem bedeutsamen anderen gegenüber auszudrücken und sich als berechtigt zu erleben, diese Gefühle und Bedürfnisse zu haben. Ist die Selbstunterbrechung Teil einer Arbeit an der Auflösung unabgeschlossener Prozesse, wird diese Arbeit weitergeführt (siehe Kapitel 4.6). Ist die Arbeit an der Auflösung der Selbstunterbrechung eine eigenständige Aufgabe, explorieren Therapeut und Patient Möglichkeiten, das Bedürfnis in der Welt zu befriedigen.

Beispiel:

Th.: Also da ist das Bedürfnis nach Kontakt. Und es gibt konkrete Menschen, zu denen Sie gerne mehr Kontakt hätten. So wie Peter, den wir gerade da hatten. Was könnten Sie tun in der Welt, um diesem Bedürfnis nachzukommen?

Oder in dem Beispiel mit dem Ehemann:

Beispiel:

Th.: Was wäre ein guter Weg, Ihren Ehemann wissen zu lassen, wie es Ihnen geht?

Wie bei allen therapeutischen Aufgaben verläuft auch der Prozess der Auflösung einer Selbstunterbrechung selten linear. Die einzelnen Schritte (siehe Kasten) sind Wegmarken, an denen sich Therapeuten orientieren können. Üblicherweise bewegen sich Therapeut und Patient mehrmals zwischen den einzelnen Schritten hin und her.

Schritte der Auflösung einer Selbstunterbrechung

- Förderung des Bewusstseins, dass jemand unterbricht.
- Spezifizieren des „Wie" der Selbstunterbrechung.
- Bewusstes Ausführen der selbstunterbrechenden Handlung.
- Exploration der Wirkung und Kosten der Selbstunterbrechung.
- Aufkommen der unterbrochenen Gefühle und Kontaktnahme mit der Umwelt.

4.7.6 Ein Fallbeispiel

Eine 20-jährige Studentin kommt wegen Prüfungsangst in die Therapie. Zuvor hatte sie sich wochenlang von der Außenwelt abgeschottet. Niemand aus ihrem Umfeld wusste, dass sie längst nicht mehr die Universität besuchte. Ihre Tendenz zum sozialen Rückzug hatte ihren Ursprung in Mobbingerfahrungen durch Gleichaltrige in den ersten Jahren auf dem Gymnasium, die weiter fortwirkten. Aufgrund ihrer Ängste und ihres ausgeprägten Vermeidungsverhaltens hatte sie bereits zwei Studiengänge abgebrochen. Die Patientin kommt in die Stunde und berichtet davon, sich von ihrer Familie und ihren Freunden immer weiter zurückzuziehen. Sie befinde sich in einer „richtigen Abwärtsspirale".

Beispiel:

Th.: Das heißt, irgendwie wissen Sie, dass Ihre Eltern oder Ihre Schwester für Sie da wären, aber Sie sagen, Sie können es nicht annehmen und ziehen sich zurück.

Pat.: Ja, ich möchte es nicht, es ist / Die kümmern sich so lieb um mich, die haben so viel für mich getan, ich schäme mich, dass ich sie so enttäuscht habe. [*potenzieller Marker für selbstkritischen Prozess*]

Th.: Mhm, Sie schämen sich und wollen sich nicht zeigen und gleichzeitig ist der Wunsch da, sich anzuvertrauen? [*der Therapeut geht mit der Selbstunterbrechung, die sich im Rückzugsverhalten der Patientin zeigt, obgleich der selbstkritische Prozess ebenfalls wichtig ist*].

Pat.: Es wäre schön, aber es ist wie eine Hürde, die ich nicht überwinden kann. [*Marker für Selbstunterbrechung*]

Th.: Kommen Sie mal hier rüber, und wir probieren etwas aus, okay? Dieses Sich-Zurückziehen scheint ein wichtiger Prozess zu sein, der zu viel Leiden führt, oder? Mein Vorschlag ist, wir arbeiten daran, mit Stühlen, so wie wir das schon öfter gemacht haben, um einen Weg zu finden, damit umzugehen. Ist das okay? [*Einverständnis einholen und Rational*]

Pat.: Ja.

Th.: Dort drüben sind Sie, die sich ihren Eltern und ihrer Schwester anvertrauen will, okay? Und Sie hier sind ein Teil, der Sie daran hindert. Wie machen Sie das? [*explorieren der selbstunterbrechenden Aktivität*]

Pat.: Wie ich das mache?

Th.: Ja, bringen Sie sie dazu, sich zurückzuziehen! [*Einladung, selbstunterbrechende Aktivität auszuführen*]

Pat.: Okay. Easy. Du bist eine Versagerin. [*die Patientin organisiert sich selbstkritisch und der Therapeut folgt ihr*] Du hast deine Eltern enttäuscht. Sie haben alles getan für dich und auch deine Schwester und du hast sie enttäuscht!

Th.: Du hast Sie enttäuscht und Sie sagen das mit so einer Haltung von …? (ahmt Mimik nach) Was steckt da drin, was halten Sie von ihr? [*selbstkritischer Prozess, Herausarbeitung der affektiven Haltung des Kritikers*]

Pat.: Überhaupt nichts. Nichts.

Th.: „Überhaupt nichts." Kommen Sie hier herüber. Und was passiert, wenn Sie das abkriegen: „Du hast deine Eltern enttäuscht, und ich halte überhaupt nichts von dir!"?

Pat.: …Das macht mich fertig, richtig fertig und … (lächelt inkongruent)

Th.: Ja, das kann ich mir vorstellen, es muss weh tun, dass zu hören und – /. (Patientin und Therapeut sprechen gleichzeitig)

Pat.: Ich habe dem nichts entgegenzusetzen. (lächelt inkongruent) *[collapsed self]*

Th.: Sagen Sie ihr: „Ich hab dir nichts entgegenzusetzen"!

Pat.: Ich habe dir nichts entgegenzusetzen. (lächelt inkongruent)

Th.: Und was fühlen Sie, während Sie das sagen? [*behutsamer Versuch, das Lächeln aufzugreifen; der Therapeut möchte die Patienten nicht beschämen, da es ihr erkennbar schwerfällt, sich verletzlich zu zeigen*]

Pat.: Schlecht und allein.

Th.: Allein.

Pat.: Ja, ich habe die Unterstützung ja, ich muss nur zugreifen, aber … (schüttelt lächelnd den Kopf) [*obgleich der schambasierte Prozess ebenfalls von Bedeutung ist, steht die Unterbrechung des Bedürfnisses nach Kontakt im Augenblick im Vordergrund. Im weiteren Verlauf der Therapie wird die Scham in den Fokus rücken.*]

Th.: Ich habe die Unterstützung, sie wäre da, aber ich greife nicht zu.

Pat.: Ja, ich greife nicht zu.

Th.: Kommen Sie noch mal hier rüber. Und machen Sie, dass sie auf die Unterstützung, die da wäre, nicht zugreift. [*Einladung, die selbstunterbrechende Handlung bewusst auszuführen*]

Pat.: Du verdienst es nicht, du hast deine Eltern enttäuscht, du hast immer alles gekriegt und jetzt darfst du sie nicht belästigen mit deinem Scheiß. Sie merken es zwar und sprechen dich drauf an, aber du musst trotzdem so tun, als wäre nichts.

Th.: Machen Sie, dass sie so tut, als wäre nichts!

Pat.: Tu, als wäre nichts, mach gute Miene zum bösen Spiel!

Th.: (bezieht sich aufs Lächeln) Und lächele?

Pat.: Ja, genau.

Th.: Machen Sie das! Lassen Sie sie gute Miene zum bösen Spiel machen!

Pat.: lächelnd) Komm, tu, als wäre nichts, lächele, lächele, es ist alles okay. (Stimme fängt an zu brechen)

Th.: Mehr. Und lächeln Sie.

Pat.: (versucht zu lächeln und beginnt zu weinen) Es ist alles okay.

Th.: Lassen Sie es kommen … (behutsam) es ist so gar nicht okay, hm?

Pat.: Nein, gar nichts ist okay. [*Aufkommen der unterbrochenen Gefühle*]

Th.: Und wenn Sie den Tränen Worte geben? Was sagen die?

Pat.: Ich weiß nicht mehr weiter, ich brauche Hilfe, ich weiß nicht, wie es noch weitergehen kann, ich weiß nur, alleine schaffe ich es nicht, und ich fühle mich so allein.

Th.: Ich fühle mich so allein und brauche dringend Hilfe.

Pat.: Mhm.

Th.: Kommen Sie herüber. Wem würden Sie sich gerne mitteilen? [*Einladung, die unterbrochenen Gefühle und Bedürfnisse mit der Umwelt in Kontakt zu bringen*]

Pat.: Meiner Schwester.

Th.: Okay. Dann holen wir Ihre Schwester her.

Pat.: Ich … (hält inne)

Th.: Was passiert?

Pat.: Ich … (schüttelt den Kopf) Ich kann nicht, ich …
Th.: Sie können nicht. Kommen Sie hier herüber, und machen Sie, dass Sie nicht kann!
Pat.: Sei still, hör auf, dir leid zu tun. Du hast es selber versaut und jetzt geh gefälligst alleine dadurch!
Th.: „Hör auf, dir leid zu tun, sei still und geh gefälligst alleine dadurch!"
Pat.: Ja, geh da alleine durch!
Th.: Und was soll sie machen mit ihrem Bedürfnis, sich zu zeigen und Hilfe zu bekommen und nicht mehr alleine da durch zu müssen?
Pat.: Sich ablenken und so tun, als wäre nichts. (lächelt)
Th.: Lächle!?
Pat.: Genau.
Th.: Machen Sie das, wie vorhin. Machen Sie, dass sie lächelt!
Pat.: (lächelt) Komm, Grinsekatze, es ist doch nichts, es ist nichts, es ist nichts. (feste Stimme)
Th.: Okay. Gut. Kommen Sie auf die andere Seite. Und was passiert, wenn Sie das abkriegen?
Pat.: Ich werde sauer.
Th.: Okay. Erzählen sie der anderen Seite von Ihrem Ärger. [*bezieht sich auf Selbstunterbrecher, nicht auf andere Person, daher lässt der Therapeut die Patientin die Gefühle gegenüber der selbstunterbrechenden Seite ausdrücken*]
Pat.: Ich habe keinen Bock mehr, dass du mich so tyrannisierst. Die ganzen letzten Jahre habe ich mir dadurch versaut.
Th.: Hast *du* mir dadurch versaut. (zeigt auf andere Seite) [*fördert direkte Kontaktaufnahme durch Du-Botschaft*]
Pat.: Ja, *du*! (heftig) Immer alles alleine schaffen müssen … das geht einfach nicht mehr!
Th.: Was wollen Sie von ihr?
Pat.: Dass sie abhaut.
Th.: Sagen Sie es ihr!
Pat.: (mit fester Stimme) Hau ab! Hau ab!
Th.: Und was wollen *Sie*?
Pat.: Ich will um Hilfe bitten dürfen.
Th.: Okay. Sagen Sie ihr das!
Pat.: (bestimmt) Ich will Hilfe annehmen dürfen!
Th.: Ja, das ist, was Sie wollen, hm. / Kommen Sie hierüber und können Sie sich da noch mal ihre Schwester vorstellen.
Pat.: (lächelt, wobei das Lächeln diesmal nicht maskierend wirkt)
Th.: Und sie lächeln …
Pat.: Ja, weil ich sie so gerne habe. Niemand ist mir so nahe wie sie.
Th.: Können Sie ihr das sagen?
Pat.: Niemand ist mir so nahe wie du. (Stimme stockt)

Th.: Und es berührt Sie.
Pat.: Weil ich mich so einsam fühle.
Th.: Sie fühlen sich so einsam. Erzählen Sie ihr davon, wie einsam Sie sich fühlen.
Pat.: (weint)
Th.: Mhm, mhm, es ist so schmerzhaft, hm.
Pat.: (weint) … ich fühle mich so allein.
Th.: „Ich fühle mich so allein." Mhm. Erzählen Sie ihr, wie es Ihnen geht, mit alledem, an der Uni, dem Sich-Zurückziehen und von dem, was Sie dazu führt. [haben Therapeut und Patientin in vorangegangen Stunden erarbeitet]
[…]

Im weiteren Verlauf erzählt die Patientin ihrer Schwester in der Vorstellung im Leeren Stuhl davon, wie es ihr in den letzten Wochen ergangen sei, welche Angst sie vor Prüfungen habe, und wie sie sich zurückziehe. Am Ende des Dialoges verspürt die Patienten ein angenehmes Gefühl der Verbundenheit und Zuversicht, es ihrer Schwester tatsächlich sagen zu können.

Beispiel (Fortsetzung):
Th.: Also, es fühlt sich befreiend an und irgendwo haben Sie auch das Gefühl, Sie könnten es ihr sagen?
Pat.: Absolut. Es muss sein, sonst gehe ich kaputt.
Th.: Okay, also es ist: „Ich muss es ihr sagen, sonst zerbreche ich, sonst nehme ich richtig Schaden."
Pat.: Total.
Th.: Und was wäre ein Schritt draußen, um sich mehr mitzuteilen? [*fördert die Übertragung und Umsetzung in den Alltag*]
Pat.: Ich werde ihr ein wenig erzählen, morgen sind wir alleine.

4.7.7 Anwendung der Aufgabe

Selbstunterbrechungen können grundsätzlich bei allen Patientengruppen vorkommen. Nicht selten sind sie es, die unabgeschlossene Prozesse unabgeschlossen halten (siehe Kapitel 4.6). Als eigenständige Aufgabe kommt die Zwei-Stuhl-Inszenierung insbesondere bei Patienten mit psychosomatischen Beschwerden, bei Patienten mit einem Trauma und bei Patienten mit Essstörungen vor.

4.7.8 Häufige Schwierigkeiten

Ein häufiger Fehler ist es, zu früh an Selbstunterbrechungen zu arbeiten, insbesondere dann, wenn motivationale Prozesse oder Skilldefizite im Vordergrund stehen. Ein weiterer verbreiteter Fehler ist es, die kognitiven Aspekte der Selbstunterbrechung zu sehr in den Vordergrund zu stellen und die psychomotorischen Komponenten zu vernachlässigen. Dadurch „rutschen" Therapeuten mit den Patienten in selbstkritische oder angstmachende Dialoge und bleiben nicht beim selbstunterbrechenden Dialog, der eigentlich indiziert wäre. Ein möglicher Fallstrick ist die Arbeit an der Unterbrechung primär maladaptiver Gefühle wie Angst oder Scham. Primär maladaptive Gefühle sind aus unserer Sicht kein Ausschlusskriterium für die Zwei-Stuhl-Inszenierung. Hierbei sind jedoch zwei Aspekte zu beachten: Gerade bei Scham steht nicht so sehr die Selbstunterbrechung im Vordergrund, sondern die Verletzlichkeit darüber, sich verletzlich zu zeigen. Hier bedarf es in aller Regel Empathie, insbesondere empathischen Bestätigens. Zum anderen ist ein Dialog mit der Leitfrage „Wie stoppen Sie sich davon, sich zu schämen?" wenig zielführend, da nicht zu erwarten ist, dass auf der anderen Seite der Erlebende Teil aufbegehrt und sagt: „Aber ich will mich schämen!" Ähnliches gilt für maladaptive Angst oder ein Gefühl der Verlassenheit. Es bedarf einer Bewegung zu einem Gefühl hin, um effektiv an der Selbstunterbrechung arbeiten zu können. Insbesondere bei den maladaptiven Gefühlen ist es wichtig, diese Form der Hinbewegung zu identifizieren und den Dialog auf eine allgemeinere Ebene zu heben, zum Beispiel: sich verletzlich zeigen wollen, fühlen wollen, lebendig sein wollen. Anstatt einer Aufforderung an den Patienten wie „Nehmen Sie ihm das Gefühl der Scham weg oder der Angst oder Einsamkeit", wäre eine Aussage wie „Da ist ein Teil, der fühlen und sich zeigen möchte, und irgendwie stoppen Sie sich davon" besser. Dann gilt es, denjenigen Teil zu stärken, der fühlen und sich zeigen möchte.

4.8 Selbstberuhigungs- bzw. Selbsttröstungsdialog bei emotionalem Leiden

4.8.1 Das Phänomen

Mitunter erleben Patienten in der Therapie tiefe schmerzhafte Gefühle und fühlen sich nicht in der Lage, mit diesen umzugehen. In der Regel handelt es sich um alte, vertraute, schmerzhafte Gefühle im Zusammenhang mit wichtigen unbefriedigten Bedürfnissen nach Liebe, Zugehörigkeit oder Schutz. Die Patienten fühlen sich in diesen Gefühlen wie gefangen und zeigen sich hilflos oder verzweifelt. Dies tritt zumeist im Rahmen der Zwei-Stuhl-Arbeit (siehe Kapitel 4.5) oder Leeren-Stuhl-Arbeit (siehe Kapitel 4.6) auf, in denen diese Gefühle gezielt aktiviert werden, um sie zu transformieren. Es folgen einige Beispiele.

Beispiel:

In einem Leeren-Stuhl-Dialog mit ihrer Mutter erlebte eine Patientin ein intensives Gefühl von „Nicht-Gewollt-Sein". Zum Stuhl der Mutter gewandt sagte sie mit brüchiger Stimme: „Und dann hast du (Stimme bricht) gesagt, es wäre besser gewesen, du hättest mich nicht bekommen (weint) … Dieses

Gefühl (weint) … nicht gewollt zu sein, ich kann es nicht aushalten … es ist einfach zu viel.“ Die Reaktivierung des unbefriedigten Bedürfnisses führte nur dazu, dass die Verzweiflung noch größer wurde, und es gab keine Anzeichen dafür, dass die Repräsentation der Mutter bei einem Wechsel des Stuhls weicher geworden wäre, was zur Linderung des Leidens der Patientin beigetragen hätte.

Beispiel:

Ein anderer Patient fühlte sich im Dialog mit seinem harschen inneren Kritiker wiederholt wie „eine sich windende Made, der letzte Dreck“. Die üblichen Strategien wie die Intensivierung des Kritikers oder die Vertiefung des Erlebens auf dem Stuhl des erlebenden Selbst einschließlich des Zugänglichmachens des frustrierten Bedürfnisses („einfach ich selber sein“) konnten keine resilientere Selbstorganisation bahnen. Mit leiser Stimme, den Blick zu Boden gesenkt, sagte er zum Therapeuten gewandt: „Ich fühle mich genauso wie der Kritiker mir sagt, dass ich bin. Das ist, was ich immer fühle … es tut so weh. Ich kann mir nicht vorstellen, dass ich jemals da raus komme.“

Beispiel:

Wieder eine andere Patientin berichtete von einem vertrauten Gefühl der Einsamkeit, „so als wäre ich mutterseelenallein in einer staubigen Kraterlandschaft“, welches sie bereits aus frühester Kindheit kenne. In einer Leeren-Stuhl-Arbeit mit der Mutter, die sie als „hauptsächlich abwesend“ erlebt hatte, wurde dieses Gefühl im Hier und Jetzt der Therapiesitzung aktiviert: „Ja, genau das ist es … (weint), und ich weiß nicht, was es besser machen soll.“

4.8.2 Der Marker

Die beschriebenen Erlebenszustände der Patienten sind Marker für emotionales Leiden. Emotionales Leiden ist durch zwei Aspekte gekennzeichnet:

Marker für emotionales Leiden
1. Der Patient befindet sich in einem intensiven, schmerzhaften, primären emotionalen Zustand, der sich durch zumeist maladaptive emotionale Reaktionen wie Angst, Scham oder Einsamkeit auszeichnet, verbunden mit unerfüllten Bedürfnissen nach Schutz, Anerkennung oder Zugehörigkeit. 2. Der Patient hat Schwierigkeiten, mit diesem intensiven, schmerzhaften emotionalen Zustand und/oder dem damit verbundenen unbefriedigten Bedürfnis umzugehen. Dies kann sich in *Angst vor der Emotion* äußern, dem *Gefühl, von ihr überflutet* zu werden, dem *Gefühl, in der Emotion festzustecken*

und niemals aus ihr herauszukommen oder einem *Gefühl der Verzweiflung* darüber, *nicht in der Lage zu sein, besser mit der Emotion oder den unerfüllten Bedürfnissen umgehen zu können*. Die letzten beiden Punkte gehen häufig damit einher, dass ein Patient ein maladaptives Gefühl wieder und wieder in der Therapie erlebt, ohne dass es sich verändert.

Emotionales Leiden gilt es, von anderen emotionalen Phänomenen abzugrenzen, die ebenfalls durch hohe emotionale Erregung und/oder schmerzhafte maladaptive emotionale Reaktionen gekennzeichnet sind:

- Zunächst ist es wichtig, emotionales Leiden nicht per se mit intensiven schmerzhaften primär maladaptiven Reaktionen gleichzusetzen, wie sie insbesondere in der Zwei-Stuhl-Arbeit oder der Leeren-Stuhl-Arbeit auftreten können. Zu einem Marker für emotionales Leiden werden schmerzhafte primär maladaptive Gefühle nur dann, wenn der Patient in ihnen „stecken“ zu bleiben droht und/oder sich Angst, Hilflosigkeit oder Verzweiflung *über* diese Gefühle einstellen.
- *Flashbacks und dissoziatives Erleben* im Rahmen von Traumaprozessen oder *Panikkattacken* sind ebenfalls durch hohe emotionale Erregung gekennzeichnet und der Patient oder die Patientin hat erhebliche Schwierigkeiten, mit ihnen umzugehen. Der Unterschied zu emotionalem Leiden besteht darin, dass der Patient die *Intensität der körperlichen Aktivierung* nicht länger tolerieren kann. Er fühlt sich von der körperlichen Erregung überflutet und empfindet Kontrollverlust. Im Therapeuten entsteht der Eindruck, dass sich der Patient nicht selber beruhigen könnte. Hier bedarf es einer unmittelbaren, expliziten Regulation (siehe Kapitel 3.3.3.3), z. B. durch Grounding.
- Bei Gefühlen der Angst, der Verzweiflung oder der Ohnmacht in Reaktion auf *aktuelle Bedrohungen* oder *Belastungen* wie schwere, lebensbedrohliche Krankheiten, Arbeitsplatzverlust, Trennungen oder Todesfälle, die ebenfalls von Gefühlen der Angst, Verzweiflung, Hilf- und Hoffnungslosigkeit über den Umgang mit den Gefühlen bzw. den unbefriedigten Bedürfnissen begleitet sind, wird der Selbstberuhigungsdialog ebenfalls angewandt. Er hat dann jedoch nicht die Transformation von überdauernden maladaptiven schemabasierten Selbstorganisationen zum Ziel, sondern die Bewältigung (im Sinne eines Coping) der aktuellen Belastungssituation.
- Schließlich muss emotionales Leiden auch von Vulnerabilität (siehe Kapitel 4.2) abgegrenzt werden. Hierbei handelt es sich ebenfalls um intensive negative primäre Gefühle, es fehlt jedoch die Qualität von *Feststecken*, *Verzweiflung* oder *Hilflosigkeit* in Bezug auf die Emotion. Vulnerabilität hat eine frische, lebendige Qualität, der Patient offenbart etwas zum ersten Mal, wobei es der unmittelbaren Regulation und des unmittelbaren Gehaltenwerdens durch den Therapeuten bedarf.

4.8.3 Das zugrunde liegende emotionale Verarbeitungsproblem

Emotionales Leiden basiert auf schmerzhaften emotionalen Reaktionen, die von alten Verletzungen herrühren. Oftmals manifestiert sich im emotionalen Leiden eine zentrale Organisation des Selbst als schwach (weak me), schlecht (bad me) oder verlassen (lonely/abandoned me). Diese basieren auf schmerzhaften Brüchen in frühen Bindungsbeziehungen (Schore, 2003), wie Erfahrungen ausbleibenden Schutzes (weak me), des Allein- und/oder im Stich-gelassen-Werdens (lonely/abandoned me) oder Entwertungen, die zu Verletzungen des Identitätsgefühls (bad me) geführt haben. Aufgrund des Fehlens verlässlicher Regulation durch primäre Bezugspersonen bestehen erhebliche Defizite in der impliziten und expliziten Regulation schmerzhafter emotionaler Reaktionen auf belastende Ereignisse. Dies führt dazu, dass ein Patient den Schmerz darüber, dass ein zentrales Bedürfnis in der Vergangenheit unerfüllt geblieben ist, sowie die damit verbundenen Gefühle nicht tolerieren kann. Sie fühlen sich dann unerträglich an. Dies hat Auswirkungen auf den therapeutischen Veränderungsprozess. Während das Zugänglichmachen zentraler Selbstorganisationen und der damit verbundenen Emotionen und unerfüllten Bedürfnisse, wie wir in Kapitel 2.2 beschrieben haben, in vielen Fällen zu einer resilienten emotionalen Neuorganisation des Patienten führt (z. B. zu Trauer oder Ärger), führt es hier zu emotionalem Leiden. Ein wichtiger Aspekt dabei ist, dass sich Patienten *nicht berechtigt* fühlen, die frustrierten Bedürfnisse erfüllt zu bekommen (z. B. nach Wertschätzung bei Scham) bzw. es nicht für möglich halten, dass sie erfüllt werden (z. B. nach Schutz bei Angst oder Verbindung bei Einsamkeit). Der Transformationsprozess, also die Veränderung der maladaptiven emotionalen Reaktionen (z. B. Angst, Scham oder Einsamkeit) durch die gleichzeitige Aktivierung adaptiverer emotionaler Reaktionen, wie z. B. Ärger oder Trauer, ist blockiert. Ein zentraler Aspekt dieses Transformationsprozesses ist das Zugänglichmachen der unerfüllten Bedürfnisse in den maladaptiven Emotionen, die neue, hilfreichere emotionale Reaktionen bahnen. Diese neuen emotionalen Reaktionen sind Reaktionen auf das Unerfüllt-Sein wichtiger Bedürfnisse und dessen Folgen für einen selbst. Hierzu zählen *Traurigkeit über das, was man nicht hatte*, oft verbunden mit Mitgefühl für das eigene Leiden und/oder *Ärger, über das, was man stattdessen hatte* (z. B. die Entwertung oder das Im-Stich-Gelassen-Werden; siehe Kapitel 2.3 und 2.4). Dieser Prozess ist bei emotionalem Leiden blockiert. Entweder kann das unbefriedigte Bedürfnis nicht zugänglich gemacht werden oder es führt zu emotionalem Leiden. Dieses kann sich in unterschiedlichen Gefühlen ausdrücken: Verzweiflung darüber, dass diese Bedürfnisse in der Vergangenheit nicht erfüllt wurden, Gefühle der Hilflosigkeit, der Ohnmacht oder der intensiven Selbstabwertung.

4.8.4 Die therapeutische Aufgabe

Die Methode der Wahl im Umgang mit emotionalem Leiden in der EFT ist ein *Selbstberuhigungs- bzw. Selbsttröstungsdialog*. Hierbei wird der leidende Selbstaspekt mit einem tröstenden und/oder beruhigenden, mitfühlenden Selbstaspekt in Dialog gebracht. Ziel des Dialoges ist es, im Patienten Mitgefühl und Fürsorge für sich selbst zu fördern. *Mitgefühl (compassion)* spielt eine zentrale Rolle in der buddhistischen Tradition (z. B. als *loving kindness*). Wie zuvor das Konzept der *Achtsamkeit (mindfulness)* hat es erfolgreich Eingang in die klinisch-psychologische Forschung und Praxis (Gilbert, 2010, 2013) gefunden. Der Dalai Lama (in Gilbert, 2010, S. 3) definiert Mitgefühl als „Sensibilität für das Leiden des Selbst und der anderen, verbunden mit einem tiefen Verlangen, dieses Leiden zu lindern". In der gegenwärtigen westlichen psychologischen Forschung erfährt Mitgefühl besonderes Interesse als *Selbstmitgefühl (self-compassion)*. Neff (2003, 2011, 2012), eine Pionierin der Forschung zum Mitgefühl für das Selbst, streicht drei Aspekte von Selbstmitgefühl heraus:

1. *Freundlichkeit zu sich selbst* (im Gegensatz zu Selbstkritik),
2. das *Gefühl, Teil der Menschheitsgemeinschaft* zu sein (im Gegensatz zu Selbstisolation),
3. *Achtsamkeit* (im Gegensatz zu Selbstbezogenheit).

Es gibt mittlerweile eine Fülle von empirischen Belegen für die förderliche Wirkung von Selbstmitgefühl. So sind Menschen mit hohem Selbstmitgefühl weniger ängstlich oder depressiv und zeigen mehr Stresstoleranz (MacBeth & Gumley, 2012). Es gibt zudem erste Belege für die positive therapeutische Wirkung des Aufbaus von selbstbezogenem Mitgefühl bei verschiedenen klinischen Störungsbildern, wie z. B. Depressionen und Angst, Traumafolgestörungen, Persönlichkeitsstörungen und Essstörungen (Beaumont, Galpin & Jenkins, 2012; Gale, Gilbert, Read & Goss, 2014; Gilbert & Procter, 2006; Lucre & Corten, 2013).

In der EFT geht es beim Selbstberuhigungs- bzw. Selbsttröstungsdialog darum, im Patienten eine freundliche, nichtwertende, fürsorgliche Haltung sich selbst gegenüber zu fördern. Greenberg und Pascual-Leone (2006, S. 879) definieren Selbstberuhigung oder Selbsttröstung als „denjenigen affektiven Bedeutungszustand, der dadurch gekennzeichnet ist, dass man sich bestimmte ausgedrückte Bedürfnisse selbst erfüllt, wobei sich die Emotionen als eine nach innen auf das Selbst gerichtete Weichheit oder Fürsorge äußern". Der Patient lernt, schmerzhafte emotionale Zustände zu beruhigen oder sich zu trösten und sich in Reaktion auf Schmerz und unbefriedigte Bedürfnisse resilient zu organisieren. Dort, wo er bei Konfrontation mit unbefriedigten Bedürfnissen oder maladaptiven Schemata mit Verzweiflung und Leiden reagierte, soll er spontan Mitgefühl und Fürsorge sich selbst und seinem Schmerz gegenüber entwickeln sowie ein Gefühl der Berechtigung erlangen, die ungestillten Bedürfnisse erfüllt zu bekommen. Zentrale maladaptive Schemata sollen durch die gleichzeitige Aktivierungen gegenläufigerer, hilfreicherer Schemata transformiert werden. So soll eine überdauernde Veränderung der Selbstorganisationsprozesse des Patienten erreicht werden.

Bei der Anwendung des Selbstberuhigungs- bzw. Selbsttröstungsdialog sollte zunächst das Erleben der Emotionen des leidenden Selbstaspekts gefördert und empathisch bestätigt werden. Besonders bei altem, vertrautem, schmerzhaftem emotionalen Erleben ist es hilfreich, episodische Erinnerungen, die mit dem maladaptiven Erleben verknüpft sind, zu aktivieren und erzählen zu lassen. Ein zentraler Aspekt dieses Dialoges besteht darin, Patienten dabei zu unterstützen, die unerfüllten Bedürfnisse, die mit dem schmerzhaften emotionalen Erleben verknüpft sind, wahrzunehmen, zu akzeptieren, in Worten zu symbolisieren und auszudrücken. Hierbei ist entscheidend, dass Patienten sich berechtigt erleben, ihr Bedürfnis (beispielsweise nach Wertschätzung) erfüllt zu bekommen. Wie oben beschrieben, ist gerade dieser Prozess häufig blockiert. In einem zweiten Schritt unterstützen Therapeuten den Patienten, den leidenden Selbstaspekt zu beruhigen oder zu trösten bzw. ausgedrückte Bedürfnisse (z. B. nach Wertschätzung oder Schutz) sich selbst im Hier und Jetzt der Therapiestunde zu erfüllen. Der Therapeut kann den Aufbau eines tröstenden bzw. beruhigenden Selbstaspektes auf unterschiedliche Weise fördern. Es haben sich verschiedene Methoden bewährt, die in Kapitel 4.8.5.3 dargestellt werden.

4.8.5 Der Veränderungsprozess

Obgleich Selbsttröstungsdialoge in der Praxis der EFT in unterschiedlichen Varianten seit langem angewandt werden, steckt die empirische Forschung zur Entwicklung von Selbstberuhigung/Selbsttröstung noch in den Kinderschuhen. Vor wenigen Jahren haben Goldman und Fox (2010) sowie Ito und Greenberg (2010) erste empirische Modelle zur Entfaltung von Selbsttröstung und Selbstberuhigung vorgelegt. Abbildung 15 zeigt ein Modell, das die wichtigsten Aspekte beider Modelle verbindet.

4.8.5.1 Marker

Typischerweise treten Marker für einen Selbsttröstungs-/Selbstberuhigungsdialog während der Stuhldialoge auf. In der *Zwei-Stuhl-Arbeit*, wenn das Zugänglichmachen der maladaptiven Emotion und der frustrierten Bedürfnisse im erlebenden Selbst nicht zu einer resilienten Neuorganisation (z. B. in der Form von Selbstbehauptung) führt und der Kritiker/Angstmacher nicht weicher wird. Der Patient bleibt dann in Scham- oder Angsterleben stecken (siehe Kapitel 4.5.5). In der *Leeren-Stuhl-Arbeit* treten Marker für einen Selbsttröstungs-/Selbstberuhigungsdialog üblicherweise dann auf, wenn das Zugänglichmachen der primären Gefühle und der damit verbundenen Bedürfnisse beim Patienten weder zu einer Stärkung des Selbst und/oder zu einem Loslassen der unbefriedigten Bedürfnisse in Bezug auf die bindungsgeschichtlich bedeutsame Bezugsperson, noch zur Ver-

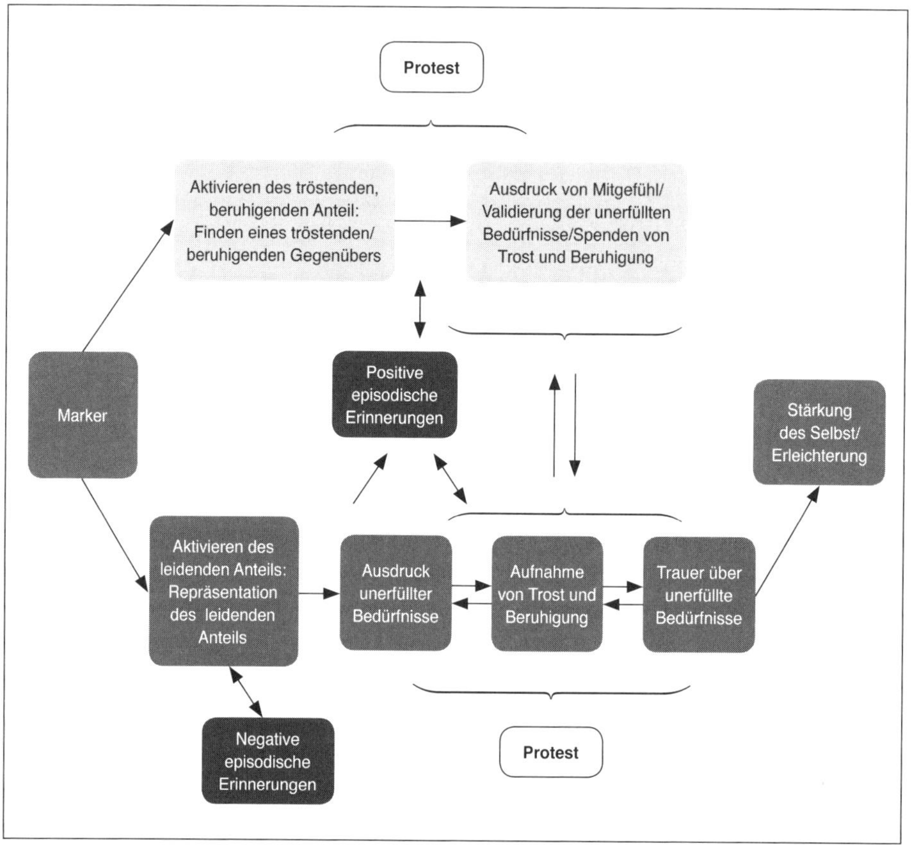

Abbildung 15: Die Auflösung emotionalen Leidens (angelehnt an Goldman & Fox, 2010; Ito & Greenberg, 2010)

änderung der Repräsentation des anderen führen (siehe Kapitel 4.6.5). Wie oben beschrieben, können Marker für einen Selbsttröstungs-/Selbstberuhigungsdialog auch in Reaktion auf aktuelle Belastungen auftreten. Dann ist das Ziel nicht die Transformation überdauernder dysfunktionaler Selbstorganisationen, sondern die Bewältigung der Gefühle, die durch die aktuelle Belastung ausgelöst werden, im Hier und Jetzt der Therapiesitzung.

4.8.5.2 Aktivierung des leidenden Selbstanteils

Wenn der Patient in einen Zustand emotionalen Leidens eintritt, sollten die zugrunde liegende maladaptive Emotion sowie das damit verbundene Leiden validiert und empathisch bestätigt werden. Wichtig ist es, nicht zu rasch in einen Selbstberuhigungsdialog überzugehen, sondern den Patienten zunächst zu unterstützen, den Schmerz zu erlauben, auszuhalten und Worte zu finden, die ihn zum

Ausdruck bringen. Auch hier gilt der Grundsatz: Man muss an einem Platz ankommen, bevor man ihn verlassen kann (Greenberg, 2006). In Fällen, in denen der leidende Anteil nicht vollständig aktiviert ist, kann es hilfreich sein, den Patienten zu fragen, woher er dieses Gefühl kennt und ob er konkrete Situationen – zumeist aus der Kindheit – erinnert, in denen er das Gefühl zum ersten Mal oder besonders intensiv erlebt hat. Der Therapeut könnte den Patienten z. B. bitten, „der kleine Junge bzw. das kleine Mädchen von damals" zu sein und zu erzählen wie er/sie sich in der vergangenen Situation gefühlt hat. „Seien Sie die Fünfjährige, die wach liegt und Angst hat und sich ins Bett der Eltern kuscheln möchte und von Ihrem Vater zurückgeschickt wird." Über das Wachrufen solcher episodischen Erinnerungen soll das zugrunde liegende Schema aktiviert werden. Wenn das schmerzhafte maladaptive Erleben ausreichend erlaubt ist und erlebt wird, versucht der Therapeut, das frustrierte Bedürfnis ins Bewusstsein zu holen, indem er direkt danach fragt: „Was hätten Sie gebraucht bzw. was brauchen Sie?" Es folgt ein Beispiel für diesen Prozess:

Beispiel:

Pat.: Ich fühle mich wie ein kleines Mädchen, das an der Straße auf einem Stromkasten sitzt und von seinen Eltern vergessen wurde.
Th.: Allein und vergessen … und völlig hilflos.
Pat.: (weint) Total.
Th.: Mhm, mhm, völlig hilflos und Sie können allein nicht runter und sind völlig verzweifelt und wissen nicht, was Sie tun sollen …
Pat.: (weint) Ja, genau so fühle ich mich … einfach so hilflos und verzweifelt.
Th.: Was hätte das kleine Mädchen gebraucht?"
Pat.: Dass jemand da ist.
Th.: Dass jemand da ist und …
Pat.: Mich in den Arm nimmt.
Th.: Dass jemand da ist und Sie in den Arm nimmt. Mhm.

Bisweilen gestaltet sich dieser Prozess jedoch schwierig und der Patient „protestiert". Er könnte dann beispielsweise Folgendes sagen:

- „Warum sollte ich Bedürfnisse äußern, sie werden ohnehin nicht erfüllt."
- „Was bringt es jetzt noch, ich hätte es damals gebraucht, heute ist es zu spät."
- „Ich habe keine Ahnung, was ich brauchen könnte."

Merke:

An dieser Stelle darf sich der Therapeut nicht entmutigen lassen und muss den Prozess fortführen, indem er zum Beispiel auf der einen Seite die Schwierigkeit des Patienten, Wünsche und Bedürfnisse zu äußern, validiert und auf der anderen Seite den Patienten behutsam damit konfrontiert, dass wichtige Bedürfnisse unbefriedigt geblieben sind.

Dies könnte zum Beispiel so aussehen:

Beispiel:

Pat.: Was bringt es, zu sagen, was ich gebraucht hätte.
Th.: Weil es damals niemand gehört hat, oder? Was hätten die anderen hören sollen?

Der Therapeut könnte auch empathisch vermuten, was der Patient gebraucht haben könnte.

Beispiel:

Th.: Kein Wunder, dass es Ihnen schwerfällt. Weil ja damals eben auch niemand da war, oder? Sie müssen sich so allein gefühlt haben, und vermutlich hätten Sie nichts mehr gebraucht, als dass jemand überhaupt wahrnimmt, wie schlimm es für Sie war.

Der Therapeut könnte an dieser Stelle auch ein erlebensbezogenes Rational für das Reaktivieren unbefriedigter Bedürfnisse geben.

Beispiel:

Th.: Wenn wir etwas Wichtiges nicht bekommen, dann verschwindet dieses Bedürfnis aus Selbstschutz von unser inneren Landkarte und dann kann es sein, dass wir es auch im späteren Leben nicht erfüllt bekommen, weil nicht wissen, dass es da ist. Es dann wieder zurückzuholen, ist schmerzhaft, öffnet uns aber für Möglichkeiten, die wir vorher gar nicht wahrgenommen haben.

Er könnte es mit folgendem Beispiel illustrieren:

Beispiel:

Th.: Sie fahren auf der Autobahn und in Ihrem Navigationsgerät sind keine Tankstellen eingezeichnet, weil die aus irgendeinem Grund in der Vergangenheit gelöscht wurden. Da Sie sich an Ihrem Navigationsgerät orientieren, fahren Sie an allen Tankstellen auf dem Weg vorbei. Um Tankstellen zu finden, müssen Sie diese erst wieder in Ihr Navigationssystem eingeben. Und so ist das mit wichtigen psychologischen Bedürfnissen auch.

Sollte der Patient keine Bedürfnisse formulieren können, geht der Therapeut zur Validierung des Schmerzes und von dort zur Aktivierung des mitfühlenden Selbstaspektes über.

4.8.5.3 Aktivieren des mitfühlenden Selbstanteils

Nach der Aktivierung des leidenden Selbstanteiles gilt es, einen beruhigenden oder tröstenden mitfühlenden Selbstaspekt aufzubauen. Hierfür bittet der Therapeut den Patienten auf einen zweiten Stuhl und unterstützt ihn, eine geeignete Repräsentation für den leidenden und den beruhigenden, mitfühlenden Teil zu finden. Der Patient soll sich den leidenden Selbstaspekt auf eine Weise vorstellen, die Mitgefühl oder Fürsorge in ihm wecken. Sollte es ihm schwerfallen, sich selbst Trost und Beruhigung zu spenden, schlägt der Therapeut vor, sich in jemanden hineinzuversetzen, der das kann. Hierfür haben sich verschiedene Varianten bewährt (siehe Kasten):

Möglichkeiten der Aktivierung von Mitgefühl oder Fürsorge:

a. Selbstbezogenes Mitgefühl gegenüber einem *universellem Kind*: In vielen Fällen ist es hilfreich, einen Patienten nicht sich selbst als Kind, sondern ein universelles Kind vorstellen zu lassen (Thomas, 2005); ein Kind, das erlebt hat, was der Patient erlebt hat, und fühlt, was der Patient gefühlt hat. Die Vorstellung von sich selbst als kleinem Kind kann nämlich insbesondere bei schambasierten Patienten Selbstablehnung auslösen (z. B. „Der verdient es einfach nicht", oder „zieh Leine").
Th.: Stellen Sie sich ein Kind vor, das sechs Jahre alt ist und dass sich hilflos und verlassen fühlt, so als wäre es auf einem Stromkasten vergessen worden. Was würden Sie diesem Kind sagen, um es zu trösten?
b. Selbstbezogenes Mitgefühl gegenüber einem *bekannten Kind*: Der Therapeut könnte dem Patienten auch vorschlagen, sich ein bekanntes Kind vorzustellen, einen Neffen oder eine Nichte, ihr Patenkind, einen Enkel etc. Gerade bei Patienten, die Kinder haben, kann es fruchtbar sein, sich ihr eigenes Kind vorstellen zu lassen. Dies ist natürlich nur sinnvoll, wenn sie ein unbelastetes, liebevolles Verhältnis zu ihren Kindern haben.
Th.: Stellen sie sich ihre Tochter/Enkelin/Patenkind etc. vor, die sagt: „Ich fühle mich so falsch und unzumutbar." Was würden Sie für sie empfinden? Was würden Sie ihr sagen?
c. Selbstbezogenes Mitgefühl gegenüber dem *innerem Kind*: Bei Patientinnen, die über ausreichend Eigenempathie verfügen, sind „Umwege" über die Vorstellungen anderer Kinder zumeist nicht nötig. Diese Patienten kann man direkt einladen, sich in der Vorstellung als Kind herzuholen:
Th.: Stellen Sie sich den unschuldigen Fünfjährigen vor, der sich im Kindergarten so fremd und anders als die anderen fühlt. Was könnten Sie zu ihm sagen?
d. Idealisierter Elternteil / idealisiertes mitfühlendes Gegenüber (z. B. Jesus, Dalai Lama) / bekanntes mitfühlendes Gegenüber (z. B. Tante, Lehrer): Manchmal kann es hilfreich sein, den Patenten zu bitten, sich in ein ideales

oder ein bekanntes mitfühlendes Gegenüber hineinzuversetzen. Gerade bei Patienten mit einer ausgeprägten fragilen ängstlich/verlassenen Selbstorganisation kann die Aufforderung, sich selbst zu trösten, Überforderung oder Hilflosigkeit auslösen: „Das kann ich nicht. Ich weiß nicht, wie das geht." In diesen Fällen könnte der Therapeut den Patienten anregen, sich in jemanden hineinzuversetzen, der Mitgefühl empfindet und über genügend Stärke verfügt, Trost oder Beruhigung spenden zu können.
Th.: Können Sie sich eine Mutter/einen Vater vorstellen, der in der Lage wäre, Ihnen beizustehen … Und können Sie dieser Mutter/diesem Vater sagen, was Sie von ihr/ihm gebraucht hätten … [*unbefriedigtes Bedürfnis*] – [*Stuhlwechsel*] – und als diese ideale Mutter/dieser ideale Vater, können Sie ihr das geben? Wie würden Sie das machen?

Falls vorhanden, bietet sich an, positive Bindungsfiguren aus der Geschichte des Patienten heranzuziehen. Es folgt ein kurzes Beispiel:

Beispiel:

Th.: Gab es jemanden, der Ihnen vermittelt hat, dass Sie sicher sind?
Pat.: Ja. Meine Tante, die war so jemand.
Th.: Dann seien Sie Ihre Tante … und als Ihre Tante, was würden Sie ihm sagen?

Das Finden einer passenden Repräsentation für den leidenden und tröstenden/beruhigenden Teil ist entscheidend für das Gelingen des Dialoges. Ist diese gefunden, laden wir den mitfühlenden Teil ein, sich den leidenden Teil anschaulich vorzustellen, ihn zu trösten oder zu beruhigen. Dabei ist es wichtig, die gesamte affektive Reaktion des tröstenden Selbstanteils zu explorieren. Wenn Anzeichen von Berührung spürbar sind, gilt es, diese aufzugreifen, z. B.: „Was passiert, wenn Sie das kleine Mädchen dort sehen?", oder: „Ich sehe Tränen in Ihren Augen. Können Sie den Tränen Worte geben?"

Nicht selten äußern Patienten spontan Mitgefühl. Oftmals vertieft sich aber auch der Schmerz über das Ausbleiben von Unterstützung, Wertschätzung oder Verbundenheit in der Vergangenheit. Obgleich dies eher dem leidenden Selbstanteil zuzuordnen ist, hat sich bewährt, den Patienten nicht gleich auf den anderen Stuhl zurückzusetzen, sondern die aufkommenden Gefühle zu validеren und empathisch zu bestätigen. In der Folge ist es wichtig, eine Balance zwischen der Validierung des Schmerzes (der leidenden Seite) und dem Fördern von Mitgefühl und Trost/Beruhigung (der tröstenden Seite) zu finden.

Beispiel:

Ein Patient, der sich „den kleinen Jungen von damals" im anderen Stuhl vorstellte, brach in Tränen aus, als der Therapeut ihn fragte, was er fühle.

Pat.: Er tut mir leid. (weint)
Th.: Er tut Ihnen leid. Können Sie ihm das sagen?
Pat.: (weinend) Du tust mir leid … Ich habe so wenig bekommen.
Th.: Da war so vieles, was Ihnen gefehlt hat. Und es tut unheimlich weh, das zu spüren, hm?
Pat.: Ja. Da ist ein ziemliches Loch in mir (weint)… Ich weiß auch nicht …
Th.: Mhm. Mhm. Ein Lochgefühl … und das schmerzt … Was könnten Sie dem Jungen von damals sagen, der das alles nicht bekommen hat?
Pat.: … Ich möchte ihm irgendwie sagen, dass er etwas wert ist.
Th.: Dann sagen Sie ihm das!
Pat.: Du bist was wert.

Der Therapeut sollte geduldig vorgehen und nicht auf Tröstung oder Beruhigung drängen. Wichtiger als *der Vorgang* des Tröstens ist die *Förderung weicherer Gefühle* dem eigenen Selbst gegenüber. Der Therapeut kann diesen Prozess unterstützen, indem er ein Modell für eine mitfühlende, tröstende Haltung ist, z. B. durch eine behutsame Stimmlage und eine zugewandte Körperhaltung. An erster Stelle sollte all das aufgegriffen werden, was vom Patienten kommt. Wenn wenig kommt, jedoch eine mitfühlende Haltung dem geschundenen Selbst gegenüber spürbar ist, kann der Therapeut versuchen, dem Patienten behutsam tröstende Worte anzubieten, allerdings ohne diese dem Patienten in den Mund zu legen. Hierbei könnte er sich zum Beispiel an Neffs (2011) Definition von Selbstmitgefühl orientieren:

1. „Ich sehe, wie schwierig es für dich war" (Achtsamkeit/Anerkennung des Leidens).
2. „Jeder würde sich in dieser Situation so fühlen" (Teil der Menschheitsgemeinschaft sein).
3. „Du bist wertvoll" (Freundlichkeit mit sich selbst) oder „Es tut mir leid zu sehen, was du durchmachen musst".

Der Therapeut sollte den Patienten dabei unterstützen, seinen persönlichen Ausdruck von Trost oder Beruhigung zu finden. Hierfür könnte er ihn auch nach seinen Handlungsimpulsen fragen.

Beispiel:

Th.: Was würden sie am liebsten tun?
Pat.: Sie [das kleine Mädchen] in den Arm nehmen.
Th.: Ist es okay, das jetzt zu tun?
Pat.: Ja.
Th.: Dann stellen Sie sich das vor … Halten Sie sie im Arm?
Pat.: Ja.
Th.: Prima. Halten Sie sie … Bleiben Sie dabei … Wie ist das?
Pat.: Schön.
Th.: Möchten Sie ihr dabei irgendetwas sagen?
Pat.: Ja. Ich bin für dich da.

Oftmals stellen sich auf der tröstenden Seite spontan Erinnerungen an reale Tröstungserfahrungen aus der Vergangenheit ein. Diese gilt es zu explorieren und lebendig werden zu lassen (Sandler, 2011). Forschung zum Gefühl der Nostalgie zeigt den positiven Effekt von Erinnerungen an vergangene, schöne (vor allem zwischenmenschliche) Erfahrungen. Sie stärken das Selbst, vermitteln ein Gefühl der Verbundenheit und Sinnhaftigkeit und verschaffen körperliches Wohlbefinden (Juhl & Routledge, 2013; Vess, Arndt, Routledge, Sedikides & Wildschut, 2012; Zhou, Wildschut, Sedikides, Chen & Vingerhoets, 2012).

Beispiel:

Pat.: Meine Mutter hat das immer so gemacht, mich so getröstet.
Th.: Aha. Ihre Mutter hat das so gemacht. Erzählen Sie mir davon.
Pat.: Ich weiß noch, einmal, als ich eine schlechte Note hatte, hat sie mich in den Arm genommen, mir eine Tasse Kakao gemacht und mit mir ein Brettspiel gespielt. Und es war völlig egal, was passiert war. Wir saßen im Wohnzimmer und haben gespielt.
Th.: Mhm. Die schlechte Note spielte keine Rolle. Es klingt so, die unausgesprochene Botschaft war: „Ich hab' dich lieb egal, was du leistest."
Pat.: Ja genau.
Th.: Wenn Sie mögen, kommen Sie hier herüber (zeigt auf dritten Stuhl). Seien Sie Ihre Mutter von damals und stellen Sie sich dort drüben die Neunjährige vor, die eine schlechte Note nach Hause bringt, und als Ihre Mutter sagen Sie ihr: „Ich habe dich lieb, egal, was du leistest", oder was immer Sie ihr sagen …

Auch an dieser Stelle kann sich ein „Protest" einstellen: Häufig sagen Patienten Sätze wie „Ich weiß nicht, wie es geht", „Ich habe es selbst nie erfahren", „Ich habe nie gelernt, es zu tun. Immer muss ich alles selber machen", „Ich habe es so satt". Auch hier gilt es, „dranzubleiben" und nicht zu früh aufzugeben. Wichtiger als den Patienten dazu zu bewegen, sich zu trösten, ist es, dem verletzten Selbstanteil weichere Gefühle gegenüber zugänglich zu machen oder überhaupt Kontakt mit der leidenden Seite (vor allem bei ängstlichen und von Einsamkeit und Gefühlen des Verlassen-Seins geprägten Prozessen) aufnehmen zu lassen.

Beispiel:

Th.: Stellen Sie sich dort drüben das kleine Mädchen vor, dass sich falsch und ungeliebt fühlt, was könnten Sie ihr sagen, um es zu trösten?
Pat.: Keine Ahnung.
Th.: (behutsam) Keine Ahnung?
Pat.: Nein. Mich hat ja eben nie jemand getröstet oder etwas Aufmunterndes gesagt. Ich kenne das gar nicht. (Tränen kommen)

Th.: Das ist, was sie nie bekommen haben … und ich kann mir vorstellen, wie schwer und schmerzhaft das war, ohne jemanden auskommen zu müssen, der Sie tröstet oder aufmuntert, Sie müssen sich so allein und ungeliebt gefühlt haben, mhm.

Pat.: Ja. Das war echt total hart. (weint)

Th.: Mhm. Das war total schwer.

Pat.: (weint)…

Th.: Worüber weinen Sie, wenn die Tränen kommen?

Pat.: Darüber, dass ich es nicht bekommen habe. (weint)

Th.: Mhm. Mhm … Traurigkeit über das, was Sie nicht hatten, was gefehlt hat?

Pat.: Mhm. Und darüber, dass ich es nicht kann.

Th.: Mhm. Verstehe. Was fühlen Sie für den Teil von Ihnen, der das nicht bekommen hat? [*Fokus auf die Gefühle dem verletzten Anteil gegenüber*]

Pat.: Er tut mir leid.

Th.: Er tut Ihnen leid. Können Sie ihm das sagen?

Pat.: Nein.

Th.: (behutsam) Nein?

Pat.: Was soll das denn bringen?

Th.: Es kann Ihnen helfen, den Schmerz zu lindern und sich berechtigter zu fühlen, Trost und Aufmunterung zu brauchen.

Pat.: Aber dadurch kriege ich es ja doch nicht und dann tut es noch mehr weh.

Th.: Aha, wenn ich zulasse, dass ich Trost brauche, spüre ich noch mehr Schmerz? Also drücke ich das Bedürfnis weg?

Pat.: Ja.

Th.: Und manchmal führt das dazu, dass wir unsere Bedürfnisse ganz aus den Augen verlieren. Aber trotzdem ist das Bedürfnis ja da. Und dann kann es wichtig sein, es wieder zurückzuholen … Und es stimmt, es schmerzt, aber das ist Teil Ihrer Lebendigkeit, und um die nicht zu verlieren, ist es wichtig, dass wir lernen, uns zu trösten, wenn wir wichtige Bedürfnisse nicht erfüllt bekommen bzw. in der Vergangenheit nicht bekommen haben. Und Sie *fühlen* Mitgefühl, oder? Ich meine, die Tränen? [*Geben eines Rationals; Fokus auf das Gefühl dem verletzten Anteil gegenüber*]

Pat.: Ja, sie tut mir unendlich leid. (weint)

Th.: Mhm. Mhm. „Du tust mir unendlich leid." (zeigt auf den Stuhl des leidenden Selbstanteiles)

Pat.: Ja.

Th.: Können Sie es ihr direkt sagen, sodass Sie es hört?

Pat.: (weint) Meine Kleine, du hast es nicht verdient, so behandelt zu werden, so lieblos … Und es tut mir leid, was du durchmachen musst.

4.8.5.4 Resilienz/Erleichterung

Wenn der tröstende Teil ausreichend aktiviert ist, bittet der Therapeut den Patienten, auf die andere Seite zurückzuwechseln. Er könnte zum Beispiel sagen: „Kommen Sie wieder hier herüber … Die andere Seite sagt: ‚Du tust mir leid, ich sehe, wie sehr du leidest, ich bin für dich da.' Können Sie das in sich aufnehmen?" Häufig stellt sich Erleichterung beim Patienten ein: „Ja, es fühlt ich irgendwie warm an." Dann gilt es, dieses neu zugänglich gemachte Gefühl zu fördern und im Körper zu verankern.

Beispiel:

Pat.: Es fühlt sich warm an.
Th.: Wo spüren Sie dieses warme Gefühl?
Pat.: Im Bauch.
Th.: Ein warmes Gefühl im Bauch. Können Sie dem Raum geben in sich … wie ist das?
Pat.: Gut. Geborgen. Das ist, was mir so gefehlt hat.
Th.: Ist es okay, eine Weile bei dieser warmen Empfindung, dem Gefühl von Geborgenheit, zu bleiben?

Oft ruft die empfangene Tröstung/Beruhigung Erinnerungen an reale positive Bindungserfahrungen aus der Vergangenheit wach (siehe oben), wie zum Beispiel in der Therapie mit folgendem Patienten:

Beispiel:

Pat.: Wissen Sie, ich habe eine Zeit lang Drachen gebaut und steigen lassen, und auf der Wiese, wo ich immer hingegangen bin, war immer so ein alter Mann, Herr Pauli, und der war so freundlich und total nett zu mir. Der hat sich immer für alles interessiert, was ich zu erzählen hatte und mir gesagt, wie schön es ist, mit mir Drachen steigen zu lassen.

Diese positive Erinnerung gilt es, zu explorieren und die damit verknüpften Gefühle des Aufgehobenseins, Akzeptiertseins etc. herzuholen und im Körper zu verankern. Manchmal kann es auch hilfreich sein, die Person, die mit diesen Erinnerungen verbunden ist, herzuholen.

Beispiel (Fortsetzung):

Th.: Kommen Sie hier herüber und seien Sie der Herr Pauli. Und als der Herr Pauli, was würden Sie ihm (zeigt auf den leidenden Selbstaspekt) sagen, um ihn zu trösten?

Häufig kann sich dabei auch der Schmerz über das Ausbleiben der Tröstung/des Schutzes intensivieren. In der Regel hat er nun jedoch eine andere Qualität: Es ist Trauer über das, was nicht war, eine heilsame Trauer, die hilft, das unbefriedigte Bedürfnis von damals loszulassen und sich neu zu orientieren. In der Folge stellt sich ein Gefühl der Stärkung und Ermächtigung ein.

Beispiel:

Pat.: Ich fühle mich irgendwie stärker, zuversichtlicher.

Oder:

Pat.: Es tut gut, mir selber zu geben, was ich brauche. Vielleicht sollte ich das in Zukunft öfter tun.

Oder:

Pat.: Ich fühle deutlich, dass ich ein Recht gehabt habe, xy zu bekommen; das fühlt sich irgendwie besser an.

4.8.5.5 Übertragung auf den Alltag

Oft äußern Patienten spontan die Absicht, das Erlebte im Alltag anzuwenden: „Also, wenn ich das nächste Mal das Gefühl habe, allein und ungeliebt zu sein, werde ich mich daran erinnern“, oder: „Ich denke, ich werde das ab jetzt öfter tun.“ Sollte es nicht vom Patienten selbst kommen, können Patient und Therapeut gemeinsam Möglichkeiten explorieren, die Tröstung/Beruhigung auf das Alltagsleben des Patienten zu übertragen. Oft bietet sich an, dies in der Sitzung zu tun, insbesondere wenn mit verletzten kindlichen Anteilen gearbeitet wurde.

Beispiel:

Bei einer Patientin, die von der Mutter wenig Zuneigung und Wärme bekam und immer als „Zumutung“ gesehen wurde, als jemand, der „nur immer mehr will“ ergab sich folgender Dialog:

Th.: Können Sie sich selbst als Erwachsene vorstellen, hier drüben (zeigt auf den anderen Stuhl). Die 35-Jährige, die so verzweifelt ist und sich so allein fühlt, was könnten Sie ihr sagen, um sie zu beruhigen oder zu unterstützen?

Pat.: Du bist okay, glaube ihr nicht, wenn sie dir sagt, du bist komisch. Du bist keine Zumutung, du brauchst nicht zu viel. Du bist okay, und es ist okay, Liebe, Zuneigung und Wärme zu brauchen.

Ein weiterer wichtiger Aspekt, Selbsttröstung/Selbstberuhigung auf den Alltag zu übertragen, ist die Würdigung des vertrauten schmerzhaften Gefühls durch den Erwachsenenanteil. Der Therapeut könnte mit der Patientin festhalten, dass es wichtig ist, sich das vertraute verletzliche Gefühl zu erlauben, zuzugestehen und, wenn es im Alltag aufkommt, dem verletzlichen Anteil als Erwachsene beispielsweise zu sagen: „Es ist okay, dass du da bist, kein Wunder, dass du dich so fühlst angesichts dessen, was du erlebt hast. Ich bin da für dich.“

4.8.6 Ein Fallbeispiel

Es folgt ein Beispiel für einen Selbstberuhigungsdialog. Die Patientin ist Ende 20, Doktorandin der Kunstgeschichte. Nach einem anaphylaktischen Schock ihres gleichaltrigen Partners auf einer Rucksackreise durch Asien, den dieser nur dank glücklicher Umstände überlebte, hat sie eine Posttraumatische Belastungsstörung entwickelt. In der Folge geriet sie in Panik, wenn sie ihren Partner nicht am Telefon erreichte. In der betreffenden Therapiesitzung schilderte sie, wie sie am Abend zuvor große Angst bekam, als sie ihn wieder einmal nicht erreichte. Während der empathischen Exploration ihrer Gefühle wurde diese Angst im Hier und Jetzt der Therapiestunde lebendig. Zuvor hatte sie davon berichtet, sie aus früheren Beziehungen gut zu kennen, wenn sich ein Partner nicht zur verabredeten Zeit meldete oder nicht erreichbar war.

Beispiel:

Pat.: … (weint) Ich fühle mich so … wie abgeschnitten …

Th.: So allein.

Pat.: Ja, ausgesetzt … als hätte ich mich nachts allein im Wald verlaufen, total allein, so panisch … (weint) und ich weiß nicht, wie ich mit diesem Gefühl umgehen soll. [*Marker für emotionales Leiden*]

Th.: Mhm, so ein verzweifeltes Gefühl von ausgesetzt sein … mhm … mhm.

Pat.: (weint) Und dann … weiß ich überhaupt nicht mehr, was ich tun soll …

Th.: Mhm, mhm, ja, dann fühlen Sie sich einfach so hilflos. *(empathisches Spiegeln des Markers)*

Pat.: Ja. (weint)

Th.: Mhm. Mhm. Und ich sehe, wie verzweifelt und hilflos Sie sich fühlen.

Pat.: (weint) …

Th.: Und das ist ein Gefühl, das Sie gut kennen? *(bezieht sich auf die empathische Exploration zuvor)*

Pat.: (nickt) Ja, total gut.

Th.: Ich schlage vor, wir arbeiten damit, um irgendwie einen Weg zu finden, damit umzugehen. Okay? (Patientin nickt) Erinnern Sie, wann Sie dieses Gefühl zum ersten Mal gefühlt haben? Oder eine Situation, in der Sie dieses Gefühl besonders stark gefühlt haben? *(Aktivierung von negativen episodischen Erinnerungen).*

Pat.: … Ja … da kommt mir immer diese Erinnerung … ich glaube, ich war vier Jahre alt oder so und wir waren im Urlaub in Spanien und meine Eltern sind abends noch an die Hotelbar gegangen, und ich sollte auf meinen kleinen Bruder aufpassen, der gerade zwei Monate alt war oder so … und meine Mutter hat gesagt (weint): „Hier ist das Handy und da musst du drücken und wenn irgendetwas ist, ruf uns an und dann kommen wir …“ (weint)

Th.: Mhm, mhm.

Pat.: Und dann war es auch so, dass mein Bruder aufgewacht ist und geschrien hat, und ich erinnere mich, wie ich gleich zum Handy gelaufen bin und angerufen habe und niemand ist drangegangen … (weint)

Th.: Mhm … mhm, das muss furchtbar gewesen sein, da muss für Sie eine Welt zusammen gebrochen sein … Sie müssen sich so hilflos gefühlt haben … Es ist okay, lassen Sie es kommen …

Pat.: (weint) … Ich war in Panik, und so … fassungslos, die haben doch gesagt, drück den Knopf und ruf an und …

Th.: Mhm, mhm.

Pat.: … Und ich habe genau das gemacht, ich habe genau das gemacht, was die mir gesagt haben. (weint)

Th.: Mhm, mhm, sie waren völlig fassungslos, als würde eine Welt in sich zusammenfallen, als würden Sie den Boden unter den Füßen verlieren … Mhm, mhm.

Pat.: (weint)

Th.: So hilflos.

Pat.: Ja.

Th.: Mhm, mhm. Was hätte die Vierjährige gebraucht? [*Eine andere Möglichkeit wäre gewesen, in eine Leere-Stuhl-Arbeit überzugehen und es der Mutter direkt sagen zu lassen; in dieser Arbeit waren Patientin und Therapeut in vorangegangenen Stunden jedoch nicht weiter gekommen*]

Pat.: Dass das gar nicht erst passiert, die hätten mich nie alleine lassen sollen, und als sie zurückkamen, haben sie nur gesagt: „Jetzt ist ja wieder alles gut, wir hatten kein Netz, wir sind jetzt ja da, ist ja nichts passiert. Gut hast du das gemacht."

Th.: Und Sie waren einfach nur in Panik und hätten, ich weiß nicht genau, gebraucht, dass jemand sieht, wie schlimm es für Sie war.

Pat.: (weint) Der sieht, welche Angst ich hatte.

Th.: „Jemand, der sieht, welche Angst ich hatte."

Pat.: Der das einfach nur stehenlässt und nicht sagt: „Ist ja nicht so schlimm, das hast du gut gemacht, unsere Große". Ich hatte eine Scheißangst (weint). Eine Scheißangst. [*Hier taucht unterschwellig Ärger auf, vermutlich auf die Mutter, über die Invalidierung ihrer Bedürfnisse. Da der Dialog mit der Mutter bei den letzten Malen in eine Sackgasse führte, entschied sich der Therapeut dagegen, zu einem Leeren-Stuhl-Dialog überzuleiten*]

Th.: Mhm, mhm. „Ich hatte solche Angst und hätte gebraucht, dass jemand sieht, was für Angst ich habe." Mein Vorschlag ist/kommen Sie mal hierüber auf diese Seite (zeigt auf den zweiten Stuhl). Dort drüben sitzt die Vierjährige, die auf ihren kleinen Bruder aufpassen muss und sich überfordert und panisch fühlt und nichts mehr gebraucht hätte, als dass jemand sieht und anerkennt, welche Angst sie hatte. Und als eine ideale Mutter, eine Mutter, die hätte sehen können, wie es dem kleinen vierjährigen Mädchen ging und ihr hätte geben können, was sie gebraucht hätte, was würden Sie dem kleinen Mädchen sagen? Wie würden Sie sie beruhigen?

Pat.: Es ist schlimm, und ich sehe wie schlimm es für dich ist. Und es war nicht okay. Du konntest gar nichts machen, es ist nicht deine Schuld, du bist ja erst vier …

Th.: Mhm. Mhm. Ich sehe, wie schlimm es für dich ist und du bist erst vier, kein Wunder dass du dich überfordert gefühlt hast …

Pat.: (weint) Ich hatte solche Angst. [*ist wieder die Vierjährige, aber der Therapeut lässt sie auf dem tröstenden Stuhl, um den Prozess nicht zu unterbrechen*]

Th.: Mhm, mhm, ja. „Ich bin vier Jahre alt und bin einfach noch viel zu klein, um diese Verantwortung zu tragen“ …

Pat.: (weint) …

Th.: Mhm. Mhm. „Ich bin erst vier und habe solche schreckliche Angst, und ich weiß überhaupt nicht, was ich tun soll.“ (Patientin weint) … Was hätte die Vierjährige gebraucht?

Pat.: Dass jemand mich beschützt und mir sagt, dass alles okay ist. (weint)

Th.: Mhm. Mhm, „dass jemand mich beschützt und mir sagt dass alles okay ist“, mhm, mhm … Können Sie ihr das geben, als die Erwachsene? (zeig auf den anderen Stuhl)

Pat.: Ich bin da. Ich bin da für dich.

Th.: Mhm. Ich bin da … Was würden Sie am liebsten tun, um sie zu trösten?

Pat.: Sie einfach in den Arm nehmen.

Th.: (sanft) Dann tun Sie das.

Pat.: Sie sitzt schon hier. (macht eine haltende Bewegung mit ihren Händen)

Th.: Aha, sie sitzt auf Ihrem auf ihrem Schoss.

Pat.: Ja. (lacht)

Th.: Und Sie …

Pat.: Ich halte sie.

Th.: Mhm, schön, wenn Sie mögen, bleiben Sie dabei.

Pat.: (schließt die Augen hält weiterhin die Hände vor ihren Schoß, als würde sie etwas festhalten)…

Th.: Gibt es Worte, die Sie ihr sagen möchten, oder …

Pat.: Einfach nur halten.

Th.: Mhm, einfach nur halten … ohne Worte …

Pat.: (wirkt ruhiger; zum kleinen Mädchen in ihren Armen) Es ist okay, dass du Angst hast.

Th.: Mhm.

Pat.: Ich beschütze dich.

Th.: Mhm. Ich sehe, dass du Angst hast und ich beschütze dich … Bleiben Sie eine Weile dabei, wenn Sie mögen … Kommen Sie noch mal hier rüber (zeigt auf den anderen Stuhl). Und hier auf dieser Seite, wie fühlt es sich an, das zu bekommen?

Pat.: Gut … warm.

Th.: Mhm. Warm. Wo spüren Sie die Wärme?

Pat.: Im Bauch.

Th.: Mhm. Im Bauch. Wenn Sie mögen, spüren Sie bewusst dorthin und lassen Sie es fließen.

Pat.: Das fühlt sich sehr, sehr gut an.

Th.: Schön. Es wäre schön gewesen, wenn Ihnen jemand gesagt hätte, dass es okay ist, Angst zu haben … Sie waren in einer Situation, in der Sie nicht hätten sein sollen, und es ist kein Wunder, dass Sie sich überfordert gefühlt haben … und Sie hätten einfach gebraucht, dass jemand das anerkennt und stehenlässt und das jetzt zu bekommen, fühlt sich total gut an und beruhigt Sie, mhm?

Pat.: Ja, dass ich mir selber die Angst erlaube. Und irgendwie, was mich mit meiner Mutter immer so verzweifelt gemacht hat, war, wenn sie mir gesagt hat: „Es ist doch gar nicht so schlimm",… oder: „Das ist doch gar nicht, was du fühlst …"

Th.: Wenn jemand ihre Gefühle nicht anerkennt oder wegwischt.

Pat.: Ja.

Th.: Mhm. Mhm … Und wie könnten Sie sich trösten, wenn Tim [der Partner der Patientin] die Dinge für sich alleine regeln möchte oder Sie rufen an und er geht nicht ans Telefon, und Sie fühlen dieses einsame, verlorene, panische Gefühl von Alleine-im-Wald-sein, ausgesetzt, ohne Unterstützung … *(Übertragung der Selbstberuhigung auf die aktuelle Situation)*

Pat.: Ich könnte sie halten und ihr sagen, dass es okay ist, Angst zu haben.

Th.: Sie halten sie und sagen ihr, es ist okay, Angst zu haben. Okay. Kommen Sie noch mal hierüber, wenn es okay ist, und stellen Sie sich dort drüben vor, wie Sie sich haltlos und panisch fühlen, und was könnten Sie sich sagen, um sich in dieser Situation zu trösten und zu unterstützen.

Pat.: (wechselt auf den andere Stuhl). Es ist okay, dass du Angst hast, es ist okay. Deine Gefühle sind okay. Ich bin da, ich bin da für dich … und du kannst nicht alles können, es liegt nicht in deiner Macht.

Th.: Aha. Deine Gefühle sind okay und es liegt nicht in deiner Macht. Sagen Sie ihr das noch mal.

Pat.: Es liegt nicht in deiner Macht … Und es ist okay, Angst zu haben.

Th.: Kommen Sie noch mal hier rüber. Und wie ist es, das zu hören?

Pat.: (seufzt) Erleichternd.

4.8.7 Anwendung der Aufgabe

Marker für emotionales Leiden können bei allen Patientengruppen vorkommen. Am häufigsten treten sie während der Stuhldialoge zur Aktivierung und Veränderung zentraler maladaptiver Schemata auf. Besonders zentral ist der Aufbau von Selbstberuhigung bei ängstlich/fragil organisierten Patientengruppen wie Patienten mit Angststörungen, Borderlineprozessen oder Traumafolgestörungen. Dort nimmt der Aufbau von Selbstberuhigung einen großen Raum ein und ist ein wichtiger Fokus in der Therapie.

4.8.8 Häufige Schwierigkeiten

Einer der häufigsten Fehler ist, *zu früh* in einen Selbstberuhigungsdialog überzugehen. Dies kann beinhalten, schmerzhafte maladaptive Emotionen mit emotionalen Leiden gleichzusetzen oder den leidenden Teil nicht ausreichend zu aktivieren. Dies entspricht dann eher einem modifikatorischen als einem transformatorischen Veränderungsmodell. Ein weiterer verbreiteter Fehler ist es, *zu aktiv* zu sein, und den Patienten gleichsam zu instruieren, sich zu beruhigen oder zu trösten. Dies geht oftmals damit einher, dass der Fokus mehr auf dem Vorgang des *Tröstens* als dem *Zugänglichmachen von Mitgefühl und Fürsorge* dem eigenen Selbst gegenüber liegt, welches ja das eigentliche Ziel des Selbstberuhigungsdialoges in der EFT ist. Ein weiterer Fehler ist, zu früh aufzugeben, wenn der Patient protestiert, aus Angst, den Patienten zu destabilisieren. Dabei läuft man Gefahr, den Patienten indirekt dafür zu kritisieren, dass er sich nicht trösten kann und ihn in dem schmerzhaften Gefühl darüber, sich selber nicht trösten oder beruhigen zu können, alleine zu lassen.

4.9 Schlussbemerkung

Neben den in diesem Kapitel beschriebenen Markern und therapeutischen Aufgaben gibt es noch weitere: Hierzu zählen *Wiedererzählen eines Traumanarrativs* bei traumatischen Erfahrungen, das eine Variante des systematischen evokativen Erschließen darstellt, *Schaffen von Freiraum*, wenn sich Patienten überwältigt oder verwirrt fühlen, das sich aus dem Focusing entwickelt hat sowie *Herstellen von Bedeutung* bei einem *Bedeutungsprotest*, wenn Patienten in einem hohen Erregungszustand von Erlebnissen berichten, die gehegten Überzeugungen (cherished beliefs) zuwiderlaufen. Diese Marker und Aufgaben werden ausführlich im „Praxishandbuch der Emotionsfokussierten Therapie“ von Elliott und Kollegen (2007) beschrieben. Zusätzlich haben Angus und Greenberg (2011) narrative Marker herausgearbeitet, wodurch emotionale Verarbeitungsprobleme aus einem narrativen Blickwinkel heraus betrachtet werden. Hierzu zählen die *glei-*

che alte Geschichte, die *unerzählte Geschichte*, die *leere Geschichte* und die *gebrochene Geschichte.*

Wie in Kapitel 3 erwähnt, gibt es auch einen *Allianzdialog* bei Konflikten oder Brüchen in der therapeutischen Beziehung, der ebenfalls ausführlich in Elliott et al. (2007) sowie Elliott (2013b) beschrieben ist.

5 Anwendung der Emotionsfokussierten Therapie

Der Mensch hat überhaupt nichts gesehen,
wenn er nichts gefühlt hat.
Henry David Thoreau

In diesem Kapitel geben wir einen Überblick über Fragen der praktischen Anwendung der Emotionsfokussierten Therapie (EFT). Neben grundlegenden Überlegungen zu Aspekten wie *Indikationen*, *Kontraindikationen* oder *Therapiedauer*, behandeln wir die Themen *Hausaufgaben*, *Rationale*, die *Anwendung der EFT bei unterschiedlichen Störungsbildern* und den *Umgang mit typischen Schwierigkeiten*.

5.1 Häufige Fragen

5.1.1 Indikationen – Wer ist geeignet?

Grundsätzlich ist jeder geeignet, der es sinnvoll findet, an und mit seinen Emotionen zu arbeiten und keine Kontraindikationen aufweist. Die bisherige Forschung fand mehrheitlich bei Patienten mit leichter bis mittelschwerer Symptombelastung im Bereich Depressionen oder posttraumatischen Schwierigkeiten statt. In Kapitel 5.3 beschreiben wir die Anwendung von EFT bei den Störungsbildern, bei denen sie bislang am meisten erprobt und beforscht wurde.

5.1.2 Kontraindikationen – Wer ist nicht geeignet?

Nicht geeignet sind Patienten, die die Selbstexploration ihres emotionalen Erlebens nicht sinnvoll finden und mit denen es nicht möglich ist, ein Einverständnis über Ziele und Methoden der Therapie herzustellen. Weitere Kontraindikationen sind u. a.:

- akutes psychotisches Erleben,
- Impulskontrollstörungen,
- geringes psychosoziales Funktionsniveau,
- antisoziale Persönlichkeitszüge,
- akuter Substanzmissbrauch,
- akute Suizidalität,
- ausgeprägte Kompetenzdefizite.

Bei diesen Schwierigkeiten sind direktivere, symptomorientierte Vorgehensweisen, die auf den Aufbau von Fertigkeiten ausgerichtet sind, erfolgversprechender.

Auf Emotionen kann und sollte auch bei diesen Patienten eingegangen werden, allerdings nicht in der Weise wie in den Kapiteln 3 und 4 beschrieben. Kontraindiziert ist aus unserer Sicht der explizite und primäre Fokus auf der Aktivierung schmerzhaften emotionalen Erlebens.

Eine partielle Kontraindikation für das emotional aktivierende Arbeiten besteht bei unterregulierten Patenten und bei denjenigen mit einem hoch dysfunktionalen Umgang mit schmerzhaftem emotionalen Erleben, z. B. in der Form von selbstverletzendem oder beziehungsschädigendem Verhalten. Hier liegt der Fokus zunächst auf stützenden, emotionsregulierenden Interventionen. Nach dem Erwerb von hinreichenden Emotionsregulationskompetenzen ist aktivierende Arbeit möglich.

5.1.3 Therapiedauer – Wie viele Sitzungen?

Im Forschungssetting haben sich 16 bis 20 Sitzungen à 50 Minuten einmal pro Woche bei ambulanten Patienten mit mehr oder weniger rein depressiven oder posttraumatischen Störungen als hinreichend erwiesen. Bei Patienten mit komorbiden Störungen und ausgeprägten Persönlichkeitsschwierigkeiten dauert die Therapie entsprechend länger. Sie kann sich unter Umständen auch über mehrere Jahre erstrecken.

In der Regel sind kürzere Therapien fokussierter und aufgabenorientierter, bei längeren Therapien nimmt die Arbeit an therapeutischen Aufgaben schrittweise ab und die Arbeit mit der therapeutischen Beziehung wird wichtiger.

5.1.4 Wie viele Informationen brauche ich vorab?

Aus Sicht der EFT sind zu viele Vorinformationen eher hinderlich als hilfreich, da sie die Präsenz des Therapeuten und seine empathische Einstimmung auf das emotionale Erleben des Patienten von einem Augenblick zum nächsten behindern können. Wie viel formale Diagnostik ein Therapeut durchführt, hängt oft von den Anforderungen seines Arbeitsumfelds (z. B. in Kliniken, Zusammenarbeit mit Kostenträgern) ab. Eine Diagnose nach ICD-10 ist sinnvoll, sollte jedoch nicht vom Einzelfall ablenken. Nach Greenberg sind Diagnosen dann hilfreich, wenn man sie nicht als Beschreibungen von Personen, sondern von typischen Prozessen betrachtet (Greenberg & Goldman, 2007).

Entscheidend ist aus unserer Sicht nicht, ob und in welchem Umfang zu Beginn Informationen erhobenen werden, sondern, wie man mit ihnen umgeht und welche Bedeutung man ihnen beimisst. Unser Referenzpunkt ist das Erleben des Patienten von einem Moment zum nächsten und nicht mehr oder weniger abstraktes Wissen über seine Diagnose oder Ereignisse aus seiner Geschichte. Wichtig ist, welche Bedeutungen Ereignisse im Leben des Patienten für diesen persönlich haben. Dies offenbart sich dem Therapeuten oft erst, wenn der Patient ausreichend Vertrauen gefasst hat und ist somit abhängig von der therapeutischen Beziehung.

Neben den bereits beschriebenen Kontraindikationen sollte ein Therapeut in den ersten Stunden auf jeden Fall die folgenden Punkte abklären:

- aktuelle Lebensverhältnisse (Wohnsituation, Erwerbstätigkeit, Partnerschaft, Freunde),
- selbstverletzendes Verhalten,
- Therapieziele,
- therapeutische Vorerfahrungen,
- grundlegendes zur Bindungsgeschichte (Verhältnis zu primären Bezugspersonen).

In der EFT werden diese Informationen nicht formal abgefragt, sondern erlebens- und prozessorientiert im Gespräch erhoben.

5.1.5 Integration mit symptomorientierten Vorgehensweisen?

Die Basis der EFT bilden die empathische Einstimmung und Kommunikation auf der Basis von Präsenz, sowie der Fokus auf die Verbesserung der emotionalen Verarbeitung des Patienten. Bei manchen Störungsbildern, wie z. B. Essstörungen, Zwangsstörungen, Panikstörungen oder Patienten mit Borderlineprozessen, kann es hilfreich sein, das Standardvorgehen durch symptomorientierte, psychoedukative und andere nicht erlebensorientierte Vorgehensweisen zu ergänzen. Dazu zählen Skilltrainings bei Borderlinepatienten, Expositionstherapie bei Panikstörungen und Zwangsstörungen oder gewichtsaufbauende Maßnahmen bei Anorexie. In manchen Fällen wird EFT als sog. *Second stage*-Verfahren angewandt, nachdem in einer ersten Phase an der Symptomreduktion oder dem Erwerb von Fähigkeiten der expliziten Emotionsregulation gearbeitet wurde. Bei der Integration unterschiedlicher Vorgehensweisen ist aus unserer Sicht Folgendes zu beachten:

- *Die Art wie der Therapeut dem Patienten begegnet*, vermittelt diesem ein Modell davon, was Therapie ist, welche Rolle er selbst dabei einnimmt bzw. welche Form von Aktivität von ihm gefordert ist:
  - Stellt er viele Fragen, bekommt der Patient das Gefühl, in der Therapie gehe es darum, Fragen zu beantworten;
  - Liefert der Therapeut viele Erklärungen, wird dem Patienten vermittelt, in der Therapie kämen neue Informationen vor allem vom Therapeuten;
  - Übt der Therapeut mit dem Patienten hauptsächlich neue Skills ein, gewinnt der Patient den Eindruck, in der Therapie werde in erster Linie Handwerkszeug beigebracht.

  Dies sind alles bedeutsame Prozesse, die den primären Veränderungsprozess in der EFT, d. h. die Förderung der erlebensbezogenen Selbstexploration des

Patienten, jedoch untergraben können. Bei der Kombination unterschiedlicher Vorgehensweisen ist daher wichtig, Übergänge zwischen den verschiedenen Phasen der Therapie und Modalitäten transparent zu machen und dem Patienten zu erklären, was jeweils von ihm erwartet wird. Nach einer psychoedukativen und symptomorientierten Anfangsphase könnte der Therapeut z. B. sinngemäß sagen: „Bislang habe ich Ihnen einiges über Emotionen im Allgemeinen und Ängste im Besonderen erklärt und Ihnen auch Übungen gezeigt, wie Sie sich z. B. über Ihren Atem regulieren können. Nun wollen wir den Fokus auf die Erkundung ihrer Gefühle legen. Ich werde Sie unterstützen, herauszufinden, was Sie fühlen und brauchen, wobei meine Rolle etwas anders sein wird als bisher. Ich werde weniger anleiten und erklären, sondern Sie mehr dabei unterstützen, herauszufinden, wie Sie Dinge erleben."

- *Empathie sollte jederzeit die Basis für den Umgang mit emotionalem Erleben sein.* Wann immer Emotionen aufkommen, sollten sie vom Therapeuten empathisch verstanden und bestätigt werden. Insbesondere Anfänger mit einem kognitiv-verhaltenstherapeutischen Hintergrund fallen in Situationen, in denen sie nicht mehr weiter wissen, auf Automatismen wie das Normalisieren und Hinterfragen von emotional schmerzhaftem emotionalem Erleben zurück. Das ist aus Sicht der EFT kein hilfreiches Vorgehen, weil es die Gefahr birgt, Patienten in ihrem emotionalen Erleben alleine zu lassen und zu invalidieren.

5.2 Rationale

Wie in vielen anderen Therapieverfahren legen EFT-Therapeuten Wert darauf, ihren Patienten ihr therapeutisches Vorgehen zu erklären. Rationale sind ein wichtiger Aspekt beim Aufbau einer tragfähigen therapeutischen Arbeitsbeziehung. Sie fördern das Einverständnis über Ziele und Methoden, helfen Patienten, sich sicher zu fühlen und wecken positive Veränderungserwartungen. Ein EFT-Therapeut sollte seinem Patienten insbesondere folgende vier Fragen beantworten können:

EFT-Therapeuten sollte folgende Fragen beantworten können:

1. Warum beschäftigen wir uns mit Emotionen?
2. Inwiefern kann mir das Erleben von schmerzhaften Emotionen helfen?
3. Warum ist es nötig, in die Vergangenheit zurückzugehen?
4. Wie kann mir die Beschäftigung mit meinen Gefühlen bei meinen Symptomen/Verhaltensproblemen helfen?

Zusätzlich sollte jede neue therapeutische Aufgabe erklärt werden. Rationale für die einzelnen therapeutischen Aufgaben finden sich in den entsprechenden Unterkapiteln in Kapitel 4. Manchmal ist dabei schon ein einziger Satz ausreichend.

Ein Therapeut könnte beispielsweise seine Patientin einladen, darauf zu achten, wie sich „das alles mit ihrer Mutter“ in ihrem Körper anfühlt (focusingorientierte Frage) und erklären: „Unsere Gefühle sind in unserem Körper und auf unseren Körper zu achten hilft uns, herauszufinden, was wir fühlen.“

Bevor wir beispielhafte Antworten auf diese vier Fragen geben, möchten wir erläutern, *wie* wir in der EFT Rationale geben: *erlebensbezogen* und *empathisch.*

1. Die Vermittlung von Rationalen wird in der EFT Literatur als *erlebensbezogenes Unterweisen* beschrieben (*experiential teaching*; Elliott, Watson, Goldman & Greenberg, 2007; siehe Kapitel 4.1). Es erfolgt in Momenten, in denen ein Patient entweder nach Erklärungen fragt oder in besonderer Weise für Erklärungen zugänglich ist *(teachable moments)*. Einem Patienten in der ersten Stunde der Therapie darzulegen, dass seine Gefühle wichtig sind, ohne Bezug auf seine Gefühle zu nehmen, ist weniger wirkungsvoll. Wenn ein Patient jedoch zu weinen beginnt und versucht, seine Tränen zu unterdrücken, könnte der Therapeut sagen: „Es ist okay, lassen Sie Ihre Tränen kommen, sie sind wichtig, sie geben Ihnen eine wichtige Botschaft.“ In dieser Situation wird der Patient für diese Erklärung vermutlich empfänglich sein.
2. Aus Sicht der EFT gilt „Empathie vor Theorie“. Die empathische Einstimmung des Therapeuten auf die Innenwelt des Patienten bildet die Basis allen therapeutischen Handelns, aus ihr sollte auch die Vermittlung von Rationalen entspringen. Sie hilft auszumachen, in welchen Momenten und in welchem Ausmaß Erklärungen nötig sind und auf welche Weise sie gegeben werden sollten. Wir empfehlen: *So viel* an Erklärung *wie nötig und so wenig wie möglich* und *nicht zu schnell zu viel*. Manche Patienten haben bereits ein intuitives Verständnis dafür, wie hilfreich es ist, sich mit den eigenen schmerzhaften Emotionen auseinanderzusetzen oder Erlebnisse aus der Vergangenheit hervorzuholen. Zu viele Erklärungen würden diese Patienten von ihrem Erleben wegführen. Andere wiederum brauchen umfangreiche Erklärungen, um sich überhaupt auf die Therapie und die Exploration ihrer Gefühle einlassen zu können. Hierbei sind jedoch Timing und Dosis wichtig: Einem stark überregulierten Patienten in der ersten Stunde ausführlich zu erläutern, dass es in der Therapie darum gehe, durch schmerzhaftes Erleben hindurchzugehen, wird wahrscheinlich dazu führen, dass er nicht wieder kommt.

Da jeder Therapeut seine eigenen Formulierungen finden und an den jeweiligen Patienten anpassen sollte, dienen die folgenden exemplarischen Antworten lediglich als Anhaltspunkte.

5.2.1 Warum beschäftigen wir uns mit Emotionen?

Folgende Punkte können bei der Beantwortung der Frage berücksichtigt werden:

- *Emotionen sind Informationen.* Sie teilen uns mit uns, was wir brauchen. Angenehme Gefühle vermitteln uns, dass wichtige Bedürfnisse erfüllt sind. Unan-

genehme Gefühle sagen uns, dass wichtige Bedürfnisse nicht erfüllt sind. Unangenehme Gefühle sind wie die kleine rote Signallampe in unserem Auto oder die Fehlermeldungen unseres Computers, die uns mitteilen, dass innere Vorgänge unsere Aufmerksamkeit brauchen.
  - Traurigkeit sagt uns, dass wir etwas verloren haben, was uns wichtig ist;
  - Ärger sagt uns, dass unsere Grenzen verletzt wurden/unsere Autonomie eingeschränkt/wichtige Ziele blockiert werden;
  - Einsamkeit sagt uns, dass wir uns von anderen getrennt und abgeschieden fühlen;
  - Angst, sagt uns, dass wir uns bedroht fühlen und Schutz brauchen etc.
- *Emotionen motivieren (organisieren) uns zu Handlungen.* Sie organisieren uns dafür, im Sinne wichtiger Bedürfnisse, zu handeln:
  - Traurigkeit hilft, loszulassen, was unwiederbringlich verloren ist, und sich für Neues zu öffnen;
  - Ärger ermächtigt uns, nach innen und außen Grenzen zu setzen;
  - Einsamkeit motiviert, Kontakt zu anderen Menschen zu knüpfen;
  - Angst hilft, Schutz zu suchen.
- *Emotionen beeinflussen, was wir tun.* Wir tun (meist) das, wonach wir uns fühlen (z. B. gute Miene zu bösem Spiel zu machen aus Angst vor den Folgen einer Konfrontation), und nicht, was wir uns vornehmen (z. B. sich zur Wehr zu setzen) oder was unser Verstand uns empfehlen würde (in Auseinandersetzungen mit Partnern oder Kindern ruhig zu bleiben). Oft handeln wir, bevor wir denken (z. B. unsere Partner oder Kinder anschreien). Wenn wir unser Verhalten ändern wollen, müssen wir verändern, was wir fühlen.
- *Emotionen beeinflussen unser Denken.* Emotionen schaffen einen *Nährboden* für bestimmte Gedanken. Wenn wir ängstlich sind, denken wir ängstliche Gedanken, wenn wir traurig sind, denken wir traurige Gedanken. Um zu verändern, wie wir denken, müssen wir verändern, wie wir fühlen.

5.2.2 Inwiefern kann mir das Erleben von schmerzhaften Emotionen helfen?

Hier geht es um die Kernfrage „Wie kann mir ‚mich schlecht fühlen‘ dabei helfen, mich gut zu fühlen?“, die viele Patienten umtreibt. Dies sind mögliche Antworten:

- *„Learning by doing“.* Besser mit schwierigen Gefühlen umzugehen, lernt man am besten, während man sie fühlt, und zwar auf eine neue Weise fühlt: Indem man sich ihrer bewusst wird, sie zulässt, toleriert, sie im Körper zu spüren, sie akzeptiert, sie in Worte fasst und über sie nachdenkt, um sie zu verstehen.
- *Fühlen ist eine Form des Wissens.* Es macht einen großen Unterschied, ob wir etwas bloß rational oder aus Erfahrung wissen: Wenn wir etwas nicht im Herzen fühlen, kennen wir es nicht wirklich. Daher ist es wichtig, nicht nur *über* Gefühle und Bedürfnisse zu sprechen oder sie abstrakt zu analysieren, sondern

sie im *Hier und Jetzt* der Therapiestunde zu erleben. Dies schließt auch schmerzhafte Emotionen mit ein. Ihr Erleben hilft uns, Zugang zu wichtigen Bedürfnissen zu erhalten, die nicht erfüllt sind. Nur so kann Veränderung geschehen.

Bei dieser Frage geht es vor allem darum, der Tendenz des Patienten, schmerzhafte Gefühle zu vermeiden, entgegenzuwirken. Hierfür haben sich folgende Sätze bewährt, die Therapeuten ihren Patienten an geeigneten Stellen im Therapieprozess anbieten können; im richtigen Moment angebracht, kann jeder einzelne von ihnen ausreichend sein:
- Man muss Emotionen fühlen, um sie verändern zu können.
- Man muss an einem Platz ankommen, um ihn verlassen zu können.
- Oft führt der Weg aus schmerzhaften Gefühlen hinaus durch sie hindurch.
- Das Einzige, das noch schlimmer ist, als ein schmerzhaftes Gefühl zu fühlen, ist es, nicht mehr zu fühlen, d. h. die Fähigkeit zu verlieren, es fühlen zu können.
- Der beste Weg, sich von seinen schmerzhaften Gefühlen zu befreien, ist, sie zu fühlen.
- Schmerz ist unvermeidbar. Es ist die Vermeidung von Schmerz, die zu Leiden führt.
- Leiden ist das Produkt aus Schmerz und Widerstand.

5.2.3 Was ist der Sinn, in die Vergangenheit zurückzugehen?

Folgende Punkte können bei der Beantwortung der Frage angeführt werden:
- Vieles von dem, was wir fühlen, wird dadurch beeinflusst, wie wir in der Vergangenheit gefühlt haben. Wenn wir also verändern wollen, wie wir heute Situationen, Personen, Eigenschaften und Verhaltensweisen von Personen etc. empfinden, müssen wir uns damit auseinandersetzen, wie wir in der Vergangenheit gefühlt haben.
- Emotionale Erinnerungen werden ständig aktualisiert. Wir können sie verändern, indem wir Gefühle aus der Vergangenheit erinnern und durch Gefühle im Hier und Jetzt ersetzen.
- Mit emotionalen Erinnerungen verhält es sich wie mit Metall: Man muss das Eisen schmieden, solange es heiß ist, nur dann kann man ihm eine neue Form geben. Das heißt, emotionale Erinnerungen wie Scham oder Angst bei der Erinnerung an Situationen, in denen man entwertet oder im Stich gelassen wurde, müssen im Hier und Jetzt erlebt werden, um sie verändern zu können.
- Dabei geht es darum, *neue emotionale Antworten auf alte Probleme* zu finden, d. h. in den Situationen, in denen wir zuvor Angst oder Scham gefühlt haben, nun Ärger zu verspüren auf das, was wir erfahren haben, z. B. Entwertung, und Trauer darüber zu empfinden, was wir nicht erfahren haben, z. B. Wertschätzung, um dadurch ein Gefühl der Sicherheit oder Selbstakzeptanz zu erlangen.

- Häufig, wenn wichtige Bedürfnisse, wie das nach Liebe, in der Vergangenheit nicht erfüllt wurden, werden sie von unserer inneren Landkarte verschwinden. Dann werden wir sie in unserem späteren Leben möglicherweise auch nicht erfüllt bekommen. Um mit unseren eigentlichen Bedürfnissen in Berührung zu kommen, müssen wir dorthin gehen, wo wir es verloren haben. Es scheint, als ebneten tief empfundene Bedürfnisse Wege, die vorher nicht angelegt waren.

5.2.4 Wie kann mir die Beschäftigung mit meinen Gefühlen bei meinen Symptomen/Verhaltensproblemen helfen?

Wenn Patienten ihre Gefühle bereits selbst als Quelle ihrer Schwierigkeiten ausgemacht haben, ist es leicht, ein Einverständnis über eine emotionsfokussierte Vorgehensweise zu bekommen. Schwieriger ist es, wenn Patienten mit dem Auftrag kommen, primär Symptome zu beseitigen. Dann sollte dem Patienten aufgezeigt werden, inwieweit seine Symptome mit seinem Umgang mit den eigenen Gefühlen in Zusammenhang stehen. Folgendes könnte man Patienten sagen:

- Häufig sind Symptome ein Ausdruck dafür, dass wir die Fähigkeit verloren haben oder niemals entwickelt haben, unsere schmerzhaften Gefühle zu fühlen: Sie ergeben sich aus dem, *was wir tun* (z. B. übermäßiger Konsum von Alkohol, Nikotin, Überarbeiten, Selbstverletzung etc.) oder *nicht tun* (z. B. Essen, enge Beziehungen eingehen, auf eine Prüfung vorbereiten etc.), um unsere schmerzhaften Gefühle nicht zu spüren, oder sind eine Folge davon, dass wir unsere Gefühle *nicht mehr spüren können* (z. B. Panik, Depression). Daher müssen wir uns mit diesen Gefühlen auseinandersetzen, um einen hilfreicheren Umgang mit ihnen zu lernen.

Beispielhaft werden im Folgenden spezifische Rationale zu häufigen Syndromen genannt.

Depressionen:

- Depressionen sind gefrorene Gefühle, d. h. gefrorene Wut, gefrorener Ärger, gefrorene Scham oder Einsamkeit. Die Symptome wie Verlust von Freude, Interesse, Antrieb und diffuse Gefühle von Niedergeschlagenheit und Hoffnungslosigkeit sind das Eis. Darunter sind in der Regel tiefe schmerzhafte Gefühle wie Scham, Angst oder Trauer verborgen.

Angst:

- Gefühle sind im Körper. Wenn wir sie nicht wahrnehmen, benennen, akzeptieren und einordnen, machen sie sich als diffuse Anspannung bemerkbar. Dies kann zur Folge haben, dass wir irgendwann Angst vor dieser Anspannung bekommen, weil wir denken, sie sei gefährlich, etwa der Vorbote eines Herzinfarktes oder eines Kreislaufzusammenbruchs.

- Panik ist häufig eine Folge davon, Gefühle zu unterdrücken. Dies ähnelt einem Topf mit kochendem Wasser, der zu wackeln und überzukochen beginnt, sobald man einen Deckel darauf setzt. Ähnlich verhält es sich auch mit einem Ball, den man unter Wasser zu drücken versucht. Je stärker man es versucht, umso mehr Spannung entsteht und umso kräftiger schießt der Ball wieder nach oben.

Sich Sorgen machen bei generalisierter Angst:
- Tiefe, schmerzhafte Gefühle und das Gefühl, sie nicht bewältigen zu können, schaffen einen Nährboden für Sorgen und katastrophisierende Erwartungen. Diese wiederum wirken wie ein Wachmann, der beständig nach Gefahr Ausschau hält. Um sich keine Sorgen mehr zu machen, müssen wir uns mit den Gefühlen auseinandersetzen, die sie hervorbringen.

Psychosomatische Symptome:
- Gefühle sind in unserem Körper, sie bereiten uns auf Kampf, Flucht oder Einfrieren vor – so haben sie unseren Vorfahren ermöglicht, zu überleben. Der Königsweg, die körperliche Seite von Emotionen zu regulieren, ist, Gefühle wahrzunehmen, zu erlauben, zu akzeptieren, in Worte zu fassen sowie ihre Botschaft zu verstehen. Wenn wir sie nicht wahrnehmen oder keine Worte für sie haben, bleiben sie im Körper und können verschiedenste körperliche Beschwerden verursachen. [Dann sollte das Problem, welches den Patienten beschäftigt, auf Emotionen zurückgeführt werden. Dafür bietet es sich an, gängige Metaphern zu verwenden wie „gebrochenes Herz“, sich etwas zu Herzen nehmen“, „an die Nieren gehen“, „eine Last auf den Schultern tragen“, „auf den Magen schlagen“, „Kopfzerbrechen bereiten“, „unter die Haut gehen“ etc.]
- Eine weitere Möglichkeit ist es, Patienten die Kosten einer unzureichenden emotionalen Verarbeitung aufzuzeigen: „Emotionen zu unterdrücken raubt Energie und erhöht den Stress”, „unterdrückter Ärger erhöht den Blutdruck”, „die Vermeidung von Emotionen schwächt das Immunsystem“ etc.

5.3 Anwendung der EFT auf unterschiedliche Störungsbilder

Die Emotionsfokussierte Therapie (EFT) ist ein *transdiagnostisches* Verfahren. Sie geht davon aus, dass bei der Entstehung und Aufrechterhaltung unterschiedlicher psychologischer Schwierigkeiten im Kern die gleichen impliziten und expliziten emotionalen Verarbeitungsprozesse eine Rolle spielen. Daher sind aus ihrer Sicht über die meisten Störungsbilder hinweg die gleichen Veränderungsprozesse und Interventionsstrategien wirksam. Die Basis jeder emotionsfokussierten Behandlung bildet die Empathie, Akzeptanz und Kongruenz des Therapeuten (Kapitel 3.1) auf der Basis von Präsenz sowie die Arbeit an der Aktivierung, Vertiefung und Verarbeitung emotionalen Erlebens. Trotz vieler Parallelen gibt es selbstverständlich auch Unterschiede zwischen den einzelnen Störungsbildern. Wie wir in Kapitel 2.2 zeigen, weisen unterschiedliche klinische Schwierigkeiten charakteristische Besonderheiten in den impliziten und expliziten emotionalen Verarbeitungsprozessen auf. Dies betrifft jeweils typische zentrale maladaptive Schemata, Unterschiede im Grad der emotionalen Dysregulation sowie Besonderheiten im Umgang mit emotionalem Erleben. Auf symptomatischer Ebene zeigen sich unterschiedliche sekundäre emotionale Prozesse, die nicht selten eines der Hauptmerkmale der jeweiligen diagnostischen Kategorie darstellen. So zeichnet sich beispielsweise Depression durch Hoffnungslosigkeit und generalisierte Angst durch auf die Zukunft gerichtete Ängste aus. In der Therapie spiegeln sich diese Unterschiede in unterschiedlichen Markern für emotionale Verarbeitungsschwierigkeiten wider. Zum einen kommen bei bestimmten klinischen Gruppen bestimmte Marker häufiger vor, zum anderen weisen Marker und die zugehörigen Aufgaben bei unterschiedlichen klinischen Bildern charakteristische Eigenheiten auf. Das Wissen um diese hilft dabei, sie in der Therapie zu erkennen und wirkungsvoll mit ihnen zu arbeiten. Hierbei handelt es sich jedoch um Generalisierungen, die nicht für den Einzelfall gelten müssen. Die Basis des therapeutischen Handelns bleibt die sorgfältige empathische Einstimmung auf den emotionalen Prozess des Einzelnen im gegebenen Moment in einer konkreten Therapiesitzung. Ein weiterer Unterschied in der Behandlung unterschiedlicher klinischer Schwierigkeiten ist die Ergänzung des Standardvorgehens durch symptomorientiertere Vorgehensweisen in bestimmten Phasen der Therapie. Dies kann vor allem bei Patienten mit Essstörungen, Zwangsstörungen, Panikstörungen oder Borderlineprozessen der Fall sein.

Im Folgenden möchten wir für die diagnostischen Gruppen, bei denen EFT besonders häufig angewandt wird, ein paar Besonderheiten aufzeigen. Diese Übersicht hat weder den Anspruch, vollständig zu sein, noch die Absicht, ein Manual für die spezifische Therapie mit diesen Störungsbildern darzustellen. Es soll vielmehr ein Eindruck vermitteln werden, wie EFT auf unterschiedliche psychologische Schwierigkeiten angewandt werden kann.

5.3.1 EFT bei sozialer Phobie

Bei sozialen Phobien ist der zentrale Schmerz die Scham, defekt, schlecht oder unzulänglich zu sein. Auf sekundärer symptomatischer Ebene zeigen sich Ängste, abgelehnt zu werden, sich zu blamieren und lächerlich zu machen. Aus Sicht der EFT steht allerdings nicht die Angst, sondern die darunter liegende Selbstwertproblematik in Form von schambasierten Selbstorganisationsprozessen im Vordergrund (vgl. Shahar, 2014). Es zeigen sich Marker für selbstkritische Prozesse, anfänglich häufig in der Form von projizierten Kritikern (z. B. „Die anderen finden mich unattraktiv, inkompetent, komisch“).

Besonders charakteristisch sind Marker für angsterzeugende Prozesse. Hierbei zeigt sich ein katastrophisierender Selbstanteil, der dem erlebenden Teil soziale Katastrophen (z. B. „Du wirst dich blamieren, abgewiesen werden, als inkompetent entlarvt werden“) ausmalt. Die bei derartigen Prozessen angeratenen Zwei-Stuhl-Dialoge haben in der Regel zwei Ebenen (Elliott, 2013a). Auf der einen Ebene dominiert eine angstmachende Stimme (z. B. „Die anderen werden sehen, wie inkompetent du bist“), die sekundär symptomatische Angst aktiviert. Darunter findet sich in der Regel ein harscher innerer Kritiker, der Botschaften sendet wie „Du bist nicht attraktiv, linkisch, nicht in Ordnung“, die mit primär maladaptiver Scham verbunden sind. Ihre Transformation ist das primäre Ziel der EFT-Therapie der sozialen Phobie. Sozialängstliche Patienten fällt es aus Erfahrung besonders schwer, sich im Zwei-Stuhl-Dialog selbstkritisch zu zeigen. Sehr oft zeigen sich Kritiker in der Form eines „Coaches“ (z. B. „Sei normal, fall nicht unangenehm auf“ etc.) (vgl. Pos, 2014). Es bedarf viel Sicherheit und mitunter expliziter Erlaubnis (z. B. „Wir alle sind selbstkritisch, es ist okay, es ist wichtig, dass Sie ausdrücken, was da ist“), damit sich diese Patienten selbstkritisch zeigen können. Sind die Selbstkritik und die damit verbundene Scham aktiviert, sollte dem Patienten geholfen werden, diese zu verarbeiten und frustrierte identitätsbezogene Bedürfnisse (z. B. danach wertgeschätzt und/oder gesehen zu werden, authentisch sich selbst gegenüber sein, auch auf die Gefahr hin, bei anderen anzuecken, seinen eigenen Weg zu gehen) zu identifizieren und auszudrücken. Häufig entwickelt sich daraus selbstbehauptender Ärger gegenüber dem Kritiker und ein Gefühl der Berechtigung, autonomiebezogene und individuationsbezogene Wünsche und Bedürfnisse zu leben (Shahar, 2014). Häufig wird daraufhin der Kritiker weicher und äußert Mitgefühl sowie das Bedürfnis, das erlebende Selbst vor der Wiederholung beschämender Erfahrungen zu schützen. Es könnte aber auch sein, dass das stärker gewordene erlebende Selbst den entwicklungsgeschichtlich jüngeren Kritiker beruhigt („Ich bin nicht mehr das kleine verschüchterte Kind, und ich brauche deinen Schutz nicht mehr. Ich kann mich selber beschützen!“) (Pos, 2014). Häufig treten in der Zwei-Stuhl-Arbeit – sowohl auf der erlebenden als auch auf der katastrophisierenden bzw. kritischen Seite – episodische Erinnerungen an beschämende zwischenmenschliche Erfahrungen, häufig mit primären Bindungspersonen, zutage. Diese bedürfen dann einer Bearbeitung mithilfe von Dialogen mit dem Leeren Stuhl.

Aufgrund der Angst vor Ablehnung, einer ausgeprägten *experiential avoidance* (z. B. Pos, 2014) sowie erheblichen Defiziten in der Fähigkeit der emotionalen Verarbeitung, welche diejenige der Menschen mit generalisierter Angst noch übersteigen (Mennin, McLaughlin & Flanagan, 2009), bedarf es eines behutsamen, strukturierten Vorgehens und vielen Erklärungen. Auch Marker für Vulnerabilität kommen häufig vor, wenn Patienten Seiten von sich zeigen, die sie als „nicht normal“, „defekt“, oder „unzulänglich“ erleben. Mehr Information über EFT bei sozialer Angst finden Sie bei Elliott (2013a) und Shahar (2014).

5.3.2 EFT bei generalisierter Angst

Bei generalisierter Angst können als zentraler Schmerz Einsamkeit und Verlassenheit (sich ungeliebt und unverbunden fühlen), Scham (grundsätzlich defekt oder nicht in Ordnung zu sein) und Angst (sich nicht schützen und wehren zu können) auftreten (Timulak & McElvaney, 2016). Besonders häufig zeigt sich eine zugrunde liegende Organisation des Selbst als unsicher und fragil, verknüpft mit Bindungserfahrungen von unzureichendem Halt, Schutz und Unterstützung. Dies geht oftmals mit einer Rollenumkehr und zu früher Verantwortungsübernahme einher (vgl. Watson & Greenberg, 2016) Auf sekundärer, symptomatischer Ebene dominieren Sorgenprozesse und auf die Zukunft gerichtete Ängste. Zentral ist die Arbeit mit einem inneren *Sorgenmacher* („Dir wird etwas Schreckliches passieren“). Diese kann grundsätzlich in zwei verschiedenen Richtungen verlaufen, die beide bedeutsam sind, um eine nachhaltige Veränderung der Symptomatik zu erreichen: (1) das Zugänglichmachen der ängstlichen, fragilen Selbstorganisation unter der symptomatischen Angst sowie (2) die Exploration und Bearbeitung der selbstunterbrechenden Wirkung der Sorgenprozesse.

1. Die Exploration und Spezifikation der sorgenmachenden Prozesse mündet häufig in Aussagen wie „Du bist verantwortlich, und du wirst mit den Folgen nicht umgehen können“. Als Folge wird in der Regel eine ängstlich-fragile Selbstorganisation aktiviert. Weniger als durch ein Weicher-Werden des Sorgenmachers äußert sich Veränderung in der Selbstbehauptung des erlebenden Selbst gegenüber dem Sorgenmacher. In den meisten Fällen bedarf es allerdings einer Bearbeitung der zugrunde liegenden Bindungsthemen im Rahmen einer Leeren-Stuhl-Arbeit bei unabgeschlossenen Prozessen mit wichtigen Bindungspersonen, bevor das Erlebende Selbst sich gegenüber dem Sorgenmacher behaupten kann. In diesem Zusammenhang ist Selbstberuhigung und Selbsttröstung des fragilen, unsicheren Selbst wichtig.
2. Menschen mit Generalisierter Angst zeigen eine ausgeprägte Vermeidung von emotionalem Schmerz. Ein wichtiger Aspekt ist somit die selbstunterbrechende Funktion der Sorgenprozesse. Sekundäre Angst und Gefühle der Erschöpfung legen sich über zugrunde liegende primäre schmerzhafte Emotionen. Hier gilt es, die Bedürfnisse nach einem ungehinderten, von Sorgen freien Leben zugänglich zu machen (vgl. Timulak & Mc Elvaney, 2016), auch auf die Gefahr hin, schmerzhafte Gefühle zu erleben.

Neben Sorgen können auch andere selbstunterbrechende Prozesse auftreten. Diese sind mit Kognitionen wie „es ist zu schmerzhaft, du wirst es nicht aushalten, der Schmerz wird nie aufhören" verbunden, die das Selbst „hilflos", „hoffnungslos" oder „ängstlich" zurücklassen.

Bei der Arbeit mit generalisierter Angst bedarf es einer stärkeren Struktur und Psychoedukation in Bezug auf Gefühle allgemein und Ängste im Besonderen als bei anderen Störungsbildern. Mehr über die Anwendung von EFT bei generalisierter Angst erfahren Sie bei Timulak und McElvaney (2016) sowie Watson und Greenberg (2016).

5.3.3 EFT bei Depressionen

Die EFT unterscheidet grob zwischen *abhängigkeitsbasierten* und *selbstkritischen Depressionen* (Beck, 1983; Blatt, 2004; Greenberg & Watson, 2006).

Begriffsklärung: Selbstkritische vs. abhängigkeitsbasierte Depressionen

Bei den selbstkritischen Depressionen stehen selbstkritische Prozesse im Vordergrund, die mit identitätsbezogenen Themen wie Selbstwert und sozialem Status verbunden sind. Bei den abhängigkeitsbasierten Depressionen dominieren unabgeschlossene Prozesse mit wichtigen Bindungspersonen in Zusammenhang mit Themen wie Verlust, Einsamkeit oder fehlender Unterstützung.

Bei beiden Varianten der Depression spielen Hoffnungslosigkeit erzeugende Prozesse eine wichtige Rolle. Hier gilt es, im Rahmen eines Zwei-Stuhl-Dialoges die entsprechenden Kognitionen herauszuarbeiten und den Patienten seine eigene aktive Rolle in der Genese und Aufrechterhaltung der Hoffnungslosigkeit erleben zu lassen (siehe Kapitel 4.5). Häufig ist das Zugänglichmachen von selbstbehauptendem Ärger ein wirksames Mittel gegen Hoffnungslosigkeit.

Bei den abhängigkeitsbasierten Depressionen geht es vor allem um unabgeschlossene Prozesse mit Bindungspersonen, häufig steht Trauer über ausgebliebene oder verlorene Bindung im Fokus. Die unabgeschlossenen Prozesse lösen sich durch ein Betrauern des unwiederbringlich Verlorenen und ein Loslassen des unerfüllbaren Bedürfnisses auf. Dies geht oft mit Selbsttröstung des schutzlosen oder verlassenen Selbstaspektes einher.

Bei den selbstkritischen Depressionen herrschen identitätsbezogene Themen vor, entweder in der Form von Zwei-Stuhl-Arbeiten mit dem inneren Kritiker (z. B. „du bist ein Versager, wertlos etc.") oder kritisch und abwertend erlebten wichtigen Bezugspersonen in Dialogen mit einem entwicklungsgeschichtlich bedeutsamen anderen im Leeren Stuhl. Durch die Aktivierung des inneren Kritikers oder des kritischen anderen im Leeren Stuhl wird die schambasierte Organisation des Selbst, schlecht und defekt zu sein, zugänglich gemacht. Die Auflösung der Arbeit mit dem inneren Kritiker erfolgt entweder durch Selbstbehauptung gegenüber dem Kritiker und/oder durch ein Weicher-Werden des Kritikers entweder in der Form von Mitgefühl oder der Angst, dass wichtige Werte und Standards nicht erfüllt werden (z. B. etwas aus seinem Leben machen wollen oder ein guter Vater sein wollen). Die Auflösung der unabgeschlossenen Prozesse vollzieht sich im Ausdruck von selbstbehauptendem Ärger gegenüber dem kritisch erlebten anderen oder eine Veränderung der Repräsentation des anderen, als mitfühlend oder weniger mächtig. Bei beiden Formen der Depression zeigen sich gerade in der Arbeit mit unabgeschlossenen Prozessen ausgeprägte Selbstunterbrechungen von Ärger und/oder Trauer. Auch Vulnerabilität mit einem primären Zustand der Hoffnungslosigkeit bzw. des Gefühls, „am Ende angelangt zu sein" kommt in dieser Patientengruppe recht häufig vor.

Mehr über EFT der Depression erfahren Sie in den Büchern von Greenberg und Watson (2006) sowie Watson, Goldman und Greenberg (2007).

5.3.4 EFT bei posttraumatischen Schwierigkeiten

Bei *posttraumatischen Schwierigkeiten* dominieren eine ängstliche Organisation des Selbst als machtlos, ausgeliefert und schutzlos *(weak me)* sowie eine schambasierte Organisation des Selbst als defekt, beschädigt oder wertlos *(bad me)* (Paivio & Kunzle, 2007). Es zeigen sich ausgeprägte Konflikte zwischen Selbstanteilen in Form katastrophisierender, selbstabwertender oder schuldzuweisender Prozesse. Neben der Arbeit an deren Auflösung ist die Arbeit an unabgeschlossenen Prozessen mit dem Täter zentral, wobei das Trauma natürlich auch durch eine Naturgewalt, wie z. B. eine Flutwelle, ausgelöst worden sein kann. Bislang fand die Forschung zur EFT basierten Traumatherapie überwiegend im Bereich zwischenmenschlicher Traumata statt (Paivio & Pascual-Leone, 2010). Hier ist wichtig, zwischen bekannten Tätern, zu denen eine Beziehung bestand, und unbekannten Tätern zu unterscheiden. Dies hat einen Einfluss auf die Form der Leeren-Stuhl-Arbeit. Bei fremden Tätern arbeiten wir nicht an der Veränderung der Repräsentation des anderen mittels einer Übernahme seiner Perspektive, d. h. wir lassen den Patienten nicht auf den Stuhl des Täters wechseln. Bei bekannten Tätern, mit denen eine Beziehung bestand, kann dies in manchen Fällen allerdings wichtig und hilfreich sein. Entscheidend ist der Einzelfall und ob die Patienten es als grenzüberschreitend empfinden würden, die Perspektive des anderen einzunehmen. Ein weiterer wichtiger Unterschied zur klassischen Arbeit mit unabgeschlossenen Prozessen mit Bindungsfiguren besteht darin, einem fremden oder einem ausnahmslos negativ erlebten Täter gegenüber verletzliche Gefühle nicht direkt auszudrücken, sondern dem Therapeuten mitzuteilen und zu zeigen. Andernfalls besteht die Gefahr einer Retraumatisierung. Nicht selten geraten Patienten während dieser Arbeit in Zustände intensiver, durchdringender Verletzlichkeit, in denen es zuvorderst der empathischen Bestätigung durch den Therapeuten bedarf. Nicht alle Patienten lassen sich auf die Arbeit mit dem Leeren Stuhl ein. In einem solchen Fall findet die Konfrontation mit dem Täter in der Vorstellung statt. Patienten sollten auf keinen Fall dazu gedrängt werden, sich den Täter im Leeren Stuhl vorzustellen. Zudem hat sich bewährt, gestuft vorzugehen und zunächst mit weniger bedrohlichen Bezugspersonen zu beginnen, wie z. B. der Mutter oder dem Vater, die nicht vor dem jeweils anderen Elternteil geschützt haben (Elliott, Watson, Goldman & Greenberg, 2003). Die Auflösung der unabgeschlossenen Prozesse erfolgt durch selbstbehauptenden Ärger gegenüber dem Täter und Trauer über Verluste durch das Trauma (z. B. der eigenen körperlichen und/oder seelischen Unversehrtheit, der unbeschwerten Kindheit, wichtiger Bezugspersonen) (Paivio & Pascual-Leone, 2010). Einen großen Raum nimmt die Arbeit an Prozessen ein, die einer erfolgreichen Auflösung der unabgeschlossenen Prozesse mit dem Täter entgegenstehen. Dazu zählen Zwei-Stuhl-Arbeiten mit schuldzuweisenden oder selbstkritischen Prozessen. Eine wichtige Rolle spielen außerdem selbstunterbrechende Prozesse in der Form von Numbing („Wie betäuben sie sich?") oder Dissoziation („Wo gehen sie hin?"), die im Rahmen von Zwei-Stuhl-Inszenierungen bearbeitet werden. Durch die gesamte Therapie hindurch ist die Stärkung des Selbst durch Selbsttröstungs- oder Selbstberuhigungsdialoge bedeutend. Schließlich nimmt auch die narrative Arbeit an den traumatischen Erinnerungen und die Arbeit an bedeutungsbildenden Prozessen eine wichtige Rolle ein. Elliott und Kollegen (2007) beschreiben hierzu die Aufgaben *Wiedererzählen des Traumas* und *Herstellen von Sinn* bei einem Bedeutungsprotest.

Wer mehr über EFT-Traumatherapie erfahren möchte, empfehlen wir das Buch von Paivio und Pascual-Leone (2010).

5.3.5 EFT bei Essstörungen

Essstörungen können als dysfunktionale Emotionsregulationsstrategien gesehen werden (Dolhanty & Greenberg, 2009). Bei ihnen ist in der Regel die direkte symptombezogene Behandlung von Symptomen wie Hungern, Essanfälle und selbstinduziertes Erbrechen notwendig. Ob dies vor, während oder nach der emotionalen Arbeit stattfindet, hängt vom Einzelfall ab. In der emotionsfokussierten Arbeit imponiert zunächst eine ausgeprägte Vermeidung von Gefühlen. Nichts selten bedarf es zunächst einer längeren Phase der Arbeit an der Förderung des Gewahrseins emotionalen Erlebens und dessen Symbolisierung. Oftmals dominiert eine *anorektische* bzw. *bulimische Stimme*, die eng mit der Aufrechterhaltung der jeweiligen Symptome (restriktives Essen oder Essanfälle) verbunden sind. Gerade die anorektische Stimme zeigt sich in der Form eines besonders harschen und unnachgiebigen Kritikers und Unterbrechers. Häufig verschmilzt das erlebende Selbst so sehr mit der kritischen Stimme, dass es schwierig sein kann, die schmerzhaften emotionalen Reaktionen auf die Kritik zugänglich zu machen. Die Auflösung der selbstkritischen Prozesse erfolgt in aller Regel nicht in der Form eines Weicher-Werdens der kritischen Stimme, sondern vielmehr in einem *Weicher-Werden des erstarkten erlebenden Selbst gegenüber dem* Kritiker bzw. Unterbrecher (siehe Dolhanty & Greenberg, 2007). Der erlebende Teil wird reifer, würdigt den entwicklungsgeschichtlich jüngeren Kritiker und beruhigt ihn: „Du hast mir sehr geholfen, und ich danke dir dafür, und jetzt bin ich stark genug, alleine zurechtzukommen. Du musst mich nicht länger beschützen. Ich brauche das nicht mehr." Hier besteht eine Parallele zur im Kapitel 5.3.1 beschriebenen sozialen Angst. Der kritische Anteil ist wie ein kindlicher Anteil der Patienten aus einer Zeit, in der die Betroffenen keine andere Möglichkeit als die Essstörung hatten, um sich zu schützen. Parallel zur Arbeit an der Auflösung selbstkritischer Prozesse mit der anorektischen oder bulimischen Stimme ist die Arbeit an unabgeschlossenen Prozessen mit entwicklungsgeschichtlich bedeutsamen anderen, vor allem der primären Bezugsperson, häufig der Mutter, entscheidend. Hier zeigen sich ausgeprägte selbstunterbrechende Prozesse, insbesondere von autonomiebezogenen Gefühlen und Bedürfnissen gegenüber der Mutter. Oft werden Unterbrecher und Kritiker eins, mit der Kernaussage „Fühle nichts, esse nichts, ziehe dich in Schneckenhaus zurück, da kann dir nichts passieren". Mehr Informationen zur EFT bei Essstörungen finden Sie bei Dolhanty und Greenberg (2007, 2009). Es gibt zudem eine EFT basierte Familientherapie der Essstörung, bei der Eltern als „Emotionscoaches" für ihre Kinder geschult werden (Dolhanty & Lafrance, 2011; Robinson, Dolhanty, Stillar, Henderson & Mayman, 2014) und die erstaunliche Wirksamkeit zeigt.

5.4 Hausaufgaben

5.4.1 Allgemeine Prinzipien

Es bietet sich an, bestimmte Themen, die in der Therapiestunde behandelt wurden, durch Hausaufgaben zu vertiefen. Es gibt einige Hinweise darauf, dass Hausaufgaben zum Therapieerfolg beitragen (vgl. Kazantzis, Whittington & Dattilio, 2010). In der Emotionsfokussierten Therapie werden Hausaufgaben in der Form von Vorschlägen gegeben: „Wenn Sie möchten, könnten Sie bis zum nächsten Mal xy versuchen." Dies entspricht dem Beziehungsprinzip, die Selbstbestimmung und Selbststärkung des Patienten zu fördern (siehe Kapitel 3.1.3.6). Hausaufgaben sollten nicht *verordnet* werden, sondern dann gegeben werden, wenn der Patient den Wunsch danach äußert oder empfänglich für sie ist (Mahrer, 2003). In der Regel bestehen Hausaufgaben in der EFT darin, den Patienten anzuregen, auf bestimmte Gefühle oder innere Vorgänge zu achten, um das Bewusstsein über diese zu erhöhen oder sich etwas, das bereits in der Stunde erarbeitet wurde, in Erinnerungen zu rufen oder es auf die Handlungsebene in den Alltag zu übertragen (Elliott et al., 2003; Greenberg & Warwar, 2006) Grundsätzlich gilt, dass Hausaufgaben in der Zone der nächsten Entwicklung des Patienten angesiedelt sein sollen (Greenberg & Warwar, 2006). Sie sollen demnach nicht dazu dienen, Veränderungen herbeizuführen, sondern dazu, bereits vollzogene Veränderungen zu konsolidieren oder weiterzuführen.

Merke:

- Einem Patienten ein Emotionstagebuch zu geben, um ihm zu helfen, mehr Bewusstheit über sein emotionales Erleben zu erlangen, macht erst Sinn, wenn der Patient an der Verbesserung seines emotionalen Gewahrseins arbeiten möchte. Andernfalls wird er nichts damit anfangen können, und es wird vermutlich nicht nutzen.
- Einen Patienten zu ermuntern, sich im Alltag gegen seinen inneren Kritiker aufzulehnen, ist erst dann sinnvoll, wenn ihm dies in der Therapiesitzung bereits gelungen ist. Andernfalls wäre fast vorprogrammiert, dass der Patient scheitert, und er würde sich womöglich dafür schämen, keine Fortschritte zu machen.

Im Folgenden geben wir Beispiele für typische Vorschläge für Hausaufgaben in der EFT, geordnet nach emotionalen Verarbeitungsproblemen bzw. Markern und Aufgaben.

5.4.2 Hausaufgaben zur Förderung der emotionalen Verarbeitung

Bei Vorschlägen für Hausaufgaben können sich Therapeuten an den Prinzipien der emotionalen Verarbeitung (Wahrnehmung, Ausdruck, Regulation, Reflektion, Transformation) orientieren. Wir greifen beispielhaft die Bereiche *Wahrnehmung* und *Regulation* heraus.

Emotionales Gewahrsein/emotionale Bewusstheit. Zur Förderung emotionalen Gewahrseins können Therapeuten ihre Patienten einladen, bis zur nächsten Sitzung auf ihre Gefühle zu achten und zu überprüfen, um welchen Emotionstyp (primär, sekundär, adaptiv, maladaptiv, instrumentell) es sich handelt. Zudem ist es sinnvoll, die Patienten zu ermuntern, dies schriftlich festzuhalten. Dies gilt insbesondere für diejenigen Patienten, deren innere Welt chaotisch ist oder die besonders wenige Worte für ihre Gefühle finden. Der positive Effekt des Schreibens auf die Verarbeitung belastender Erfahrungen ist inzwischen gut belegt (Pennebaker & Smyth, 2016). Dabei kann folgendermaßen vorgegangen werden:

- Emotionstagebuch aushändigen (siehe Anhang, S. 350). Es enthält eine Liste von Emotionen. Die Therapeutin könnte den Patienten einladen, täglich folgende Fragen zu beantworten: „Welche Gefühle haben Sie heute gefühlt? Beschreiben Sie für zwei oder drei Gefühle, was Sie empfunden haben."
- „Wenn Sie möchten, könnten Sie in der nächsten Woche darauf achten, wann Sie xy fühlen (maladaptives Gefühl; z. B. dieses Gefühl ‚im Niemandsland zu sein', oder das Gefühl, ‚ins Bodenlose zu stürzen und nicht bestehen zu können'). Versuchen Sie in Worte zu fassen, was Sie empfinden, und spüren Sie, was Sie brauchen."

- „Wenn Sie möchten, könnten Sie bis zur nächsten Stunde darauf achten, wann Sie xy fühlen (sekundäres, symptomatisches Gefühl; z. B. diese Mordswut oder dieses dumpfe niederdrückende Gefühl) und was Sie kurz davor gefühlt haben. Ist xy Ihr tiefstes Gefühl in diesem Moment oder fühlen Sie noch etwas anderes?"
- „Wenn Sie möchten, könnten Sie bis zum nächsten Mal darauf achten, wann Sie xy ausdrücken (z. B. Ärger oder Hilflosigkeit) und sich fragen: ‚Versuche ich durch dieses Gefühl etwas bei meinem Gegenüber zu erreichen? Setze ich dieses Gefühl bewusst ein? Was beabsichtige ich?'"

Regulation. Im Bereich Regulation bietet sich an, den Patienten zu empfehlen, bereits in der Therapiestunde eingeführte Entspannungsmethoden zu Hause zu üben, um sie dann in Belastungssituationen zur Verfügung zu haben. Dazu zählen beispielsweise diapragmatisches Atmen, progressive Muskelentspannung oder die Übung des sicheren Ortes. Wie wir in den Kapiteln 2.3.2.3 und 3.3.3.3 gezeigt haben, dienen alle Übungen aus dem Bereich der Wahrnehmung auch der Verbesserung der Emotionsregulation.

5.4.3 Hausaufgaben zur Unterstützung der Arbeit an spezifischen Schwierigkeiten der emotionalen Verarbeitung

Unklarer oder abwesender felt sense

Patienten, die in den Therapiesitzungen gut auf Focusing ansprechen und Interesse daran zeigen, es selbstständig zu Hause durchzuführen, könnte man die Bücher von Weiser-Cornell (1997) und Renn (2011) empfehlen.

Problematische Reaktionen

Zur Bearbeitung von häufig auftretenden problematischen Reaktionen kann folgender Vorschlag unterbreitet werden: „Achten Sie auf Momente, in denen Ihre Stimmung schlechter wird. Was ist passiert? Was genau an der Situation hat den Gefühlsumschwung herbeigeführt? Welches Gefühl hat dieser spezifische Aspekt der Situation bei Ihnen ausgelöst? War es ein altes vertrautes Gefühl? Woher kennen Sie es?"

Konflikte zwischen Selbstanteilen

Die Arbeit an der Auflösung von Konflikten zwischen Selbstanteilen könnte folgendermaßen zu Hause weitergeführt werden:

- „Wenn Sie möchten, könnten Sie bis zum nächsten Mal auf die kritische/katastrophisierende/antreibende Stimme in Ihnen achten. Wann meldet sie sich? Was sagt Sie? Wie fühlen Sie sich, wenn Sie abkriegen, was sie sagt?"

- „Wenn sich die kritische/katastrophisierende/antreibende Stimme meldet, versuchen Sie sich innerlich mit dem Gefühl xy (z. B. nach Selbstbehauptung) und dem Bedürfnis nach xy (z. B. Fehler machen zu dürfen) zu verbinden und der Stimme xy z. B. zu sagen: ‚Hör auf, mir Angst zu machen, selbst wenn ich einen Fehler mache, werde ich mit den Konsequenzen umgehen können!'"
- „Wie könnte es aussehen, wenn Ihnen der Kritiker mehr Raum gibt? Was könnten Sie als erlebendes Selbst nächste Woche tun?"

Unabgeschlossene Prozesse

Die Arbeit an unabgeschlossenen Prozessen könnte zu Hause in folgender Form fortgeführt werden:

- „Wenn Sie möchten, könnten Sie die Zeit zwischen xy und xy (z. B. zwischen dem 14. und 16. Lebensjahr) wieder in sich lebendig werden lassen, um ein Gefühl dafür zu entwickeln, wie es damals war. Dies könnten Sie versuchen, indem Sie beispielsweise Fotos anschauen, mit Verwandten oder Freunden sprechen, Musik aus der Zeit hören etc."
- „Wenn Sie möchten, wäre es vielleicht gut, diese Woche immer wieder einmal innerlich Kontakt aufzunehmen mit diesem kleinen Mädchen, das Sie einmal waren, mit all seinem Schmerz, der da immer noch in Ihnen ist. Und dem Raum zu geben in sich und zu schauen, was Sie, was die Kleine braucht."
- „Wie könnte sich das äußern, dass Sie aufhören, verzweifelt die Anerkennung Ihrer Mutter zu bekommen? Durch welches konkrete Verhalten könnten Sie dies zum Ausdruck bringen (z. B. die Kleidung, die ein Weihnachtsgeschenk der Mutter war und die man noch nie leiden mochte, nicht mehr anziehen, wenn sie kommt)?"

Selbstunterbrechende Prozesse

Selbstunterbrechende Prozesse können in Form einer Hausaufgabe folgendermaßen weiterbearbeitet werden:

- „Achten Sie auf Momente, in denen Sie sich xy fühlen (z. B. leer, hoffnungslos) oder bestimmte körperliche Symptome verspüren wie Spannungskopfschmerzen und machen Sie sich bewusst, wie Sie an diesen Punkt gekommen sind. Experimentieren Sie damit, Ihre Gefühle bewusst zu unterdrücken, also gezielt die Schultern oder den Bauch anzuspannen, die Luft anzuhalten, ins Leere zu schauen, ‚die Schiebetür zu Ihrem Herzen schließen', ‚sich abzuschalten' etc."
- „Achten Sie darauf, was geschehen muss, damit Sie xy nicht tun, d. h. nicht fürs Examen lernen, Sport treiben, nach einem potenziellen Partner Ausschau halten. Wie stoppen Sie sich? Was sagen Sie innerlich zu sich?"
- „Jetzt, wo Sie merken, dass Sie sich zeigen wollen, dass Sie diese Mauer, die Sie geschützt hat, nicht mehr brauchen, wie könnte das aussehen? Wie könnten Sie sich zeigen?"

Emotionales Leiden

Prozesse der Selbstberuhigung können zu Hause folgendermaßen weiterbearbeitet werden:

- „Wenn Sie in der nächsten Woche xy (primär maladaptives Gefühl) fühlen, versuchen Sie, sich das 6-jährige Mädchen von damals vorstellen, welches diese Gefühle jetzt fühlt, und was würden Sie ihm sagen, um es zu trösten oder zu beruhigen?"
- „Wenn Sie in der nächsten Woche xy (primär maladaptives Gefühl) fühlen, versuchen Sie sich in der Vorstellung xy (ideales tröstendes Gegenüber) herzuholen. Was würde sie oder er sagen oder tun, um Sie zu trösten? Was würde sie oder er für Sie empfinden?"
- „Können Sie sich vorstellen, xy (z. B. eine verstorbene positive Bindungsperson, zu der der innere Kontakt abgebrochen war und nun in der Therapie wieder aufgenommen wurde) in der Zeit bis zur nächsten Sitzung mit durch Ihren Alltag zu nehmen, ihm oder ihr zu zeigen, wo Sie wohnen, arbeiten, einkaufen, mit wem Sie Zeit verbringen etc.?"

Dies sind nur einige Beispiele. Idealerweise sollten Vorschläge für Hausaufgaben unmittelbar aus der therapeutischen Arbeit in der Therapiesitzung hervorgehen.

Merke:

Der Patient sollte durch die Hausaufgaben keinen Duck empfinden. Auch sollte ihm nicht das Gefühl vermittelt werden, er ließe sich nicht richtig auf den Therapieprozess ein, wenn er die Hausaufgaben nicht erledige. In einem solchen Fall kann es hilfreich sein, die Gründe zu explorieren, ohne aber dem Patienten einen Vorwurf zu machen. Grundsätzlich gilt: Wenn Patienten die Hausaufgaben nicht machen, übernimmt der Therapeut die Verantwortung dafür, weil sie dann mutmaßlich nicht in der Zone seiner nächsten Entwicklung waren.

5.5 Umgang mit typischen Schwierigkeiten

Wie in jedem Verfahren können auch in der EFT Schwierigkeiten auftreten. Wie wir mit Problemen in der therapeutischen Beziehung umgehen, beschreiben wir in Kapitel 3.1. Den Umgang mit typischen Schwierigkeiten in der Durchführung der therapeutischen Aufgaben behandeln wir in den entsprechenden Unterkapiteln in Kapitel 4. In diesem Kapitel nun widmen wir uns den Schwierigkeiten, die charakteristisch für die Arbeit mit Emotionen sind und besondere Herausforderungen darstellen. Wir konzentrieren uns dabei auf zwei Arten von Schwierigkeiten, die oft miteinander verbunden sind:

1. Der Umgang mit Patienten, deren Auftrag an den Therapeuten nicht dem emotionsfokussierten Vorgehen entspricht.
2. Der Umgang mit Patienten, die keinen oder nur einen sehr geringen Zugang zu ihren Emotionen haben.

5.5.1 Herstellen eines emotionsfokussierten Fokus

Der entscheidende erste Schritt in der therapeutischen Arbeit mit Emotionen besteht darin, mit dem Patienten einen Fokus auf die Arbeit *mit* Emotionen zu etablieren. Wichtiger als ein guter Zugang zu den eigenen Emotionen zu Beginn der Therapie ist, dass Patienten es als sinnvoll ansehen, mit und an ihren Emotionen zu arbeiten. Ein externaler Verarbeitungsmodus an sich stellt keine Kontraindikation für eine emotionsfokussierte Therapie dar.

Aus unserer Erfahrung müssen zwei Aspekte gegeben sein, damit sich Patienten auf EFT einlassen können:
1. Sie müssen einen Zusammenhang zwischen ihren Emotionen bzw. ihrem Umgang mit ihren Emotionen und ihren Symptomen/Schwierigkeiten/Anliegen erkennen können.
2. Sie müssen einen Zusammenhang zwischen der Exploration ihrer Gefühle und der Bewältigung ihrer Symptome/Schwierigkeiten/Anliegen sehen können.

Mit Patienten, bei denen beides gegeben ist, lässt sich ein Fokus auf Emotionen vergleichsweise leicht etablieren. Hierfür geht der Therapeut von Beginn an feinfühlig auf die Emotionen seines Patienten ein. Die so vermittelte Metabotschaft lautet: „Ihre Emotionen sind wichtig und sich mit ihnen auseinanderzusetzen, wird Ihnen helfen."

Zusätzlich können gezielte Rationale in „teachable moments" hilfreich sein (siehe Kapitel 5.2).

Die Herausforderung besteht darin, Patienten, die mit einem Auftrag in die Therapie kommen, der nicht dem Vorgehen der EFT entspricht, zur Exploration ihrer Emotionen hinzuführen. Dazu zählen meist sehr rationale Patienten, die nach schnellen, pragmatischen Lösungen suchen, nach Anleitungen und konkreten Strategien im Umgang mit ihren Symptomen. Eine alleinige Fokussierung auf die Exploration ihres emotionalen Erlebens würde diese Patienten – sofern überhaupt möglich – extrem frustrieren. Diese Patienten müssen wir dort abholen, wo sie sind (Greenberg, 2011). Ist jemand sehr rational, müssen wir uns als Therapeuten selbst rationaler verhalten. Möchte ein Patient konkrete Lösungsvorschläge oder verhaltensbezogene Strategien erhalten, sollten wir darauf eingehen, auch wenn unsere Antworten vorübergehend nicht mehr erlebensorientiert sind und ein solches Vorgehen aus Sicht der EFT nicht zu tiefgreifenden, überdauernden Veränderungen führt. Wir kommen jedoch nicht umhin, Menschen dort zu begegnen, wo sie sich gerade befinden. Viele Patienten brauchen auch nur konkrete Bewältigungsstrategien. Haben wir einen ersten gemeinsamen Nenner gefunden, versuchen wir schrittweise, einen emotionsfokussierten Fokus herzustellen (siehe Kapitel 3.4) und zu einem Einverständnis über emotionsfokussierte Ziele und Methoden zu gelangen. Sollte dies nicht möglich sein, macht eine klassische emotionsfokussierte Vorgehensweise keinen Sinn. Wenn sich unser Vorgehen nicht an den Patienten anpassen lässt, sollten wir diesem einen Kollegen empfehlen, der ihm und seinem Anliegen gerechter wird.

Ein grundlegender Schritt im Prozess, einen emotionsfokussierten Fokus herzustellen, besteht darin, die Anliegen des Patienten emotionsfokussiert umzuformulieren (Kapitel 3.4 und 5.2). Wir geben ein Beispiel:

Beispiel:

Ein Mann kommt in die Therapie und berichtet, er wisse nicht, was er tun solle. Seine Frau habe von seiner Affäre zu einer jüngeren Frau erfahren und ihn vor die Wahl gestellt: entweder sie oder die Freundin. Er könne nicht mehr schlafen, habe Schwierigkeiten, sich zu konzentrieren, sei angespannt, reizbar und grüble viel. Er brauche Hilfe von einem Therapeuten, um rasch zu einer Entscheidung zu gelangen. Eine emotionsfokussierte Umformulierung könnte so aussehen:

Th.: Es klingt so, als wären da all diese widerstreitenden Gefühle, und Sie wissen nicht, was Sie tun sollen. Die Symptome, die Sie schildern, lassen vermuten, dass Sie noch nicht wissen, was Sie mit Ihren Gefühlen anfangen sollen. Daher könnte es hilfreich sein, sich diese Gefühle näher anzuschauen, um Wege zu finden, wirkungsvoll mit ihnen umzugehen. Darüber hinaus könnte Ihnen die Auseinandersetzung mit Ihren Gefühlen helfen, zu einer Entscheidung zu gelangen, die für Sie tragfähig ist. Denn unsere Gefühle sind wie ein Kompass, der uns sagt, was uns wichtig ist und was wir brauchen. Wie klingt das für Sie?

So eine Formulierung steht natürlich nicht alleine für sich selbst, sondern entspringt stets der empathischen Co-Exploration des Erlebens des Patienten.

Beispiel:

Eine Person kommt in die Therapie, und zeigt sich angespannt und verzweifelt.

Pat.: Ich schiebe immer alles auf. Das zerstört mein Leben. Ich brauche Strategien, um nicht mehr aufzuschieben. Helfen Sie mir.

Im Laufe der empathischen Bestätigung und Exploration seines Anliegens könnte die Therapeutin Folgendes sagen:

> *Th.:* Ich höre, wie sehr Sie das Aufschieben und all das, was damit zusammenhängt, belastet und ich verstehe, wie wichtig es für Sie ist, rasch eine Lösung zu finden, weil es einfach zu so viel Leiden führt, richtig? Häufig ist es so: Wir tun das, wonach wir uns fühlen und nicht das, was wir uns vornehmen. Wir können uns vornehmen, für eine Prüfung zu lernen, aber wenn wir uns nicht danach fühlen, etwa weil wir Angst haben, uns inkompetent fühlen, kein Interesse an dem Stoff oder den damit verbundenen Zielen haben, werden wir es nicht tun. Das bedeutet, Strategien zu erarbeiten, um sich selbst gleichsam zu überlisten, ist für sich genommen meist wenig zielführend. Vielversprechender ist, diejenigen Gefühle zu explorieren, die verhindern, dass wir tun, was wir uns vornehmen.

Mit diesen beispielhaften Sätzen wollen wir nicht den Eindruck vermitteln, ein paar Sätze zum richtigen Zeitpunkt reichten aus, um einen Patienten von einer EFT-Therapie zu überzeugen. Hierfür sind viele andere Faktoren mitentscheidend, wie z. B. ob sich der Patient mit dem Therapeuten sicher und von ihm verstanden fühlt, ob er ihn als kompetent erlebt etc. Bedeutend für ein Einverständnis über Ziele und Methoden der Therapie sowie eine tragfähige therapeutische Arbeitsbeziehung ist jedoch vor allem, ein gemeinsames Narrativ über die Schwierigkeiten des Patienten, dessen zugrunde liegenden Prozesse und Methoden zur ihrer Bearbeitung und Überwindung zu entwickeln.

5.5.2 Patienten unterstützen, die Schwierigkeiten haben, mit ihren Emotionen in Berührung zu kommen

Der zweite Bereich an Schwierigkeiten bezieht sich auf Patienten, denen es schwerfällt, mit ihren Emotionen in Berührung zu kommen. Zunächst müssen wir uns darüber klar werden, woher die Schwierigkeiten des Patienten, mit ihren Gefühlen Kontakt aufzunehmen, rühren. Aus unserer Erfahrung haben sie zwei oftmals miteinander verbundene Ursachen: Angst oder Scham sowie Skilldefizite.

5.5.2.1 Umgang mit motivational bedingten Schwierigkeiten

Offenbaren Patienten Schwierigkeiten, sich auf die emotionsfokussierte Arbeit einzulassen, ist dies meist ein Ausdruck von Angst oder Scham. Begriffe wie *Vermeidung* oder *Widerstand* werden in der EFT durch das *Bedürfnis nach Schutz* ersetzt. Entweder haben Menschen Angst vor ihren Emotionen und deren Wirkung auf sich und andere oder sie schämen sich. Daher müssen wir ihnen helfen, sich sicher zu fühlen. Hierfür könnte die Berücksichtigung folgender Aspekte helfen:

- *Sicherheit des Therapeuten im Umgang mit Emotionen.* Wir müssen uns als Therapeuten im Umgang mit Emotionen sicher fühlen. Neben gründlicher Selbsterfahrung hängt dies von unseren persönlichen Überzeugungen in Hinblick auf die Wichtigkeit und Wirksamkeit der Arbeit mit Emotionen ab. EFT-Therapeuten ähneln Bergführern, d. h. sie können Menschen nur dorthin führen, wo sie sich selbst sicher fühlen. Ein ängstlicher Bergsteiger wird einem ängstlichen Bergführer nicht folgen. Kommt man mit einem Patienten in der therapeutischen Arbeit nicht weiter, und es gelingt einem nicht, ihm dabei zu helfen, bestimmte Gefühle wie Trauer oder Ärger zu fühlen, muss man sich fragen:
  - Wie ginge es mir damit, wenn der Patient diese Gefühle in der Therapie erleben und ausdrücken würde?
  - Kann ich mir diese Gefühle selbst erlauben?
- *Gestaltung der Beziehung.* Wie wir in Kapitel 3.1 erwähnt haben, ist die primäre Frage in der EFT nicht „Welche Techniken wende ich an, um jemanden zu seinen Emotionen zu führen?“, sondern „Wie muss ich die Beziehung zu diesem Menschen gestalten, um ihm zu helfen, sich mit seinen Emotionen auseinanderzusetzen und sich in ihnen zu zeigen?“. Darauf kann es keine allgemeine Antwort geben, weil jeder Mensch anders und jede Beziehung besonders ist. Empathie ist die allgemeinste und gleichzeitig spezifischste Antwort, die wir geben können. Die Berücksichtigung der Annäherungs- und Vermeidungsmotive des Patienten kann helfen, die eigene empathische Einstimmung zu verfeinern.
- *Anpassung des Vorgehens an den Patienten.* Wie bereits dargestellt, ist es entscheidend, Patienten dort abzuholen, wo sie sich befinden. Patienten, die Emotionen als bedrohlich oder beschämend empfinden und sich auf einer rationalen Gesprächsebene wohler fühlen, begegnen wir genau dort. Auch ein emotionsfokussierter Therapeut kann (zunächst) *über* Emotionen sprechen. Wir versuchen, mit dem Patienten einen emotionsfokussierten Fokus zu etablieren und dann *über* sein Erleben zu sprechen. Von dort aus folgen wir dem Patienten empathisch, vermuten in sein Erleben hinein oder stellen einen Bezug zu seinem körperlichen Erleben her. Wir kehren aber immer wieder auf eine rationale Diskursebene zurück und achten darauf, nicht zu evokativ zu sein, z. B. in der eigenen Stimme oder der Wahl der Bilder beim empathischen Spiegeln. Dies könnte bedeuten, zu Anfang oder auch dauerhaft auf Stuhlarbeiten zu verzichten. Eine Möglichkeit, mit Ängsten der Patienten in Bezug auf Stuhlarbeit umzugehen, ist die *Stuhlarbeit auf einem Stuhl.*

Beispiel:

Th.: Können Sie sich Ihren Vater vorstellen, irgendwo im Raum, so als wäre er vor Ihnen? Was empfinden Sie, wenn Sie ihn sehen oder wahrnehmen? Was würden Sie ihm sagen?

Oder:

Th.: Ist es okay, sich ganz in den kritischen Teil hinein zu versetzen? Was sagen Sie zu sich, wie geben Sie sich das Gefühl, versagt zu haben? Machen Sie das mal. (…) Kehren sie innerlich zu dem Teil zurück, der die Kritik abbekommt. Was macht das mit Ihnen? Wie fühlt sich das an?

- *Exploration der Bindungsgeschichte in Bezug auf den Umgang mit Emotionen.* Ein weiterer Aspekt ist, die Schwierigkeiten im Erlauben und Ausdrücken von Emotionen mit der Lebensgeschichte des Patienten zu verbinden und das zugrunde liegende Bedürfnis, z. B. das Bedürfnis nach Schutz, zu validieren. „Wie war das in Ihrer Familie mit Gefühlen? Wie sind Ihre Eltern damit umgangen, wenn Sie traurig waren, Angst hatten oder ärgerlich waren?" Hierbei sollte das Schutzverhalten des Patienten gewürdigt werden, z. B.: „*Kein Wunder*, dass Sie Angst haben, kritisiert oder lächerlich gemacht zu werden, wenn Sie Ihre Gefühle zeigen."
- *Thematisierung der Beziehung.* Gelegentlich kann es hilfreich sein, die therapeutische Beziehung zu thematisieren. Dies machen wir jedoch nur, wenn wir mit den anderen Methoden nicht weiterkommen. Ein zu frühes Ansprechen der Beziehung könnte Patienten noch mehr Angst machen. Die Therapeutin könnte einen Patienten beispielsweise fragen:
  - „Wie fühlen Sie sich mit mir?"
  - „Fühlen Sie sich von mir verstanden?"
  - „Sie haben gesagt, Sie konnten nie sicher sein, ob Ihre Eltern Sie für Ihre Gefühle nicht auslachen oder kritisieren würden. Ich frage mich, ob es Ihnen mit mir auch so geht?"
  - „Gibt es irgendetwas in meinem Verhalten, dass in Ihnen Unsicherheit auslöst?"
  - „Gibt es etwas, das ich tun könnte, damit Sie sich sicherer fühlen?"

  Die Therapeutin könnte den Patienten auch rückmelden, wie sie ihn erlebt:
  - „Während ich Ihnen zuhöre, habe ich das Gefühl, mir entgeht irgendwie der Kern dessen, was Sie fühlen?"
  - „Manchmal fällt es mir schwer, Ihnen zu folgen, irgendwie verliere ich mich in Ihren Ausführungen (z. B. in all den Details der körperlichen Schmerzen oder äußeren Ereignissen). Ich fühle mich nicht so mit Ihnen in Verbindung, wie ich es gerne wäre."
  - „Ich habe das Gefühl, ihre Worte bauen so etwas wie einen Schutzwall um Sie herum auf und verhindern, dass ich näher an Sie herankomme."

  Dies machen wir in Ausnahmefällen, um einen Fuß für weitere Exploration und/oder Beziehungsarbeit in die Tür zu bekommen.

5.5.2.2 Umgang mit Skilldefiziten

Eine weitere Ursache für Schwierigkeiten, Zugang zu den eigenen Gefühlen zu finden, können Skilldefizite sein, d. h. Defizite in der Fähigkeit der emotionalen Verarbeitung.

Auch hier ist es wichtig, Patienten dort abzuholen, wo sie sich befinden. Wie weiter oben bereits ausgeführt, möchten wir den jeweils nächsten Schritt des emotionalen Veränderungsprozesses fördern. Die Beherzigung dieses Grundsatzes ist wichtig, um Patienten nicht mit einem zu schnellen Vorgehen zu überfordern. Zudem hilft es gerade beginnenden Therapeuten, sich das Gefühl zu bewahren „therapeutisch zu handeln", auch wenn die Therapie sehr kleinschrittig verläuft.

Bei Patienten mit ausgeprägten Skilldefiziten müssen sich Therapeuten *leitender* verhalten, gleich eines Bergführers, der einen Anfänger in den Bergen enger begleitet. Die am wenigsten hilfreichen Fragen mit diesen Patienten sind vermutlich: „Was fühlen Sie?" und „Wie fühlt sich das an?". Die Patienten werden ihre Gefühle nicht artikulieren können und sich im schlimmsten Falle überfordert und unzulänglich fühlen. In der Arbeit mit solchen Patienten ist es besser, empathisch zu vermuten (z. B. „Sie müssen sich so im Stich gelassen gefühlt haben"). In Einzelfällen kann es auch hilfreich sein, sich als Sensorium zur Verfügung zu stellen: „Mich würde das wütend machen, so kontrolliert zu werden. Wie geht es Ihnen damit?" Daneben ist es wichtig, den Fokus des Patienten explizit auf seinen Körper zu lenken; anstatt zu fragen: „Was fühlen Sie?", sollte er fragen: „Was fühlen Sie in ihrem Körper?" Hierbei sollte dem Patienten geholfen werden, den Emotionen Körpergefühle zuzuordnen. Dabei nimmt der Therapeut eine sehr aktive Rolle ein, in der er auch empathische Vermutungen anstellen kann: „Ich weiß nicht genau, es klingt so, als könnte der aufsteigende Druck in Ihrer Brust Ärger sein?" Gerade bei Menschen, die zu Somatisierung neigen, ist dieses Vorgehen wichtig. Psychoedukation über Emotionen und ihre Funktion sowie strukturierte Wahrnehmungsübungen wie z. B. Emotionstagebücher (Hausaufgaben) sind weitere Möglichkeiten. Zudem kann der Therapeut den Patienten gezielt nach Situationen fragen, in denen dieser bestimmte Gefühle gespürt hat, ihn dann in der Vorstellung dorthin zurückführen und beschreiben lassen, wie sich diese Gefühle im Körper anfühlen.

6 Forschung

In diesem Teil geben wir einen Überblick über die wichtigsten Forschungsergebnisse zur Emotionsfokussierten Therapie (EFT). Da der Fokus in diesem Buch auf der Darstellung der Theorie und Praxis der EFT liegt, halten wir uns an dieser Stelle kurz. Leserinnen und Leser, die einen vertieften Einblick in die Forschung zur EFT erhalten wollen, verweisen wir auf das Buch von Greenberg (2011) und den Buchbeitrag von Elliott und Kollegen (2013). Die wichtigste Botschaft vorab: EFT wirkt, und offenbar auf die Weise, die sie postuliert!

Randomisierte, kontrollierte Ergebnisstudien

Es liegen drei randomisierte, kontrollierte klinische Studien vor, welche die Wirksamkeit der EFT bei der Behandlung von Depression belegen (Goldman, Greenberg & Angus, 2006; Greenberg & Watson, 1998; Watson, Gordon, Stermac, Kalogerakos & Steckley, 2003). Die EFT hat sich dabei entweder als gleich wirksam oder sogar als wirksamer als andere, ebenfalls wirksame Therapieverfahren erwiesen. In den York I- und York II-Depressionsstudien (Goldman et al., 2006; Greenberg & Watson, 1998) war die EFT der Personzentrierten Therapie in der Reduktion depressiver Symptome und der Verbesserung interpersonaler Probleme überlegen. In einer Studie der Arbeitsgruppe um Jeanne C. Watson an der Universität von Toronto (Watson et al., 2003) zeigten sich die EFT und die Kognitive Verhaltenstherapie (KVT) gleich wirksam in der Reduktion depressiver Symptomatik. In der Minderung zwischenmenschlicher Schwierigkeiten konnten Patienten in der EFT-Bedingung teilweise mehr profitieren als Patienten in der KVT-Bedingung. So waren Patienten in der EFT-Bedingung am Ende der Therapie selbstbehauptender und ließen sich von anderen Menschen weniger ausnutzen als Patienten in der KVT-Bedingung. Die erzielten Veränderungen erwiesen sich als nachhaltig: In einer Katamneseuntersuchung nach 18 Monaten hatten 77 % der Patienten keinen Rückfall erlitten (Ellison, Greenberg, Goldman & Angus, 2009). Aufgrund dieser Befunde wurde die EFT 2008 von der American Psychological Association (APA) in die Liste der evidenzbasierten Verfahren der Depressionsbehandlung aufgenommen (Division 12 American Psychological Association, 2015).

Zudem liegen empirische Belege für die Wirksamkeit der Emotionsfokussierten Traumatherapie (EFTT) vor. In einer Studie von Paivio und Nieuwenhuis (2001) zeigten erwachsene Patienten mit Missbrauchserfahrungen in der Kindheit (sexuell, körperlich, emotional) deutliche Verbesserungen, die bei einer Katamneseuntersuchung nach neun Monaten weiterhin Bestand hatten. Zudem zeigte sich in zwei Studien zur Verarbeitung von emotionalen Verletzungen eine emotionsfokussierte Behandlung einer psychoedukativen Gruppe überlegen (Greenberg, Warwar & Malcolm, 2008; Paivio & Greenberg, 1995). Die in diesen Studien durchgeführte emotionsfokussierte Behandlung beinhaltete Dialoge mit bedeutsamen anderen im Leeren Stuhl mit der Absicht, Patienten zu helfen, frustrierte Bedürfnisse loszulassen und erlittene Verletzungen zu vergeben.

Darüber hinaus gibt es erste Hinweise auf die Wirksamkeit der EFT in der Behandlung von generalisierter Angst (Timulak & McElvaney, 2016), sozialer Phobie (Elliott, 2013a; Shahar, 2014) und Essstörungen (Wnuk, Greenberg & Dolhanty, 2015). Auf diesen Gebieten besteht jedoch weiterer Forschungsbedarf.

Ausgeklammert haben wir in diesem Buch die EFT-Paartherapie. Ihre Wirksamkeit ist ebenfalls empirisch belegt und sie zählt zu den wirksamsten Ansätzen der Paartherapie (Alexander, Holtzworth-Munroe & Jameson, 1994; Baucom, Shoham, Mueser, Daiuto & Stickle, 1998; Johnson, Hunsley, Greenberg & Schindler, 1999) In einer Metaanalyse, die sechs Studien umfasste, wies die EFT-Paartherapie eine Effektstärke von 1.1 mit einer Genesungsrate von 73 % auf (Johnson et al., 1999). Die EFT-Paartherapie zielt darauf ab, den Partnern Zugang zu ihren primären verletzlichen Gefühlen und Bedürfnissen zu verschaffen und dem jeweils anderen Partner zu kommunizieren. Es liegen mehrere Manuale zur EFT-Paartherapie vor, wie von Greenberg und Johnson (2010), Johnson (2004) sowie Greenberg und Goldmann (2008).

Die Forschungsergebnisse zur Wirksamkeit der EFT fügen sich in jene zur humanistisch-erlebensorientierten Therapie ein, denen die EFT zuzuordnen ist. Elliott und Kollegen (2013) konnten in ihrer Metaanalyse der Forschungsliteratur zur Wirksamkeit humanistisch-erlebensorientierter Therapien u. a. zeigen, dass

1. humanistisch-erlebensorientierte Therapien große Prä-Post-Veränderungen ihrer Patienten aufweisen. Berücksichtigt wurden 191 Studien mit insgesamt 14.235 Patienten. Die Autoren berichten eine hohe gewichtete Prä-Post-Effektstärke von 0,93 (95 % – CI: 0,85 bis 1,01);
2. die erzielten positiven Veränderungen stabil waren bzw. mit der Zeit sogar leicht zunahmen. Bis zu einem Jahr nach Beendigung der Therapie betrug die Veränderung im Vergleich zum Stand vor Beginn der Therapie 1.05 und nach einem Jahr 1,11.

Psychotherapieprozessforschung

Wie eingangs erwähnt, hat sich die EFT aus der Psychotherapieprozessforschung entwickelt. Dieser Forschungszweig beschäftigt sich mit der Frage, *wie* Veränderung geschieht bzw. *welche Prozesse* zu therapeutischer Veränderung beitragen. In kaum einem anderen Verfahren liegen so viele Forschungsarbeiten zu den einzelnen postulierten Veränderungsprozessen vor wie in der EFT (Elliott, Greenberg & Lietaer, 2004; Greenberg, 2011). Hierin zeigt sich die enge Verflechtung von Forschung, Theorie und Praxis, welche die EFT auszeichnet.

Für einen Überblick über Forschungsbefunde zu den einzelnen therapeutischen Aufgaben empfehlen wir das Buch von Greenberg (2011). Literaturhinweise auf diese Studien finden sich auch in den Unterkapiteln zu den einzelnen Markern und therapeutischen Aufgaben in Kapitel 4. In diesem Teil konzentrieren wir uns dagegen auf Forschung zu den postulierten Veränderungsprinzipien. Es folgt ein kurzer Überblick über die wichtigsten Forschungsfelder und ihre Ergebnisse.

Therapeutische Beziehung

Die Verbindung zwischen der therapeutischen Beziehung und Empathie auf der einen und dem Therapieergebnis auf der anderen Seite ist einer der robustesten Befunde der Therapieprozessforschung. Die bisherige Forschung zeigt einen moderaten, jedoch konsistenten Zusammenhang zwischen Empathie und dem Therapieergebnis, der bei etwa $r = 0{,}25$ liegt (vgl. Elliott et al., 2011). Die entspricht in etwa der Größe der Beziehung zwischen der therapeutischen Arbeitsallianz und dem Therapieergebnis, die nach aktuellen Metaanalysen bei $r = 0{,}275$ liegt (Flückiger, Horvath, Del Re, Symonds & Holzer, 2015).

Ausgedrückte Emotionale Erregung

Ein wichtiges Forschungsfeld ist das Konstrukt der emotionalen Verarbeitung. Ursprünglich wurde dieses durch den Grad an ausgedrückter emotionaler Erregung in Stimme und Körper des Patienten operationalisiert. Die Forschung zu diesem Bereich erbrachte widersprüchliche Ergebnisse. Während Warwar (2005) einen positiven Zusammenhang zwischen dem Grad an ausgedrückter emotionaler Erregung und dem Therapieergebnis aufzeigen konnte, konnte die Forschungsgruppe um Greenberg, Auszra und Herrmann (Auszra, Greenberg & Herrmann, 2013; Greenberg, Auszra & Herrmann, 2007) diesen Zusammenhang nicht replizieren. Hieraus lässt sich schließen, dass emotionale Aktivierung alleine ein zu unspezifisches Maß ist, um optimale emotionale Verarbeitung abzubilden. Dies entspricht der EFT-Theorie, nach der Aspekte wie der Emotionstyp und die Art und Weise des Umgangs mit aktivierten Emotionen eine wichtige Rolle in der therapeutischen Verarbeitung von Emotionen spielen. In einer weiteren Studie zur ausgedrückten emotionalen Erregung konnten Carryer und Greenberg (2010) zeigen, dass eine moderate Häufigkeit von hoher emotionaler Erregung einen positiven Therapieausgang vorhersagt. Die Beziehung zwischen hoher ausgedrückter emotionaler Erregung und dem Therapieergebnis ist demnach nicht linear. Die Autoren fanden heraus, dass ein Anteil von 25 % an Segmenten mit hoher ausgedrückter emotionaler Erregung einen positiven Therapieausgang vorhersagt. Sie zeigten weiterhin auf, dass eine Abweichung nach oben (d.h. ein größerer Anteil hoher ausgedrückter emotionaler Erregung) und unten (d.h. ein niedrigerer Anteil hoher ausgedrückter emotionaler Erregung) ein schlechtes Therapieergebnis vorhersagten. Hierbei lässt ein zu großer Anteil an hoher ausgedrückter emotionaler Erregung auf emotionale Dysregulation schließen, mit der Folge, dass Emotionen nicht mehr hinreichend genutzt und verarbeitet werden können und ein zu geringer Anteil an hoher ausgedrückter emotionaler Erregung auf eine zu geringe emotionale Aktivierung schließen.

Erlebenstiefe

Ein weiterer wichtiger Forschungsbereich ist jener der Erlebenstiefe von Patienten. Innerhalb der EFT-Forschung wurde emotionale Verarbeitung lange Zeit als Erlebenstiefe in den Abschnitten in der Therapiesitzung operationalisiert, in denen Patienten über Emotionen als Reaktion auf konkrete oder vorgestellte Situationen sprechen bzw. diese ausdrücken *(emotion episodes)*. Pos et al. (2003) konnte zeigen, dass die Zunahme des Grades an Erlebenstiefe den Therapieerfolg besser vorhersagt als das Ausgangsniveau an Erlebenstiefe in der Anfangsphase der Therapie. Daraus lässt sich schließen, dass die Therapie einen Einfluss auf die Art des Umgangs des Patienten mit seinem emotionalen Erleben hat.

Emotionale Produktivität

In dem Versuch, das EFT-Modell der optimalen emotionalen Verarbeitung genauer zu operationalisieren, entwickelten Greenberg, Auszra und Herrmann (Auszra, Herrmann & Greenberg, 2004; Greenberg et al., 2007) das Model der emotionalen Produktivität (siehe Kapitel 3.2.3.4). In einer Studie mit 74 Patienten aus den York-Depressionsstudien fanden Auszra, Greenberg und Herrmann (2013), dass der Anteil produktiver Segmente in der Arbeitsphase der Therapie 66 % der Varianz des Therapieergebnisses über das hinaus vorhersagte, was durch emotionale Produktivität in der Anfangsphase der Therapie, die Qualität der therapeutischen Arbeitsbeziehung und hoch ausgedrückte emotionale Erregung in der Arbeitsphase der Therapie erklärt wurde. Auch hier ist die *Verbesserung* der Fähigkeit, Emotionen zu verarbeiten, und nicht das Ausgangsniveau entscheidend für den Erfolg der Therapie. Bislang erwies sich innerhalb der Prozessforschung zur EFT emotionale Produktivität als bester Prädiktor des Therapieerfolgs.

Narrative Verarbeitung

Die Arbeitsgruppe um Lynn Angus von der York University in Toronto hat in ihrer Forschung zur narrativen Verarbeitung interessante Ergebnisse hervorgebracht. Angus, Levitt und Hardtke (1999) unterscheiden drei narrative Muster:

- Externale narrative Sequenz: *Was geschah?* Der Patient spricht über vergangene oder aktuelle episodische Erinnerungen.
- Internale, emotionsfokussierte narrative Sequenz: *Wie fühlte ich mich?* Der Patient nimmt Bezug auf sein emotionales Erleben.
- Reflexive narrative Sequenz: *Was bedeutet es für mich?* Der Patient arbeitet mit dem Therapeuten daran, sich die Bedeutung der Ereignisse und seines emotionalen Erlebens zu erschließen.

Lewin (2001) fand heraus, dass Therapeuten in erfolgreichen Therapien ihren Patienten mit einer doppelt so hohen Wahrscheinlichkeit helfen konnten, zu einem internalen, emotionsfokussierten und reflexiv-narrativen Modus zu wechseln als in nicht erfolgreichen Therapien. Patienten, die von der Therapie profitierten, wechselten häufiger in einen internalen und reflexiven Diskursmodus und verbrachten insgesamt signifikant mehr Zeit in diesem Modus als Patienten, die nicht profitieren konnten.

Boritz, Angus, Monette, Hollis-Walker und Warwar (2011) untersuchten die Beziehung zwischen ausgedrückter emotionaler Erregung und spezifischen autobiografischen Erinnerungen über den Therapieverlauf. Sie konnten zeigen, dass eine Kombination aus einer hohen Spezifität der Narrative und hoher ausgedrückter emotionaler Erregung in der Spätphase der Therapie ein positives Therapieergebnis vorhersagte. Hohe Spezifität der Narrative und hohe ausgedrückte emotionale Erregung alleine sagten dagegen kein gutes Therapieergebnis vorher. Boritz et al. (2011) fanden zudem heraus, dass Patenten, deren Symptomatik am Ende remittiert war, signifikant besser in der Lage waren, ihre Gefühle im Kontext von Narrativen über spezifische autobiografische Erinnerungen auszudrücken, als Patienten, deren Symptomatik bei Therapieende nicht zurückgegangen war.

Emotionale Veränderungssequenzen

Herrmann, Greenberg und Auszra (2014) untersuchten die von der EFT-Theorie postulierte Abfolge unterschiedlicher Typen emotionalen Erlebens über die Therapie hinweg. Sie fanden, dass der Anteil sekundärer Emotionen und der Anteil primär adaptiver Emotionen in der Arbeitsphase der Therapie Symptomreduktion bei depressiven Patienten vorhersagten. Je weniger sekundäre Emotionen und je mehr primär adaptive Emotionen Patienten in dieser Therapiephase aufwiesen, umso besser war das Therapieergebnis. Dabei fanden sie einen mediierenden Effekt von primär adaptiven Emotionen. Dies bedeutet, dass eine Reduktion von sekundären Emotionen (meist symptomatische Emotionen wie Ängste oder Hoffnungslosigkeit) wichtig zu sein scheint, aber nur in dem Maße, indem gleichzeitig primär adaptive Emotionen zugänglich gemacht werden. Patienten mit dem besten Therapieerfolg (obere 25 %) zeigten einen Anstieg von 30 % an primär adaptiven Emotionen über die Therapie hinweg (Herrmann, 2012). Es zeigte sich weiterhin, dass ein moderater Anteil von primär maladaptiven Emotionen in der mittleren Phase der Therapie mit Therapieerfolg assoziiert war. Je häufiger Patienten in dieser Phase der Therapie primär maladaptive Emotionen erlebten und dann Zugang zu primär adaptiven Emotionen erhielten, also von primär maladaptivem Erleben zu primär adaptivem Erleben wechselten, desto besser war das Therapieergebnis.

Zusammenfassend scheint also wichtig zu sein, dass sekundäre Emotionen abnehmen, zentrale maladaptive Emotionen zugänglich gemacht und verarbeitet werden und sich Patienten schließlich in primär adaptiven Emotionen organisieren. Je häufiger dies geschieht, desto besser.

Des Weiteren konnten Pascual-Leone und Greenberg (2007) zeigen, dass die gelungene Verarbeitung von *global distress*, einem Zustand diffuser emotionaler Belastung, der durch einen hohen Grad an ausgedrückter emotionaler Erregung gekennzeichnet ist, in einer spezifischen Abfolge unterschiedlicher emotional basierter Zustände erfolgt. Patienten, die diffuse emotionale Belastung auflösen, finden Zugang zu zuvor vermiedenen Gefühlen der Angst, Scham und/oder zurückweisendem, aggressivem Ärger. Über den entscheidenden Schritt der Formulierung von Bedürfnissen und negativen Selbstbewertungen gelangen sie schließlich zu selbstbehauptendem Ärger, Selbstberuhigung bzw. Selbsttröstung, Verletzung und Trauer, welche die anfängliche Belastung auflösen. Mittlerweile liegen einige Studien vor, die dieses Modell der emotionalen Verarbeitung in anderen Kontexten untersuchen und dessen Gültigkeit stützen (z.B. Kramer, Pascual-Leone, Rohde & Sachse, 2015; Rohde, Stein, Pascual-Leone & Caspar, 2015).

Aus den Ergebnissen der Prozessforschung zur EFT lässt sich folgende Schlussfolgerung ziehen:

Schlussfolgerung:

Die moderate Aktivierung von Emotionen, die hinreichend tief erlebt, therapeutisch hilfreich (produktiv) verarbeitet und in ein kohärentes Narrativ gefasst werden und sich über die Zeit von sekundären zu primär maladaptiven und primär adaptiven Emotionen entwickeln, sagt im Kontext einer empathischen Beziehung mit einer guten Arbeitsallianz ein gutes Therapieergebnis vorher.

Literatur

Adams, K.E. & Greenberg, L.S. (1996, Juni). *Therapists' influence on depressed clients' therapeutic experiencing and outcome.* Paper presented at the 43rd Annual Convention of the Society for Psychotherapeutic research, St. Amelia Island, FL.

Ainsworth, M.D.S. (1968). Object relations, dependency, and attachment: A theoretical review of the infant mother relationship. *Child Development, 40,* 969–1025.

Alexander, J.F., Holtzworth-Munroe, A. & Jameson, P. (1994). The process and outcome of marital and family therapy: Research Review and evaluation. In A. Bergin & S. Garfield (Eds.), *Handbook of psychotherapy and behavior change* (4th ed., pp. 585–630). New York: Wiley.

Angus, L.E. & Greenberg, L.S. (2011). *Working with narrative in Emotion-focused Therapy: Changing stories, healing lives.* Washington, DC: American Psychological Association Press. http://doi.org/10.1037/12325-000

Angus, L., Levitt, H. & Hardtke, K. (1999). The Narrative Process Coding System: Research applications and implications for psychotherapy practice. *Journal of Clinical Psychology, 55,* 1255–1270. http://doi.org/10.1002/(SICI)1097-4679(199910)55:10<1255::AID-JCLP7>3.0.CO;2-F

Auszra, L. & Greenberg, L.S. (2007). Client emotional productivity. *European Psychotherapy, 7,* 137–152.

Auszra, L., Greenberg, L.S. & Herrmann, I.R. (2013). Client emotional productivity – optimal client in-session emotional processing in experiential therapy. *Psychotherapy Research, 23* (6), 732–746. http://doi.org/10.1080/10503307.2013.816882

Auszra, L., Herrmann, I.R. & Greenberg, L.S. (2004, June). *The relationship between emotional arousal, productivity and outcome in emotion-focused-therapy of depression.* Paper presented at the 35th annual meeting of the International Society for Psychotherapy Research, Rome.

Baker, R., Thomas, S., Thomas, P.W. & Owens, M. (2007). Development of an emotional processing scale. *Journal of Psychosomatic Research, 62,* 167–178. http://doi.org/10.1016/j.jpsychores.2006.09.005

Baldwin, M. (2000). Interview with Carl Rogers on the use of the self in therapy. In M. Baldwin (Ed.), *The use of self in therapy* (2nd ed., pp. 29–38). New York: Haworth Press.

Barrett-Lennard, G.T. (1993). The phases and focus of empathy. *British Journal of Medical Psychology, 66,* 3–14. http://doi.org/10.1111/j.2044-8341.1993.tb01722.x

Baucom, D.h., Shoham, V., Mueser, K.T., Daiuto, A.D. & Stickle, T.R. (1998). Empirically supported couple and family interventions for marital distress and adult mental health problems. *Journal of Consulting and Clinical Psychology, 66* (1), 53–88. http://doi.org/10.1037/0022-006X.66.1.53

Beaumont, E., Galpin, A. & Jenkins, P. (2012). Being kinder to myself: A prospective comparative study, exploring post-trauma therapy outcome measures, for two groups of clients, receiving either Cognitive Behaviour Therapy or Cognitive Behaviour Therapy and Compassionate Mind Training. *Counselling Psychology Review, 27* (1), 31–43.

Bechara, A., Damasio, A.R., Damasio, H. & Anderson, S.W. (1994). Insensitivity to future consequences following damage to human prefrontal cortex. *Cognition, 50* (1–3), 7–15. http://doi.org/10.1016/0010-0277(94)90018-3

Beck, A.T. (1983). Cognitive therapy of depression: new perspectives. In P.J. Clayton & J.E. Barrett (Eds.), *Treatment of depression: old controversies and new approaches* (pp. 256–290). New York: Raven Press.

Beisser, A. (1997). *Wozu brauche ich Flügel? Ein Gestalttherapeut betrachtet sein Leben als Gelähmter.* Wuppertal: Peter Hammer Verlag.

Berking, M. & Wupperman, P. (2012). Emotion regulation and mental health: Recent findings, current challenges, and future directions. *Current opinion in psychiatry, 25*(2), 128–134. http://doi.org/10.1097/YCO.0b013e3283503669

Biringen, Z. (2004). *Raising a secure child: Creating emotional availability between you and your child.* New York: Perigee/Penguin Group.

Bischkopf, J. (2013). *Emotionsfokussierte Therapie. Grundlagen, Praxis, Wirklichkeit.* Göttingen: Hogrefe.

Blatt, S. J. (2004). *Experiences of depression: Theoretical, clinical, and research perspectives.* Washington, DC: American Psychological Association. http://doi.org/10.1037/10749-000

Blatt, S. J. & Zuroff, D. C. (1992). Interpersonal relatedness and self-definition: Two prototypes for depression. *Clinical Psychology Review, 12*(5), 527–562. http://doi.org/10.1016/0272-7358(92)90070-O

Bohart, A. C. & Greenberg, L. S. (1997). *Empathy reconsidered: New directions in psychotherapy.* Washington, DC: American Psychological Association. http://doi.org/10.1037/10226-000

Boritz, T. Z., Angus, L., Monette, G., Hollis-Walker, L. & Warwar, S. (2011). Narrative and emotion integration in psychotherapy: investigating the relationship between autobiographical memory specificity and expressed emotional arousal in brief emotion-focused and client-centered treatments of depression. *Psychotherapy Research: Journal Of The Society For Psychotherapy Research, 21*(1), 16–26. http://doi.org/10.1080/10503307.2010.504240

Buber, M. (2008). *Ich und Du.* Stuttgart: Reclam.

Butollo, W., Krüsmann, M. & Hagl, M. (2002). *Leben nach dem Trauma. Über den therapeutischen Umgang mit dem Entsetzen.* München: Pfeiffer.

Campos, J. J., Frankel, C. B. & Camras, L. (2004). On the nature of emotion regulation. *Child Development, 75*(2), 377–394. http://doi.org/10.1111/j.1467-8624.2004.00681.x

Carryer, J. R. & Greenberg, L. S. (2010). Optimal levels of emotional arousal in experiential therapy of depression. *Journal of Consulting and Clinical Psychology, 78*(2), 190–199. http://doi.org/10.1037/a0018401

Caspar, F. (2007). *Beziehungen und Probleme verstehen. Eine Einführung in die psychotherapeutische Plananalyse* (3., überarb. Aufl.). Bern: Huber.

Caspar, F. (2008). Motivorientierte Beziehungsgestaltung – Konzept, Voraussetzungen bei den Patienten und Auswirkungen auf Prozess und Ergebnisse. In M. Hermer & B. Röhrle (Hrsg.), *Handbuch der therapeutischen Beziehung* (S. 527–558). Tübingen: DGVT Verlag.

Castonguay, L. G., Goldfried, M. R., Wiser, S., Raue, P. J. & Hayes, A. M. (1996). Predicting the effect of cognitive therapy for depression: A study of unique and common factors. *Journal of Consulting and Clinical Psychology, 64*(3), 497–504. http://doi.org/10.1037/0022-006X.64.3.497

Damasio, A. R. (1995). *Descartes' Irrtum. Fühlen, Denken und das menschliche Gehirn.* München: List.

Damasio, A. R. (1996). The somatic marker hypothesis and the possible functions of the prefrontal cortex. Philosophical Transactions of the Royal Society of London. *Series B: Biological Sciences, 351*(1346), 1413–1420. http://doi.org/10.1098/rstb.1996.0125

Damasio, A. R. (2002). *Ich fühle, also bin ich: Die Entschlüsselung des Bewusstseins.* Berlin: List.

Damasio, A. R. (2003). *Der Spinoza-Effekt. Wie Gefühle unser Leben bestimmen.* München: List.

Damasio, A. R. & Carvalho, G. B. (2013). The nature of feelings: evolutionary and neurobiological origins. *Nature Reviews Neuroscience, 14*(2), 143–152. http://doi.org/10.1038/nrn3403

Davidson, R. J. (2000). Affective style, psychopathology, and resilience: Brain mechanism and plasticity. *American Psychologist, 55*(11), 1196–1214. http://doi.org/10.1037/0003-066X.55.11.1196

Davidson, R.J. & Begley, S. (2012). *Warum wir fühlen, wie wir fühlen: Wie die Gehirnstruktur unsere Emotionen bestimmt – und wie wir darauf Einfluss nehmen können.* München: Arkana.

Division 12 American Psychological Association. (2015). *Emotion-Focused Therapy for Depression.* Retrieved March, 24, 2016, from http://www.div12.org/psychological-treatments/treatments/emotion-focused-therapy-for-depression/

Dolhanty, J. & Greenberg, L.S. (2007). Emotion-focused therapy in the treatment of eating disorders. *European Psychotherapy, 7*(1), 97–116.

Dolhanty, J. & Greenberg, L.S. (2009). Emotion-focused therapy in a case of anorexia nervosa. *Clinical Psychology & Psychotherapy, 16*(4), 366–382. http://doi.org/10.1002/cpp.624

Dolhanty, J. & Lafrance, A. (2011). Mother-daughter dyads: Tapping the healing power of families using emotion-focused therapy. *National Eating Disorder Information Centre Bulletin, 26*(1).

Du, S., Tao, Y. & Martinez, A.M. (2014). Compound facial expressions of emotion. *Proceedings of the National Academy of Sciences, 111*(15), 1454–1462. http://doi.org/10.1073/pnas.1322355111

Eckert, J. (2006). Prozess-erlebnisorientierte Psychotherapie. In J. Eckert, E.-M. Biermann-Ratjen & D. Höger (Hrsg.), *Gesprächspsychotherapie. Lehrbuch für die Praxis* (S. 441–448). Heidelberg: Springer.

Eisenberger, N.I. (2010). The neural basis of social pain: Findings and implications. In G. MacDonald & L. Jensen-Campbell, A. (Eds.), *Social pain. Neuropsychological and health implications of loss and exclusion* (pp. 53–78). Washington, DC: American Psychological Association.

Ekman, P. (2004). *Emotions revealed: Understanding faces and feelings.* London: W&N.

Ekman, P. (2010). *Gefühle lesen – Wie Sie Emotionen erkennen und richtig interpretieren.* Heidelberg: Spektrum.

Elliott, R. (2013a). Person-centered/experiential psychotherapy for anxiety difficulties: Theory, research, and practice. *Person-Centered & Experiential Psychotherapies, 12*(1), 16–32. http://doi.org/10.1080/14779757.2013.767750

Elliott, R. (2013b). Therapist negative reactions: A person-centered and experiential psychotherapy perspective. In A.W. Wolf, M.R. Goldfried & C.J. Muran (Eds.), *Transforming negative reactions to clients: From frustration to compassion* (pp. 69–90). Washington, DC: American Psychological Association.

Elliott, R., Bohart, A.C., Watson, J.C. & Greenberg, L.S. (2011). *Empathy. Psychotherapy (Chic.), 48*(1), 43–49. http://doi.org/10.1037/a0022187

Elliott, R. & Greenberg, L.S. (1997). Multiple voices in process-experiential therapy: Dialogues between aspects of the self. *Journal of Psychotherapy Integration, 7,* 22–239.

Elliott, R., Greenberg, L.S. & Lietaer, G. (2004). Research on experiential psychotherapies. In M.J. Lambert (Ed.), *Bergin and Garfield's Handbook of psychotherapy and behavior change* (5th ed., pp. 493–539). New York, NY: John Wiley & Sons.

Elliott, R., Greenberg, L.S., Watson, J.C., Timulak, L. & Freire, E. (2013). Research on humanistic-experiential psychotherapies. In M.J. Lambert (Ed.), *Bergin & Garfield's handbook of psychotherapy and behavior change* (6th revised ed., pp. 495–538). New York, NY: John Wiley & Sons.

Elliott, R., Watson, J.C., Goldman, R.N. & Greenberg, L.S. (2003). *Learning Emotion-Focused Therapy: The process-experiential approach to change.* Washington, DC: American Psychological Association.

Elliott, R., Watson, J.C., Goldman, R.N. & Greenberg, L.S. (2007). *Praxishandbuch der Emotionsfokussierten Therapie.* München: CIP-Medien.

Ellison, J.A., Greenberg, L.S., Goldman, R.N. & Angus, L. (2009). Maintenance of gains following experiential therapies for depression. *Journal of Consulting and Clinical Psychology, 77*(1), 103–112. http://doi.org/10.1037/a0014653

Fischer, K.W., Shaver, P.R. & Carnochan, P. (1990). How emotions develop and how they organize development. *Cognition and Emotion, 4,* 81–127. http://doi.org/10.1080/02699939008407142

Flückiger, C., Horvath, A.O., Del Re, A.C., Symonds, D. & Holzer, C. (2015). Bedeutung der Arbeitsallianz in der Psychotherapie. Übersicht aktueller Metaanalysen. *Psychotherapeut, 60*(3), 187–192. http://doi.org/10.1007/s00278-015-0020-0

Frankl, V.E. (1976). *Der Mensch auf der Suche nach Sinn: Zur Rehumanisierung der Psychotherapie.* Freiburg: Herder.

Fredrickson, B.L. & Losada, M.F. (2005). Positive affect and the complex dynamics of human flourishing. *American Psychologist, 60*(7), 678–686. http://doi.org/10.1037/0003-066X.60.7.678

Frijda, N.H. (1986). *The emotions.* Cambridge, UK: Cambridge University Press.

Gale, C., Gilbert, P., Read, N. & Goss, K. (2014). An evaluation of the impact of introducing compassion focused therapy to a standard treatment programme for people with eating disorders. *Clinical Psychology & Psychotherapy, 21,* 1–12. http://doi.org/10.1002/cpp.1806

Gegenfurtner, N. & Fresser-Kuby, R. (2006). *Emotionen im Fokus – Gestalttherapeuten im Dialog mit Leslie Greenberg.* Bergisch Gladbach: EHP-Verlag.

Geller, S.M. & Greenberg, L.S. (2002). Therapeutic presence: Therapists' experience of presence in the psychotherapy encounter. *Person Centered and Experiential Psychotherapies, 1*(1&2), 71–86.

Geller, S.M. & Greenberg, L.S. (2011). *Therapeutic Presence: A Mindful Approach to Effective Therapy.* Washington, DC: American Psychological Association.

Gelso, C.J. (2011). *The real relationship in psychotherapy: The hidden foundation of change.* Washington, D.C.: American Psychological Association. http://doi.org/10.1037/12349-000

Gendlin, E.T. (1962). *Experiencing and the creation of meaning.* New York: Free Press of Glencoe.

Gendlin, E.T. (1981). *Focusing* (2nd ed.). New York: Bantam Books.

Gendlin, E.T. (1985). *Focusing. Technik der Selbsthilfe bei der Lösung persönlicher Probleme.* Salzburg: Müller.

Gendlin, E.T. (1996). *Focusing-oriented psychotherapy: A manual of the experiential method.* New York: Guilford Press.

Gendlin, E.T. (1998). *Focusing-orientierte Psychotherapie.* Stuttgart: Pfeiffer bei Klett-Cotta.

Gilbert, P. (2010). *The compassionate mind.* London: Constable.

Gilbert, P. (2013). *Compassion Focused Therapy.* Paderborn: Junfermann.

Gilbert, P. & Procter, S. (2006). Compassionate mind training for people with high shame and self-criticism: overview and pilot study of a group therapy approach. *Clinical Psychology & Psychotherapy, 13*(6), 353–379. http://doi.org/10.1002/cpp.507

Goldman, R.N. & Fox, A. (2010, May). *A task-analysis of self-soothing in emotion-focused therapy.* Paper presented at the 26th Annual Meeting of the Society for the Exploration of Psychotherapy Integration, Florence, Italy.

Goldman, R.N., Greenberg, L.S. & Angus, L. (2006). The effect of adding emotion-focused interventions to the client-centered relationship conditions in the treatment of depression. *Psychotherapy Research, 16*(5), 536–546. http://doi.org/10.1080/10503300600589456

Goldman, R.N. & Greenberg, L.S. (2015). *Case formulation in emotion-focused therapy: Co-creating clinical maps for change.* Washington, DC., US: American Psychological Association. http://doi.org/10.1037/14523-000

Goldman, R.N., Greenberg, L.S. & Pos, A.E. (2005). Depth of emotional experience and outcome. *Psychotherapy Research, 15*(3), 248–260. http://doi.org/10.1080/10503300512331385188

Grawe, K. (1992). Komplementäre Beziehungsgestaltung als Mittel zur Herstellung einer guten Beziehung. In J. Margraf & J. C. Brengelmann (Hrsg.), *Die Therapeut-Patient-Beziehung in der Verhaltenstherapie* (pp. 215–244). München: Röttger.

Grawe, K. (1998). *Psychologische Therapie*. Göttingen: Hogrefe.

Grawe, K. (2000). *Psychologische Therapie*. Göttingen: Hogrefe.

Greenberg, L. S. (1975). A task analytic approach to the study of psychotherapeutic events. Doctoral Dissertation, York University, Toronto. *Dissertation Abstracts International, 1977, 37,* 4647B.

Greenberg, L. S. (1979). Resolving splits: use of the two chair technique. *Psychotherapy, 17,* 143–152.

Greenberg, L. S. (1980). The intensive analysis of recurring events from the practice of gestalt therapy. *Psychotherapy, Theory, Research & Practice, 17,* 143–152. http://doi.org/10.1037/h0085904

Greenberg, L. S. (1983). Toward a task analysis of conflict resolution in Gestalt therapy. *Psychotherapy, 20,* 190–201. http://doi.org/10.1037/h0088490

Greenberg, L. S. (1984). A task analysis of intrapersonal conflict resolution. In S. G. Toukmanian & D. L. Rennie (Eds.), *Psychotherapy process research: Paradigmatic and narrative approaches* (Vol. 143, pp. 22–50). Newbury Park, CA: Sage Focus Editions.

Greenberg, L. S. (2002). *Emotion-focused therapy. Coaching clients to work through their feelings*. Washington DC: American Psychological Association. http://doi.org/10.1037/10447-000

Greenberg, L. S. (2010). *Emotion-focused therapy.* Washington, DC: American Psychological Association.

Greenberg, L. S. (2015). *Emotion-focused therapy: Coaching clients to work through their feelings* (2nd ed.). Washington, DC: American Psychological Association.

Greenberg, L. S. (2004). Being and Doing in Psychotherapy. *Person Centered & Experiential Psychotherapies, 3,* 52–65.

Greenberg, L. S. (2006). *Emotionsfokussierte Therapie. Lernen mit den eigenen Gefühlen umzugehen*. Tübingen: dgvt-Verlag.

Greenberg, L. S. (2011). *Emotionsfokussierte Therapie*. München: Ernst Reinhardt Verlag.

Greenberg, L. S. (2014). The Therapeutic Relationship in Emotion-Focused Therapy. *Psychotherapy: Theory, Research, Practice, Training, 51* (3), 350–357. http://doi.org/10.1037/a0037336

Greenberg, L. S., Auszra, L. & Herrmann, I. R. (2007). The relationship among emotional productivity, emotional arousal and outcome in experiential therapy of depression. *Psychotherapy Research, 17*(4), 482–493. http://doi.org/10.1080/10503300600977800

Greenberg, L. S. & Angus, L. E. (2004). *The Contributions of Emotion Processes to Narrative Change in Psychotherapy: A Dialectical Constructivist Approach.* Thousand Oaks, CA, US: Sage Publications, Inc.

Greenberg, L. S. & Bolger, E. (2001). An emotion-focused approach to the overregulation of emotion and emotional pain. *Journal of Clinical Psychology, 57*(2), 197–211. http://doi.org/10.1002/1097-4679(200102)57:2<197::AID-JCLP6>3.0.CO;2-O

Greenberg, L. S. & Elliott, R. (1997). Varieties of empathic responding. In A. C. Bohart & L. S. Greenberg (Eds.), *Empathy reconsidered: New directions in psychotherapy* (pp. 167–186). Washington, DC: American Psychological Association.

Greenberg, L. S. & Elliott, R. (2012). Corrective experience from a humanistic-experiential perspective. In L. Castonguay & C. E. Hill (Eds.), *Transformation in psychotherapy: Corrective experiences across cognitive behavioral, humanistic, and psychodynamic approaches* (pp. 85–101). Washington, DC: American Psychological Association.

Greenberg, L. S., Elliott, R. & Foerster, F. (1990). Experiential processes in the psychotherapy of depression. In D. McCann & N. Endler (Eds.), *Depression: New directions in research, theory and practice* (pp. 157–185). Toronto, CDN: Wall & Thompson.

Greenberg, L. S., Elliott, R. & Lietear, G. (1994). Research on experiential psychotherapy. In A. E. Bergin & S. L. Garfield (Eds.), *Handbook of psychotherapy and behavior change* (pp. 509–539). New York: Wiley.

Greenberg, L. S. & Feuerstein, H.-J. (2007). Emotions-foukussierte Therapie – Beziehungen zum Klientzentrierten und Focusing-orientierten Ansatz: ein Interview mit Leslie Greenberg. *Gesprächstherapie und Personzentrierte Beratung, 38*(3), 142–145.

Greenberg, L. S. & Foerster, F. S. (1996). Task analysis exemplified: the process of resolving unfinished business. *Journal of Consulting and Clinical Psychology, 64*, 439–446. http://doi.org/10.1037/0022-006X.64.3.439

Greenberg, L. S. & Geller, S. M. (2001). Congruence and therapeutic presence. In G. Wyatt (Ed.), *Congruence: Roger's therapeutic conditions. Evolution, theory, and practice* (pp. 131–149). Ross-on-Wye,UK: PCCS Books.

Greenberg, L. S. & Goldman, R. N. (2007). Case formulation in emotion-focused therapy. In T. D. Eells (Ed.), *Handbook of psychotherapy case formulation* (2nd ed., pp. 379–411). New York: Guilford Press.

Greenberg, L. S. & Goldman, R. N. (2008). *Emotion-focused couples therapy: The dynamics of emotion, love, and power*. Washington, DC: American Psychological Association. http://doi.org/10.1037/11750-000

Greenberg, L. S. & Johnson, S. M. (2010). *Emotionally focused therapy for couples*. New York: Guilford Press.

Greenberg, L. S. & Malcom, W. (2002). Resolving unfinished business: Relating process to outcome. *Journal of Consulting and Clinical Psychology, 70*, 406–416. http://doi.org/10.1037/0022-006X.70.2.406

Greenberg, L. S., McWilliams, N. & Wenzel, A. (2013). *Exploring Three Approaches to Psychotherapy*. Washington, D. C.: American Psychological Association.

Greenberg, L. S. & Paivio, S. C. (1997). *Working with emotions in psychotherapy*. New York, NY: The Guilford Press.

Greenberg, L. S. & Pascual-Leone, A. (2006). Emotion in psychotherapy: A practice friendly research review. *Journal of Clinical Psychology: In Session, 62*(5), 611–630. http://doi.org/10.1002/jclp.20252

Greenberg, L. S. & Pascual-Leone, J. (1995). A dialectical constructivist approach to experiential change. In R.A. Neimeyer & M.J. Mahoney (Eds.), *Constructivism in Psychotherapy*. Washington, DC: American Psychological Association.

Greenberg, L. S. & Pascual-Leone, J. (2001). A dialectical constructivist view of the creation of personal meaning. *Journal of Constructivist Psychology, 14*, 165–186. http://doi.org/10.1080/10720530125970

Greenberg, L. S., Rice, L. N. & Elliott, R. (1993). *Facilitating emotional change: The moment by moment process*. New York: Guilford Press.

Greenberg, L. S., Rice, L. N. & Elliott, R. (2003). *Emotionale Veränderung fördern: Grundlagen einer prozess- und erlebensorientierten Therapie*. Paderborn: Junfermann.

Greenberg, L. S. & Rushanski-Rosenberg, R. (2002). Therapist's experience of empathy. In R. N. Goldman, J. C. Watson & M. Warner (Eds.), *Client-centered and experiential psychotherapy: Advances in theory, research and practice* (pp. 204–220). Ross-on-Wye, UK: PCCS Books.

Greenberg, L. S. & Safran, J. D. (1987). *Emotion in psychotherapy: Affect, cognition and the process of change*. New York: Guilford Press.

Greenberg, L. S. & Warwar, S. H. (2006). Homework in an emotion-focused approach to experiential therapy. *Journal of Psychotherapy Integration, 16*(2), 178–200. http://doi.org/10.1037/1053-0479.16.2.178

Greenberg, L. S., Warwar, S. H. & Malcolm, W. M. (2008). Differential effects of emotion-focused therapy and psychoeducation in facilitating forgiveness and letting go of emotional injuries. *Journal of Counseling Psychology, 55*(2), 185–196. http://doi.org/10.1037/0022-0167.55.2.185

Greenberg, L. S. & Watson, J. C. (1998). Experiential therapy of depression: Differential effects of client-centered relationship conditions and process interventions. *Psychotherapy Research, 8*(2), 210–224. http://doi.org/10.1093/ptr/8.2.210

Greenberg, L. S. & Watson, J. C. (2006). *Emotion-focused therapy for depression.* Washington, DC: American Psychological Association. http://doi.org/10.1037/11286-000

Gross, J. J. (1998). The emerging field of emotion regulation: An integrative review. *Review of General Psychology, 2*(3), 271–299. http://doi.org/10.1037/1089-2680.2.3.271

Gross, J. J. (2002). Emotion regulation: Affective, cognitive, and social consequences. *Psychophysiology, 39*(3), 281–291. http://doi.org/10.1017/S0048577201393198

Grosse Holforth, M., Hayes, A. M., Sutter, M., Wilm, K., Schmied, E., Laurenceau, J.-P. & Caspar, F. (2012). Fostering cognitive-emotional processing in the treatment of depression: a preliminary investigation in exposure-based cognitive therapy. *Psychotherapy and Psychosomatics, 81*(4), 259–260. http://doi.org/10.1159/000336813

Hartmann-Kottek, L. (Hrsg.) (2014). *Gestalttherapie – Faszination und Wirksamkeit. Eine Bestandsaufnahme.* Gießen: Psychosozial-Verlag.

Hendricks, M. N. (1986). Experiencing level as a therapeutic variable. *Person-Centered Review, 1*(2), 141–162.

Hendricks, M. N. (2001). Focusing-Oriented/Experiential Psychotherapy. In D. Cain & J. Seeman (Eds.), *Humanistic Psychotherapy: Handbook of Research and Practice.* Washington, DC: American Psychological Association.

Hermans, H. (2001). The dialogical self: Toward a theory of personal and cultural positioning. *Culture & Psychology, 7*(3), 243–281. http://doi.org/10.1177/1354067X0173001

Herrmann, I. R. (2012). *Emotion categories and patterns of change in experiential therapy for depression* (pp. 203–231), Doctoral thesis, Ludwig-Maximilians-Universität München.

Herrmann, I. R. & Greenberg, L. S. (2007). Emotion Types and Sequences in Emotion-Focused Therapy. *European Psychotherapy, 7,* 41–59.

Herrmann, I. R., Greenberg, L. S. & Auszra, L. (2014). Emotion categories and patterns of change in experiential therapy for depression. *Psychotherapy Research, 26*(2), 178–195. http://doi.org/10.1080/10503307.2014.958597

Ito, M. & Greenberg, L. S. (2010, May). *Self-soothing in emotion-focused therapy.* Paper presented at the 26th Annual Meeting of the Society for the Exploration of Psychotherapy Integration, Florence, Italy.

James, W. (1884). What is an Emotion? *Mind, 9,* 188–205. http://doi.org/10.1093/mind/os-IX.34.188

Johnson, S. M. (2004). *The practice of emotionally focused couple therapy: Creating connection.* London: Routledge.

Johnson, S. M., Hunsley, J., Greenberg, L. S. & Schindler, D. (1999). Emotionally focused couples therapy: Status and challenges. *Clinical Psychology: Science and Practice, 6*(1), 67–79. http://doi.org/10.1093/clipsy.6.1.67

Juhl, J. & Routledge, C. (2013). Nostalgia bolsters perceptions of a meaningful self in a meaningful world. In J. Hicks & C. Routledge (Eds.), *The experience of meaning in life: Perspectives from the psychological sciences* (pp. 213–226). New York: Springer Press.

Kazantzis, N., Whittington, C. & Dattilio, F. (2010). Meta-analysis of homework effects in cognitive and behavioral therapy: A replication and extension. *Clinical Psychology Science and Practice, 17,* 144–156.

Kennedy-Moore, E. & Watson, J.C. (1999). *Expressing emotion: myths, realities and therapeutic strategies.* New York, NY: The Guilford Press.

Kircanski, K., Lieberman, M.D. & Craske, M.G. (2012). Feelings into words: contributions of language to exposure therapy. *Psychological Science,* 1086–1091.

Klein, M.H., Mathieu, P.L., Gendlin, E.T. & Kiesler, D.J. (1969). *The Experiencing Scale: A research training manual.* University of Wisconsin, Bureau of Audio Visual Research.

Klein, M.H., Mathieu-Coughlan, P. & Kiesler, D.J. (1986). The experiencing scales. In L.S. Greenberg & W.M. Pinsof (Eds.), *The Psychotherapeutic Process. A Research Handbook.* New York, NY: Guilford Press.

Koenigs, M., Young, L., Adolphs, R., Tranel, D., Cushman, F., Hauser, M. & Damasio, A.R. (2007). Damage to the prefontal cortex increases utilitarian moral judgements. *Nature, 446*(7138), 908–911. http://doi.org/10.1038/nature05631

Kramer, U., Pascual-Leone, A., Rohde, K.B. & Sachse, R. (2015). Emotional processing, interaction process, and outcome in clarification-oriented psychotherapy for personality disorders: A process-outcome analysis. *Journal of Personality Disorders,* 1–19 [Epub ahead of print].

Lambert, M.J. (Ed.) (2004). *Bergin and Garfield's Handbook of Psychotherapy and Behavior Change* (5th ed.). New York: John Wiley & Sons, Inc.

Lammers, C.-H. (2006). *Emotionsbezogene Psychotherapie: Grundlagen, Strategien und Techniken.* Stuttgart: Schattauer.

Lane, R.D. & Schwartz, G.E. (1992). Levels of emotional awareness: Implications for psychotherapeutic integration. *Journal of Psychotherapy Integration, 2,* 1–18. http://doi.org/10.1037/h0101238

Lane, R.D. & Schwarz, G.E. (1987). Levels of emotional awareness: a cognitive-developmental theory and its application to psychopathology. *American journal of Psychiatry, 144,* 133–143.

Lane, R.D., Ryan, L., Nadel, L. & Greenberg, L.S. (2015). Memory reconsolidation, emotional arousal, and the process of change in psychotherapy: New insights from brain science. *Behavioral and Brain Sciences, 38,* 1–64. http://doi.org/10.1017/S0140525X14000041

Lange, C.G. ([1885] 1922). The emotions: A psychophysiological study. In C.G. Lange & W. James (Eds.), *The emotions* (pp. 33–90). Baltimore: Williams & Wilkins.

LeDoux, J.E. (1995). Emotion: Clues from the brain. *Annual Review of Psychology, 46,* 209–235. http://doi.org/10.1146/annurev.ps.46.020195.001233

LeDoux, J.E. (2001). *Das Netz der Gefühle: Wie Emotionen entstehen.* München: Deutscher Taschenbuch Verlag.

Levenson, R.W. (2003). Blood, sweat, and fears: the autonomic architecture of emotion. *Annals of the New York Academy of Sciences, 1000,* 348–366. http://doi.org/10.1196/annals.1280.016

Lewin, J. (2001). *Both sides of the coin: Comparative analyses of narrative process patterns in poor and good outcome dyads engaged in brief experiential psychotherapy for depression.* Unpublished Master's thesis. York University, Toronto, Ontario, Canada.

Lieberman, M.D., Eisenberger, N.I., Crockett, M.J., Tom, S.M., Pfeifer, J.H. & Way, B.M. (2007). Putting feelings into words: affect labeling disrupts amygdala activity in response to affective stimuli. *Psychological Science, 18*(5), 421–428. http://doi.org/10.1111/j.1467-9280.2007.01916.x

Lietaer, G. (1993). Authenticity, congruence and transparency. In D. Brazier (Ed.), *Beyond Carl Rogers* (pp. 17–46). London: Constable and Company.

Linehan, M.M. (1993). *Cognitive-behavioral treatment of borderline personality disorder.* New York: Guilford Press.

Linehan, M. M. (1996). *Dialektisch-behaviorale Therapie der Borderline-Persönlichkeitsstörung.* München: CIP-Medien.

Lucre, K. M. & Corten, N. (2013). An exploration of group compassion-focused therapy for personality disorder. *Psychology and Psychotherapy, 86* (4), 387–400. http://doi.org/10.1111/j.2044-8341.2012.02068.x

MacBeth, A. & Gumley, A. (2012). Exploring compassion: a meta-analysis of the association between self-compassion and psychopathology. *Clinical Psychology Review, 32* (6), 545–525. http://doi.org/10.1016/j.cpr.2012.06.003

Mahrer, A. R. (2003). *The complete guide to experiential psychotherapy.* Boulder, CO: Bull Publishing Company.

Malin, A. J. & Pos, A. E. (2014). The impact of early empathy on alliance building, emotional processing, and outcome during experiential teatment of depression. *Psychotherapy Research, 25* (4), 1–15.

Mennin, D. S. & Farach, F. (2007). Emotion and evolving treatments for adult psychopathology. *Clinical Psychology: Science and Practice, 14* (4), 329–352. http://doi.org/10.1111/j.1468-2850.2007.00094.x

Mennin, D. S., McLaughlin, K. A. & Flanagan, T. J. (2009). Emotion regulation deficits in generalized anxiety disorder, social anxiety disorder and their co-occurance. *Journal of Anxiety Disorders, 23,* 866–871.

Missirlian, T. M., Toukmanian, S. G., Warwar, S. H. & Greenberg, L. S. (2005). Emotional arousal, client perceptual processing, and the working alliance in experiential psychotherapy for depression. *Journal of Consulting and Clinical Psychology, 73* (5), 861–871. http://doi.org/10.1037/0022-006X.73.5.861

Nader, K., Schafe, G. E. & LeDoux, J. E. (2000). The labile nature of consolidation theory. Nature Reviews. *Neuroscience, 1* (3), 216–219.

Neff, K. (2003). Self-compassion: An alternative conceptualization of a healthy attitude toward oneself. *Self and Identity, 2* (2), 85–101. http://doi.org/10.1080/15298860309032

Neff, K. (2011). *Self compassion. Stop beating yourself up and leave insecurity behind.* London: Hodder & Stoughton.

Neff, K. (2012). *Selbstmitgefühl: Wie wir uns mit unseren Schwächen versöhnen und uns selbst der beste Freund werden.* München: Kailash.

Niles, A. N., Craske, M. G., Lieberman, M. D. & Hur, C. (2015). Affect labeling enhances exposure effectiveness for public speaking anxiety. *Behaviour Research and Therapy, 68,* 27–36. http://doi.org/10.1016/j.brat.2015.03.004

Nummenmaa, L., Glerean, E., Hari, R. & Hietanen, J. K. (2014). Bodily maps of emotions. *Proceedings of the National Academy of Sciences, 111* (2), 646–651. http://doi.org/10.1073/pnas.1321664111

Ohman, A., Lundquist, D. & Esteves, F. (2001). The face in the crowd revisited: A threat advantage with schematic stimuli. *Journal of Personal and Social Psychology, 80* (3), 381–396. http://doi.org/10.1037/0022-3514.80.3.381

Paivio, S. C. & Greenberg, L. S. (1995). Resolving "unfinished business": efficacy of experiential therapy using empty-chair dialogue. *Journal of Consulting and Clinical Psychology, 63,* 419–425. http://doi.org/10.1037/0022-006X.63.3.419

Paivio, S. C., Jarry, J. L., Chagigiorgis, H., Hall, I. & Ralston, M. (2010). Efficacy of two versions of emotion-focused therapy for resolving child abuse trauma. *Psychotherapy Research, 20* (3), 353–366. http://doi.org/10.1080/10503300903505274

Paivio, S. C. & Kunzle, E. (2007). Emotion-focused therapy for interpersonal trauma. *European Psychotherapy, 7* (1), 77–95.

Paivio, S.C. & Nieuwenhuis, J.A. (2001). Efficacy of emotion focused therapy for adult survivors of child abuse: a preliminary study. *Journal of Traumatic Stress, 14,* 115–133. http://doi.org/10.1023/A:1007891716593

Paivio, S.C. & Pascual-Leone, A. (2010). *Emotion-focused therapy for complex trauma: An integrative approach.* Washington, DC: American Psychological Association. http://doi.org/10.1037/12077-000

Panksepp, J. (2011). The neurobiology of social loss in animals: Some keys to the puzzle of psychic pain in humans. In G. MacDonald & L. Jensen-Campbell, A. (Eds.), *Social pain: Neuropsychological and health implications of loss and exclusion* (pp. 11–51). Washington, DC: American Psychological Association.

Pascual-Leone, A. (2009). Dynamic emotional processing in experiential therapy: Two steps forward, one step back. *Journal of Consulting and Clinical Psychology, 77*(1), 113–126. http://doi.org/10.1037/a0014488

Pascual-Leone, A. & Greenberg, L.S. (2007). Emotional processing in experiential therapy: Why "the only way out is through". *Journal of Consulting and Clinical Psychology, 75*(6), 875–887. http://doi.org/10.1037/0022-006X.75.6.875

Pascual-Leone, J. (1987). Organismic processes for neo-Piagetian theories: A dialectical causal account of cognitive development. *International Journal of Psychology, 22*(5–6), 531–570. http://doi.org/10.1080/00207598708246795

Pascual-Leone, J. (1988). Affirmations and negations, disturbances and contradicitions, in understanding Piaget: Is his later theory causal? *Contemporary Psychology: APA Review of Books, 33*(5), 420–421.

Pennebaker, J.W. & Smyth, J. (2016). *Opening up by writing it down. The healing power of expressive writing* (3rd ed.). New York: Guilford.

Perls, F.S. (2006). *Das Ich, der Hunger und die Aggression. Die Anfänge der Gestalttherapie.* Stuttgart: Klett-Cotta/J.G. Cotta'sche Buchhandlung Nachfolger.

Perls, F.S., Hefferline, R.F. & Goodman, P. (1951). *Gestalt therapy.* New York: Dell.

Perls, F.S., Hefferline, R.F. & Goodman, P. (2015). *Gestalttherapie. Grundlagen der Lebensfreude und Persönlichkeitsentfaltung.* Stuttgart: Klett-Cotta.

Phelps, E.A., Ling, S. & Carrasco, M. (2006). Emotion facilitates perception and potentiates the perceptual benefits of attention. *Psychological Science, 17*(4), 292–299. http://doi.org/10.1111/j.1467-9280.2006.01701.x

Piaget, J. & Inhelder, B. (1973). *Memory and intelligence.* London, England: Routledge and Kegan Paul.

Piaget, J. & Inhelder, B. (1980). *Gedächtnis und Intelligenz.* Stuttgart: Klett-Cotta/J.G. Cotta'sche Buchhandlung Nachfolger.

Porges, S.W. (2012). The Polyvagal Theory: Neurophysiological Foundations of Emotions, Attachment, Communication, Self-Regulation. *Journal of the Canadian Academy of Child and Adolescent Psychiatry, 21*(4), 313–314.

Pos, A.E. (2014). Emotion focused therapy for avoidant personality disorder: Pragmatic considerations for working with experientially avoidant clients. *Journal of contemporary psychotherapy, 44*(2), 127–139. http://doi.org/10.1007/s10879-013-9256-6

Pos, A.E. & Greenberg, L.S. (2012). Organizing awareness and increasing emotion regulation: revising chair work in emotion-focused therapy for boderline personality disorder. *Journal of Personality Disorders, 26*(1), 84–107. http://doi.org/10.1521/pedi.2012.26.1.84

Pos, A.E., Greenberg, L.S., Goldman, R.N. & Korman, L.M. (2003). Emotional processing during experiential treatment of depression. *Journal of Consulting and Clinical Psychology, 71,* 1007–1016. http://doi.org/10.1037/0022-006X.71.6.1007

Pos, A. E., Greenberg, L. S. & Warwar, S. H. (2009). Testing a model of change in the experiential treatment of depression. *Journal of Consulting and Clinical Psychology, 77*(6), 1055–1066. http://doi.org/10.1037/a0017059

Renn, K. (2011). *Dein Körper sagt dir, wer du werden kannst. Focusing – Weg der inneren Achtsamkeit.* Freiburg im Breisgau: Herder.

Rice, K. S. & Wagstaff, K. (1967). Client voice quality and expressive style as indexes of productive psychotherapy. *Journal of Consulting Psychology, 31*, 557–563. http://doi.org/10.1037/h0025164

Rice, L. N. & Greenberg, L. S. (1984). *Patterns of Change: Intensive Analysis of Psychotherapy Process.* New York City: The Guilford Press.

Rice, L. N. & Kerr, G. P. (1986). *Measures of client and therapist vocal quality.* New York, NY, US: Guilford Press.

Rice, L. N. & Saperia, E. P. (1984). Task analysis and the resolution of problematic reaction. In L. N. Rice & L. S. Greenberg (Eds.), *Patterns of change* (pp. 29–66). New York: Guilford Press.

Robinson, A. L., Dolhanty, J., Stillar, A., Henderson, K. & Mayman, S. (2014). Emotion-focused family therapy for eating disorders across the lifespan: A pilot study of a 2-day transdiagnostic intervention for parents. *Clinical Psychology & Psychotherapy, 22*(5), 14–23.

Rogers, C. R. (1957). The necessary and sufficient conditions of therapeutic personality change. *Journal of Consulting Psychology, 21*, 95–103. http://doi.org/10.1037/h0045357

Rogers, C. R. (1959). A theory of therapy, personality and interpersonal relationship as developed in the client-centered framework. In S. Koch (Ed.), *Psychology: a study of science: Formulations of the person and the social context* (pp. 184–256). New York: McGraw-Hill.

Rogers, C. R. (1975). Empathic: An unappreciated way of being. *Counseling Psychologist, 5*(2), 2–10. http://doi.org/10.1177/001100007500500202

Rogers, C. R. (1980). *A way of being.* Boston: Houghton Mifflin.

Rogers, C. R. (2009). *Eine Theorie der Psychotherapie, der Persönlichkeit und der zwischenmenschlichen Beziehungen (Personzentrierte Beratung und Therapie).* München: Ernst Reinhardt.

Rohde, K. B., Stein, M., Pascual-Leone, A. & Caspar, F. (2015). Facilitating emotional processing: An experimental induction of psychotherapeutically relevant affective states. *Cognitive Therapy and Research, 39*(5), 564–577. http://doi.org/10.1007/s10608-015-9680-x

Sachse, R. (1999). *Persönlichkeitsstörungen. Psychotherapie dysfunktionaler Interaktionsstile.* Göttingen: Hogrefe.

Sachse, R. (2002). *Histrionische und Narzisstische Persönlichkeitsstörungen.* Göttingen: Hogrefe.

Sachse, R. & Langens, T. A. (2014). *Emotionen und Affekte in der Psychotherapie.* Göttingen: Hogrefe.

Safran, J. D. & Muran, C. J. (2003). *Negotiating the therapeutic alliance. A relational treatment guide.* New York City: The Guilford Press.

Salovey, P. & Mayer, J. D. (1990). Emotional intelligence. *Imagination, Cognition, and Personality, 9*, 185–211. http://doi.org/10.2190/DUGG-P24E-52WK-6CDG

Samoilov, A. & Goldfried, M. R. (2000). Role of Emotion in Cognitive-Behavior Therapy. *Clinical Psychology: Science and Practice, 7*(4), 373–385. http://doi.org/10.1093/clipsy.7.4.373

Sandler, S. (2011). *Remembering with emotion in dynamic psychotherapy. New directions in theory and technique.* Lanham, MD: Jason Aronson, Inc.

Schore, A. N. (1994). *Affect regulation and the origin of the self: The neurobiology of emotional development.* Mahwah, NJ: Erlbaum.

Schore, A. N. (2003). *Affect dysregulation and disorders of the self.* New York: W W Norton & Co.

Shahar, B. (2014). Emotion-focused therapy for the treatment of social anxiety: An overview of the model and a case description. *Clinical Psychology & Psychotherapy, 21*(6), 536–547.

Shapiro, F. (1995). *Eye movement desensitization and reprocessing: Basic principles, protocols, and procedures.* New York: Guilford Press.

Silberschatz, G., Fretter, P.B. & Curtis, J.T. (1986). How do interpretations influence the process of psychotherapy ? *Journal of Consulting and Clinical Psychology, 54*, 646–652. http://doi.org/10.1037/0022-006X.54.5.646

Stein, N.L. & Oatley, K. (1992). Special issue: Basic emotions. *Cognition and Emotion, 6*, 161–319.

Stern, D.N. (1985). *The interpersonal world of the infant: A view from psychoanalysis and developmental psychology*. New York, NY: Basic Books.

Stern, D.N. (1995). Self/other differentiation in the domain of intimate socio-affective interaction: Some considerations. In P. Rochat (Ed.), *The self in infancy: Theory and reserach* (pp. 419–429). Amsterdam, Netherlands: North-Holland/Elsevier Science.

Stern, D.N. (2004). *The present moment in psychotherapy and everyday life*. New York: W.W. Norton & Company.

Stern, D.N. (2010). *Forms of Vitality: Exploring dynamic experience in Psychology and the Arts.* Oxford: Oxford University Press.

Strack, F., Martin, L.L. & Stepper, S. (1988). Inhibiting and facilitating conditions of the human smile: a nonobstrusive test of the facial feedback hypothesis. *Journal of Personal and Social Psychology, 54*(5), 768–777. http://doi.org/10.1037/0022-3514.54.5.768

Stucki, C. & Grawe, K. (2007). Bedürfnis- und Motivorientierte Beziehungsgestaltung. Hinweise und Handlungsanweisungen für Therapeuten. *Psychotherapeut, 52*(1), 16–23. http://doi.org/10.1007/s00278-006-0507-9

Stumm, G. & Keil, W. W. (2014). *Praxis der Personzentrierten Psychotherapie*. Wien: Springer.

Sulz, S. & Lenz, G. (Eds.). (2000). *Von der Kognition zur Emotion*. München: CIP-Medien.

Task Force on Promotion and Dissemination of Psychological Procedures. (1995). Training in and dissemination of empirically-validated psychological treatments. *The Clinical Psychologist, 48*(1), 3–23.

Taylor, G.J. & Bagby, R.M. (2000). An overview of the alexithymia construct. In R. Bar-On & J.D.A. Parker (Eds.), *Handbook of Emotional Intelligence* (pp. 40–67). San Francisco: Jossey-Bass.

Thomas, P.W. (2005). Dissociation and internal models of protection: Psychotherapy with child abuse survivors. *Psychotherapy: Theory, Research, Practice, Training, 42*(1), 20–36. http://doi.org/10.1037/0033-3204.42.1.20

Timulak, L. (2015). *Transforming emotional pain in psychotherapy: An emotion-focused approach.* London: Routledge.

Timulak, L. & McElvaney, J. (2016). Emotion-focused therapy for generalized anxiety disorder: An overview of the model. *Journal of contemporary psychotherapy, 46*(1), 41–52. http://doi.org/10.1007/s10879-015-9310-7

Tronson, N.C. & Taylor, J.R. (2007). Molecular mechanisms of memory reconsolidation. *Nature Reviews Neuroscience, 8*(4), 262–275. http://doi.org/10.1038/nrn2090

Tucker, D.M., Hartry-Speiser, A., McDougal, L., Phan, L. & deGrandpre, D. (1999). *Mood and spatial memory: Emotion and right hemisphere contribution to spatial cognition Biological Psychology, 50*(2), 103–125.

Vess, M., Arndt, J., Routledge, C., Sedikides, C. & Wildschut, T. (2012). Nostalgia as a resource for the self. *Self and Identity, 3*, 273–284. http://doi.org/10.1080/15298868.2010.521452

Vygotskij, L.S. (1932–34/2005). Das Problem der Altersstufen. In J. Lompscher (Ed.), *Ausgewählte Schriften* (Vol. 2, pp. 53–90). Berlin: Lehmanns Media.

Warwar, S.H. (2005). *Relating emotional processes to outcome in experiential psychotherapy of depression. (66), ProQuest Information & Learning*, US. Retrieved from http://search.ebscohost.com/login.aspx?direct=true&db=psyh&AN=2005-99014-377&site=ehost-live. Available from EBSCOhost psyh database.

Warwar, S. H., Links, P. S., Greenberg, L. S. & Bergmans, Y. (2008). Emotion-focused principles for working with borderline personality disorder. *Journal of Psychiatric Practice, 14*(2), 94–104. http://doi.org/10.1097/01.pra.0000314316.02416.3e

Watson, J. C. (2007). *Empathy in European psychotherapy*. München: CIP Medien.

Watson, J. C. (2001). Revisioning empathy: Theory, research and practice. In D. Cain & J. Seeman (Eds.), *Handbook of research and practice in humanistic psychotherapy* (pp. 445–472). New York: APA Books.

Watson, J. C., Goldman, R. N. & Greenberg, L. S. (2007). *Case studies in emotion-focused treatment of depression: A comparison of good and poor outcome*. Washington, DC: American Psychological Association. http://doi.org/10.1037/11586-000

Watson, J. C., Gordon, L. B., Stermac, L., Kalogerakos, F. & Steckley, P. (2003). Comparing the effectiveness of process-experiential with cognitive-behavioral psychotherapy in the treatment of depression. *Journal of Consulting & Clinical Psychology, 71* (4), 773. http://doi.org/10.1037/0022-006X.71.4.773

Watson, J. C. & Greenberg, L. S. (2016). *Emotion focused therapy of generalized anxiety disorder.* Washington, DC: American Psychological Association.

Weiser Cornell, A. (1996). *The power of focusing: a practical guide to emotional self-healing*. Oakland, CA: New Harbiger Publications.

Weiser Cornell, A. (1997). *Focusing. Der Stimme des Körpers folgen. Anleitungen und Übungen zur Selbsterfahrung*. Reinbek bei Hamburg: Rowohlt.

Weiser Cornell, A. (2005). *The radical acceptance of everything: Living a focusing life*. San Francisco, CA: Calluna Press.

Weiser Cornell, A. (2013). *Focusing in clinical practice: The essence of change*. New York: W. W. Norton & Company.

Whelton, W. J. & Greenberg, L. S. (2004). From discord to dialogue: Internal voices and the reorganization of the self in Process-Experiential therapy. In H. Hermans & G. Di Maggio (Eds.), *The dialogical self in psychotherapy* (pp. 108–123). New York: Brunner & Routledge.

Whelton, W. J. & Greenberg, L. S. (2005). Emotion in self-criticism. *Personality and Individual Differences, 38*(7), 1583–1595. http://doi.org/10.1016/j.paid.2004.09.024

Wnuk, S. M., Greenberg, L. S. & Dolhanty, J. (2015). Emotion-focused group therapy for women with symptoms of bulimia nervosa. *Journal of Eating Disorders, 23*(3), 253–261. http://doi.org/10.1080/10640266.2014.964612

Zhou, X., Wildschut, T., Sedikides, C., Chen, X. & Vingerhoets, A. J. J. M. (2012). Heartwarming memories: Nostalgia maintains physiological comfort. *Emotion, 12,* 678–684. http://doi.org/10.1037/a0027236

Anhang

EFT-Fallformulierung					
Marker	**Zentrale emotionale Schemata**	**Zentrale Bedürfnisse**	**Sekundäre Emotionen**	**Selbst-unterbrechungen**	**Themen**
	Maladaptiv:				*Selbst-Selbst*
	Adaptiv:				*Selbst-Andere*
					Existenziell

Emotionstagebuch (adaptiert von Greenberg, 2006)							
Nachfolgen finden Sie eine Liste von Gefühlen. Nehmen Sie sich jeden Tag am Abend oder vor dem Zubettgehen 5 bis 10 Minuten Zeit und tragen Sie ein, welche Emotionen Sie im Verlaufe des Tages gespürt haben.							
Art des Gefühls	**Montag**	**Dienstag**	**Mittwoch**	**Donnerstag**	**Freitag**	**Samstag**	**Sonntag**
Glück							
Zufriedenheit							
Stolz							
Zuversicht							
Begeisterung							
Freude							
Liebe							
Dankbarkeit							
Mitgefühl							
Zuneigung							
Ruhe							
Interesse							
Überraschung							
Angst							
Panik							
Schmerz							
Traurigkeit							
Einsamkeit							
Neid							
Eifersucht							
Schuld							
Ohnmacht							
Scham							
Ärger							
Ekel							
Verachtung							
Groll							
andere							

Die Autoren des Bandes

Dr. Lars Auszra, geb. 1977. 1998–2004 Studium der Psychologie in Eichstätt und München. 2003 und 2006 Forschungsaufenthalt bei Leslie S. Greenberg an der York University, Toronto, Canada. 2003–2011 Ausbildung in Emotionsfokussierter Therapie bei Leslie S. Greenberg, in Integrativer Traumatherapie bei Willi Butollo sowie zum Psychologischen Psychotherapeuten (Schwerpunkt Verhaltenstherapie). 2006 Gründung des Deutschen Instituts für Emotionsfokussierte Therapie (IEFT), gemeinsam mit Imke R. Herrmann und Leslie S. Greenberg. 2007–2011 Therapeutische Arbeit an der Traumaambulanz der LMU München und am Centrum für Integrative psychosomatische Medizin in München. Seit 2008 als Dozent, Lehrtherapeut und Supervisor in der Fort- und Weiterbildung von Therapeuten tätig. 2011 Promotion. Seit 2011 niedergelassen in einer eigenen Praxis in München.

Dr. Imke Herrmann, geb. 1977. 1998–2004 Studium der Psychologie in Oxford und München. 2003 und 2006 Forschungsaufenthalt bei Leslie S. Greenberg an der York University, Toronto, Canada. 2003–2011 Ausbildung in Emotionsfokussierter Therapie bei Leslie S. Greenberg, in Integrativer Traumatherapie bei Willi Butollo sowie zum Psychologischen Psychotherapeuten (Schwerpunkt Verhaltenstherapie). 2006 Gründung des Deutschen Instituts für Emotionsfokussierte Therapie (IEFT), gemeinsam mit Lars Auszra und Leslie S. Greenberg. 2007–2011 Psychotherapeutin an der Traumaambulanz der LMU München und am Centrum für Integrative psychosomatische Medizin in München. Seit 2008 als Dozentin, Lehrtherapeutin und Supervisorin in verschiedenen Ausbildungsinstituten tätig. 2011 Promotion. Seit 2011 niedergelassen in einer eigenen Praxis in München.

Leslie Greenberg, Ph. D., Prof. Emeritus, geb. 1945. Zunächst Studium der Ingenieurwissenschaften und Tätigkeit als Ingenieur. 1975 Ph. D. in Psychologie an der York University in Toronto, Canada. 1975 Assistant Professor, 1980 Associate Professor und 1985 Professor am Department of Counselling Psychology an der University of British Columbia in Vancouver, Canada. Unter anderem Ausbildung in personzentrierter Psychotherapie und in Gestalttherapie. 1986–2012 Professor für Psychologie an der York University in Toronto sowie Leiter des dortigen Psychotherapieforschungszentrums. Mitbegründer der Emotionsfokussierten Therapie und seit den 1980er Jahren als Dozent und Trainer in der Aus- und Weiterbildung im Bereich der Emotionsfokussierten Therapie tätig. Seit 2012 emeritierter Professor für Psychologie an der York University in Toronto und Direktor der Emotion-Focused Therapy Clinic in Toronto.

Sachregister

Achillesverse, emotionale 86
Affekt 23
Aktivieren von Emotionen 97–99
Aktivierung, Anzeichen für
- emotionale 73, 74

Aktualisierungstendenz 37
Alexithymie 46
Allianzdialog 66, 67, 301
Angst 40, 44, 54
Angststörung, generalisierte 44, 313, 329
Annäherungs- und Vermeidungsmotiv 121
Ansatz
- modifikatorischer 62
- transformatorischer 62

Arbeitsdistanz 89, 109
Arbeit, therapeutische 59
Ärger 55
- selbstbehauptender 76
- zurückweisender 76

Atmen, diaphragmatisches 110
Aufgabe
- Abschließen 72
- allgemeine Struktur einer therapeutischen 95
- gemeinsame Arbeit an einer therapeutischen 67
- therapeutische 17, 68, 71, 72, 91, 92, 118, 123, 130

Aufgabenanalyse 92
Ausdruck von Emotionen 48, 49, 106, 107
authentisch 64

Basisemotion 74
Bedeutung emotionalen Erlebens 112
- Herstellen von 300
- reflexive Bildung von 112

Bedeutungsprotest 300
Bedürfnis 23, 24, 36, 52–54, 86, 123, 124, 244
- bindungs- oder identitätsbezogenes 54
- tief empfundenes 55
- Loslassen des unerfüllten, unerfüllbaren 248
- Mobilisierung 244
- unerfülltes 86
- vorläufiges 207

Bestätigen, empathisches 92, 148
- Anwendung der Aufgabe 160
- häufige Schwierigkeiten 160
- Marker 149
- therapeutische Aufgabe 150
- Veränderungsprozess 152
- zugrunde liegendes emotionales Verarbeitungsproblem 150

Bewusstheit 48, 49, 104
Beziehung
- echte 65
- Gestaltung einer therapeutischen 58
- Konflikte 65
- Schwierigkeiten 65
- therapeutische 59, 330

Beziehungsdialog 66, 67
Beziehungsgestaltung
- motivorientierte 61
- Prinzipien 59

big T-trauma 44
bodily felt sense 31

Chronic enduring pain 122
Client Emotional Productivity 86
Coach in Zwei-Stuhl-Arbeit 202
collapsed self 205

Decentering 132
Defizite in der Regulation schmerzhafter emotionaler Reaktionen 283
Depression 44, 314, 328
- abhängigkeitsbasierte 44, 314
- selbstkritisch basierte 44, 314

Dialektischer Konstruktivismus 31–33, 35, 37
Dissoziation 316
Du-Ärger 76
Dysidentifikation von emotionalem Erleben 109

Eindringlichkeit 81, 84, 85
Einsamkeit 40, 44, 54
Einstimmung, empathische 61, 131, 132
Einverständnis über Ziele und Methoden 67
Emotion 7, 16, 23, 24, 36, 79, 85, 306, 307
- Akzeptanz von 49
- instrumentelle 38, 39, 42, 43, 75, 81, 103
- primär adaptive 38, 39, 43, 52, 53, 75, 79
- primäre 75, 87, 100
- primär maladaptive 38, 39, 40, 43, 52, 53, 75, 79, 114
- sekundäre 38, 39, 41, 43, 52, 53, 75, 80, 100, 123, 124

emotional processing 48
Emotionscoach 58, 68
Emotionsfokussierte Theorie therapeutischer Veränderung 37
Emotionsfokussierte Therapie (EFT) 16, 18, 19
- Anwendung auf unterschiedliche Störungsbilder 310
- bei Depressionen 314
- bei Essstörungen 316
- bei generalisierter Angst 313
- bei posttraumatischen Schwierigkeiten 315
- bei sozialer Phobie 311
- der Depression 315
- Fallformulierung 118, 119, 124, 126
- Paartherapie 329
- typische Foki 122
- Veränderungsprozess 52, 53
- Wirksamkeit 328, 329

Emotionsforschung, psychologische 23
Emotionsnavigator 100
Emotionsregulation 45, 49, 50
- explizite 50, 108, 110, 111
- implizite 45, 49, 50, 108

Emotionsregulationsprozess, impliziter 49, 50
Emotionstheorie 37
- klinische 38

Emotionstyp 38, 85
Empathie 59, 60, 68, 130, 330
- als Haltung 60, 131
- als Methode 60, 131
- Funktion 130, 131
- Komponenten 131

empathische Reaktion
- empathische Exploration 135
- empathisches Bestätigen 133
- empathisches Evozieren 133, 139
- empathisches Explorieren 133
- empathisches Spiegeln 133, 134
- empathisches Vermuten 133, 134, 139, 140
- empathisches Verstehen 133, 134
- empathisches Zurückfokussieren 133, 134, 140, 141
- evokatives Spiegeln 134
- exploratives Spiegeln 133, 136
- Folgereaktion 133, 134
- Formen 133
- offene explorative Fragen 133, 136, 138
- Passfragen 133, 136–138
- Prozessbeobachtung 133, 136, 138

Erfahrung
- korrigierende interpersonale 157
- korrigierende interpersonelle 48, 52, 117

Ergebnisstudie
- kontrollierte 18
- randomisierte, kontrollierte 328

Erleben, emotionales
- primär adaptives emotionales 102
- primär maladaptives emotionales 102

- sekundäres emotionales 76
- Typen emotionalen E. 38, 75, 76, 79
- Vertiefen emotionalen E. 96

Erlebensorientierte Therapie 19, 37
Erlebenstiefe 18, 81–84, 87, 163, 164
- Skala 82, 83

Erregung, emotionale 18
Erschließen, systematisches evokatives 93, 179
- Anwendung der Aufgabe 191
- häufige Schwierigkeiten 191
- Marker 180
- therapeutische Aufgabe 181
- Veränderungsprozess 183
- zugrunde liegendes emotionales Verarbeitungsproblem 181

Essstörung 316, 317, 329
Exploration, empathische 144, 148
- Marker 144
- therapeutische Aufgabe 144

Externalisieren 162

Facial Feedback 116
Fallformulierung 127
Feinfühligkeit 44
felt sense 33, 92, 98, 163, 170, 172
- Merkmale des abwesenden 162
- Merkmale des unklaren 162, 163

felt shift 92, 163, 174
Focusing 92, 163, 164, 167, 179
- Anwendung der Aufgabe 178
- häufige Schwierigkeiten 179
- Marker 161
- Phasen 166
- Rolle des Therapeuten 164
- therapeutische Aufgabe 163
- Veränderungsprozess 166
- Versuch einer Definition 163
- zugrunde liegendes emotionales Verarbeitungsproblem 163

Focusing-Haltung 163, 164
Fokus 72, 86, 118, 122
- zentraler 86

Folgen und Leiten 69
Forschung zur EFT 328

Gedächtnisrekonsolidierung 51, 52
Gefühl 23
- der Nostalgie 292

Gegenwärtigkeit 59
Gestalttherapie 19, 37, 195, 225
Gewahrsein, emotionales 46, 48, 49
global distress 53, 54
Grundhaltung, personzentrierte 59

Handlungsträger 72
Handlungsträgerschaft 88
Hausaufgabe 317
heartfelt need 55, 207

Ich-Ärger 76
Identität, narrative 32, 33
Imagination 117
Indikation für EFT 302
Informationsverarbeiter, behelfsmäßiger/stellvertretender 68, 69
Integration mit symptomorientierten Vorgehensweisen 304
Intelligenz, emotionale 46
Interventionsfertigkeit 58, 95

James-Lange-Theorie der Emotionen 115

Kerngefühl 55
Kind, universelles 289
Klären 30
Kognitionstheorie 23
Kognitive Verhaltenstherapie (KVT) 20, 21
Kommunikation, empathische 61, 133
Konflikt
- projizierter 197
- selbstkritischer 197
- Umgang mit projiziertem 199
- zwischen Selbstanteilen 192, 193
  - Marker 192
  - Phänomen 192

- therapeutische Aufgabe 195
- Veränderungsprozess 196
- zugrunde liegendes Verarbeitungsproblem 194

Kongruenz 59, 60, 62
– selektive/therapeutische 64
Kontraindikation 302
Kritiker, introjizierter 209

Leading edge 136
Leerer-Stuhl-Dialog 93
– Anwendung der Aufgabe 259
– häufige Schwierigkeiten 259
– Marker 223
– therapeutische Aufgabe 225
– Veränderungsprozess 227
– zugrunde liegendes emotionales Verarbeitungsproblem 224
Leiden, emotionales 94, 282, 283
– Marker 281
– Phänomen 280
– therapeutische Aufgabe 284
– Veränderungsprozess 285
– zugrunde liegendes emotionales Verarbeitungsproblem 283
Lernerfahrung, traumatische 40, 44
Lösungsmodell für Probleme der emotionalen Verarbeitung 92

Makromarker 70
Marker 17, 69, 71, 72, 90, 91, 118, 123, 124, 126, 130
– narrativer 300
– somatischer 31
MENSIT 124
Metatheorie, dialektisch-konstruktivistische 23
Mikromarker 70, 72, 94, 119, 126
Mitgefühl 110, 284

Narrativ 52, 53
– erklärendes 124
– neues 53
neohumanistisch 19
Neuroception 50
Neurowissenschaft 16, 37
– affektive 23, 26
Numbing 316

Paradox der Veränderung 151
personzentriert 18
Phobie, soziale 311, 329
Polyvagal Theorie 50
Präsenz 59, 60, 62, 68
Praxis, evidenzbasierte 18
preliminary need 207
Prinzipien therapeutischen Handelns 68
Produktivität, emotionale 18, 81, 86
Prozess 205
– annäherungsorientierter emotionaler 51
– dialektischer 36
– Hoffnungslosigkeit erzeugender 314
– konflikthafter 193
  - angsterzeugender Prozess 193
  - Entscheidungskonflikt 194
  - hoffnungslosigkeitserzeugender Prozess 193
  - projizierter Konflikt 194
  - selbstkritischer Prozess 193
– rückzugsorientierter emotionaler 51
– sekundärer 101
– sekundärer emotionaler 42
– selbstkritischer, antreibender oder katastrophisierender 93
– selbstunterbrechender 93, 265
  - Marker 260, 261
  - Phänomen 259
  - therapeutische Aufgabe 263
  - Veränderungsprozess 264
  - zugrunde liegendes emotionale Verarbeitungsproblem 262
  - Zwei-Stuhl-Inszenierung 259
– therapeutischer Veränderung 52
– Typen eines emotionalen 43
– unabgeschlossener 93
  - Marker 223, 224
  - Phänomen 222

- therapeutische Aufgabe 225
- Veränderungsprozess 227
- zugrunde liegendes emotionales Verarbeitungsproblem 224

Prozessdiagnostik 119
Prozess-Erlebensorientierte Therapie (PET) 18, 19, 94
Psychotherapieforschung 17
Psychotherapie, humanistisch-erlebens-orientierten Tradition der 18
Psychotherapieprozessforschung 37, 329
– ausgedrückte emotionale Erregung 330
– emotionale Produktivität 331
– emotionale Veränderungssequenz 332
– Erlebenstiefe 331
– narrative Verarbeitung 331
– therapeutische Beziehung 330

Rational 305, 306
Reaktion
– problematische 93, 184
  - Marker 180
  - Phänomen 179
  - therapeutische Aufgabe 181
  - Veränderungsprozess 183
  - zugrunde liegendes emotionales Verarbeitungsproblem 181
– prozessleitende
  - erlebensbezogene Formulierung 141, 142
  - erlebensorientiertes Unterweisen 141, 142
  - Prozessvorschläge 141, 142

Reflexion 48, 50, 112
Regulation 48, 49, 89, 108
– explizite 50, 108, 110
– implizite 45, 108

rejecting anger 54

Schaffen von Freiraum 300
Scham 27, 40, 44, 54
Schema
– emotionales 7, 25–31, 34, 36
  - Entstehung 26
  - Entstehung eines dysfunktionalen 29
  - Funktionsweise 27
  - psychotherapeutischer Prozess 30
– maladaptives emotionales 40, 45
– primär maladaptives emotionales 44
– zentrales emotionales 44, 119, 123
– zentrales maladaptives emotionales 124

Schmerz
– chronischer 85, 86
– überdauernder 122
– zentraler 40, 69, 86, 119

Schmerzkompass 72, 81, 84, 85, 119
Schwierigkeit, posttraumatische 315
Second stage-Verfahren 304
Selbst-Andere-Themen 124
Selbstberuhigung 110
Selbstberuhigungs- bzw. Selbsttröstungs-dialog 94, 284, 285
– Anwendung der Aufgabe 300
– häufige Schwierigkeiten 300
– Marker 281
– therapeutische Aufgabe 284
– Veränderungsprozess 285
– zugrunde liegendes emotionales Verarbeitungsproblem 283

Selbst, das 31, 36
– dialogische Sicht 192
– erlebendes 192
– Grundgefühl
  - als einsam und unverbunden 40
  - als unsicher und schwach 40
  - schlecht oder defekt 40

Selbstentwicklung 69, 72
Selbsterzählung, fortlaufende 32
Selbstmitgefühl 55, 110, 284
Selbst-Narrativ 32
Selbstorganisation 31, 33, 34, 52
– annäherungsorientierte 56
– dysfunktionale 45
– rückzugsorientierte 56

Selbstorganisationsprozess 32, 34
Selbstschema, Veränderung 248
Selbst-Selbst-Themen 124

Selbststärkung 69, 72, 73
Selbstverantwortung 73
small t-trauma 40, 44, 86
Sorgenmacher 313
Split the Split 204, 205
Stimme
– anorektische 316, 317
– bulimische 316, 317
– Einsatz der 143
– emotionale 82
– externale 82
– fokussierte 82
– limitierte 82
Stimmqualität 81, 82, 143
– emotionale 87
– fokussierte 87
Stufen des emotionalen Aktivierens 98
Symbolisierung 88, 106, 107

Täter 315
– introjizierter 209
Täterrepräsentanz, verinnerlichte 210
teachable moment 142, 306
Thema 123
– existenzielles 124
– existenzielle Schwierigkeit 123
– Selbst-Andere 123, 124
– Selbst-Selbst 123, 124
Theorie
– der Emotionsfokussierten Therapie 23
– des dialektischen Konstruktivismus 23
– emotionaler Verarbeitung 48
– Entstehung emotionaler Schwierigkeiten 43
– integrative neo-humanistische erlebensorientierte 37
– paradoxe T. der Veränderung 62
Therapeut, Haltung des 58
Therapie
– personzentrierte 19, 37
– Phasen 128
Transformation 30, 48, 51, 69, 72, 94, 114
Transparenz 64
Traumatherapie 315
– Wirksamkeit 328
Traurigkeit 55

Umgang
– mit aktuellen interpersonellen Konflikten 229
– mit motivational bedingten Schwierigkeiten 324
– mit Skilldefiziten 327
– mit typischen Schwierigkeiten 321
unklarer oder abwesender felt sense
– Focusing 160
– Marker 161
– Phänomen 160
– therapeutische Aufgabe 163
– Veränderungsprozess 166
– zugrunde liegendes emotionales Verarbeitungsproblem 163
Unterbrechung, weiche und harte 265
Unterweisen, erlebensbezogenes 306
Utilisation 30, 48, 69
Utilisieren 94

Veränderung der Repräsentation des anderen 244–246
Veränderungssequenz, emotionale 18
Verarbeiten 53, 96, 104
Verarbeitung
– emotionale 46, 48, 69, 81, 96, 130
  - Leiten 70
  - Probleme 17
– Modus der emotionalen 81
– optimale emotionale 87
– Prinzipen emotionaler 48
Verarbeitungsproblem 90
– emotionales 92
Verarbeitungsprozess
– expliziter 43, 46
– impliziter 43, 44
Verarbeitungsschwierigkeit, spezifische emotionale 118
Verfahren
– empirisch fundiertes 18
– transdiagnostisches 18, 310
Verfügbarkeit, emotionale 44

Vergebung 249
Verhaltenstherapeut, kognitiver 21
Verletzlichkeit 148, 150
- Marker 149
- Phänomen 148
- therapeutische Aufgabe 150
- Veränderungsprozess 152
- zugrunde liegendes emotionales Verarbeitungsproblem 150
Vertiefen 53, 100
Vorgehensweise
- achtsamkeitsorientierte 109
- focusing-orientierte 109
Vulnerabilität 92, 150

Wahrnehmung 104
Wahrnehmungsfertigkeit 58
Warum-Fragen 235
Weise, bewusste kontaktvolle 87
Wertschätzung 59, 60, 62, 68
Wiedererzählen eines Traumanarrativs 300

Zone der nächsten Entwicklung 69, 71, 73, 140, 317
Zuhören 165
- empathisches 165
Zwei-Stuhl-Dialog 93, 195, 196
- Anwendung der Aufgabe 221
- bei Konflikten zwischen Selbstanteilen 192
- häufige Schwierigkeiten 222
- Marker 192
- therapeutische Aufgabe 195
- Veränderungsprozess 196
- zugrunde liegendes Verarbeitungsproblem 194
Zwei-Stuhl-Inszenierung 93, 254, 265
- Anwendung der Aufgabe 279
- häufige Schwierigkeiten 279
- Marker 260
- therapeutische Aufgabe 263
- Veränderungsprozess 264
- zugrunde liegendes emotionales Verarbeitungsproblem 262